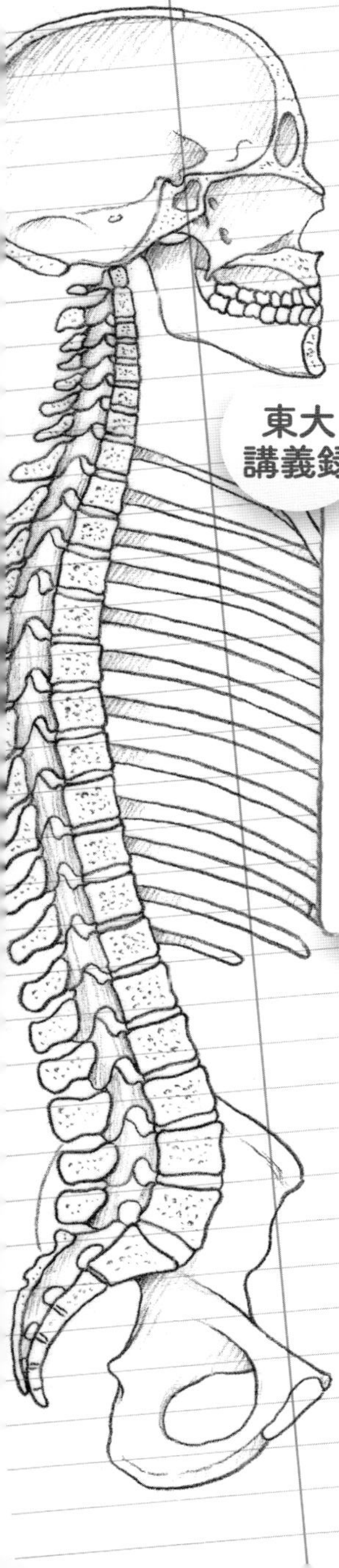

東大講義録

医療職をめざす人の解剖学はじめの一歩

坂井建雄

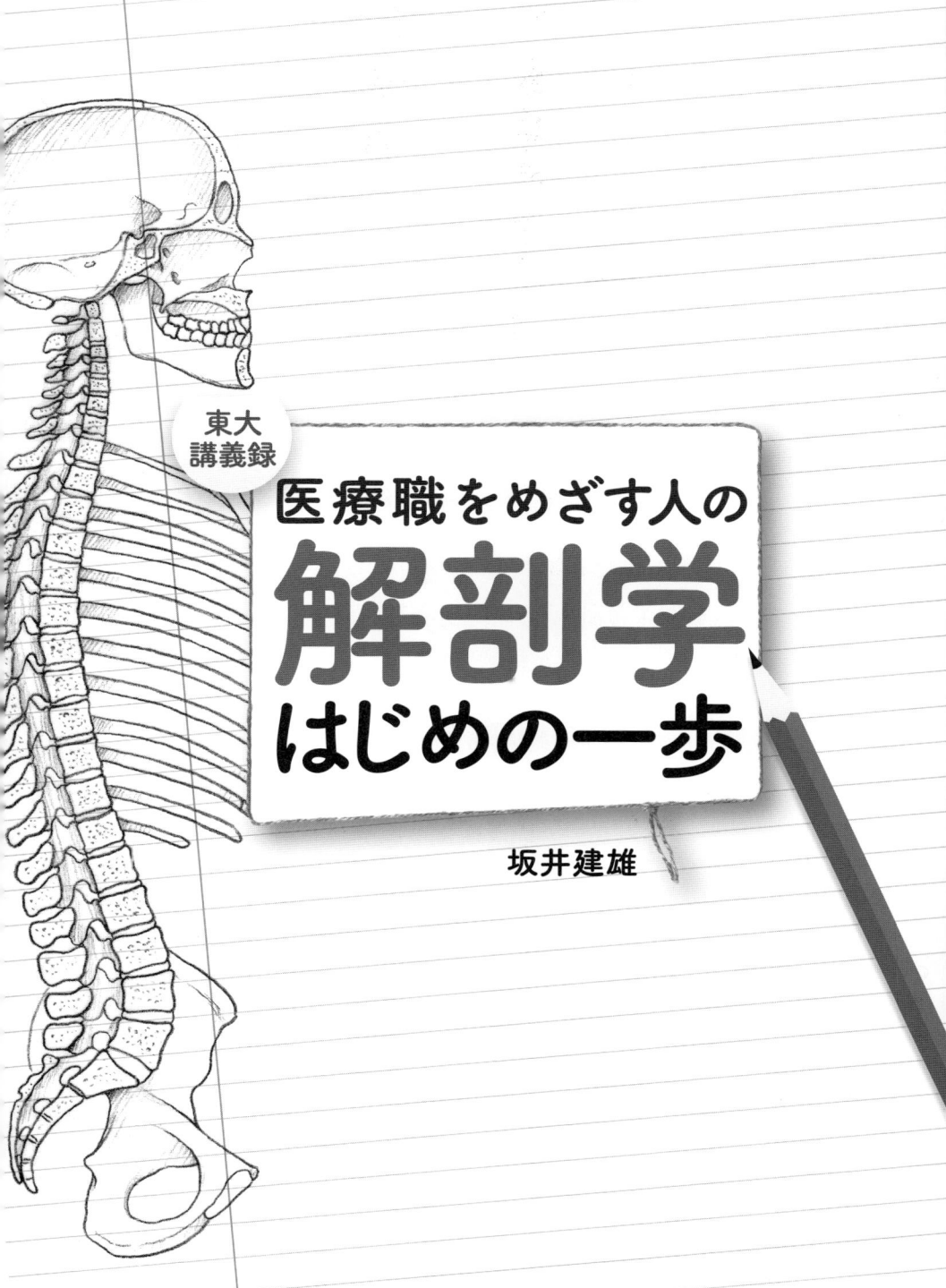

東大講義録『解剖学はじめの一歩』目次

人体とはどのようなものか

東大解剖学講義◉第1回

東大解剖学講義◉第1回

「人体とはどのようなものか」

さあ、授業を始めることにしましょう。

この授業は、「人間の体というのはこういうものだ」というアウトラインを皆さんにわかってもらうという趣旨でお話をします。

「人体をどのように理解するか」という原則についての話ですから、ひとつひとつの筋肉の名前であるとか、体の構造のディテールについては、あまりくわしく触れることができません。そういう細かい知識は、いずれ教科書を見て勉強していただくことになります。

第1回のきょうは、「人体とはどのようなものか」という話から入っていきます。人間の体はどういう形をしているか、それを解剖学では学ぶわけです。

人間のカタチをどうとらえるか

われわれが思い浮かべる人間の形とは、どんなカタチでしょうか？

人間の形をまねたものが「人形」です。リカちゃんやバービーは、体のあちこちが動きますよね。どこが動きますか？　首や、腕の付け根、脚の付け根が動きます。それがわれわれが思い浮かべる人間のカタチであって、要するにこうです。胴体があって、そこから上に首と頭が突き出て、左右に腕が突き出て、下に脚が突き出ている。

でも、このとらえ方は解剖学では間違いです。これは表面的なカタチであって、内部構造はこうなっていない。本当はどうなっているのか。

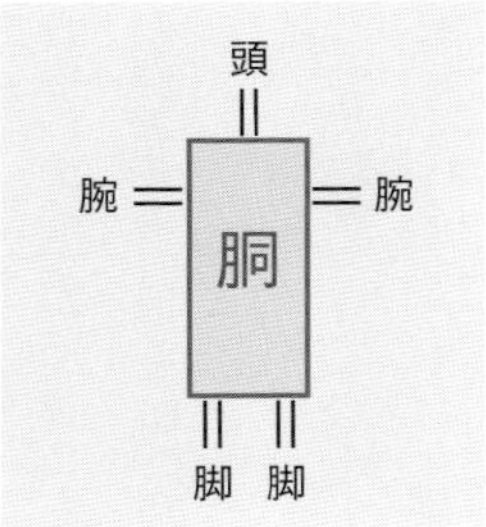

人間の体は中心に1本の幹《みき》があって、その両横に上肢と下肢が突き出ている。これが本当の人間のカタチです。中心の部分を**体幹**《たいかん》、突き出ている部分を**上肢**《じょうし》、**下肢**《かし》と言います。

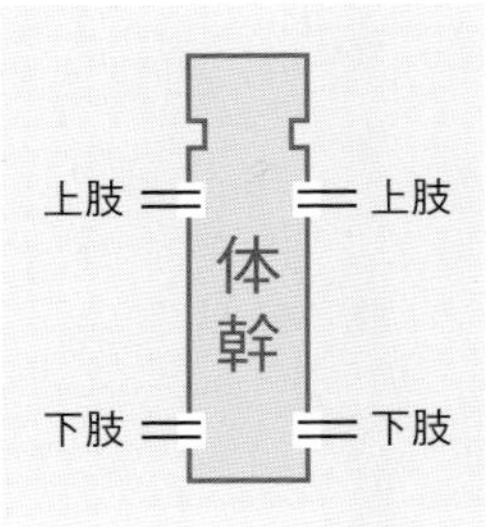

人形とはだいぶ違いますね。どこが違うのだろう？

――【学生】　胴があるかないか。

そう、そこに本質的な違いがあります。体幹はただの胴体ではなくて、頭と**脊柱**《せきちゅう》、つまり背骨プラス・アルファという骨組みが上から下までずっと通っている。

もう1つ本質的な違いがあります。「腕」と「上肢」はどこが違うか。それは付け根の部分です。上

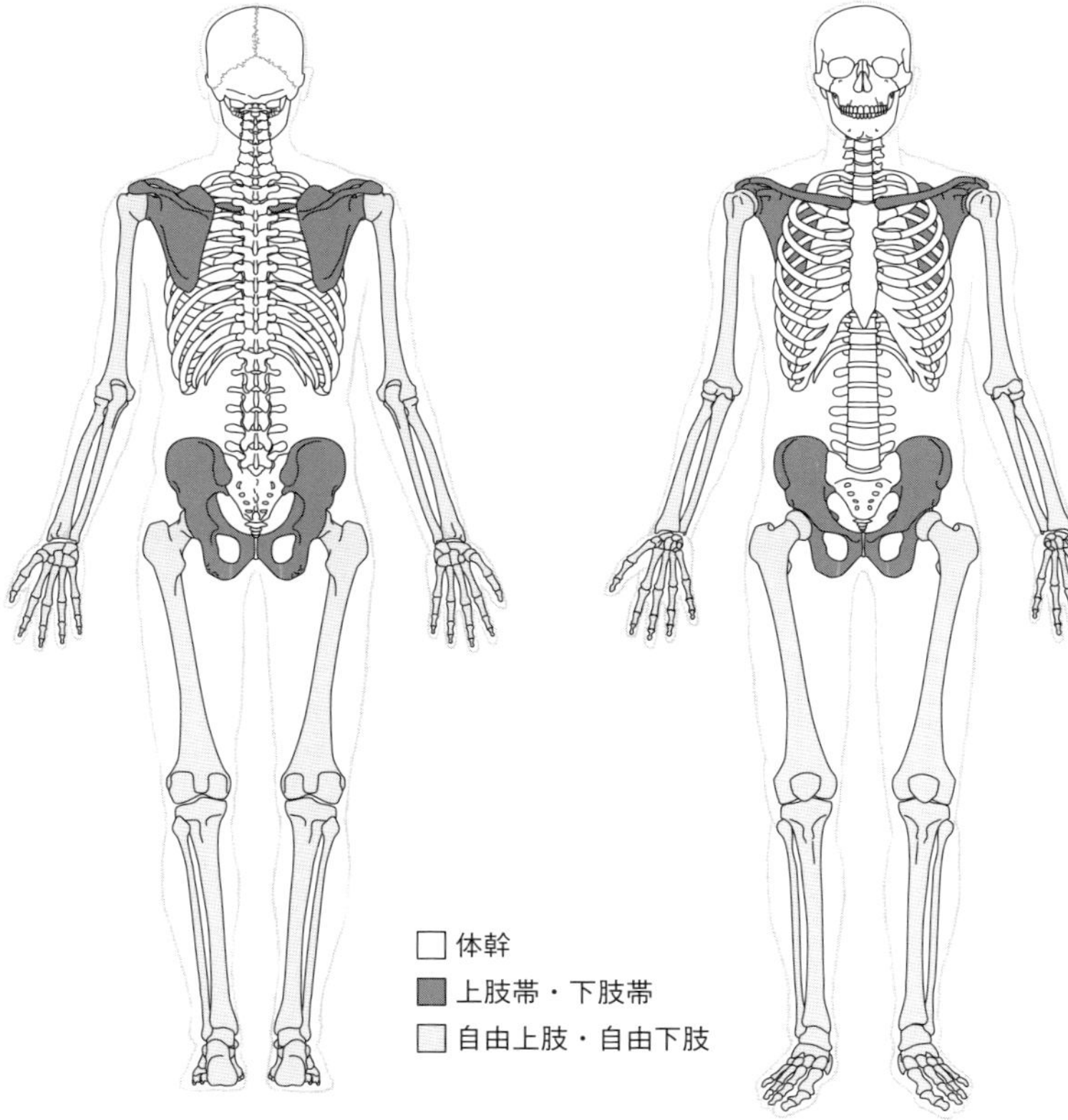

肢の付け根は胴体の中にめり込んでいます。外から見ると胴体なのですが、中身は上肢の一部になっている。この付け根の部分を**上《じょう》肢《し》帯《たい》**と言います。

上肢帯にはどういう骨があるかというと、肩甲骨と鎖骨がつながって、体幹と上肢とを接続しています。外から見ると胴体に見えますが、働きの上では上肢の付け根として働く。ですから、解剖学では上肢帯を上肢の中に入れています。

同様に、下肢の付け根の部分を**下《か》肢《し》帯《たい》**と言います。骨盤の骨の両横の部分、ここも見かけは胴体ですが、下肢の一部として扱います。

なぜそんなややこしい区別をするのか。それは、体の中身を見ていくとだんだんわかってきます。まずは体の骨組みについて一通り見ていきましょう。

体幹の骨組みを理解しよう

では、人体の骨組み、骨格について勉強していきましょう。骨格模型を手にとって見て、次に自分の体に触って確かめてみる。そうするとよく理解できると思います。

まず体幹の骨格から見ていきましょう。体幹の構成要素は、頭の部分と背骨の部分とに大きく分かれます。さらに、背骨の横に肋骨が付いて、胸のあたりに鳥カゴのような形を作っています。これを**胸郭**《きょうかく》と言います。この3つが体幹の構成要素です。

頭の骨は解剖学では**頭蓋**《とうがい》と言います。下顎骨も頭の骨に含めますが、動くので別扱いです。舌骨は、顎の下にあるU字型の小さな骨で、舌の筋肉の土台になっています。これも動くので別扱いです。下顎骨と舌骨を含めると、頭の骨は全部で15種23個ということになります。

頭については後日の授業（第11回）で、改めて取り上げます。

背骨については、ちょっとくわしくお話しします。

背骨のことを、解剖学では**脊柱**《せきちゅう》と言います。脊柱を作る1個1個の骨は、**椎骨**《ついこつ》（vertebra《バーテブラ》）と言います。

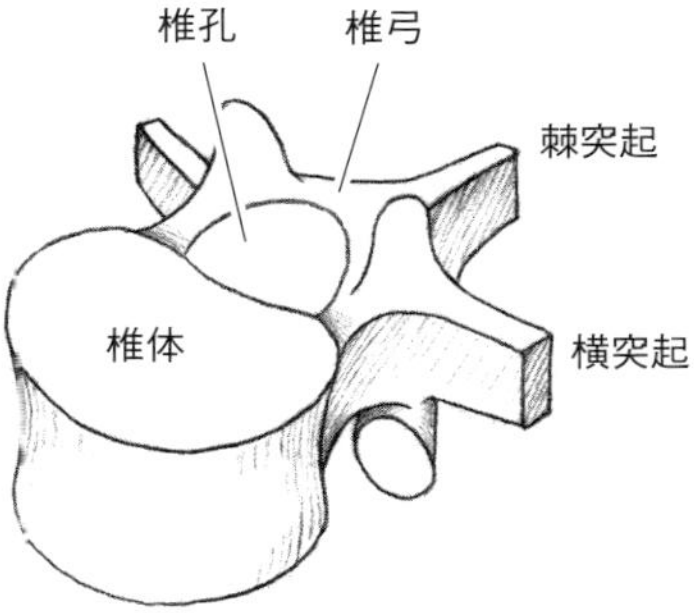

椎骨の形を簡単に説明しましょう。この図は、椎骨を斜め上から見たところです。上から見ると、前方に椎骨の本体となる**椎体**《ついたい》があります。そこから後ろにアーチ状の骨が付いている。これを**椎弓**《ついきゅう》と言います。

難しい名前が次々に出てきて覚えるのが大変そうに思えるけれども、心配しないでください。解剖学用語は実にフレンドリーなのです。名前の付け方が明快で分かりやすい。椎骨のボディだから「椎体」。椎骨のアーチ、弓状だから「椎弓」。この横に出ている突起は、君なら何と名前を付けますか？

──【学生】　椎突起。

惜しい。横に出ている突起だから**横突起**《おうとっき》と言うのです。後ろに出ている突起は、トゲのようにとがっているので**棘突起**《きょくとっき》と言います。そして、椎体と椎弓に囲まれた大きな穴のことを、**椎孔**《ついこう》と言います。

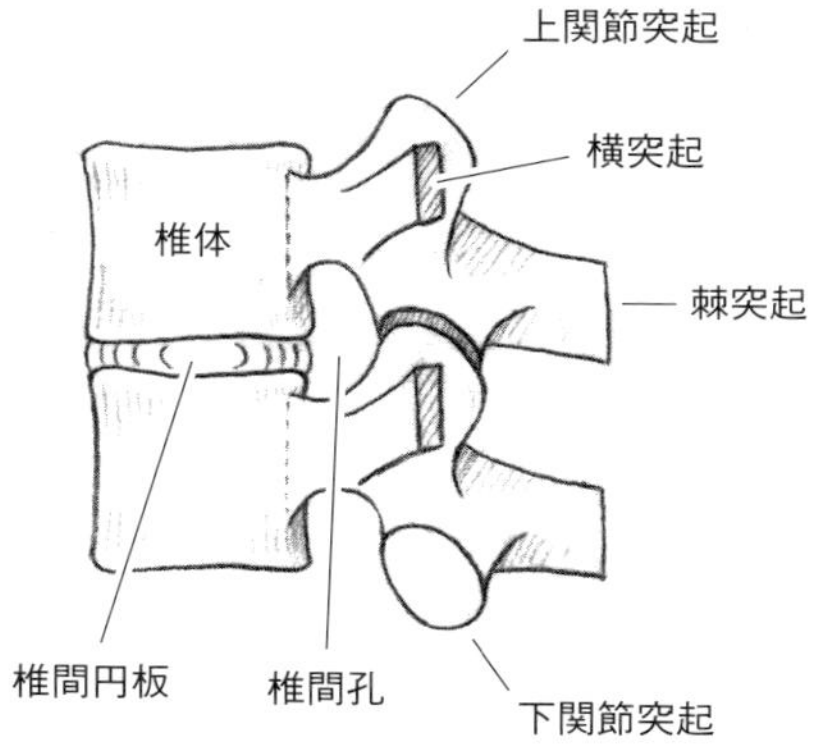

次に、横から見た絵を見てみましょう。椎弓の真ん中あたりから上下に突起が出て、隣の椎骨から出た突起と関節を作っています。上に出ている突起を**上**《じょう》**関節突起**《かんせつとっき》、下に出ている突起を**下**《か》**関節突起**《かんせつとっき》と言います。

椎弓の付け根のところには、横に穴が開いていますね。これは何と名付けましょうか？

──【学生】　椎間孔。

はい、正解。さっきのは椎骨の穴だから「椎孔」、いまのは椎骨と椎骨の間の穴だから「**椎間孔**《ついかんこう》」。どうです、実に明快でしょう。

名前だけではなくて、働きについても見ていきましょう。例えば椎孔はずいぶん大きな穴ですが、中に何が入っていると思いますか？　1番、水。2番、空気。3番、それ以外。さあどれでしょう。

――【学生】　それ以外。

そう、とても大事なものが入っています。脊髄です。

椎孔はただの穴ですが、椎骨が縦に何個も積み重なって脊柱を作ると、1本の連続した管になります。管になったものを**脊柱管**《せきちゅうかん》と言って、そこに脊髄が収まっているわけです。

では、脊柱の横に開いた穴、椎間孔には何が入っているでしょうか？　ヒントは、脊髄から出入りするもの。

――【学生】　神経。

正確に言うと「脊髄神経」です。脊髄から出て全身に向かう神経が、椎間孔を通るのです。

この大切な神経の通り道が壊れることがあります。どうして壊れるかというと、隣り合う椎体の間には、**椎間円板**《ついかんえんばん》という軟骨のクッションが挟まっています。背骨が左右に曲がったり、前後にたわんだりすると、椎間円板は形が変わります。ところが、体の重さに耐えかねて、椎間円板が椎体の後ろにはみ出ることがあります。そうすると椎間孔が狭められて、脊髄神経を圧迫したり、悪くすると脊髄そのものを圧迫するのです。これが椎間板ヘルニアの原因です。

ちなみに、脊髄から出る神経を「脊髄神経」、脳から出る神経を「脳神経」と言います。時々勘違いする人がいますが、脳神経というのは脳のことではありません。脳から出て、外に出ていく末梢神経のことです。脊髄神経と同じく、末梢神経の仲間なので間違えないでください。

脊柱の区分にはどんな意味があるか

こういう椎骨が何個あるかというと、バラバラの椎骨が24個あります。上から順に1番椎骨から24番椎骨と数えればよさそうなものですが、解剖学ではそんなふうにはなっていません。頚椎が7個、胸椎が12個、腰椎が5個というふうに区分します。まず、これを覚えてください。

頚椎《けいつい》（cervical《サーヴィカル》 vertebrae）は、Cと略記します。これが1番から7番である。

胸椎《きょうつい》（thoracic《ソラシック》 vertebrae）は、Tの1番から12番まで。

腰椎《ようつい》（lumar《ランバー》 vertebrae）は、Lの1番から5番まで。

以上の24個のほかに、骨盤のところでは複数の椎骨がくっついて1個の骨になっています。**仙骨**《せんこつ》（sacrum《セイクラム》）は、もとは5個の椎骨が癒合したものです。Sの1番から5番まで。

仙骨の下に付いているのが**尾骨**《びこつ》（coccyges《コクサイジズ》）です。頚椎のCと混同しないように記号はCoです。3～5個の椎骨が癒合したものですが、区別せずにCoと略記します。

皆さん覚えましたか。でも、何でこんなことを覚えるのでしょうね。意味があるから覚えるのであって、どんな意味があるのかということを、これからお話しします。

まず椎骨の24個を区分する理由。脊柱の下のほうは癒合して骨のかたまりになっているから仕方がない。上の24個をなぜこのように分けるのか、その意味が分かる人いますか？

――【学生】病気になったときに説明するため……

そうですね、確かに説明しやすい。でもそれなら頚椎が7個じゃなくて、8個でも9個でもよいでは

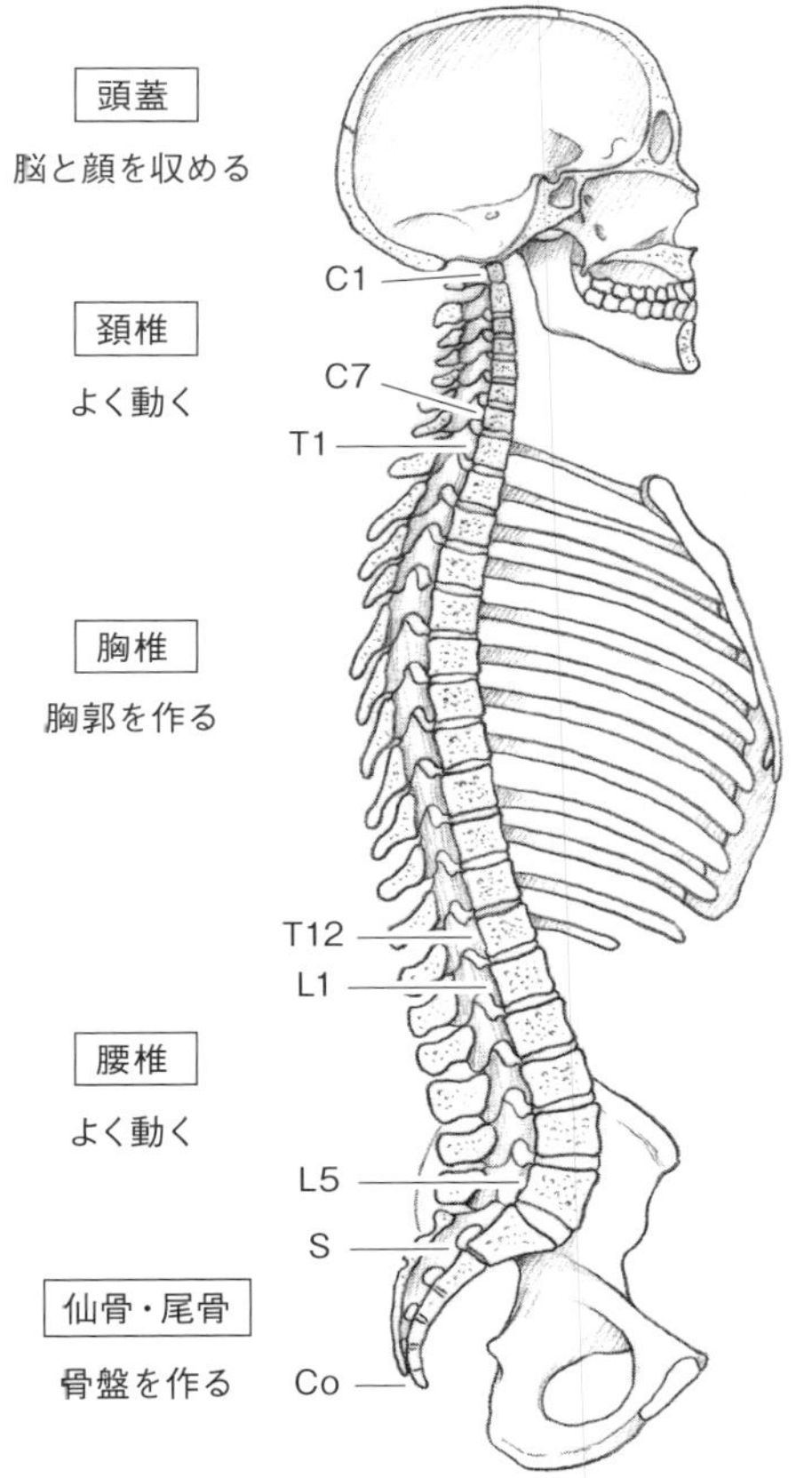

ないですか。

これは胸椎に理由があります。胸のところには**胸郭**《きょうかく》という骨組みがあります。12個の胸椎、それに付く**肋骨**《ろっこつ》が12本（左右ペアですから12対《つい》）、そして胸の前面にある**胸骨**《きょうこつ》。これらが連結して、鳥カゴのような骨組みを作っています。この胸郭に参加して肋骨と関節を作っているのが胸椎なのです。それより上の頸椎には肋骨は付いていない。腰椎にも肋骨は付いていない。

というわけで、これが脊柱の場所による個性の違いを作っています。すなわち、てっぺんに頭蓋があって、中間部には胸郭が付いていて、下のほうには骨盤が付いているわけです。

となると、体幹全体を見たときに、動きやすいところと動きにくいところがあるのがわかると思います。動きにくいところは箱のようになっていて、何か大事なものを収めているのです。

頭蓋の中にある大事なものは何ですか。脳ですね。もう1つは顔。顔には眼や口や鼻があって、外界とのコミュニケーションをする、あるいは物質の出し入れをする窓口になっています。

では、胸郭の中にある大事なものって何ですか？

——【学生】　心臓。

そう、心臓。もう1つは肺です。でも、どうせ大事なものを守るのだったら、鳥カゴみたいなヤワな構造ではなくて、もっと頑丈に作ればいいと思いませんか。なぜ、そうなっていないのだろう？　鉄板のようにびくともしない胸郭があると、呼吸運動ができなくなるからです。

胸郭というのは、ヤワで動きます。肺そのものには自分で広がる力がなくて、縮もう縮もうとする、それを無理矢理広げている骨組みが胸郭です。その胸郭の内側に肺が張り付いている。胸郭を広げると肺も広がって空気を吸い込むし、胸郭が縮むと肺も縮まって空気を出すという、そういう働きをしています。

頭蓋、胸郭ときて、次は骨盤です。

骨盤はいわば受け皿です。人間の骨盤は特に両横が広がっていて**大骨盤**《だいこつばん》というのですが、ここでお腹の内臓を受け止めています。

犬や馬のように四つ足で歩いている動物は、骨盤が広くありません。彼らはお腹の筋肉を使って内臓を引っ張り上げています。ところが、人間は二本足で直立したために、内臓が下に落ちそうになる。下の支えになるのが骨盤で、それを広げて対応しているわけです。

支えが目的であれば、水も漏らさぬようにしっかりと底を固めておけばよいのに、真ん中に大きな穴が開いています。大骨盤の下にあって膀胱や直腸を収める場所を**小骨盤**《しょうこつばん》と言いますが、その出口が開いているのです。なぜかというと、通すべきものを通さなくてはいけない。通すべきものというのは食べ物の残りかすですね。尿とか便とか。

女性の場合はもう1つ大事な仕事があります。赤ちゃんを骨盤の穴を通して出産しなくてはいけないのです。そのため、女性の骨盤はゆったりできていて、小骨盤も広くなっています。

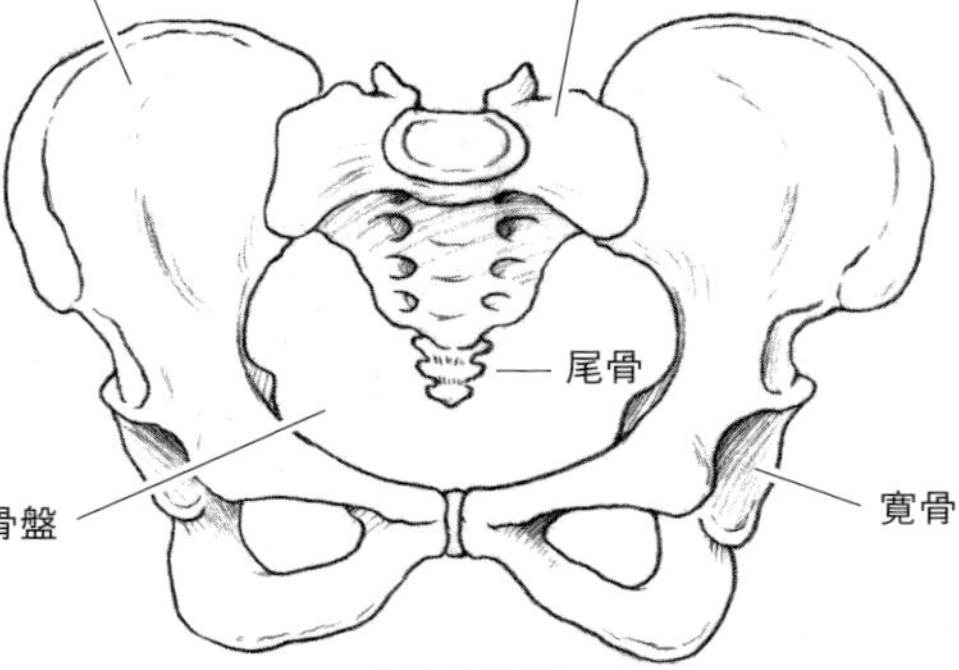

女性の骨盤

以上をまとめると、体幹の中で動きの悪い場所が頭蓋、胸郭、骨盤と3ヵ所あって、それらの間にある頚椎と腰椎だけがよく動くのです。ここは動いてくれないとやはり困る。もし首が動かないとどうなるか。急に後ろから呼ばれても、そちらを振り返って見ることができません。

腰椎が動かないと何が一番困るか。寝返りが打てない。寝返りというのは下半身と上半身のひねりでやっているのです。腰椎が動かないと、寝床の上でびくともできません。

つまり、頚椎と腰椎が比較的大きな可動性を持っているので、われわれは日常生活をご機嫌に行うことができるわけです。

ところが、可動性があるというのは逆に弱点にもなっていて、壊れやすさにつながっている。先ほどお話しした椎間板ヘルニアは、頚椎と腰椎によく起こります。胸椎ではまず起こらない。

頚椎の椎間板ヘルニアのために脊髄神経が圧迫されると、頚椎から出ている脊髄神経の支配領域で痛みがあったり、麻痺が起こったりします。例えば肩こりという形で、それは症状に表れます。肩こりの原因のすべてではありませんが、その一部は頚椎の椎間板ヘルニアの可能性があります。腰痛もまたポピュラーな症状の一つですが、それも腰椎の動きのよさと引き替えの壊れやすさによるわけです。

体幹の骨組みは、おおよそこんなふうにできています。

上肢と下肢の骨組み

上肢と下肢は後日の授業でくわしく話す機会があるので、きょうはごく簡単にお話しします。

上肢は4つのパーツに分かれています。最初のパーツは上肢帯。ここを作っている骨は、**肩甲骨**《けんこうこつ》と**鎖**《さ》**骨**《こつ》でしたね。次の肩関節から肘までが上腕で、1本の**上腕骨**《じょうわんこつ》がある。肘と手首の間が前腕で、**橈骨**《とうこつ》と**尺**《しゃく》**骨**《こつ》がある。最後に、手の骨はさらに3つのパーツに分かれます。手首の**手根骨**《しゅこんこつ》、手の甲を作る**中手骨**《ちゅうしゅこつ》、そして指先の**指骨**《しこつ》です。

下肢の構成は、基本的には上肢と同様です。大腿、下腿、足は、上肢の上腕、前腕、手にほぼ相当しますので、きょうは触れないでおきます。

下肢帯はちょっと特殊ですので、ここで説明しておきましょう。

下肢帯の骨を**寛骨**《かんこつ》と言います。寛骨は、骨盤の両側に張り出した部分を作っています。この部分はもともと**腸骨**《ちょうこつ》、**恥骨**《ちこつ》、**坐骨**《ざこつ》という3つの骨からできているのですが、見た目は1個の骨です。成長期には3つの骨の間に軟骨がはさまっていて、はっきりと分かれています。思春期を過ぎる頃、軟骨がなく

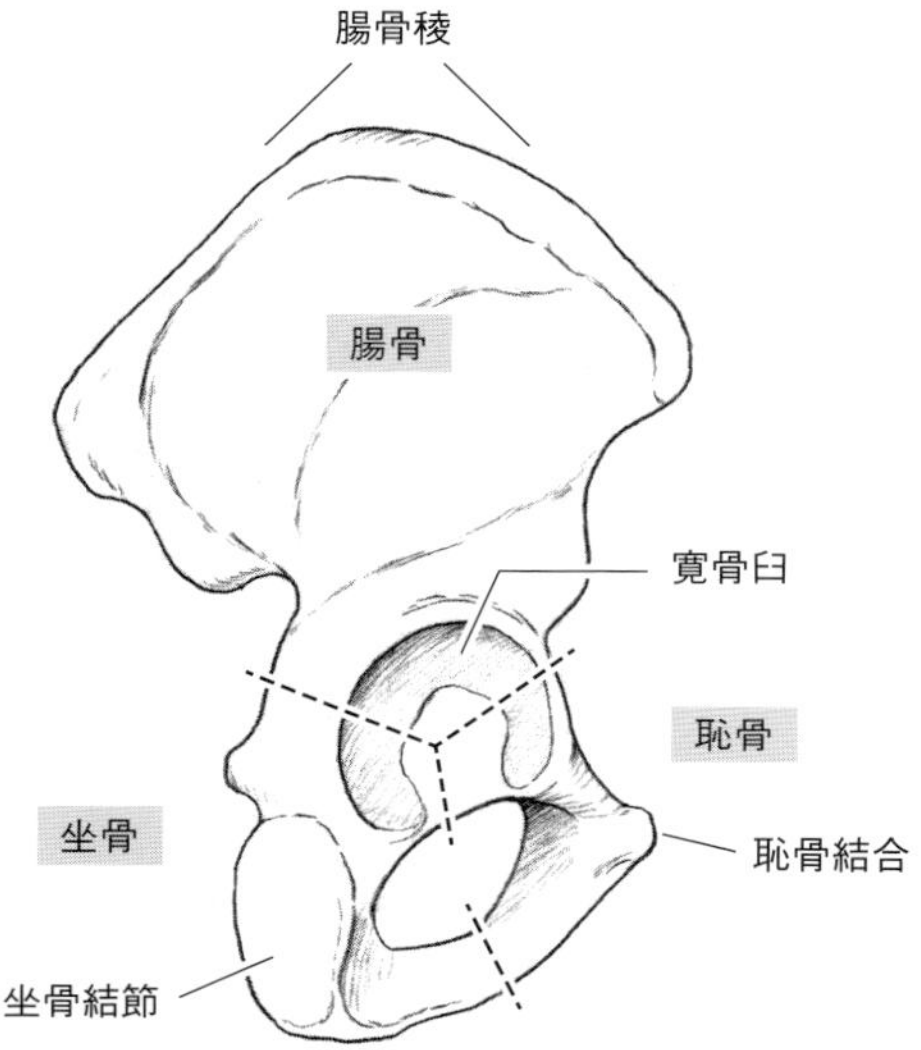

なって1個の骨になります。そうなったものを寛骨と呼んでいるわけです。

寛骨を横から見ると、図のような形をしています。中心部分に大腿骨と関節する関節面があります。臼《うす》のような形をしていることから**寛骨臼**《かんこつきゅう》と言います。寛骨臼より上が腸骨、前が恥骨、後ろが坐骨になります。

3つの骨を、自分の体で触って確かめてみましょう。

まず腸骨の上の縁、**腸骨稜**《りょう》と言いますが、いわゆる「こしぼね」ですね。

次に恥骨の前の端、腹壁を触っていくと一番下のところで骨に触ります。ここは左右の恥骨が真ん中で結合しているところで**恥骨結合**と言います。

それからもう1ヵ所、坐骨の下の部分も触れます。君たちが椅子に座っているときに座面に接触している骨の部分、それが**坐骨結節**《けっせつ》です。

腸骨稜、恥骨結合、坐骨結節。この3ヵ所を体表から触れることができます。

寛骨と骨盤はどういう関係にあるのでしょうか。もう一度、11ページの図を見てください。骨盤は、左右の寛骨と仙骨、尾骨で構成されています。つまり、脊柱の一番下の仙骨と尾骨の両側に、下肢帯の寛骨がしっかりと付いていて、それら全体を骨盤と呼んでいるのです。

器官系：人体の機能システム

消化器系	栄養を消化吸収する	骨格系	骨組みとして身体を支える
呼吸器系	酸素と二酸化炭素を交換する	筋系	骨格筋で体を動かす
泌尿器系	尿を生成して内部環境を保つ	神経系	情報を伝え全身に指令する
生殖器系	子孫を生み出す	感覚器系	感覚情報を取り入れる
循環器系	体内に物質を分配する		
内分泌系	ホルモンにより器官の働きを調節する		
免疫系	外敵から身体を防御する		

解剖学の見方

解剖学では、人体のすべての構造をリストアップして網羅します。リストアップの方法は2つあります。

1つはいまのように部位ごとに見ていく方法です。頭はどうか、首はどうか、胸はどうかと見ていくやり方です。この見方を局所解剖学と言います。

部位ではなくて、働きごとに分けて見ていく方法もあります。人体はその働きによって、消化器とか呼吸器といった機能システムに分けられます。このような機能システムを**器官系**と言います。器官系ごとに人体の構造をリストアップしていくやり方が系統解剖学です。

器官系にはどのようなものがあるか、表にまとめてみました。

消化器系、呼吸器系、泌尿器系、生殖器系、循環器系、内分泌系、免疫系、骨格系、筋系、神経系、感覚器系。このように分けるのが一般的だと思います。ところで、この表はあえて右と左に分けているのですが、その意図がわかりますか？　リストの右側と左側で、何か違う感じがしませんか？

――【学生】　左側は内科っぽい感じがします。

そうですね。左側は何だかおとなしいというか、ひたすら生命を支えている。それに対して右側は活動的で、人間らしい営みに思えます。

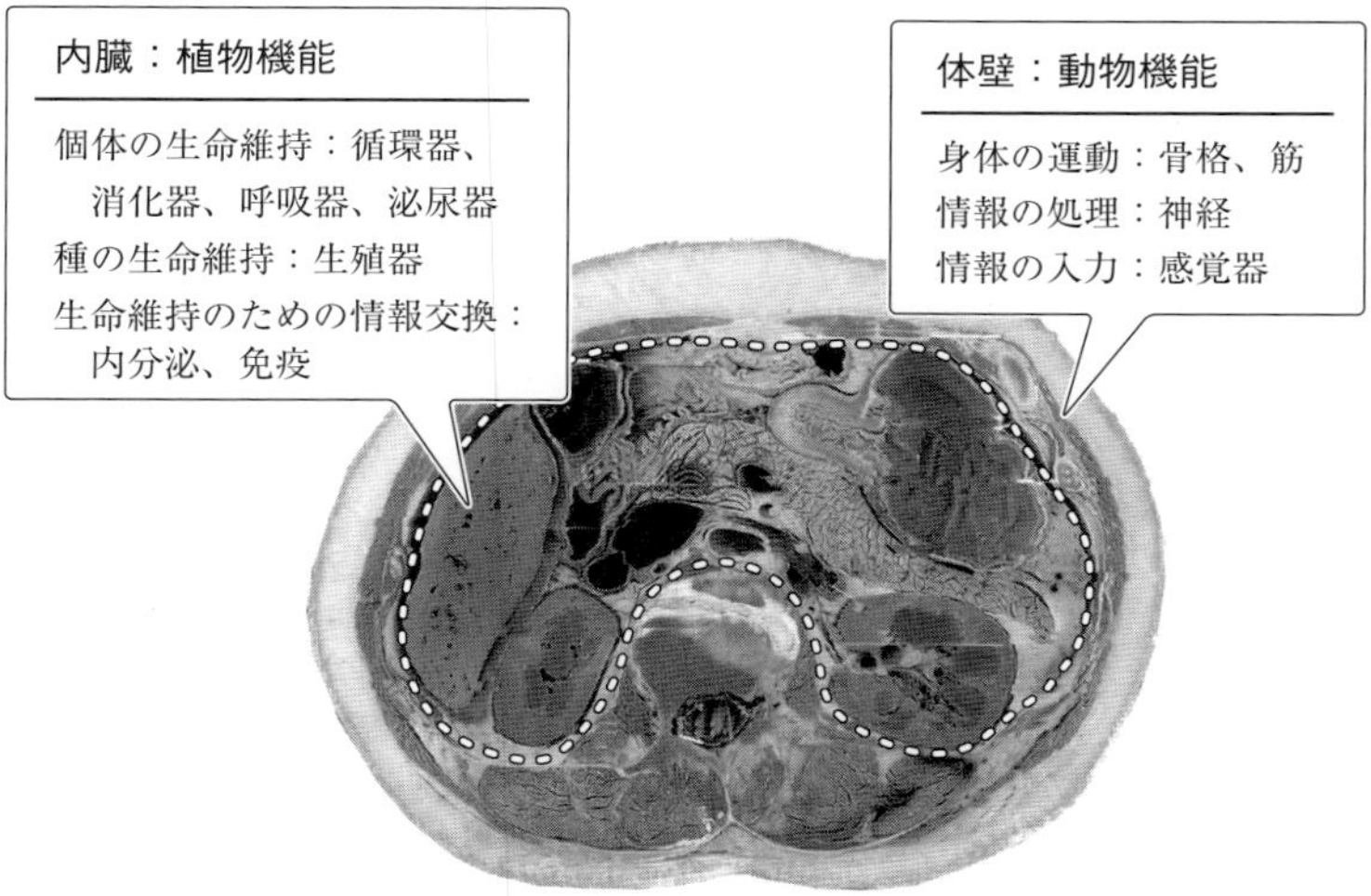

つまり、生命を維持する機能と、その生命を使って外界に対してアクティブに働きかける機能。前者を**植物機能**、後者を**動物機能**と言います。この区別はとても古い概念で、18世紀にはすでに一般的になっていました。最近はあまり強調されませんが、重要な考え方であることに変わりはありません。

例えば、脳がダメージを受けて神経系の機能はほとんどなくなってしまっている人でも、呼吸器系・循環器系をきちんと管理すれば生命を保つことができます。植物状態というのは、動物機能が失われ植物機能だけが温存されている生命を言うのです。

内臓と体壁

この区別が解剖学にとって重要なのは、植物機能を営む器官と動物機能を営む器官は、体の中で存在している場所が違うためです。

体の輪切りを見ると、そのことがよくわかります。体の外壁を作っている骨や筋肉を**体壁**《たいへき》と言います。体壁とそこから突き出ている手足が動物機能を営む器官です。一方、植物機能を営む器官は壁の中に収まっていて、**内臓**と呼ばれます。つまり、内臓は植物機能、体壁は動物機能という対応関係になっています。

内臓と体壁は、もう1つ大きな違いがあります。

内臓に来ている神経と体壁に来ている神経では、その性質がかなり違います。体壁は意識的に動かせるのに、内臓は意識的に動かせない。それは神経の種類が違うからです。内臓と血管に行っているのは**自律《じりつ》神経**、体壁に行っているのは**体性《たいせい》神経**と言います。

われわれがはっきりと意識できるのは体性神経のほうです。自律神経はほとんど意識にのぼらない。内臓の感覚というのは、あることはあるのだけれども、場所があてにならない。意識的に動かすこともできない。自分勝手に動いているので自律神経と言うのです。それに対して、意識的な活動を指令したり、意識にのぼる情報を伝えるのが体性神経です。

このように、植物機能を営む器官系と、動物機能を営む器官系では、体の中で存在する場所も、分布している神経も異なるのです。

解剖学の基本用語を覚えよう

人体のいろいろな構造に名前を付けるとき、体の中のどこにあるのか、はっきり分かるような名前を付ける必要があります。その際に基準となる姿勢を「解剖学的姿勢」と言います。直立して手をだらんと下げ、手のひらを前に向けた姿勢です。この姿勢を基準にして、あらゆる名前が付いています。

この姿勢で、まずは3つの基準平面を定義します。

矢状《しじょう》面（sagittal《サジッタル》 plane）は地面に垂直で、しかも体を右左に分ける面です。「矢状」とは、真っ正面から矢が飛んできて体を貫くという意味です。矢状面の中で、体を左右対称に分ける面を**正中《せいちゅう》面**

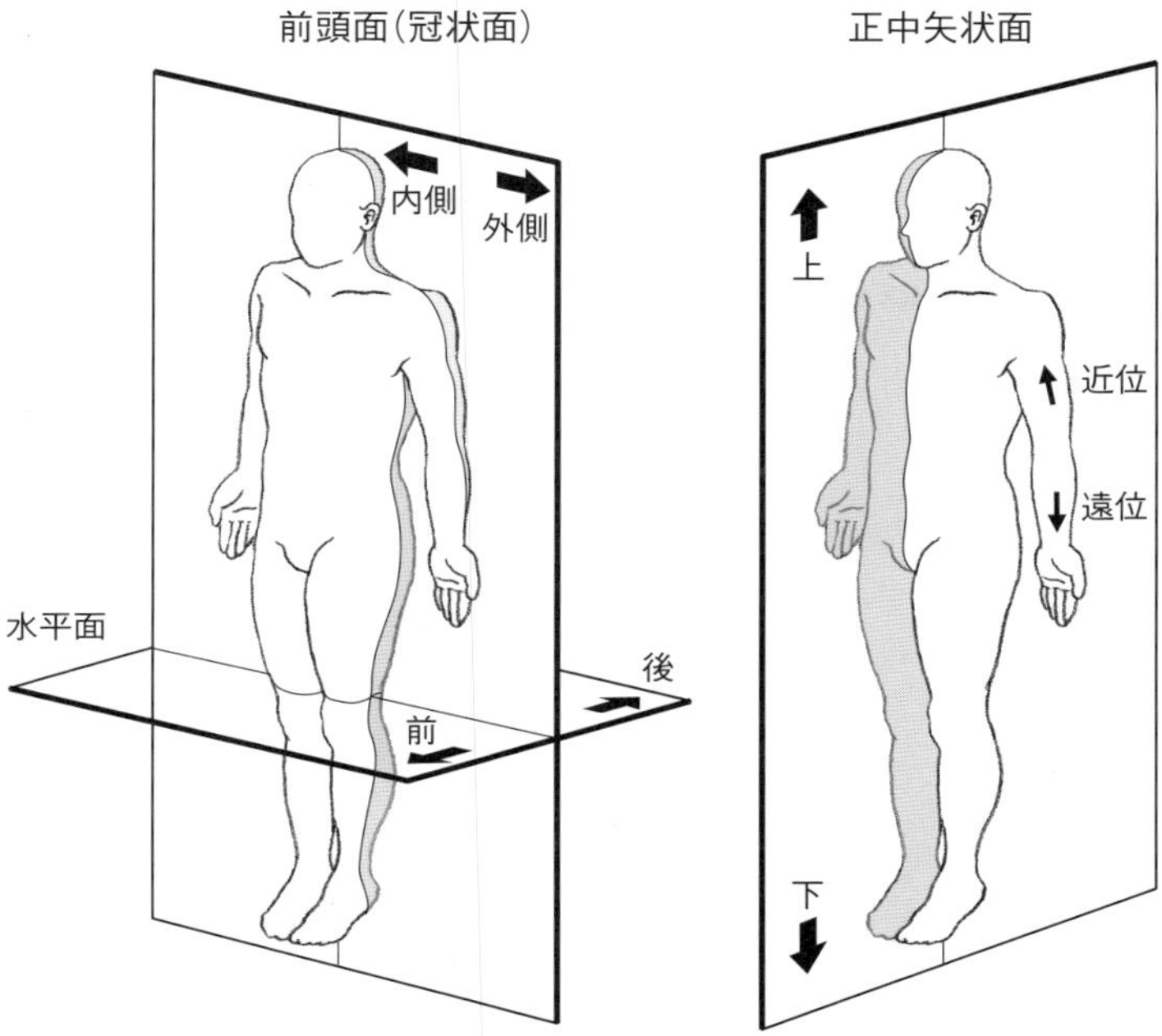

(median《メディアン》 plane)と言います。おへそを通る面ですね。

前頭面(frontal《フロンタル》 plane)は同じく地面に垂直だけれども、体を前後に分ける面で、前頭部すなわち額《ひたい》と平行な面という意味です。またの名を**冠状面**《かんじょう》(coronal《コロナル》 plane)とも言いますが、これは前頭骨を取り巻く冠状縫合と平行な面という意味です。

水平面(horizontal《ホリゾンタル》 plane)は地面に平行な面です。

以上3つの平面を定義すると、体の中でどちらにあるか、方向が明確になります。

最初に覚えてもらいたいのが、**内側**(medial《メディアル》)と**外側**(lateral《ラテラル》)です。ウチガワ・ソトガワと読んではいけません。ナイソク・ガイソクと読み方が決まっています。

読み方が違うだけではなくて、意味も違います。正中面に近いほうがナイソク、正中面から遠いほうがガイソクです。解剖的姿勢では、手の親指はガイソク、小指はナイソクになります。ところが、足の親指はナイソクで、小指はガイソクです。この点に注意してください。

内・外をあらわすinternal《インターナル》とexternal《エクスターナル》。これは普通の意味でのウチガワ・ソトガワと同じです。例えば、総頸動脈は2本に分かれて、内頸動脈と外頸動脈になります。

深・浅という名前が付いている解剖学用語もよくあります。体表に近いほうが浅、体表から遠いほうが深です。例えば、指を動かす筋肉に浅指屈筋、深指屈筋というのがあります。

前・後をあらわすanterior《アンテリア》とposterior《ポステリア》は、体の**腹側**《ふくそく》（ventral《ベントラル》）と**背側**《はいそく》（dorsal《ドーサル》）に相当します。人間の場合、前は腹、後ろは背中なので、どちらの用語を使っても意味は同じです。ところが四つ足の動物では、腹が下、背中が上になります。そういう混乱が生じないように、腹側・背側という言葉が使われます。

上・下をあらわすsuperior《スーペリア》とinferior《インフェリア》も同様です。人間の場合は上は頭、下は足先ですが、それを動物と対応させるには**頭方**《とうほう》（cranial《クラニアル》）と**尾方**《びほう》（caudal《コーダル》）という用語を使います。

近位《きんい》（proximal《プロキシマル》）と**遠位**《えんい》（distal《ディスタル》）は体の中心に近いほうが近位、遠いほうが遠位です。腕を例にとると、肩関節は上腕骨の近位にあり、肘関節は上腕骨の遠位にあります。血管で言うと、心臓に近いほうが近位、心臓から遠いほうが遠位。神経系で言うと、脳・脊髄に近いほうが近位、脳・脊髄から遠いほうが遠位となります。

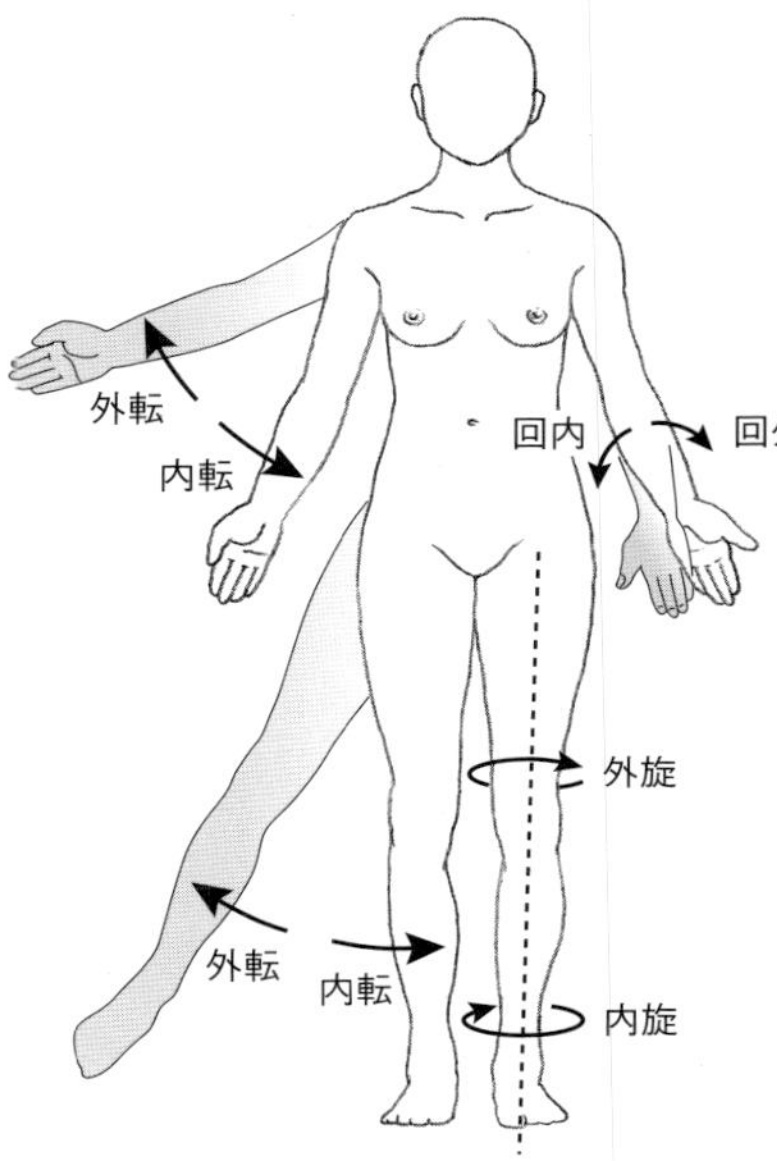

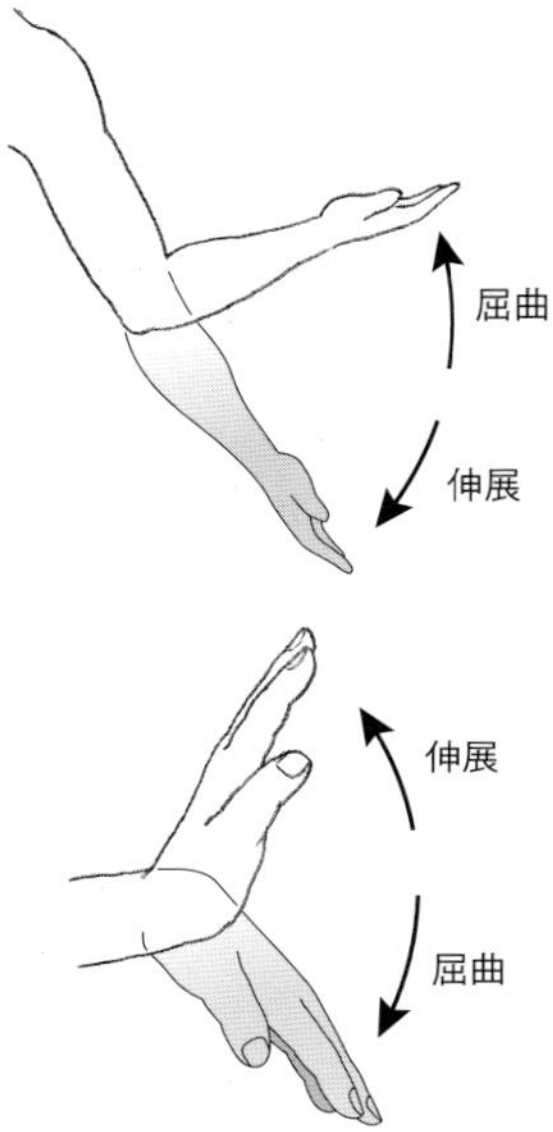

運動の方向を表す用語

運動の用語についても説明しておきましょう。

屈曲（flexion《フレクション》）と**伸展**（extension《エクステンション》）は、関節でつながっている2つの骨の角度を変える運動のことです。屈曲は関節の角度を180度より小さくする動き、伸展は関節の角度を180度に近づける動きです。

内転（adduction《アダクション》）は、体の中心軸に近づける動き。**外転**（abduction《アブダクション》）は、体の中心軸から遠ざける動きです。

回旋というのは、軸を中心とした回転運動のことです。例えば、下腿を軸としてつま先を外側に向けるのが**外旋**（lateral rotation）、つま先を内側に向けるのが**内旋**（medial rotation）です。

ただし、前腕では、同様の回旋運動を**回内**（pronation《プロネーション》）、**回外**（supination《サピネーション》）と呼んでいます。そのわけは、前腕の運動が見かけと中身が対応しづらいためで、内旋・外旋とは呼ばない決まりになっています。

内反・外反は、足の裏の運動です。足の裏を外側に向けるのが**外反**、内側に向けるのが**内反**です。

東大解剖学講義◉第2回

消化器と栄養吸収

東大解剖学講義◉第2回

「消化器と栄養吸収」

きょうは、内臓のトップバッターとして消化器の話をします。

私の授業では、消化器、呼吸器、そして泌尿器という順番で内臓を取り上げます。この3つの内臓を、私は「三大内臓」と呼んでいるのです。

もちろん、ほかにも内臓はたくさんあります。心臓もあれば生殖器もあるし、内分泌腺もあります。その中で、なぜこの3つだけを特別に「三大内臓」と呼ぶのかというと、これらに共通する、ある重要な特徴があるからです。

心臓や生殖器や内分泌腺にはない、もちろん筋肉や脳にもない、この3つの内臓に共通する特徴、それは何でしょうか？

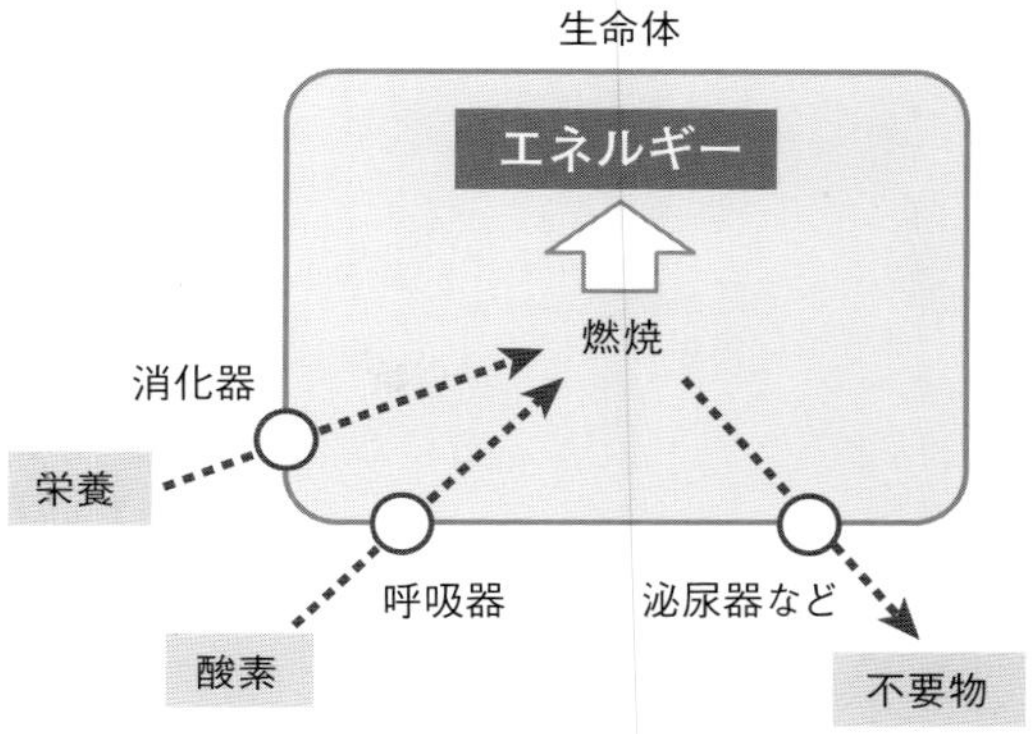

「三大内臓」とは

三大内臓は何をやっているかというと、一言でいうと外界との物質交換です。この物質交換は、人間も含めた生命体がどのように生命を営んでいるかという大原則に関わっています。

すべての生命体は、エネルギーを消費して生きています。自動車はそのまま放っておいても大丈夫ですが、人間はたとえじっと動かなくても、そのままで生き続けることはできません。絶えず外界から栄養と酸素を取り入れて、それを燃焼させることでエネルギーを得て生きている。エネルギーを取り出したあとの燃焼産物は外に排出する。そういうやり方で生命を営んでいるのです。

ということは、栄養と酸素を取り入れ、不要物を排出するという外界との物質交換を絶えずやり続けていないと生きていけない。その物質交換を行っているのが三大内臓です。ですから、大事なのです。

このような物質交換を行うことから必然的に生ずる特徴が、これらの内臓には備わっています。さあ、わかる人いるかな?

皆さん首をかしげているみたいですね。じゃあ、私から発表します。

特徴その1．これは全く単純な事実だけれども、この3つの内臓はいずれも外界とつながっている。消化器は口を通して、呼吸器は鼻と口を通して、泌尿器も排尿路を通して外界とつながっている。

特徴その２．これらの臓器の内部には、外界とつながる広大な空間がある。例えば小腸は長さが６ｍもあって、内面にヒダがたくさん生えていて、その表面積を大いに広げている。小腸の粘膜の表面積を計算すると200平方メートルになるという人もいます。テニスコート１面が約260平方メートルですから、これは相当大きいです。

特徴その３．これはまだ話題に出てきていないから難しいかもしれない。わかる人いますか？

――【学生】　血管が多い。

その通り、血管が多い。もう少し厳密に言うと、血流量が多い。取り入れた物質を速やかに全身に分配しなくてはいけないから、大量の血液が流れ込んでいる。

心臓から拍出される血液量は１分間に５ℓぐらい。医学の常識として、この数値は覚えてください。１回あたりの拍出量は約70cc、１分間の心拍数は60から100の間ですが、平均70としましょう。そうすると、70×70で大体５ℓ。これが１分間に心臓から出ていく血液です。

それに対して、全身の血液量はどれくらいか。だいたい体重の８％、体重60kgの人で５ℓぐらいと考えられます。つまり、心臓から拍出される血液は、１分間で全身の血液を入れ替えるぐらいの量です。それぐらいの血液が常に循環しているわけです。

そのうち、三大内臓にどれぐらいの血液が行っているかというと、消化器に28％、泌尿器（腎臓）に23％で、この２つだけで全身の血液の半分以上を占めています。

では、呼吸器は何％ぐらいだろう。君、わかりますか？

――【学生】　20%くらいかな……

ちょっと意地悪な質問でしたね。正解は100%です。体循環と肺循環、つまり全身に行く血流と肺に行く血流は別系統になっていて、心臓から出た血液はそのまま呼吸器に入っていきます。つまり100%。

このように大量の血液が三大内臓に流れ込み、それがまた全身に運ばれていく。そういうことを考えると、循環系の働きは、三大内臓で取り入れた物質を全身の細胞に分配する、あるいは全身の細胞で不要になった物質を三大内臓に送る、というのが大きな役目であることがわかると思います。

「三大栄養素」の意味

さて、われわれが消化器で取り入れるのは栄養素です。なかでも蛋白質、炭水化物、脂質を「三大栄養素」といいます。ほかにも栄養素として大切なものがありますよね、無機質とか、ビタミンとか。どうしてこの3つだけ、偉そうな顔をして三大栄養素なのだろう。

これは先ほど言ったエネルギー源ということにつながるのです。酸素と化合させて、すなわち燃焼させてエネルギーを得るという役割を持っている栄養素がこの3つなのです。いずれも炭素、酸素、水素（蛋白質の場合には窒素も）から出来ていて、体を作る原料になります。一方で、エネルギー源として燃焼して無くなってしまうので、かなりまとまった量が必要になる。そういう意味での三大栄養素です。

三大栄養素

蛋白質	アミノ酸のペプチド結合による重合体（C, O, H, N）
炭水化物	糖とその重合体（C, O, H）
脂質	脂肪酸とアルコールの重合体（C, O, H）

消化器の構成

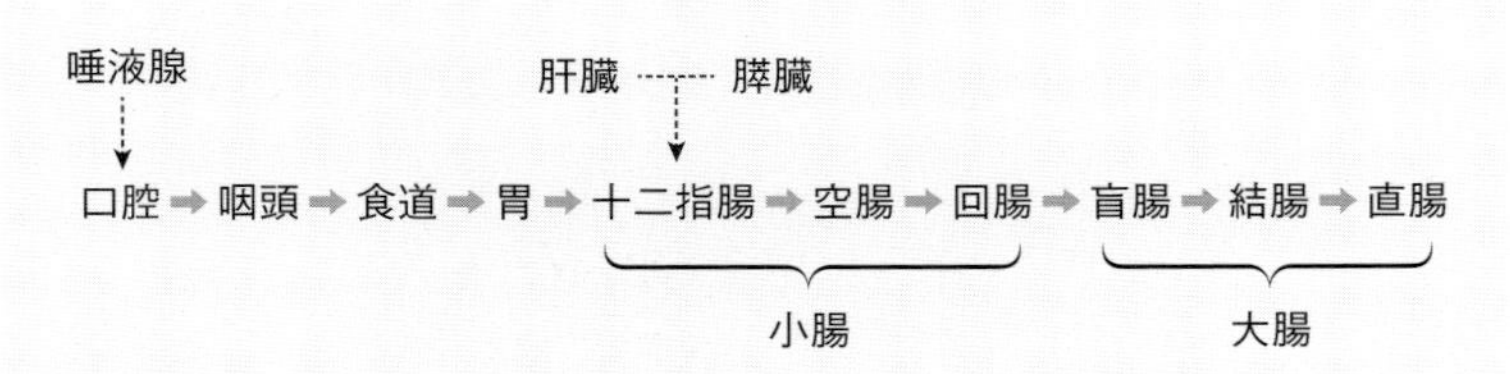

人体はチクワである

消化器の構成は知っていますね。食物は口から入って、咽頭、食道、胃、十二指腸、小腸、大腸を通り、肛門から出ていきます。十二指腸には肝臓と膵臓が付いていて、口腔には唾液腺が付いています。

ちょっと見方を変えて、下のような模式図を描いてみました。

この図は何に見えますか？　チクワみたいに見えますけど、これは人間の体のつもりなのです。どこが人間の体かというと、消化器は頭のほうからお尻のほうに向かって貫いている1本の管で、その管を中心とした人間の体をあらわしています。

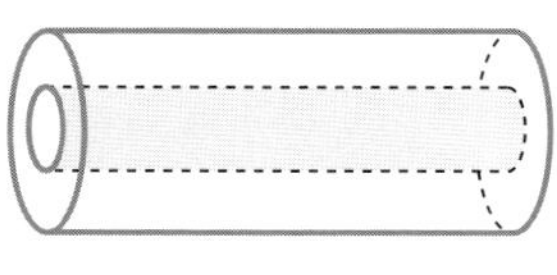

消化管を中心とした人体の模式図

何を言わんとしているかというと、われわれは口から物を食べると、体の中に入ったと錯覚する。実はそれは違う。それは単にチクワの穴に入れたにすぎない。穴の中はまだ体の外側なんです。本当に体の中に入るのは、チクワの身に移動したときです。胃腸の粘膜を越えて物質が取り込まれたときに、初めて体の中に入ったと言えるのです。胃腸の粘膜は管の内面を覆っていて、体の外につながる空間と、本当の体内とを仕切っています。

医療職を目指している君たちに是非覚えておいて欲しいのは、口からチクワの穴に入れるのと、直接チクワの身に入れるのとでは、意味が全然違うということです。同じ薬でも、口から飲んだら安全なのに、注射で静脈に入れたらイチコロという薬はたくさんあります。

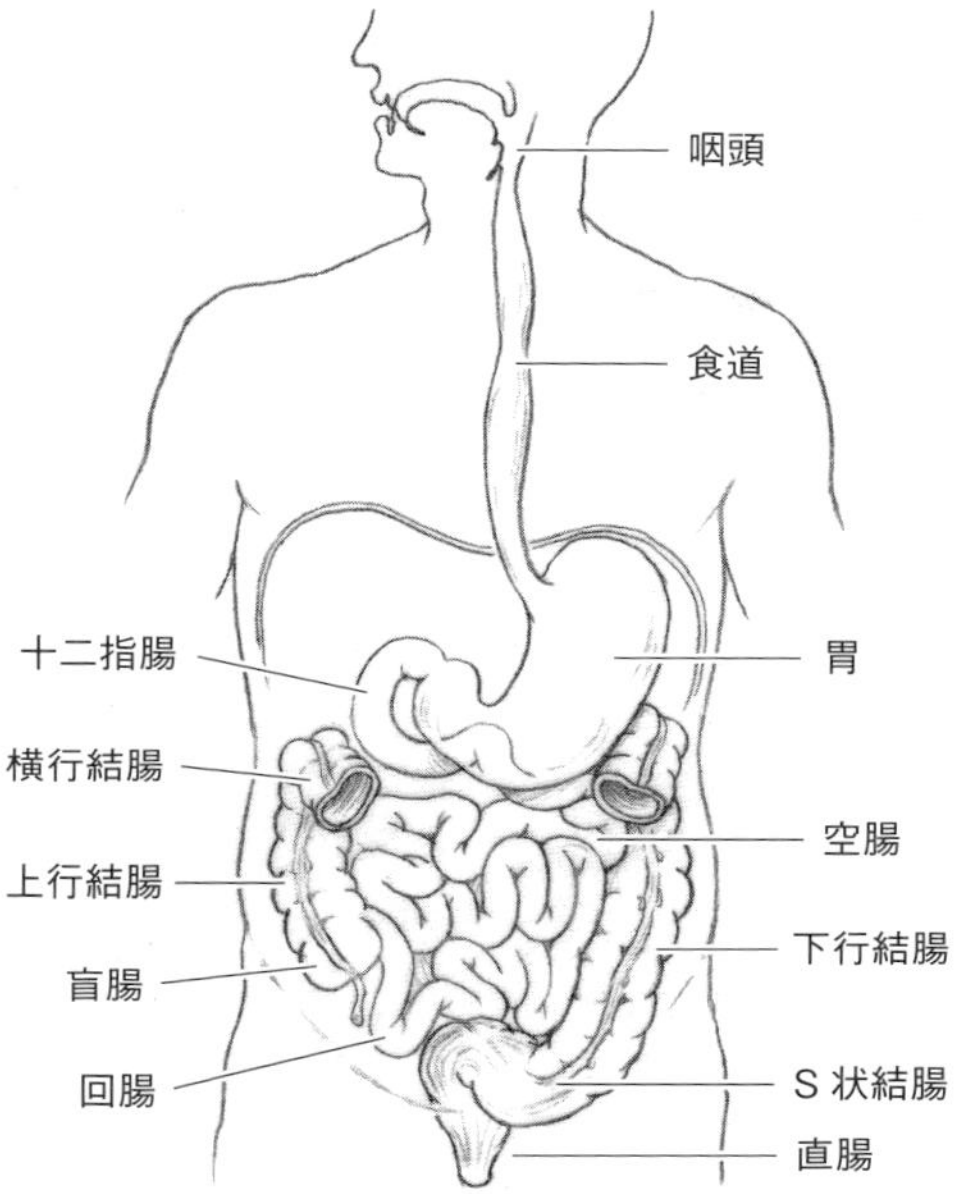

例えばKClというのは知っていますか？

——【学生】　塩化カリウム。

その塩化カリウムですが、ある程度薄いのは口から飲んでも大丈夫です。でも、注射したら死んでしまいます。なぜかというと、細胞外にカリウムイオンが増えると、興奮するべき細胞が興奮できなくなる。例えば神経細胞とか筋肉細胞とかが活動しなくなる。そうすると心臓の筋肉も活動しなくなって、速やかに心臓が止まってしまいます。だから、君たちはくれぐれも口から投与するものと、注射で入れるものをしっかり区別してください。

逆に言うと、胃腸の粘膜は選りすぐったものだけを体内に入れるので、いろいろなものを飲み食いしても安全だということが言えます。

咀嚼のための装置

消化器の配置を見ると、胃から先はすべてお腹の中に収まっています。つまり大部分が腹腔《ふくくう》内にあるので、それらが消化器の主要部分であるかのような印象を受けます。しかし、実際は口のところもかなり重要な役割を担っています。というのは、口を動かして物を噛む、咀嚼《そしゃく》をするというのは、われわれが意識的にできる、数少ない消化の活動なのです。そこのところに注目してお話をします。

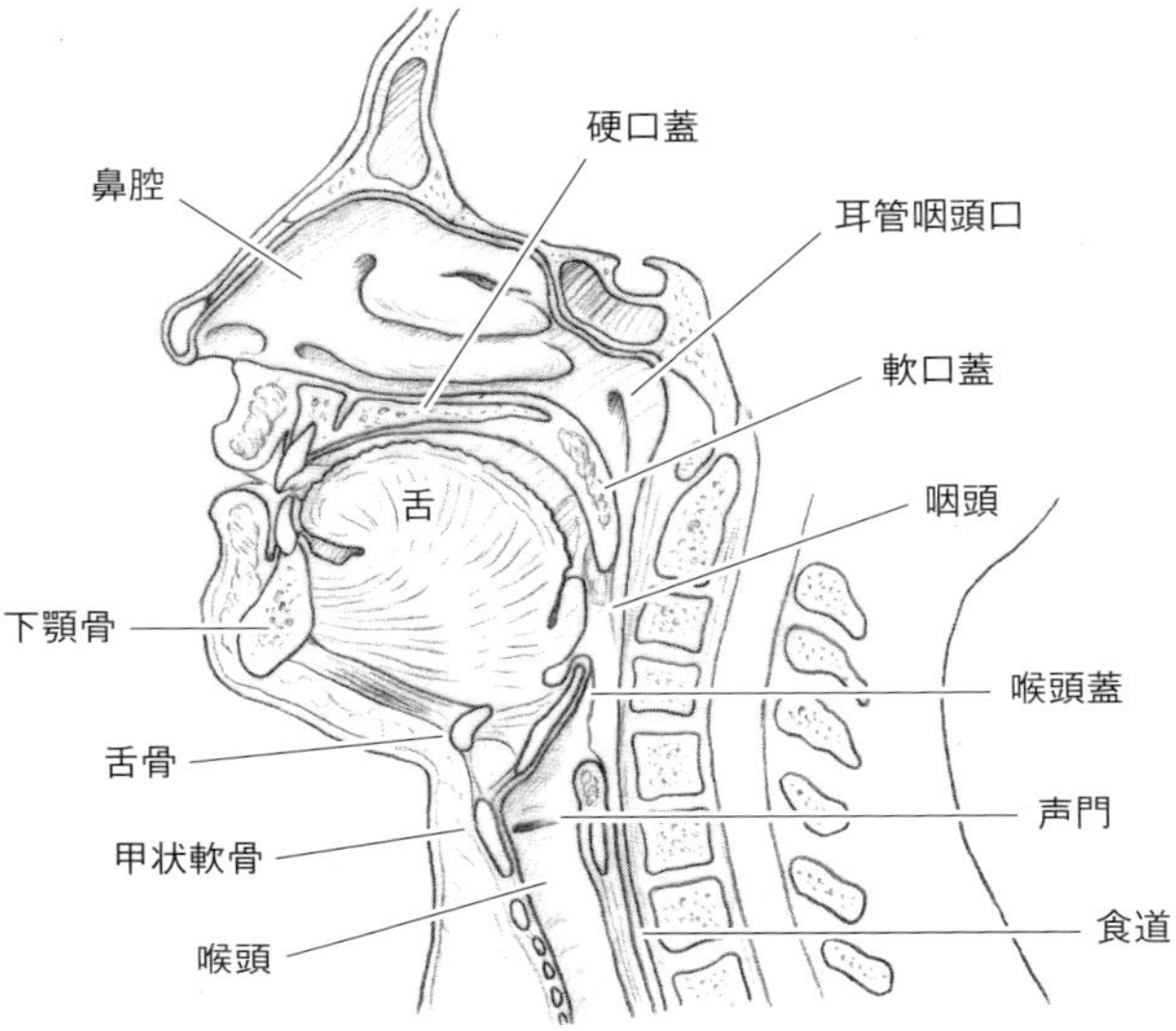

この図は頭の正中断面で、**口腔**《こうくう》がわかるように描いてあります。

消化のために口をもぐもぐ動かして噛むことを**咀嚼**《そしゃく》と言います。この咀嚼という運動は、日常的に何も考えないでやっているので簡単なことに思えますが、意外と奥が深い。物を噛むためにいろいろな装置が連動して、精巧な仕掛けを作っているのです。

物を噛むために必要な装置としては、どんなものがありますか?

——【学生】歯。

そうですね。でも歯だけで物を噛めますか? 顎がなくてはいけない。顎の骨格とそれを動かす筋肉が必要ですね。そのほかに必要なものは?

——【学生】舌。

そう。舌も使っています。ほかにもまだありますよ。何か大事なことを忘れていませんか?

——【学生】……?

皆さん案外気がつかないのだけれども、物を噛むときは必ず口が閉じています。つまり、口腔のまわりを囲む壁構造があって、閉鎖空間を作っています。

いや、そんなことはない、私はそんなことをしなくても食べられると思う人は、ご飯を食べるときに、唇を開けて物を噛んでみてください。きっとボロボロとこぼれて、不可能だと思います。

口腔の天井は、**口蓋**《こうがい》と言って、口と鼻を仕切る板のような構造です。さらに、前方は唇という筋肉のシート、横は頬という筋肉のシートで囲まれている。床は、舌をはじめとする筋肉でできている。後方は咽頭への出口ですが、**口峡**《こうきょう》という名前が示すように狭い通り道になっていて、軟口蓋と舌根でここを閉じることができる。

このように口を閉鎖空間にするための装置は、哺乳類だけが持っています。哺乳類以外の動物は口が閉鎖空間になりません。

皆さんはカエルの解剖をしたことがありますか？　カエルの口を開けて、口の天井を見たら何が見えるか。鼻の穴が見えるのです。カエルは口と鼻が共通の空間で、仕切りになる口蓋がありません。われわれはその間に仕切り板があるので、２つの空間が完全に分けられています。だから、呼吸をしながら同時に物を噛むことができる。

口を閉鎖空間にするのは、赤ちゃんのときにお乳を吸うために必要なことです。赤ちゃんは口を閉じて、内部を陰圧にしてお乳を吸っているのです。

口蓋が先天的にふさがっていない赤ちゃんがいます。口蓋裂《こうがいれつ》と言います。程度の軽い場合は問題はないのですけれども、程度がひどい場合には、外科手術でこれを閉じてやらないと、お乳が吸えません。

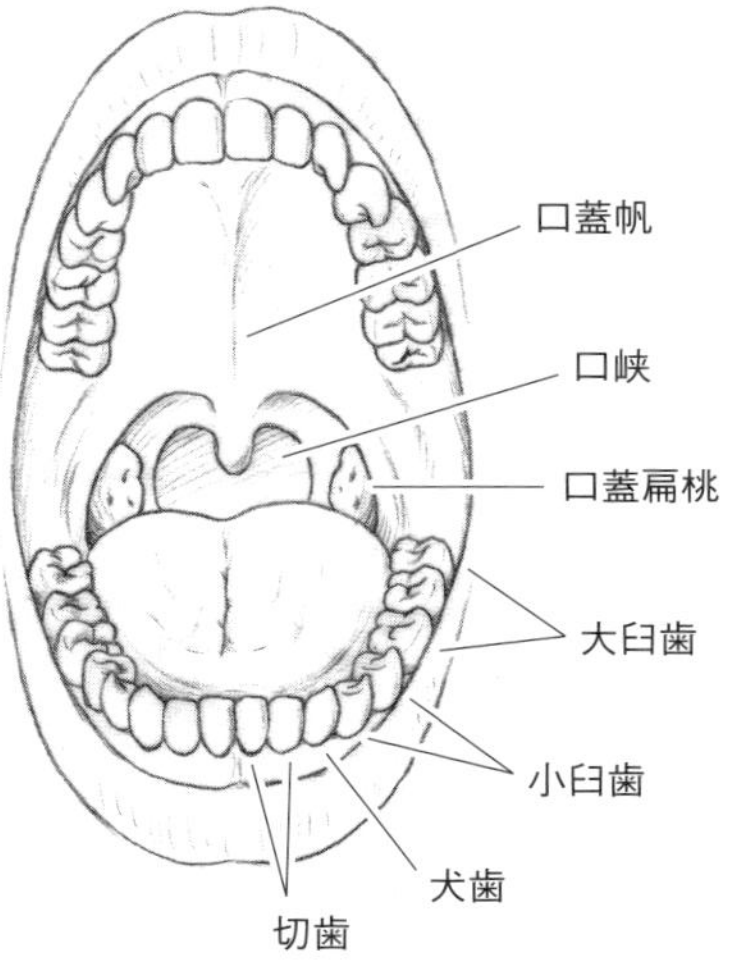

歯は一生もの、大切に使おう

人間の歯は4種類の形があります。前方の2本は**切歯**《せっし》というノミのような薄い歯です。次の1本は**犬歯**《けんし》といって、キリのように先がとがった歯です。次の2本は**小臼歯**《しょうきゅうし》といって、小型の握りこぶしのような形をしています。そして残りの3本、**大臼歯**《だいきゅうし》は大型の握りこぶしのような形をしています。以上を合計すると8本、上下左右4セットで32本というのが理想的な本数です。

32本生えそろっている人は珍しい。というのは、3番目の大臼歯はしばしば異常な生え方をするために抜いてしまったり、そもそも生えてこなかったりする人もいるのです。生えてくる時期もかなり遅い。第3大臼歯のことを「親知らず」と言うのは、思春期になって生えてくるので親がそのことを知らないということが語源のようです。あるいは分別がつく頃に生えることから「智歯《ちし》」とも言います。

子供の頃は乳歯という別の歯が生えています。乳歯の本数は、永久歯よりも少ない。門歯2本、犬歯1本、小臼歯2本。ワンセット5本、上下左右で20本です。

乳歯は永久歯と同じ形をしているけれども、材質が柔らかい。そのため虫歯になりやすいのです。乳歯が永久歯に生え替わったのは何歳ぐらいでしたか？　覚えている人いますか？

――【学生】　小学何年生だったか……。よく覚えていません。

だいたい小学校に入学する頃に、最初の永久歯が生えます。そして徐々に生え替わっていき、小学校を卒業する頃にはすべて永久歯になります。

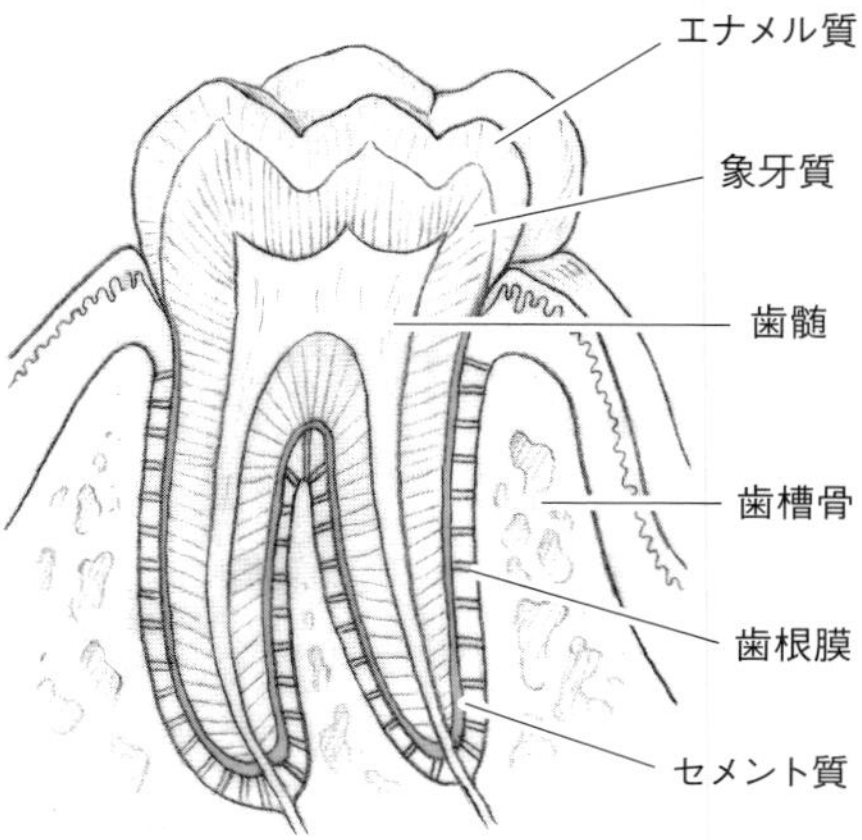

歯を作っている**硬組織**《こうそしき》についてお話ししましょう。歯は、骨とはちょっと異質な組織でして、1本の歯に3種類の硬組織があります。歯の本体を作る芯の部分を**象牙質**《ぞうげしつ》と言います。カルシウム分が70%ぐらいのまあまあ硬い組織で、爪よりもちょっと硬いぐらいです。しかし、これだけでは物を噛んだときにすり減ってたまらないので、表面にさらに硬い**エナメル質**をコーティングしてあります。エナメル質はカルシウムを95%も含む非常に硬い組織で、水晶に匹敵するぐらいの硬さがあります。もう1種類は、歯の根の部分を覆っている**セメント質**という組織で、これは骨に似た組織です。

歯と周囲の歯槽骨《しそうこつ》との間は、**歯根膜**《しこんまく》という一種の靭帯のような結合組織がつないでいます。歯で物を噛んだときの衝撃はかなりのものですが、歯根膜がクッションの役割をしてそれをやわらげています。

歯の内部には**歯髄**《しずい》という空間があり、神経や血管が入ってきています。

さて、こんな硬い組織の中にも細胞がいます。

歯の本体である象牙質には、**象牙芽細胞**《ぞうげがさいぼう》というれっきとした細胞がいます。ただしそれは象牙質の内部に住んでいるのではなくて、歯髄の空間に面したところに並んでいる。そこから細長い細胞突起を象牙質の中に伸ばしているのです。

上の図を見てください。象牙質の中に模様が描かれているでしょう。この模様は象牙芽細胞の突起が伸び出している管で、その管の走り方を示している。象牙質というのは「生きている」組織なのです。

それに対して、歯の表面を覆っているエナメル質は、カルシウム95%ともなると、さすがに細胞はいません。

ここで疑問が生じませんか？　人間の体は細胞からできているというのに、なぜエナメル質には細胞がいないのか。細胞がないのにエナメル質はどうやってできたのか。

答えはこうです。

歯が生え出る前、歯肉の中に歯が埋もれているときに、エナメル質を作る細胞が外側を包んでいたのです。エナメル上皮細胞といって、歯肉の中でエナメル質を分泌して作ってくれる細胞です。この細胞は、歯が生え出るときに脱落して無くなります。

したがって、ひとたび生え出ると、新たにエナメル質が作られることはありません。歯はすり減る一方です。皆さんはまだ若いから気にしないかもしれませんが、どうぞ大切に使ってください。

これが今までの常識で、歯は生え出ると、もはや成長することはないと思われていました。ところが最近、生え出たあとに付け加わるものもあることがわかってきました。生え出たばかりのエナメル質はまだ柔らかくて、そこにカルシウム分が沈着して硬くなる。特に唾液中に含まれるハイドロキシアパタイトという成分が、歯を硬くするということがわかったのです。この「再石灰化」の効果をねらったものが、最近ドラッグストアで見かけるハイドロキシアパタイト入りのハミガキです。

初めにお話ししたように、人間は4種類の歯の形を持っています。これは多形歯といって、哺乳類に共通の形です。動物の種類によって形のバリエーションはありますが、どの動物でも切歯、犬歯、小臼歯、大臼歯と呼ぶべき4種類に分けることができます。これは哺乳類だけの特徴です。下等な動物、例えばワニとかヘビでは、同じ形をした円錐状の歯が並んでいて、同形歯と呼ばれます。

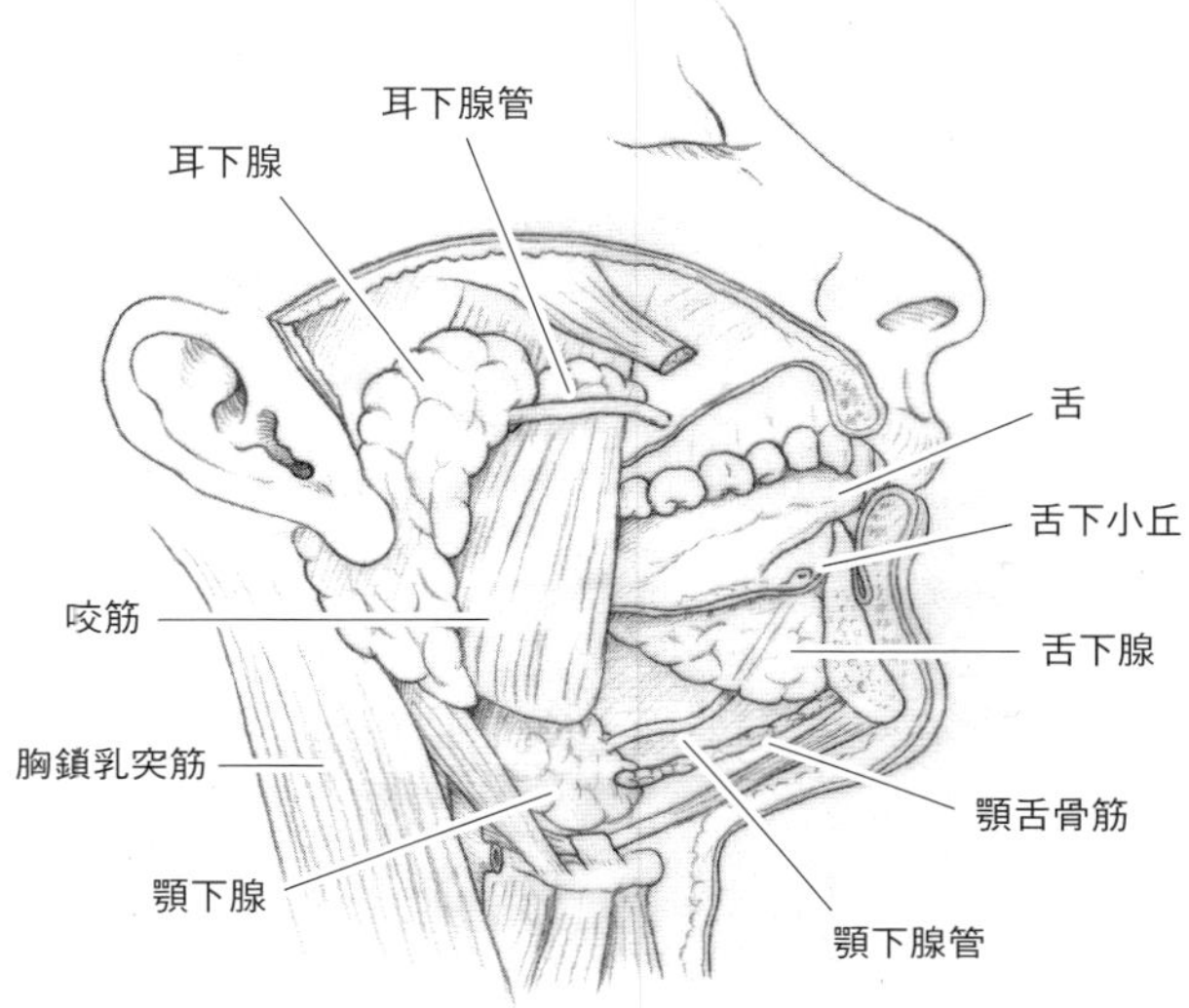

唾液がなければどうなる?

ヒトは一日1.5ℓもの唾液を分泌しています。この唾液はいったい何のためにあると思いますか?

——【学生】 消化のため。

ほかにも重要な役目があります。食物に湿り気を与え、なめらかな塊にして飲み込みやすくするという働きです。唾液が出てくれないと、パサパサして食事を飲み込むことができません。

唾液を多量に分泌する大型の唾液腺を三大唾液腺と言います。**耳下腺**《じかせん》は耳の前あたりにあって、そこから出た導管は前に進んで、頬の粘膜の内面で上顎の第2大臼歯のあたりに開いています。頬の粘膜を舌で触って確かめてみてください。耳下腺の開口部のあたりに小さな盛り上がりを感じると思います。

顎下腺《がくかせん》は、下顎骨に半分隠れる位置にあります。ここから出た導管は前に進んで、下顎の歯列の内側に開口します。

舌の付け根と歯列の間に、ボコボコと連続した盛り上がりがあります。**舌下小丘**《ぜっかしょうきゅう》と言って**舌下腺**《ぜっかせん》を収めているふくらみです。そのふくらみの前端に、先ほど言った顎下腺の導管が開いています。

三大唾液腺も哺乳類だけが持っています。哺乳類以外の動物は持っていません。そもそも口の中に開口する分泌腺というのは動物界では珍しいのです。哺乳類以外で有名なのは、コブラやハブといった毒蛇の毒腺ぐらいです。口の中に唾液を出すのは哺乳類に特有のことといえます。

以上、口腔の壁構造と歯と唾液腺、この3つは哺乳類の特徴であるということをお話ししました。

舌は筋肉の塊である

舌《ぜつ》というのは筋肉の塊です。牛の舌（tongue《タン》）を食べた人はわかりますね。あのコリコリした歯ごたえは筋肉なんです。

舌は伸びたり縮んだり曲がったり、いろいろ形を変えて動くことができる。それによって舌は、食物の塊を口の中の適当な位置に動かして、歯の間に挟んで噛めるようにしているのです。

さて、ここで質問です。

筋肉というのは自分で縮む力はあるけれども、自分で伸びる力はないはずです。なのに、舌は伸ばすことができるのはなぜか。疑問だけを投げかけておきますので、答えは自分で探してください。

舌の表面の粘膜には、乳頭という小さなつぶつぶがたくさん生えています。その一部には味を感じる**味蕾**《みらい》という装置があります。4種類の乳頭がありますが、そのうち味蕾を持っているのは**有郭乳頭**《ゆうかくにゅうとう》と**葉状乳頭**《ようじょうにゅうとう》の2つです。

噛むことの意義

ここまで咀嚼のための装置についてお話ししてきました。そのまとめとして、物を噛むことの意義について考えてもらいたいと思います。つまり、口で食物を噛み砕くことが、食物の消化にとって実際どの程度役に立っているのだろうか、ということです。

ところで、あなたはお昼に何を食べましたか？

――【学生】　うどんでした。

うどんの主成分はデンプンですね。唾液にはデンプンを消化するアミラーゼという酵素が含まれています。昼に食べたうどんは、あなたの唾液アミラーゼで何％ぐらい消化されたと思いますか？

――【学生】　えーと……30％くらい？

いい線ですが、30％はかなりよく噛んだほうでしょう。

というのは、デンプンはアミラーゼで完全に消化することはできないのです。デンプンはグルコースがたくさんつながった分子で、途中に枝分かれがあります。アミラーゼは枝分かれの手前までは消化できますが、そこから先は消化できません。

しかも、飲み込んで胃の中に入ってしまうと、胃酸によって酵素が活性を失うので、消化が止まってしまいます。つまり、アミラーゼが働いている時間はそう長くはない。

結局のところ、唾液の消化作用はたいしたことはない。また、ろくに噛まずに飲み込んだとしても、生きていくぶんには差し支えない。では、よく噛むということにどれだけの意味があるのでしょうか。

それは、よく噛むことによって唾液の成分が食物に浸透して、うまみを引き出す。口の中でデンプンが部分的に分解されて、グルコースが生じる。それが舌の味蕾を刺激して、甘い味覚として感じる。あるいはさまざまな食感を、触覚として感じる。それらの豊かな感覚刺激を得られるのです。

「食は文化なり」と言うでしょう。文化はよく噛むことから始まるのです。それだけではない。よく噛むことによって頭がよくなる。これは本当です。歯をなくしたご老人が噛めなくなると、ボケるのが早まるといいます。口から得られる感覚刺激が脳を活性化して、活発に働くようにするからでしょう。よく噛むことによって頭がよくなる、幸せになる、こんないいことはないじゃないですか。それがわれわれ人類が咀嚼のための装置を備えていることの意味だと思います。

胃は一時的な貯蔵庫である

次は胃です。胃の形をざっと説明しましょう。

食道につながる胃の入り口を**噴門**《ふんもん》、十二指腸につながる出口を**幽門**《ゆうもん》と言います。そして、右側のへこんだ短い縁を**小弯**《しょうわん》、左側にふくらんだ大きな縁を**大弯**《だいわん》と呼びます。

それから、噴門の左側でちょっとふくらんで横隔膜の下にはまりこんでいる部分を、どういうわけか、「**胃底**《いてい》」と言うのです。

「底」と言うと、普通は下のほうにあると思いがちですが、解剖学では必ずしもそうではない。臓器の一方が広くてもう一方が細い形をしているときに、広がっているほうの端を「底」という決まりなのです。胃は上のほうが広がっているので胃底と言います。心臓も上のほうがふくらんでいるので心底と

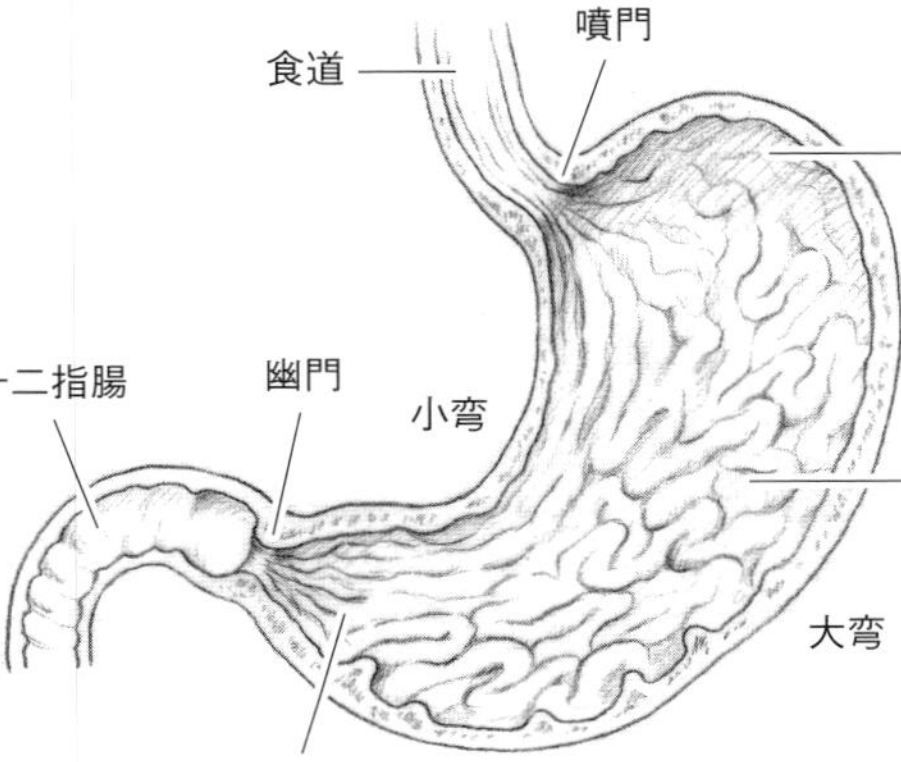

言います。肺は下のほうが広がっているので肺底は下にあります。ちょっとややこしいけれど、名前の付け方の決まりを知っていれば迷うことはありません。

胃癌の患者さんで、手術で胃を全部取ってしまうことがあります。胃がないとちょっと不便にはなりますが、それでも十分に生きていけます。どういう不便かというと、一度に食べられる量が減ってしまう。少し食べ過ぎると、気分が悪くなって吐いてしまう。

このことからわかるのは、人間の場合、胃は必要不可欠の臓器ではないということです。もちろん、いらなくはない。何かの役に立っているからあるのですけれども、生きていくために絶対必要というわけではない。

では、胃は何の役に立っているのでしょうか?

われわれは比較的限られた短い食事時間のあいだに、あるまとまった量の食物を食べるという生活をしています。そこで胃は、食物を一時的に貯蔵して、少しずつ小腸に送り出すという役割を担っています。小腸は、本格的な消化吸収を行う中心器官です。胃はなくても何とかなりますが、小腸がなくなったら生きていけません。ただ、小腸は一度に大量の食物を消化することはできませんから、貯蔵庫としての胃の役割があるのです。

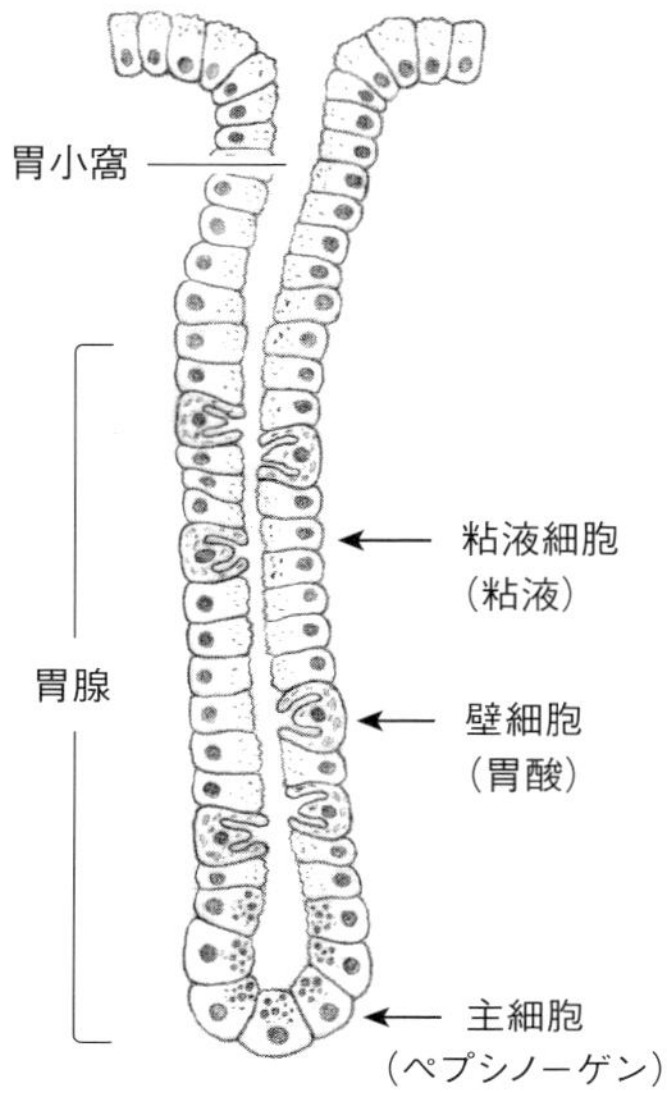

胃の粘膜には**胃腺**《いせん》という分泌腺があって、胃液を出しています。胃液の主成分は塩酸ですから、きわめて強い酸性です。そこにペプシンという蛋白分解酵素が加わっています。これらの働きで消化をすると言いますが、はたしてどうでしょうか？

胃がなくても生きていけるわけですから、胃液がなくてもかまわないはずです。胃液は本当のところは何をやっているのでしょうか？

一時貯蔵庫としての胃の役割を考えると、答えが見えてきます。つまり、37℃の暖かく湿った環境の中に食物を放置しておくと危ない、腐敗が起こる。そうならないように消毒・殺菌をするというのが、胃酸の大きな役割のひとつなのです。

実際、胃の中は酸のために非常に厳しい環境になっています。大腸にはたくさんの細菌がいるのに、胃の中で生きていける細菌はほとんどいません。ところが、この劣悪な環境で生きていける珍しい菌が、30年ほど前に発見されました。ヘリコバクター・ピロリという特殊な菌で、アンモニアを産生して塩酸を中和し、自分の身を守っています。この菌は、治りにくい胃潰瘍、あるいは胃癌の原因として注目されています。

そういう細菌が見つかって、「これは珍しい。胃酸の中で生きていける」と話題になりました。ということは逆に、これ以外の細菌は生きていけないほど厳しい環境だということが言えるのです。

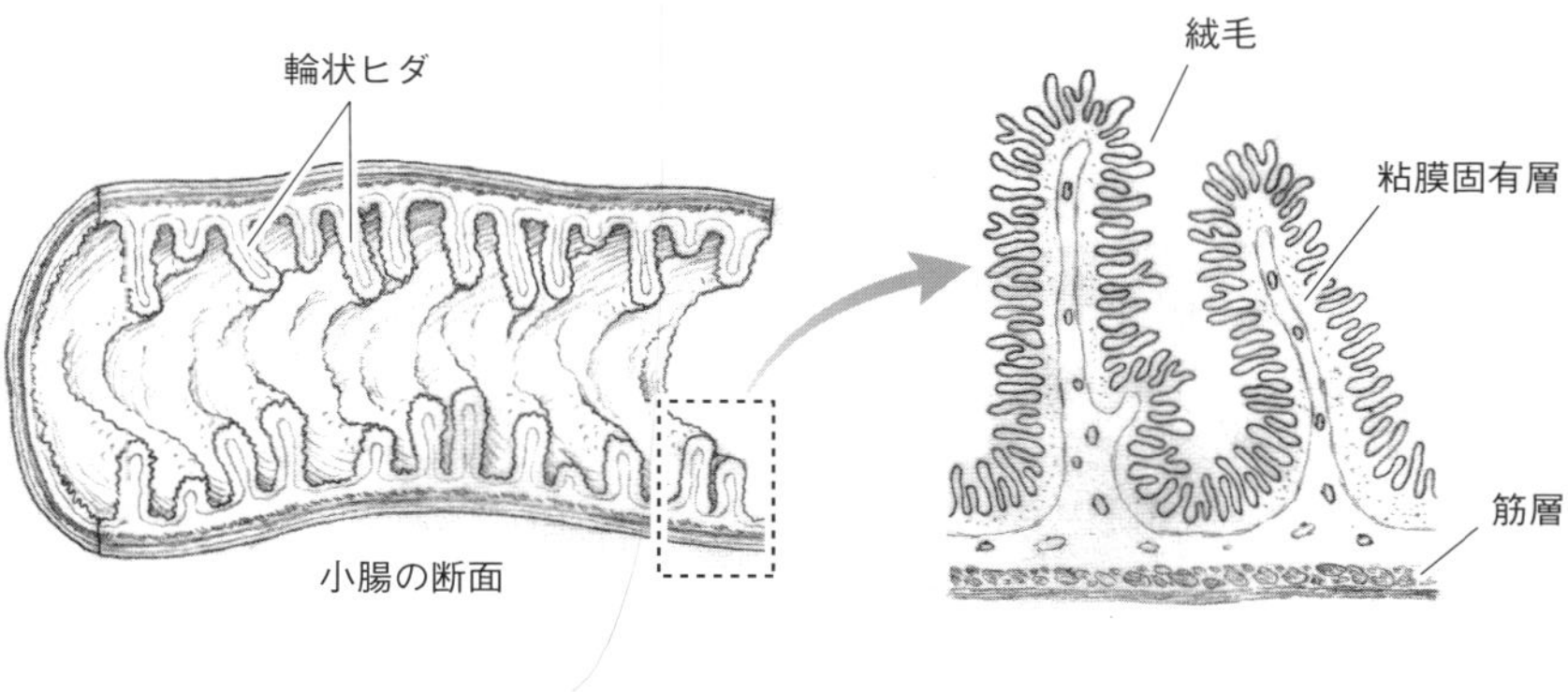

小腸は消化吸収の主役である

きょうの授業の最初に、小腸の粘膜がきわめて広い面積を持っていることをお話ししました。この広大な粘膜の表面で、消化吸収が行われます。

　それを実現している構造を見ていきましょう。まず、小腸内壁をぐるりと取り巻く**輪状《りんじょう》ヒダ**があります。その表面をよく見ると、**絨毛《じゅうもう》**と呼ばれる1ミリほどの突起がびっしりと生えています。さらに、絨毛を電子顕微鏡で見ると、細胞表面に**微絨毛《びじゅうもう》**という細い突起が1個の細胞につき約千本も生えています。この微絨毛の細胞膜上に各種の消化酵素が存在します。

　さて、小腸の最初の部分を**十二指腸《じゅうにしちょう》**と言いますが、ここには肝臓から出てきた**胆管《たんかん》**と、膵臓から出てきた**膵管《すいかん》**が開いています（45ページの図）。胆管が運んでくる**胆汁《たんじゅう》**は、脂肪を乳化して消化しやすくする働きがあります。膵管が運んでくる**膵液《すいえき》**は、栄養素を大まかに分解する酵素を含んでいます。そして、それに続く**空腸《くうちょう》**、**回腸《かいちょう》**で本格的な消化吸収が行われます。

　空腸、回腸では粘膜のヒダや絨毛が特に発達しています。表面積を増やすことで、栄養素と細胞膜上の酵素とが接触するチャンスを多くして、効率よく消化吸収を行うためです。

　この酵素の働きによって、三大栄養素である蛋白質、炭水化物、脂質は、それぞれ体内に吸収できる大きさになるまで分解されます。

大腸は水分を吸収して便を作る

小腸で栄養素の消化吸収が終わりました。では、大腸は何をするところでしょうか。

小腸を通過してきた内容物はどろどろの液体です。この液体は、食物そのものの水分のほかに、唾液だの胃液だの膵液といった分泌液も相当量含んでいます。これをそのまま排泄するのは具合が悪いので、大腸で後始末をします。大腸は食物の残りカスから水分を吸収して、固体の糞便を作るという働きをしているのです。

この水分を吸収する働きを大腸がさぼってしまうことがあります。大腸が水分を吸収するのを拒否してしまったら何が起こるか。そういう状態を下痢と言います。

ここまで、胃と小腸と大腸の役割について概略をお話ししました。これらの臓器が生命にとってどれほど必要なものかということを、もう一度考えてみましょう。

先ほどお話ししたように、胃は手術で取ってしまっても何とかなります。胃の臓器移植とか、胃の人工臓器という話も聞いたことがありません。

これに対して小腸は、一部を切除することはできますが、全部取ってしまうと生きていけません。小腸の臓器移植はやることがあります。先天的に小腸が短くて栄養の吸収ができない赤ちゃんが、ごくまれにいます。この場合、お母さんから小腸を一部もらって移植します。

大腸の場合、手術で全部取ってしまうといろいろな不便はありますが、そのために生命が維持できなくなることはありません。したがって、臓器移植もやりません。

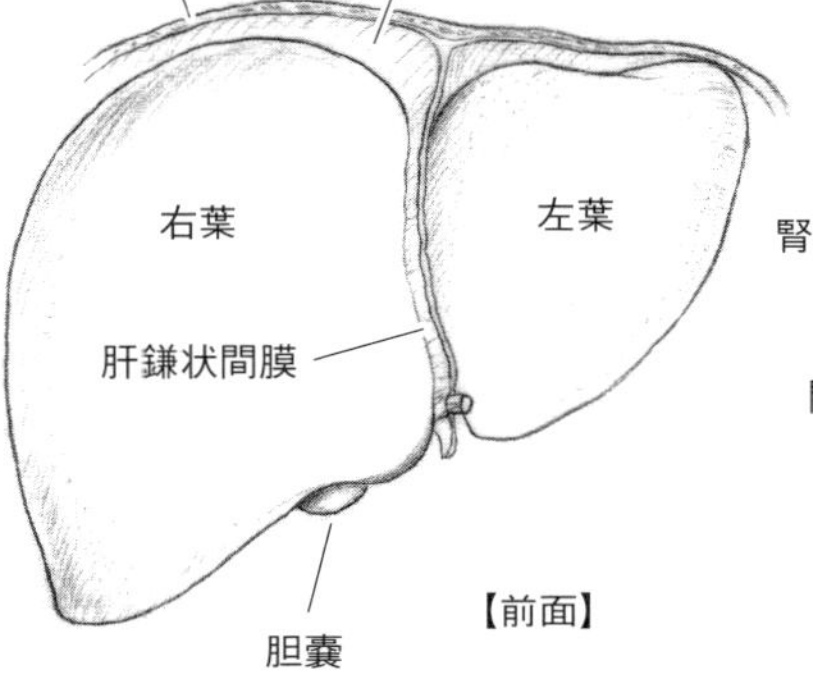

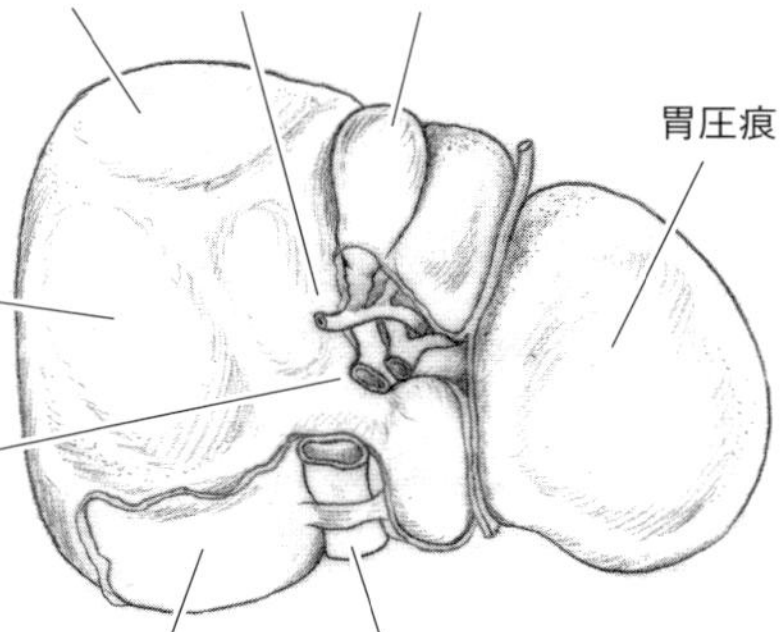

肝臓は生命に不可欠の重要臓器である

肝臓は人体で最大の臓器です。重さは1.4～1.5kgで、脳とほぼ同じです。右上腹部を占有する大きな臓器ですが、大部分が肋骨のかげに隠れているので、体表から触れるのはごく一部です。

肉屋でレバーを見たことはありますよね？　あれが肝臓です。質感もまさにレバーそのものです。ブヨブヨとしていて自分自身で形を保つことができない、ああいう材質のものがお腹の中に収まっているのです。

肝臓の形を見ると、上面は丸くふくらんで横隔膜に接していて、下面はデコボコになっています。肝臓が自主的にそういう形を作っているのではなくて、まわりに胃とか腎臓とかほかの臓器があるために、仕方なくへこんだり、ふくらんだりしているのです。

肝臓は一部を切っても大丈夫ですが、全部なくてもやっていけるかというと、それは無理です。つまり生きていくのに不可欠な臓器なのですが、何がどう重要なのでしょうか？　例えば、心臓なら血液を送り出す、腎臓なら尿を作っている、というふうに一言で働きを言い表すことができますね。肝臓の働きを一言で表すと、どうなりますか？

――【学生】　栄養の貯蔵。

たしかに栄養の貯蔵もやっていますね。それだけかな？

――【学生】　アルコールの解毒。

それも正解。でも、それだけのために、こんな大きな臓器が用意されているのはアンバランスだと思いませんか。栄養の貯蔵だったらほかの臓器でもやっていますし、アルコールはそもそも飲まなければ済むことです。

というように、肝臓はその働きが複雑で一言で言い表しにくいというのが、特徴でもあります。しかし、それでは肝臓という臓器の実体がよくわからないと思いますので、これから肝臓の働きを快刀乱麻にやっつけてしまいましょう。

門脈から見える肝臓の働き

肝臓の働きを考えるには、解剖から入るとわかりやすい。肝臓は消化管と密接な関係のある臓器で、両者は2本の糸で結ばれています。

第一の糸は**門脈**《もんみゃく》です。腹部の消化管に送られた血液はことごとく門脈という血管に集まって、肝臓に注ぎます。すなわち、胃腸で消化吸収された栄養素が集まる絶好の位置に、肝臓はあるわけです。吸収された栄養素、特に三大栄養素の代謝を集中的に行うのに適した位置にあるといえます。

炭水化物についてみてみましょう。でんぷんは小腸でグルコースに分解され、吸収されます。吸収されたグルコースが門脈を通って肝臓にやってくると、肝細胞に取り込まれてグリコーゲンとして一時的に貯蔵されます。グリコーゲンは、グルコースがつながってできた巨大な分子です。

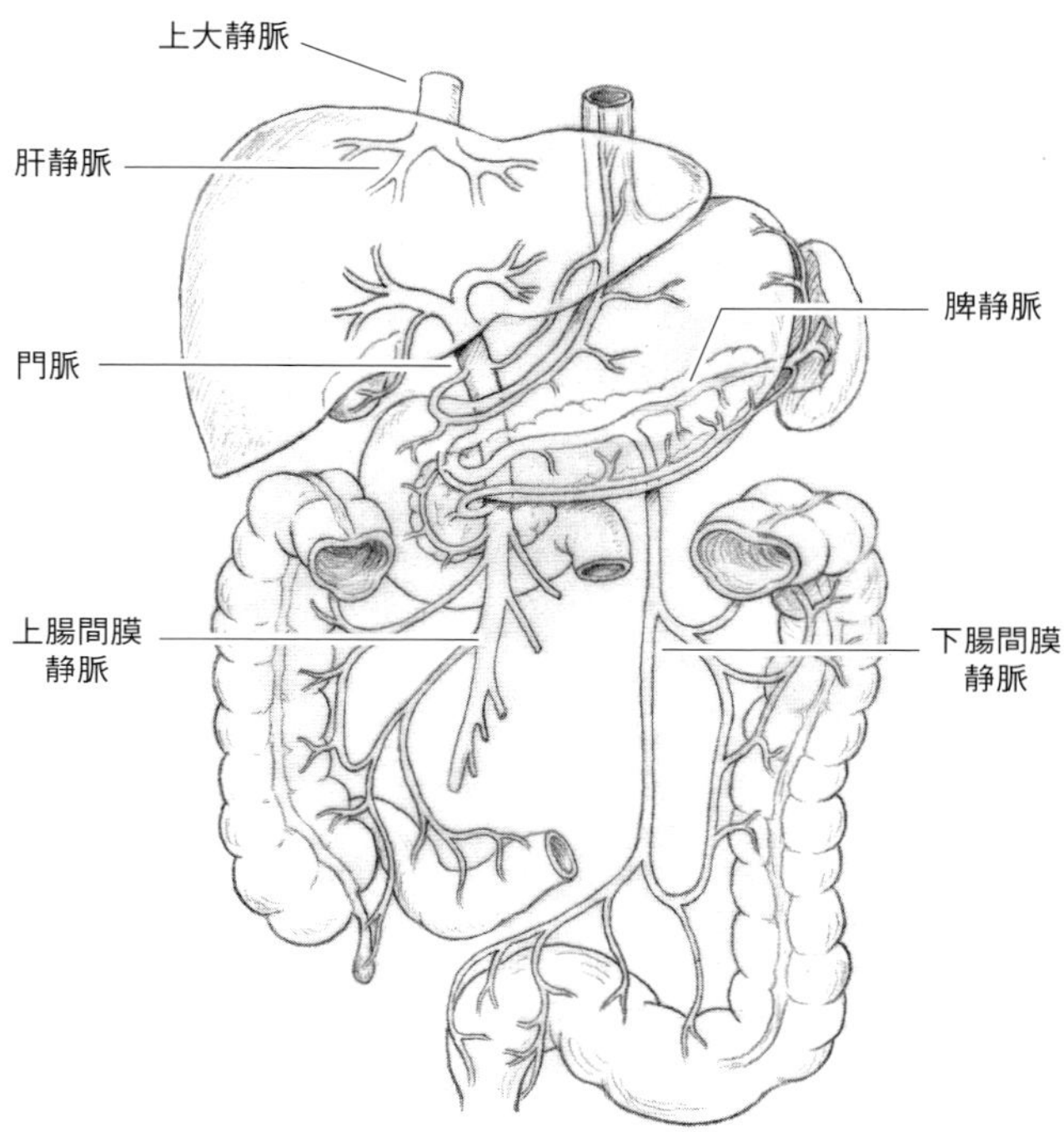

なぜこんなことをするかというと、グルコースというのは人間の細胞にとってみれば最も使いやすいエネルギー源なのです。なかでも神経細胞は、グルコース以外のエネルギー源を利用することができません。そのため、血液中のグルコースの濃度を一定に保っておく必要があります。濃度が低すぎると神経細胞が活動できないし、高すぎるとあふれてしまうので、できるだけ一定に保ちたいのです。

しかし、食事のたびごとに吸収されたグルコースがどっと血液中に入ってくる。それを肝臓に一時的に貯蔵することで、血液中のグルコース濃度、すなわち血糖値を安定化させるという働きがあるのです。

次に蛋白質はどうか。蛋白質はアミノ酸に分解され、門脈を通って肝臓に入りますが、そのまま肝臓を素通りしてしまいます。そして全身にばらまかれて、筋肉などで利用されます。アミノ酸代謝に関して、肝臓でなければやっていない重要な働きは、次の2つがあります。

1つはアミノ酸を分解するとき、アミノ酸に含まれている窒素から有害なアンモニアが生じますが、それを無害な尿素に作りかえるという働きです。この働きは肝臓でしかやっていません。

もう1つは血液中の蛋白質、これを血漿《しょう》蛋白質と言いますが、それらはほとんどが肝臓で作られています。アルブミンとかフィブリノゲンとかグロブリンなどの蛋白質がそれです。

最後に脂質について。脂質は、血液中では蛋白質とくっついて「リポ蛋白質」として全身を流通しています。このリポ蛋白質の代謝も、肝臓が中心になって行っています。

というように、肝臓は門脈を通して三大栄養素の代謝と密接な関係があります。そのことから見えてくるのは、肝臓は物質代謝の中枢であるということです。心臓が血液循環の中枢であるように、脳が情報処理の中枢であるように、肝臓は物質代謝の中枢としての役割を担っています。

胆管から見える肝臓の働き

肝臓と消化管を結ぶ第二の糸は**胆管**《たんかん》です。肝臓は**胆汁**《たんじゅう》を産生し、胆管を通して十二指腸に送り出しています。胆汁にはいろいろな成分が含まれていますが、代表的なものとしては胆汁酸とビリルビン（いわゆる胆汁色素）です。消化酵素のたぐいは一切含まれていません。

ですから、胆汁は直接消化を行っているわけではありません。ただ、消化吸収を助ける働きはあります。胆汁酸は、親水性の部分と疎《そ》水性の部分を持つ、いわゆる界面活性剤のような働きをします。食物中の脂質のまわりにくっついて親水性にし、水との接触面を増やして消化を助ける、あるいは消化された産物のまわりにくっついて吸収を助ける、という働きです。

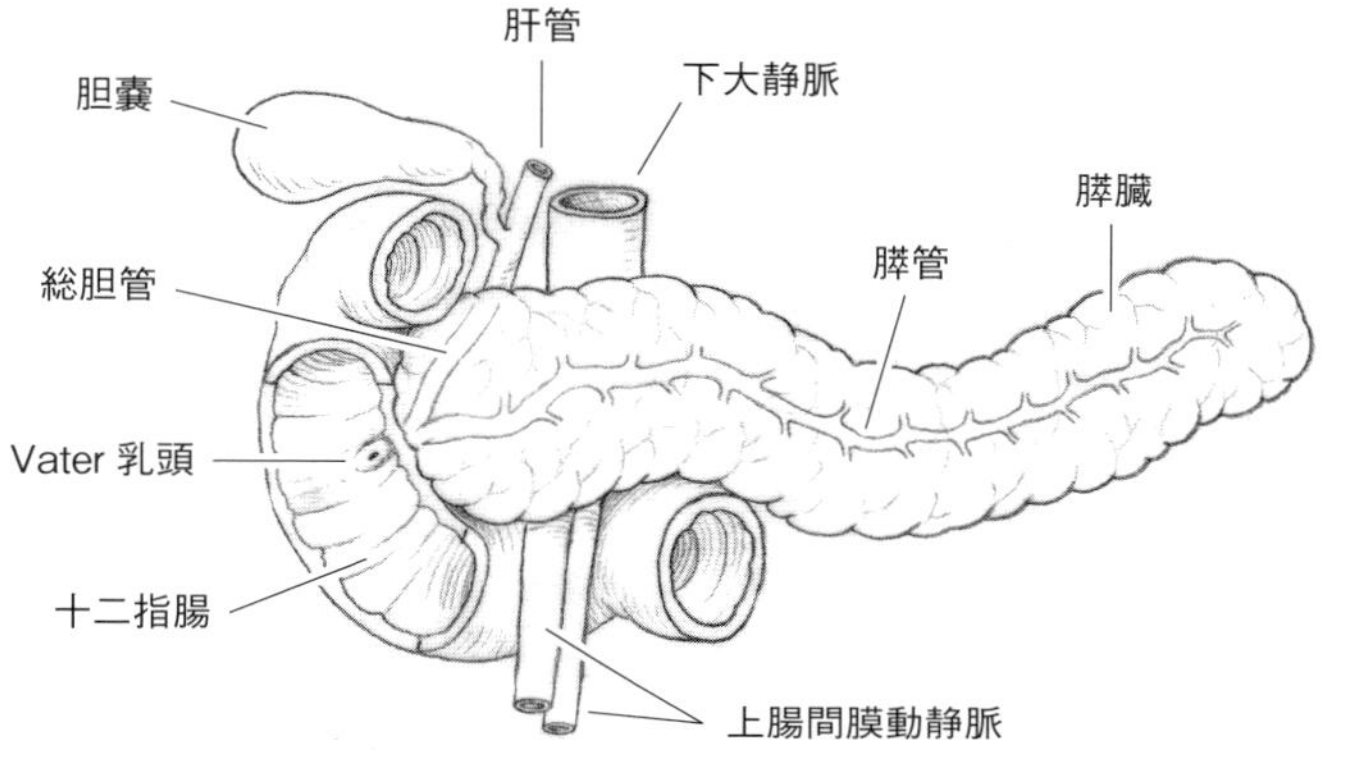

胆汁が出ないと脂肪が吸収できず、脂肪便になります。しかし、そのためだけに、肝臓はこんな大きな図体《ずうたい》をしているのでしょうか？　胆汁が出ないともっと深刻なことが起こるはずです。わかる人いますか。

――【学生】　黄疸。

その通り。胆管が詰まってしまった人は、全身状態が悪化するとともに体が黄色くなります。この状態を**黄疸**《おうだん》と言います。この黄色は、ビリルビンの黄色なのです。本来は腸の中に排泄されて便を黄色に染めているビリルビンが、体内に蓄積したために体が黄色くなるのです。

ビリルビンは元をたどっていくと、ヘモグロビンのヘムという、鉄を持った分子群の代謝産物です。また、胆汁酸はコレステロールの代謝産物です。どちらも体の中で再利用できないので、排出しないといけません。

つまり、胆汁はそもそも不要な物質を排出するために作られているのです。胆汁が出ないとき何が困るかというと、外に捨てるべき物質が捨てられずに体内に蓄積することです。

すなわち、肝臓は便の中に不要な物質を捨てる、腎臓は尿の中に不要な物質を捨てるという役割があります。肝臓は、腎臓とともに排泄器官の双璧であるといえましょう。

排泄器官としての肝臓は、薬物治療においても重要な役割を演じています。投与した薬剤は、時間が

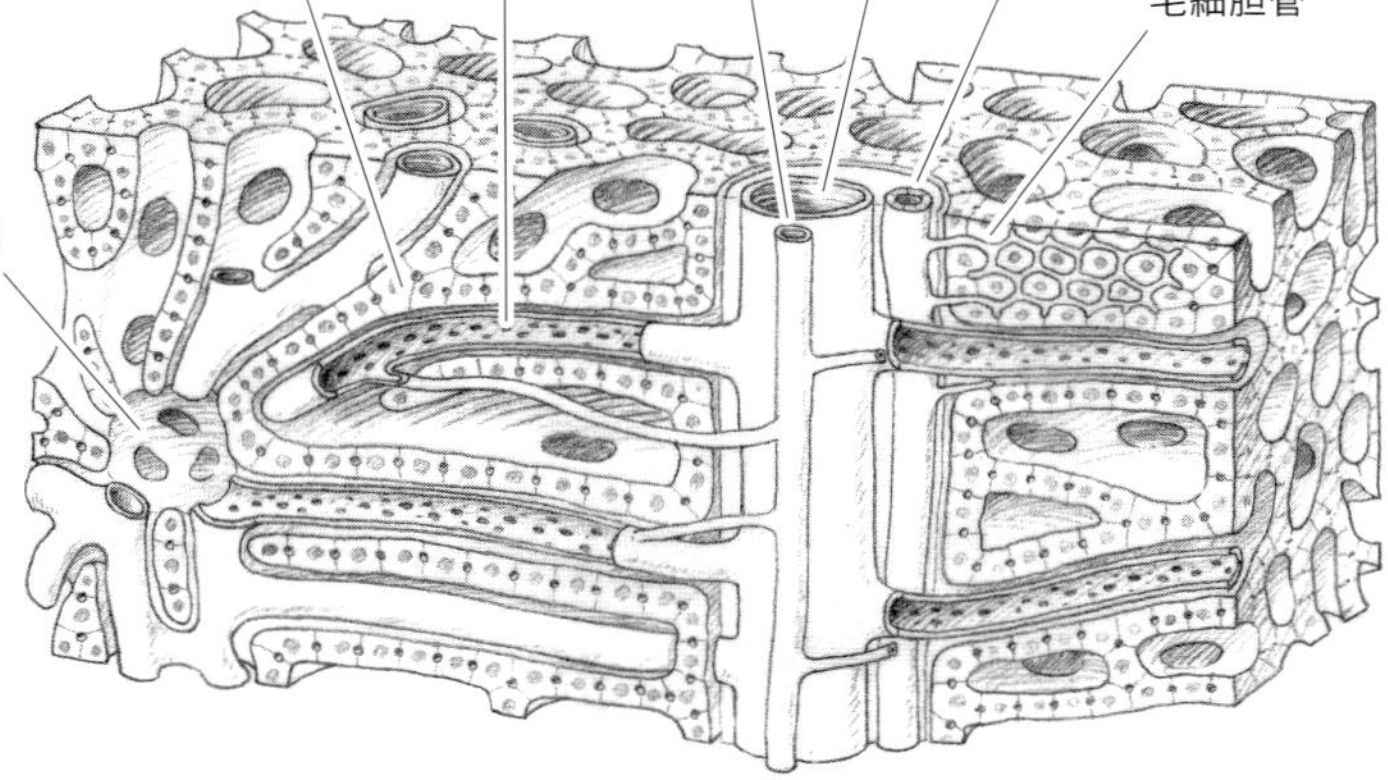

たつにつれ少しずつ排泄され、体内から減っていきます。このとき薬剤の処理をする器官は、肝臓か腎臓のどちらかです。薬剤によって主に肝臓で処理されるものと、主に腎臓で処理されるものがあります。肝臓や腎臓の働きが弱っている人は、薬剤がいつまでも体内に残るので、血中濃度をモニターしながら注意して投与する必要があります。

以上、物質代謝の中枢としての肝臓の働きと、排泄器官としての肝臓の働きを見てきました。これらの働きを一人でこなしているのが、肝細胞です。

肝臓の断面を顕微鏡で見ると、**類洞**《るいどう》と呼ばれる太い毛細血管をはさんで、肝細胞がズラリと列をなして並んでいます。これを**肝細胞索**《かんさいぼうさく》といいます。門脈の血液は類洞に入り、ここを流れていく間に肝細胞との間で物質交換を行います。類洞の壁は薄く、しかも小さな穴が開いていて物質交換に適しています。

肝細胞は、取り入れた物質の代謝を行うとともに、胆汁を産生します。胆汁は、肝細胞の間を流れる**毛細胆管**《もうさいたんかん》に集められ、それらが合流して**肝管**《かんかん》となって肝臓を出て行きます。

呼吸器と呼吸運動

東大解剖学講義◉第3回

東大解剖学講義◉第3回

「呼吸器と呼吸運動」

きょうは呼吸器がテーマです。前回は三大内臓のトップバッターとして消化器の話をしました。消化器で取り入れた栄養素を燃焼させるには、酸素が必要です。その酸素を取り入れるのが呼吸器です。鼻あるいは口から吸った空気は、咽頭、喉頭を通り、さらに気管、気管支、肺へと入っていきます。まずは順番に鼻から見ていきましょう。

鼻腔は空気を暖めるためにある

鼻腔《びくう》は、頭の骨の中にできた大きなほら穴です。前方の入り口は**鼻孔**《びこう》、後方の咽頭への出口は**後鼻孔**《こうびこう》と言います。鼻孔から後鼻孔までが鼻腔です。

鼻腔は、左右が別々の部屋に仕切られています。前頭断の断面図を見ると、そのことがよくわかります。真ん中にある仕切り板を**鼻中隔**《びちゅうかく》と言い、骨と軟骨でできています。

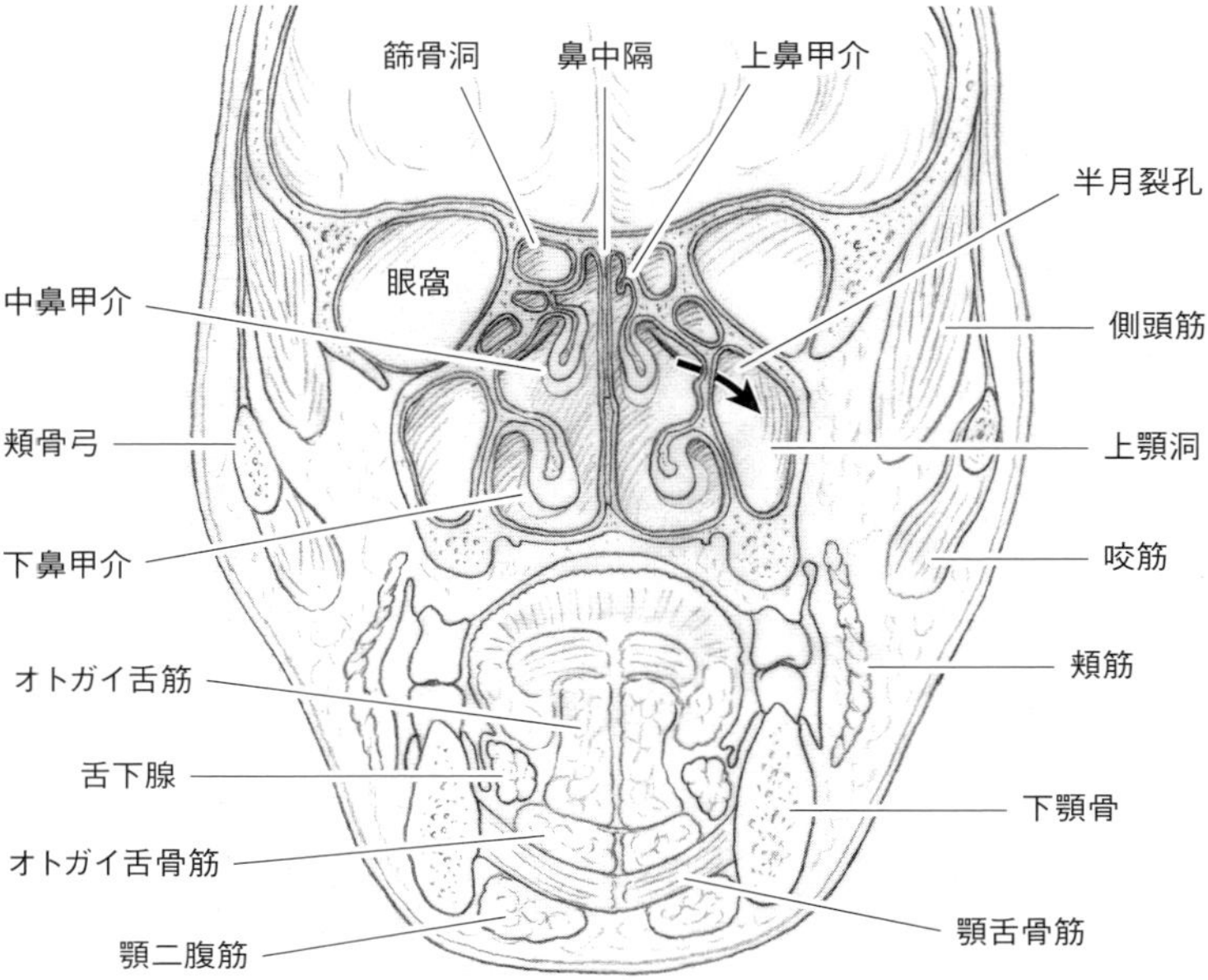

左右に分かれた鼻腔に、外側の壁からひさしが張り出しています。このひさしは**鼻甲介**《びこうかい》と言って、上・中・下の3つあります。それぞれ骨でできていて、粘膜で覆われています。鼻甲介の下は空気の通り道になっていて、**鼻道**《びどう》と言います。これも上・中・下の3つあります。

鼻腔の壁を覆っている粘膜は、大部分が多列線毛上皮という上皮で覆われています。**線毛**《せんもう》が生えている多列上皮という意味です。多列線毛上皮に覆われている部分を**呼吸上皮**と呼んでいます。といっても、ここで呼吸をしているわけではありません。では何をやっているのでしょうか。鼻の粘膜の働きは何ですか?

——【学生】ばい菌の侵入を防ぐ。

それもありますが、いちばん大きな役割は、空気を暖めて湿り気を与えることです。冷たい乾いた外気をそのまま吸い込んでしまうと、肺の上皮細胞が傷んでしまう。だから、鼻粘膜で空気を暖めて湿り気を与えてから、肺へ送るのです。空気の通り道が鼻中隔と鼻甲介によって複雑に仕切られていることは、吸気を暖めるのに大いに役立っています。

吐き出した空気は、外気より暖かく、湿り気をおびています。冬の寒い日に外に出ると、吐く息が白く見える。あれは、温かい呼気の中に含まれている水分が冷やされて、凝結して白く見えるのです。われわれは息を吐くたびに水分を失っている、とも言えます。

鼻腔の天井の一部分は、呼吸上皮とは性質が異なる粘膜で覆われています。匂いを感じるところで、**嗅上皮**《きゅうじょうひ》と言います。ここには匂いの感覚細胞である**嗅細胞**《きゅうさいぼう》がありますが、そこから脳までどうやってつながっているのでしょうか。

断面図（53ページ）を見ると、鼻腔の天井は薄い骨で、すぐ上に脳がある。この天井の骨には小さな穴が開いています。ふるい（篩）のようにたくさん穴が開いているので、この骨を**篩骨**《しこつ》、穴の開いている部分を**篩板**《しばん》と言います。嗅細胞から出た神経は、篩板を通り抜けて頭蓋腔に入り、脳に接続します。

鼻腔とつながるもの

鼻腔は頭の骨の中にできた大きなほら穴だという話をしました。このほら穴は、細い通路で頭のあちこちにつながっています。

1番目の通路は、眼につながる**鼻涙管**《びるいかん》です。眼に溜まった過剰な涙は、目がしらのところから鼻涙管を通って鼻腔に流れ出ます。その出口は下鼻道の前のほうにあります（265ページの図）。

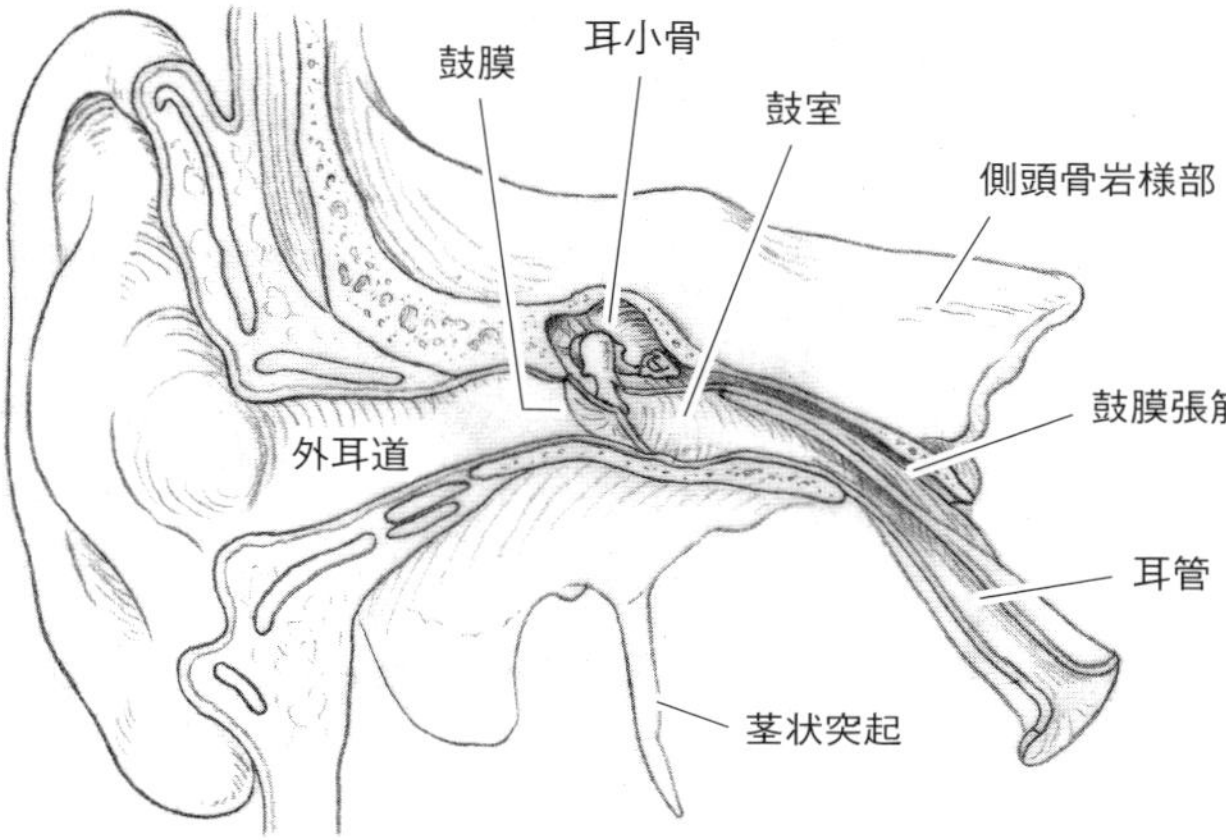

２番目の通路は、耳につながる管で**耳管**《じかん》と言います。耳鼻科のお医者さんが耳と鼻を一緒に診る理由は、耳と鼻がつながっているからです。

耳の穴をのぞくと、突き当たりに鼓膜が見えます。その奥に**鼓室**《こしつ》という部屋があるのは知っていますね。ここに閉じた空間があるのは危険です。なぜかというと、外気圧が変わると鼓膜が押されて、最悪の場合破れてしまう。そうならないように、外気圧の変動に合わせて、鼓室の気圧を調節しなくてはいけない。そのための管が耳管です。

耳管はふだんは閉じていますが、必要に応じて開くことによって気圧を調節します。例えば、高層ビルでエレベーターに乗ると耳がツーンとする。そのとき、つばを飲み込むようにすると、その動作によって耳管の開口部が一時的に開いて気圧が調節されます。

耳管の開口部がある場所は、厳密に言うと咽頭のいちばん上のところです。鼻腔のすぐ後ろに耳管がつながっているといってもいいでしょう。

３番目の通路は、頭蓋骨の中にある**副鼻腔**《ふくびくう》という空洞につながっています。副鼻腔は、前頭骨の中にある**前頭洞**《ぜんとうどう》、上顎骨の中にある**上顎洞**《じょうがくどう》、そのほか**蝶形骨洞**《ちょうけいこつどう》と**篩骨洞**《しこつどう》の４種類があります。これらの空洞も、やはりどこかに開口部がなければいけませんので、鼻腔につながっているのです。

副鼻腔の形や大きさは人によってさまざまです。しかも、副鼻腔はしばしば炎症を起こします。風邪をひいて鼻の粘膜に炎症が起こると、それが副鼻腔に波及する。炎症が長引くと中に膿が溜まる。そういう状態を蓄膿症《ちくのうしょう》と言います。特に上顎洞は大きくて、しかも鼻腔への出口が高い位置にあるために、膿が排出されずに溜まりやすいのです。

そんな不便な副鼻腔は、いったい何のためにあるのか。皆さんも考えてみてください。

頭には、ある特定の目的と形を持った器官が詰まっています。脳があって、口があって、眼、耳、鼻がある。そんなふうに特定の形を要求する器官が集まると、必ず隙間ができてしまう。その隙間を骨で埋めてしまってもよいのだけれども、空洞にすれば軽量化できる。そうやって出来た副鼻腔は、まわりの器官の都合によって形が決まるために、特定の形を持たないのです。

副鼻腔の開口部としては、口腔は食物が入るために不潔になりがちですから、より安全な鼻腔につなげるのが最上の選択だったのでしょう。

咽頭は空気と食物の交差点

咽頭《いんとう》の「咽」の字は、訓読みでは「ノド」と読みます。では、**喉頭**《こうとう》の「喉」という字はどう読みますか？ これも訓読みでは「ノド」なのです。2つのノドの場所はどこでしょうか。

咽頭と喉頭の位置関係は、矢状断の断面図で見るとよくわかります。咽頭は、鼻腔からやって来た空気の通り道と、口からやって来た食物の通り道が出合う場所です。出合ったあと、食物は真っ直ぐ下って後ろ側の通路を通っていきます。これが食道です。一方、咽頭から前に向かって脇道が出て、空気はそちらを通ります。この空気の取り入れ口にあるのが喉頭です。

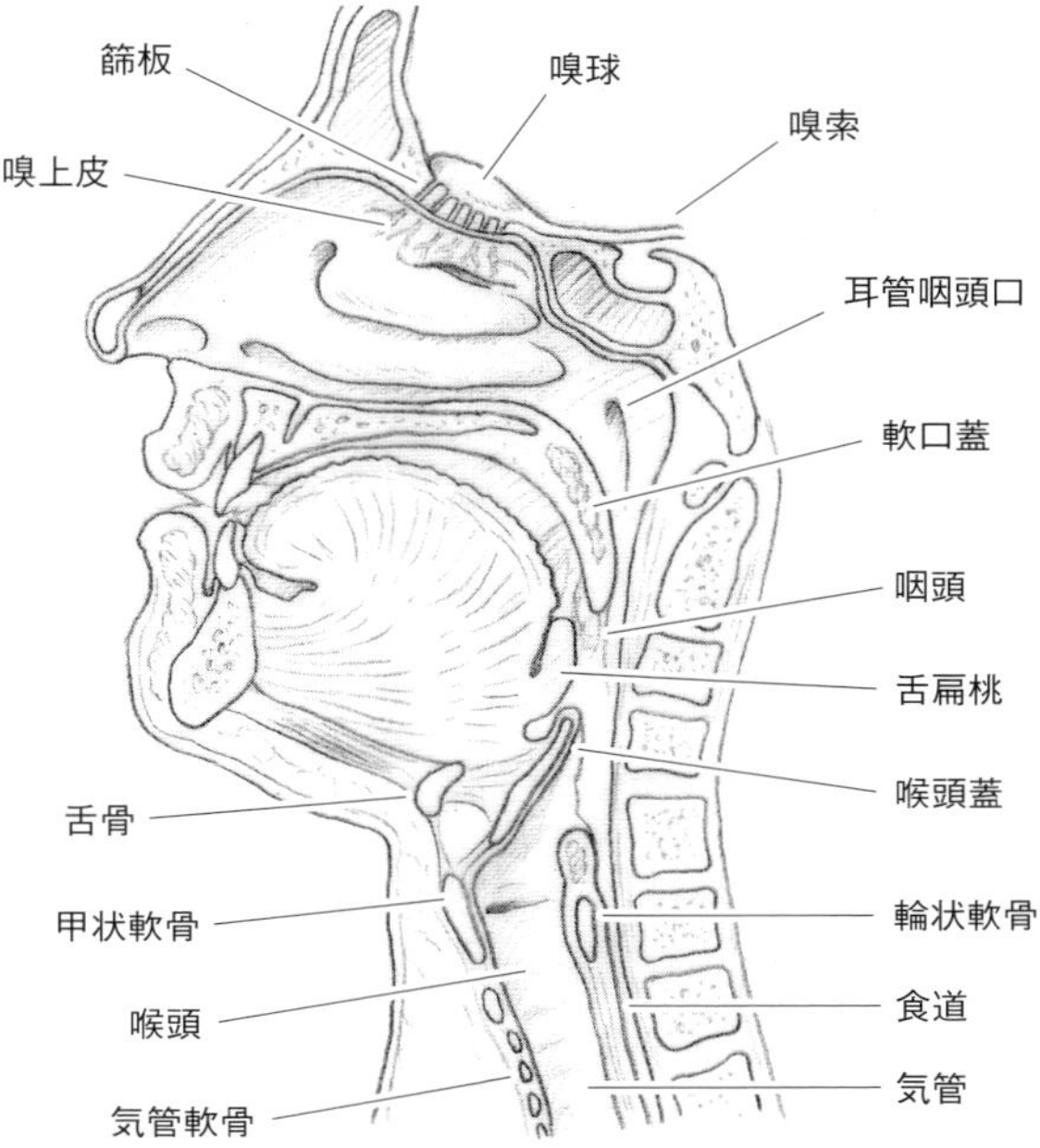

咽頭は外から見ることができます。口をアーンと開けて、舌を押さえると、奥の突き当たりに見える壁が咽頭です。

それに対して、喉頭は外から触ることができます。ノドの前面を手で触りながらアーと声を出してみてください。震えるでしょう。震えている場所が喉頭の軟骨です。中に声帯があって、その振動を触れるわけです。

喉頭はパイプ状で、軟骨で囲まれています。それに続く気管や気管支も同様に軟骨で囲まれています。なぜだと思いますか？ 人間の体にはあちこちにパイプがあります。食道や胃腸もそうだし、血管もそうです。それらのパイプの中で、気管や気管支だけを特別扱いして軟骨で囲んであるのは、何か理由があるはずです。

掃除機のホースは、まわりに針金の骨組みがありますよね。あの骨組みがないと、ホースは潰れてしまいます。掃除機は、内部を陰圧にして外の空気を吸い込んでいる。肺も同じ原理です。肺で空気を吸い込むときは、内部が陰圧になっている。ですから、吸い込む途中のパイプが弱いと潰れてしまうので、軟骨の骨組みで補強しているのです。

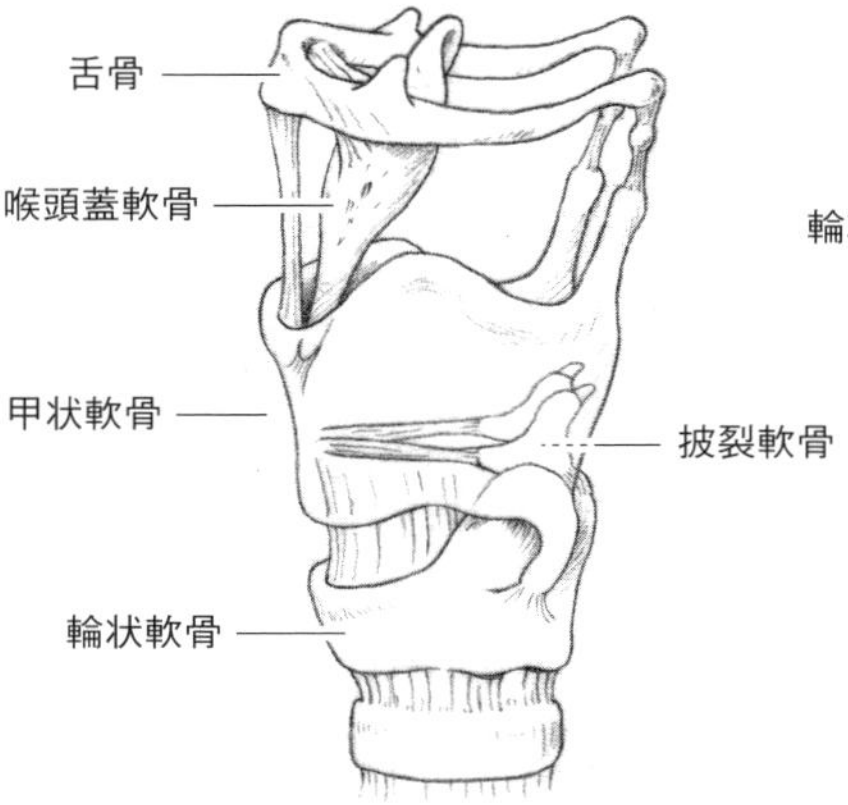

【横から見た図】

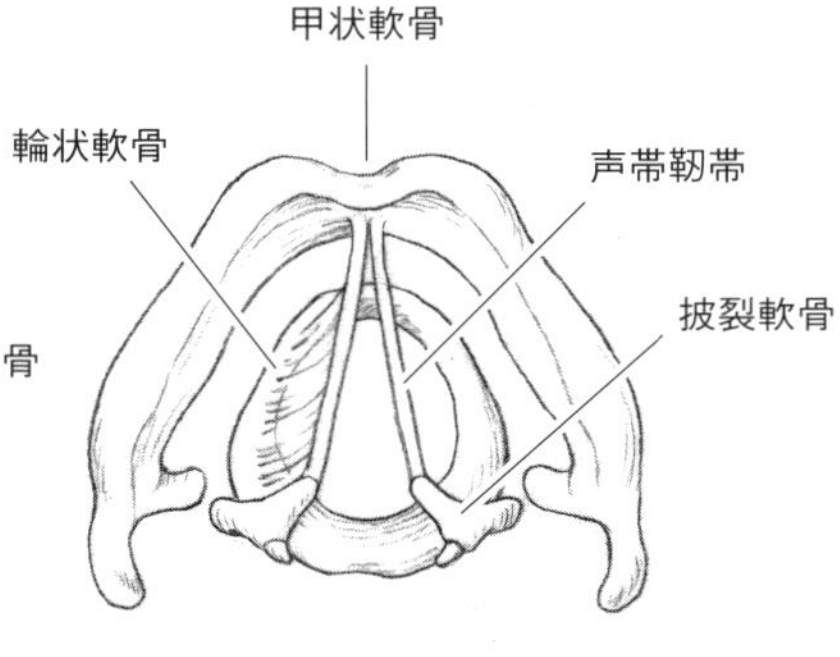

【上から見た図】

喉頭の骨組み

皆さん知っているように、喉頭は声を出すところです。発声の仕組みを理解するには、声帯の話をする前に、まず喉頭の骨組みから説明しなければなりません。

喉頭は6種類の軟骨によって囲まれています。その中で重要な3種類の軟骨をこれから説明します。

甲状《こうじょう》**軟骨**は大きなU字型の軟骨で、後ろが開いています。その下にはまりこんでいるのが**輪状**《りんじょう》**軟骨**です。輪状軟骨はその名のとおりリング状で、ちょうど指にはまるぐらいの大きさです。後ろのほうが少し幅広くなっています。

もう1つ、とても小さいけれど大事な軟骨があります。**披裂**《ひれつ》**軟骨**といって、輪状軟骨の後ろのほうに乗っかっている一対の軟骨です。

発声の仕組み

声帯は粘膜のヒダですが、ヒダの中心部分に靭帯と筋肉が走っています。その**声帯靭帯**《せいたいじんたい》と**声帯筋**《せいたいきん》が、どのように走っているかが重要です。それは、甲状軟骨の内面の真ん中と、披裂軟骨とをつないでいます。

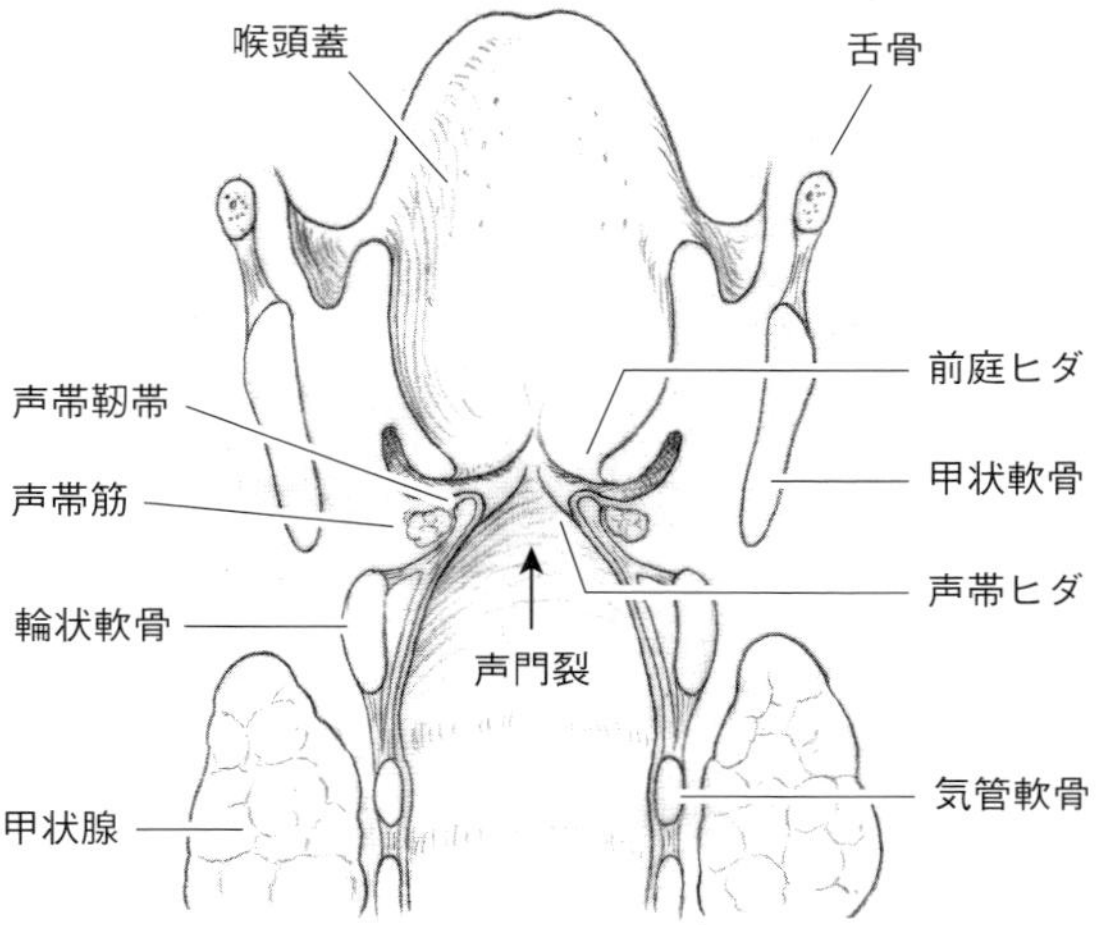

【前頭断】

この靭帯と筋肉に粘膜がかぶさってヒダができています。どのようにできているか、断面図で見てみましょう。粘膜のヒダが上下に2つあります。下のヒダが**声帯**《せいたい》**ヒダ**です。上のヒダは**前庭**《ぜんてい》**ヒダ**と言って、声帯ヒダを保護する働きをしています。

左右の声帯ヒダの間の隙間を**声門裂**《せいもんれつ》と言います。この隙間を勢いよく空気が出ていくときに、声帯ヒダを振動させて音波を生じるわけです。

喉頭の軟骨はお互いに筋肉によってつながれていて、相対的に位置がずれるようになっています。その結果、声門裂の幅を広げたり狭めたりします。

そこで、君たちにちょっと考えてほしい。声を出すとき、声門裂は開けておくか、閉じておくか。どちらだろう。

——【学生】　閉じる。

そう、閉じておく。隙間を狭めておいて、そこを勢いよく空気を通すことによってヒダを振動させる。楽に呼吸するときには開いておく。このときに動く軟骨が、披裂軟骨です。披裂軟骨が左右にずれたり、回転したりすることによって、声門裂が開いたり閉じたりします。

さて、声帯ヒダの振動が声となるわけですが、声にもいろいろな性質があります。高い声、低い声、それから大きな声、小さな声。そういう声の高低や大小はどうやって調節しているのでしょうか。

これは楽器を考えてもらえばよいのです。例えばバイオリンのような弦楽器で、高い音を出すにはどうしたらいいですか？

――【学生】　弦を短くする。

やり方は2つあって、1つはいま言ったように、弦を短くする。もう1つは弦の緊張を高める。弦を強く張ると、音が高くなります。同じように、高い声を出すときは、声帯筋が緊張してテンションを強めています。また、喉頭の軟骨の動きはわずかですが、声帯の長さを変えることができます。それから、息の強さは、声の大きさに関係します。より強く、勢いよく空気を出せば、強いエネルギーで強い音声が発生します。

思春期を過ぎると男性の声が低くなります。これは喉頭の軟骨の成長が関係しています。男性の喉頭は前方に突き出すように成長するので、前後径が長くなります。そうすると声帯の弦の長さが長くなって声が低くなるわけです。

こうして喉頭はいろいろな音を作り出しています。その喉頭を支配している神経が、**迷走神経**《めいそう》です。とても有名な神経だから、ここで説明しておきます。

迷走神経は10番目の脳神経で、脳からやって来ます。その枝が喉頭の筋肉と感覚を支配しています。ただし、喉頭に行っているのは、迷走神経のごく一部にすぎません。では、迷走神経の主要部分はどこに行っているか。これは、「迷走」というだけあって、脳から来てとんでもないところまで行ってしまうのです。とんでもないところとは、胸部と腹部の内臓です。何のために延々と遠いところまで行くのかというと、副交感神経線維を内臓に送っているのです。

副交感神経《ふくこうかん》は知っていますね。**交感神経**《こうかん》の反対の働きをする自律神経です。交感神経は脊髄から出てきます。一方、胸腹部の内臓に行く副交感神経は、すべて脳から出てきた迷走神経に含まれています。

副交感神経は、例えば胃液の分泌を促す、胃の運動を盛んにするといった働きがあります。皆さんがラーメン屋に行って、メニューを見る。いい匂いが流れてくる。すると、つばが出て、お腹がぐうぐう動いたりする。そういう指令を出しているのが副交感神経であり、迷走神経です。

人類はリスクを冒して音声を獲得した

声帯によって音波が作られるわけですが、それだけではちゃんとした声にはなりません。喉頭で作られた音波は、口に通り抜けることによって初めて声になります。

われわれが声を出すときには、必ず口の中で共鳴させて、口の形を変えることによってさまざまな声を出している。母音とか子音とか、そういった言語となるべき音声は、口の中の空間で共鳴させることによって作られます。鼻でも音質を変えることはできますが、口がなければ声になりません。

実験してみましょう。口を閉じて、念のために手で押さえて、その状態で声を出すとどうなるか。今から私がしゃべります……なんと言ったか、わからないでしょう。「私のしゃべっている声が聞こえますか」と言ったのです。口で共鳴させないと、うめき声にしかならないのです。

喉頭で作られた音波を、鼻だけではなくて、口に通り抜けさせるために、咽頭は空気と食物の交通整理をやらなければならなくなりました。信号機の付いた交差点のように、ある時は鼻と口に空気を出す、ある時は口から食道に食物を送る、そういう通路の切り替えをやっている。

交差点では事故が起こりやすい。皆さんも経験があると思いますが、あわてて物を食べると、むせてせき込んでしまう。せき込んだ結果、鼻からうどんが出てくるのは軽い事故と言えます。しかし、食物の塊が気管に詰まってふさいでしまうと大事故につながります。老人が餅をノドに詰まらせる、あるいは子供がピーナッツをノドに詰まらせる。このような事故を誤嚥《ごえん》と言います。

イヌやネズミのような動物は、喉頭が高く突き出て鼻腔の後ろに入り込んでいます。そのため、空気の通路と食物の通路が立体交差になっていて、誤嚥のような事故は起こさない。立体交差のほうが安全なのに、われわれ人類はあえてリスクを冒して、交差点方式をとっています。それがわれわれの音声や言語を可能にしているわけです。そして、声というのは文化の基盤ですから、文化的な生活は人命の犠牲の上に成り立っていることになります。

気管は枝分かれを繰り返して細くなる

喉頭に続く気管は、左右の気管支に分かれます。図を見るとわかるように、分岐部は左右非対称です。右の気管支と左の気管支をよく見比べてみましょう。右のほうがより垂直に近く、左はより水平に近い。また、右のほうが太く、左は細い。

なぜ非対称になっているのだろう。左右対称に作っておけばよいではないかと思いますが、そういう

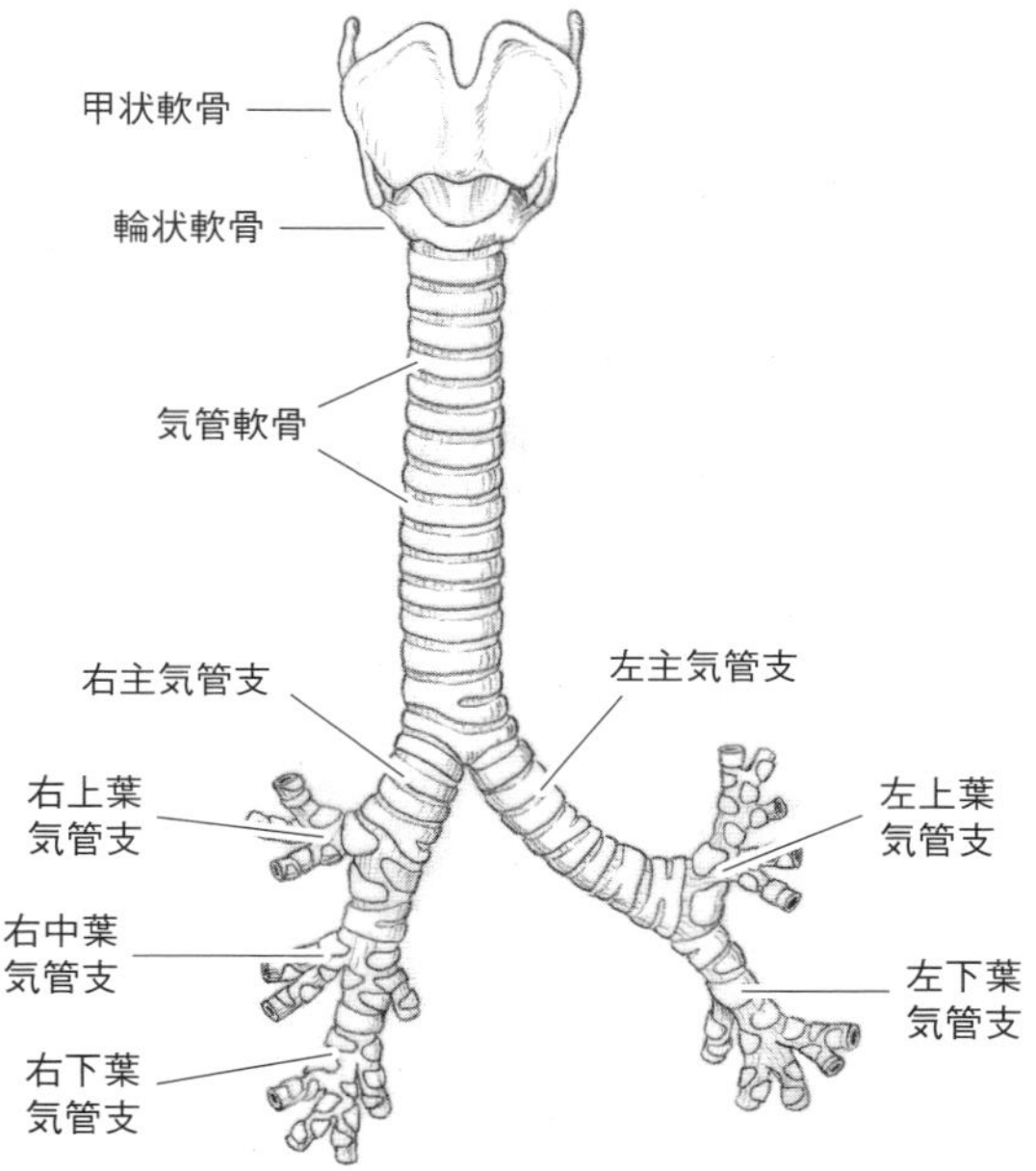

わけにはいかないのです。なぜなら心臓が左に向かって飛び出しているために、左の肺が少し小さい。そのため、左の気管支が少し細くなります。さらに、左の気管支は心臓を乗り越えて肺に入っていくので、より水平に近くなります。そういう理由があります。

気管分岐部の形状が右と左で違うことは、さっきお話しした誤嚥にも関わってきます。異物を間違って気管の中に飲み込んでしまったときに、右の気管支と左の気管支のどちらに入りやすいかというと、圧倒的に右に入りやすいのです。誤嚥によって生じる肺炎を誤嚥性肺炎といいますが、それも右の肺が頻度が高いのです。

さて、気管は最初に左右に分かれて、それを**主気管支**《しゅきかんし》と言います。主気管支は、肺の中に入ると直ちに右は3本、左は2本に分かれます。これを**葉**《よう》**気管支**と言いまして、**肺葉**《はいよう》に対応しています。

肺葉は右肺は3つ、左肺は2つで、これは肺の外から見てもわかります。次ページの図を見ると、肺の表面に溝が走っているでしょう。上葉と下葉を分ける溝を**斜裂**《しゃれつ》と言います。右肺では、斜裂に加え**水**《すい》**平裂**《へいれつ》が中葉を分けています。これらの溝がはっきりわかるのはなぜか。肺の表面はつるつるした**胸膜**《きょうまく》で覆われています。この胸膜が肺葉と肺葉の境目に入り込んでいるので、外から溝がわかるのです。

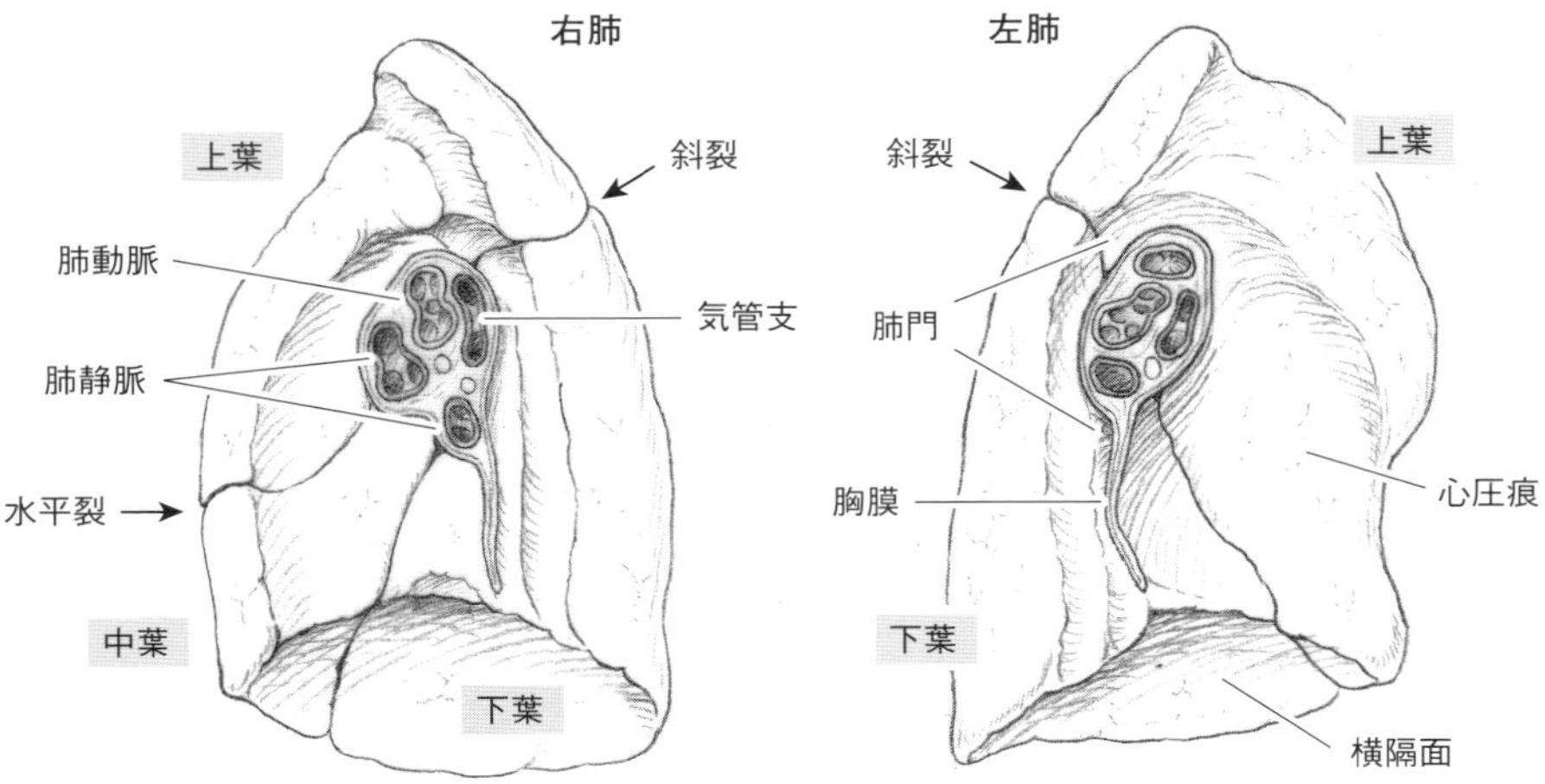

次の分岐は、肺の区域に相当する**区域気管支**で、右が10本、左が8本ないし9本に分かれます。肺区域の境目は外から見てもわかりません。しかし、現在の医療においては、肺区域を意識する必要があります。気管支鏡という細いファイバースコープを気管支の中に送り込んで観察する際には、区域気管支を区別しながら診断を行っています。

手術で肺の一部を切除する場合にも、肺区域が切除の単位となります。実際にはレントゲンで見ながら気管支鏡を入れていくのですが、今どの区域気管支に入っているかをレントゲン上で確認しながら治療が行われます。ここまでが医療上、区別するべき範囲であります。

区域気管支はさらに細かく枝分かれして、直径1～2㎜の**細気管支**《さいきかんし》になります。気管支の末端部分は**呼吸細気管支**と言われますが、それがさらにブドウの房のような**肺胞**《はいほう》に分かれます。肺胞の直径は0.3㎜ほどです。

肺胞はガス交換が行われるところです。肺は膨らんだり縮んだりして、肺胞の中に空気を吸い込んだり、空気を押し出したりします。ただし、肺は自分で勝手に動くわけではありません。外部から動かされるわけです。動かされるにあたって重要な役割を担っているのが、肺を包む胸膜という膜です。

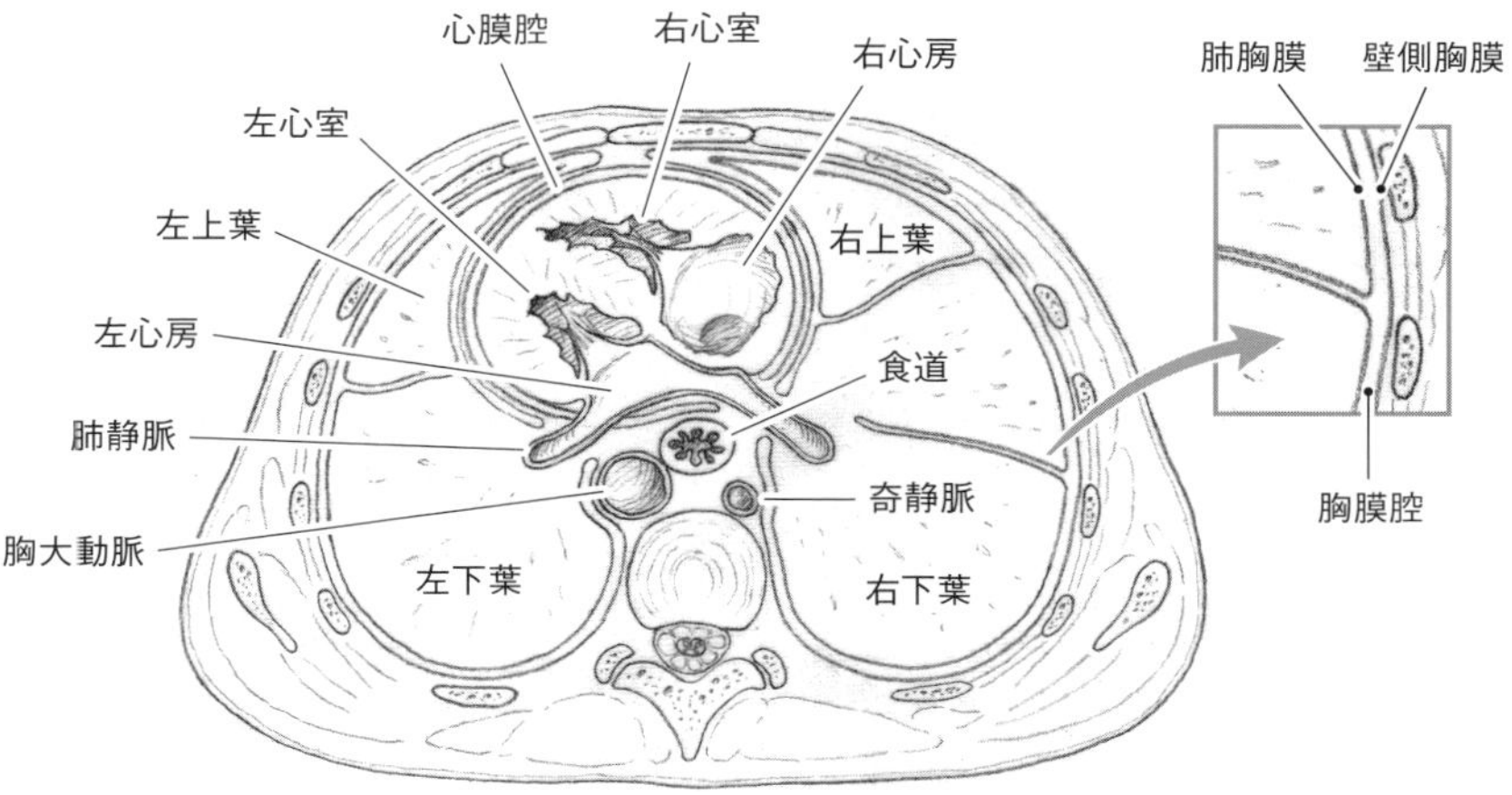

胸膜があるから肺はなめらかに動く

胸膜は、肺の表面と胸壁の内面を覆う二重の膜です。肺に接する膜を**肺胸膜**《はいきょうまく》、胸壁に接する膜を**壁側胸膜**《へきそくきょうまく》と言います。この二重の膜の間の隙間を**胸膜腔**《きょうまくくう》といって、少量の液体が入っています。液体の量はごくわずかなので、肺は胸壁に密着し、しかもなめらかに動くことができるのです。

肺の中で1ヵ所だけ胸膜に包まれていない場所があります。気管支や血管が肺に出入りする部分を**肺門**《はいもん》と言いますが、この部分は胸膜に包まれていません。なぜなら、肺門の手前で胸膜が折れ返っているからです。折れ返りのところで、肺胸膜は壁側胸膜に続いています。二重の膜と言いましたが、実際は肺胸膜と壁側胸膜はひと続きの膜なのです。

胸膜腔に余分なものが入ってきて呼吸を邪魔することがあります。例えば肺炎や肺癌などのときに、大量の水分がにじみ出てきて胸膜腔に溜まることがあります。胸膜腔に余分な水が溜まるとどうなるかというと、肺が縮んでしまいます。そういう状態を胸水《きょうすい》と言います。水のかわりに血液が溜まっている状態を血胸《けっきょう》、膿が溜まっている状態を膿胸《のうきょう》と言います。いずれも肺の動きが制限され、呼吸が苦しくなります。

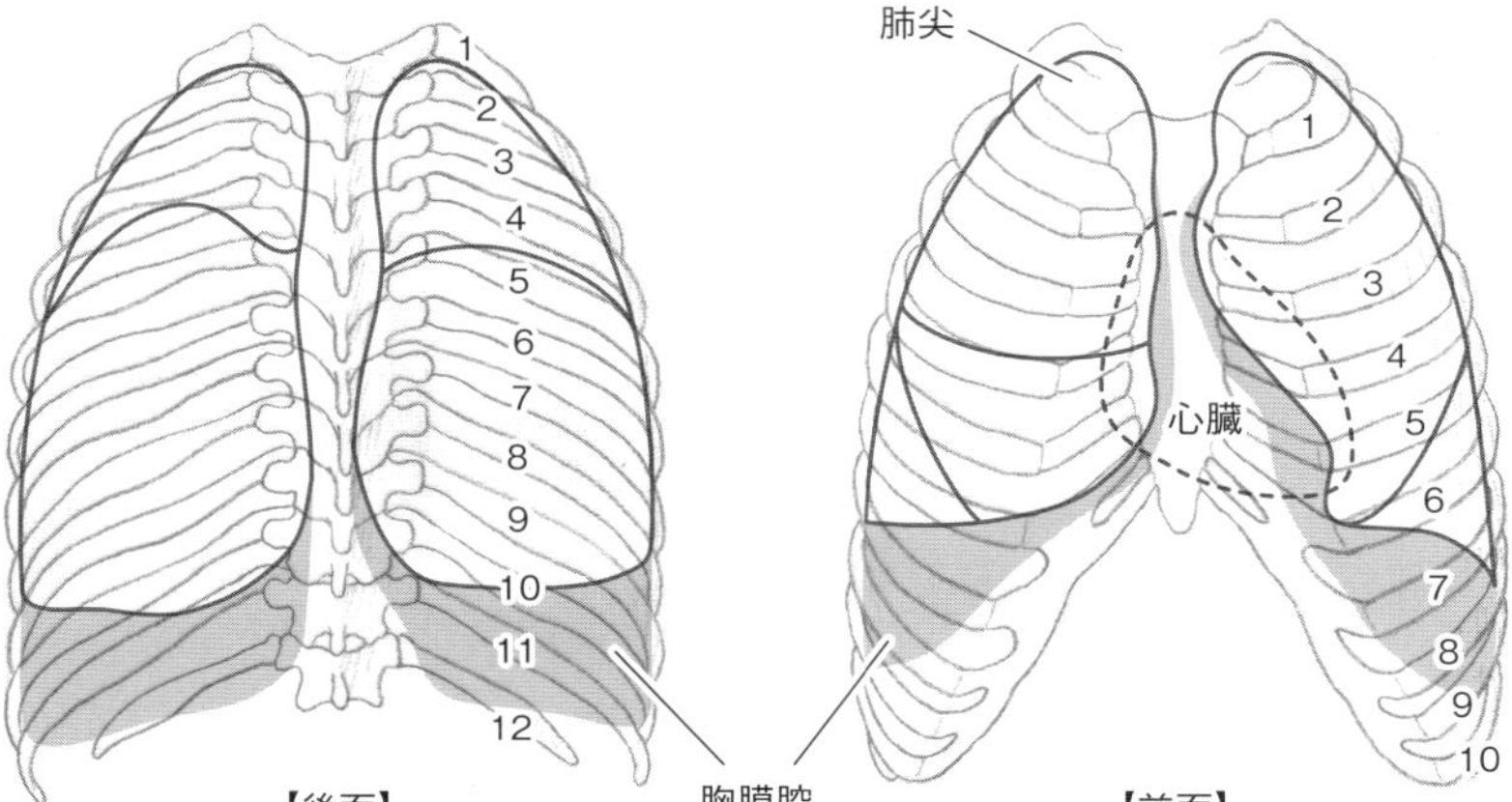

液体以外のものが胸膜腔に入ってきて悪さをすることもあります。肺の一部が破れて、空気が胸膜腔に漏れ出した状態で、気胸《ききょう》と言います。外傷によって起こることもありますが、最も多いのは自然気胸といって、肺の表面に弱い場所があって、そこが自然に破れて空気が漏れてしまうというものです。

重症の気胸では、空気がどんどん漏れ出して、肺を圧迫して呼吸ができなくなります。そんな場合にどうやって治療すると思いますか？　肺の破れ目を見つけて閉じる手術をすることもありますが、たいていは胸壁から針を刺して空気を徐々に引き抜いていきます。すると、破れ目が自然に閉じて治っていきます。若い男性でやせ形の人は、気胸の発生頻度が高いといわれています。

ところで、上の図を見るとわかるように、胸膜腔は肺よりも大きく下方に広がっている部分があります。ここは**胸膜洞**《きょうまくどう》と言って、ふだんは肺が入り込んでいない場所です。息を大きく吸うと、肺が大きく膨らみます。そのとき、大きくなった肺が入り込んでいくための隙間が必要になります。胸膜洞は、深呼吸をしても大丈夫なほど十分な広がりをもっています。

呼吸運動の中枢はどこにあるか

息を吸って、吐く。これも立派な「運動」なのです。あとでくわしく説明しますが、呼吸運動を行う筋肉は、胸壁の筋肉と横隔膜です。横隔膜も骨格筋の仲間だということだけ、今は覚えてください。

ところで、呼吸運動と心臓の拍動とは、似たようなところがありますね。共通点は何だと思いますか？

——【学生】一定のリズムがあります。

そう、呼吸運動も心臓の拍動も、一定のリズムに従って規則正しく動いています。では、呼吸運動と心臓の拍動で違うところはどこだろう？

——【学生】呼吸のリズムは意識的に変えられる。心拍のリズムは変えられない。

そこが違いますね。心臓は自分自身のリズムで動いています。外部からの神経刺激によって動いているのではありません。自律神経の働きでペースが速くなったり遅くなったりはしますが、リズムそのものを作っているのは心臓自身です。

呼吸の場合は、中枢の指令によってリズムが作られています。だから、自らの意思でやめたいと思えば、呼吸はやめることができる。

呼吸のリズムは、脳の**延髄**《えんずい》という場所で作られています。延髄で基本のリズムを作って、それが肺などからの入力によって修飾されながら、呼吸のリズムを作り出しています。それに対して、大脳皮質からの指令がやってくると、意識的にコントロールできるという関係があります。

呼吸運動のための装置

呼吸運動のための骨組みは、**胸郭**《きょうかく》という鳥カゴのような骨格で、胸椎12個、肋骨12対、胸骨からできています。肋骨の間に張っている**肋間筋**《ろっかんきん》は、呼吸運動を行う重要な筋肉の1つです。

胸郭を横から見た略図を描きます。肋間筋の走る方向に注目してください。**外肋間筋**は、上の肋骨から斜め前に走って、下の肋骨に付いています。それに対して**内肋間筋**は逆方向に、下から上に走っています。

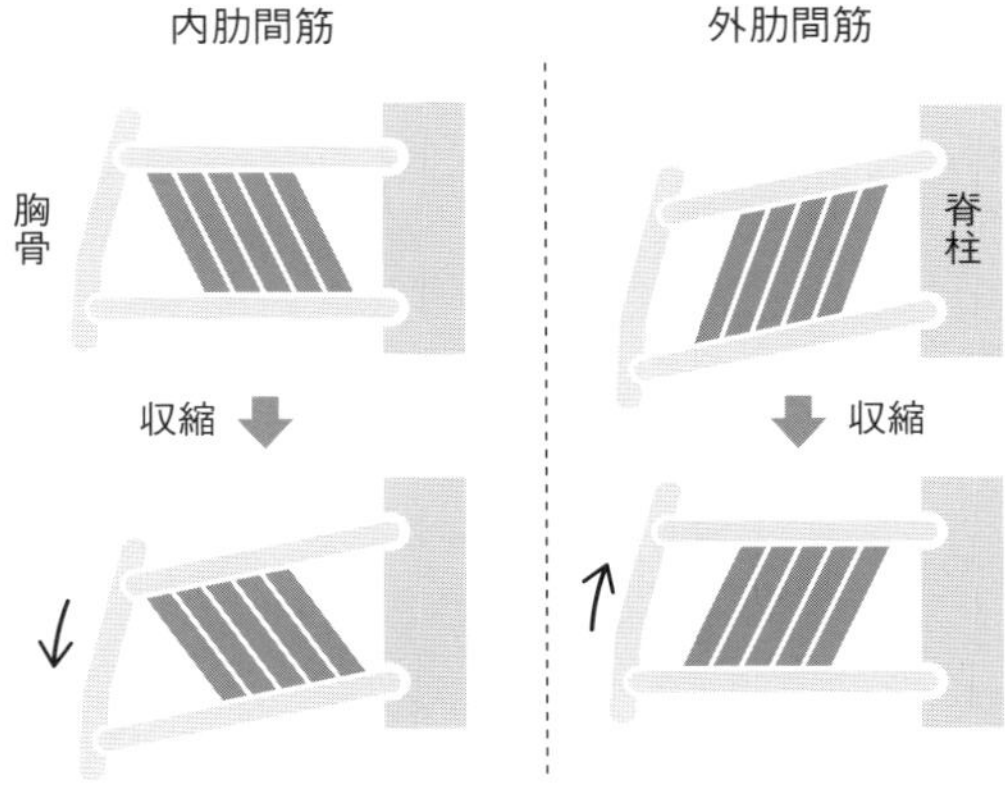

外肋間筋が縮むと、肋骨を持ち上げて胸郭が前後左右に広がります。逆に内肋間筋が縮むと、肋骨を引き下げて胸郭は小さくなります。すなわち、吸気に働くのは外肋間筋、呼気に働くのは内肋間筋です。

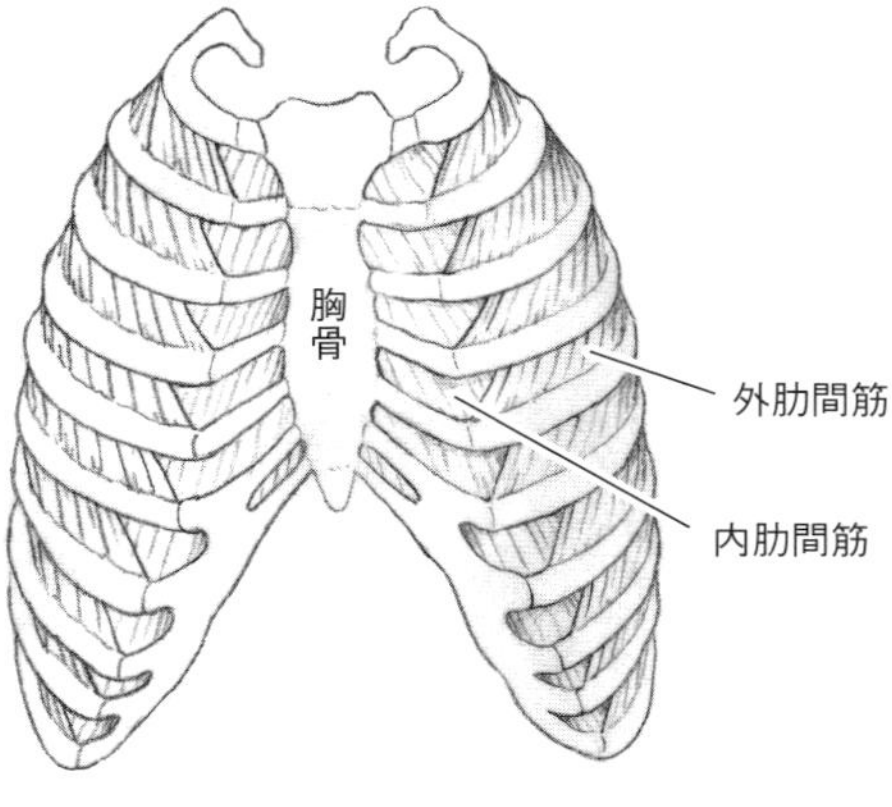

呼吸運動を行う重要な筋肉はもう1つあります。それは胸部と腹部の境を隔てている**横隔膜**《おうかくまく》という筋肉です。横隔膜はドームのように上に出っ張った膜状の筋肉で、ドームの頂点は**腱中心**《けんちゅうしん》という腱になっています。腱中心から出た筋線維は放射状に走って、胸壁と腹壁に付いています。

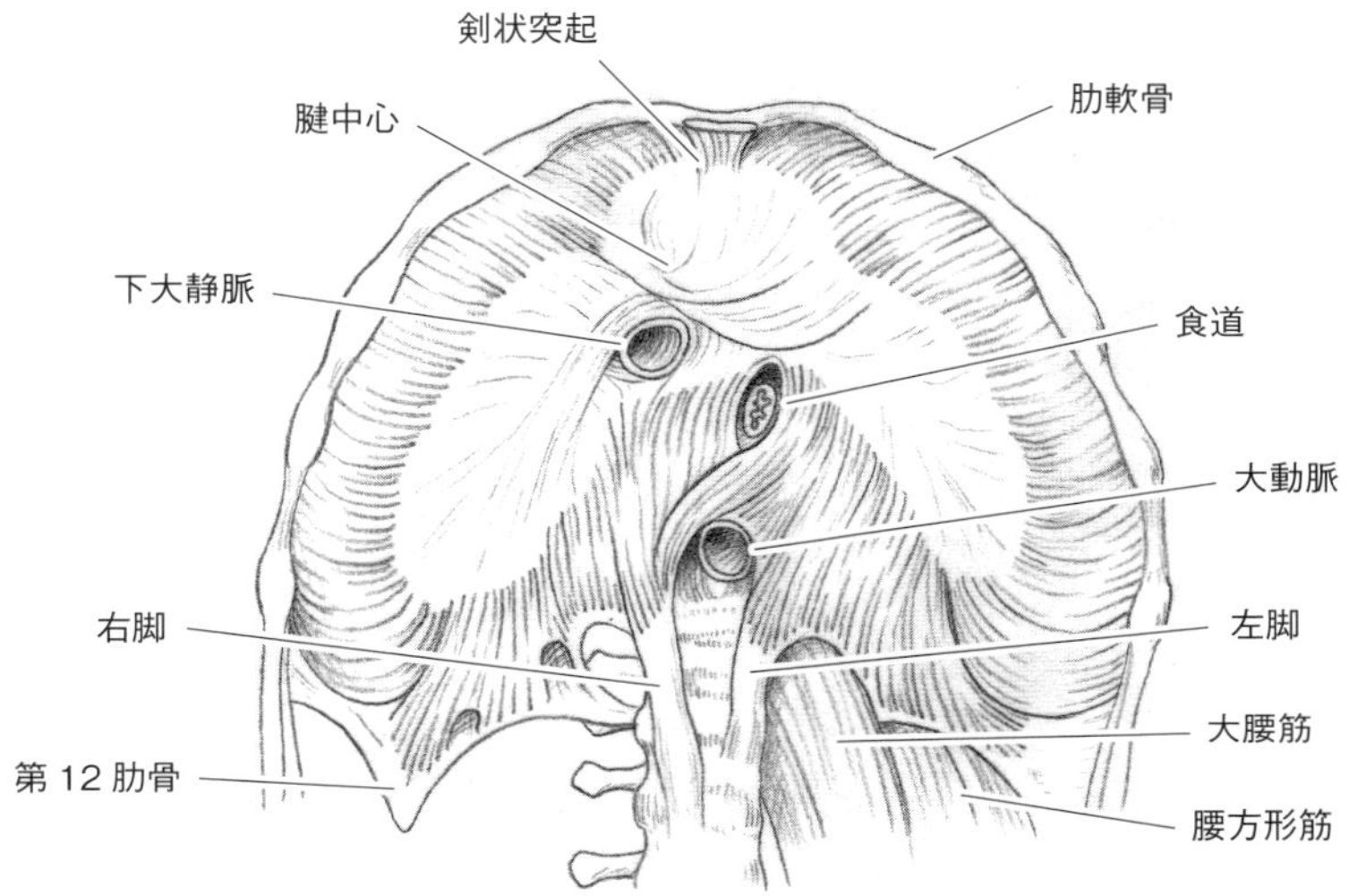

横隔膜が縮むとドームの頂点が下がります。つまり、胸郭の容積は下に向かって拡張します。すなわち、横隔膜は息を吸い込む働きをするわけです。

主に肋間筋を使って胸を動かす呼吸法を**胸式呼吸**、主に横隔膜を使ってお腹を動かす呼吸法を**腹式呼吸**と言います。

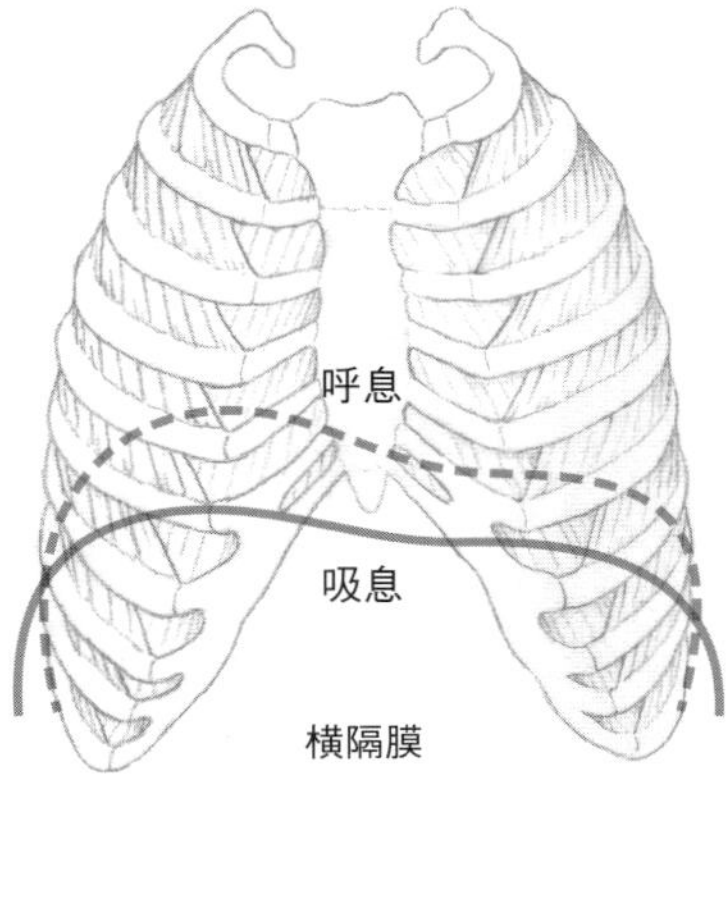

われわれは安静時には、息を吸うときだけ筋肉を使っています。息を吐き出すときは、ほとんど筋肉を使いません。なぜなら、肺や胸郭そのものが持っている弾力性によって勝手に縮まるので、特に力を加えなくても、肺の中の空気はひとりでに出ていくからです。

ただし、強い力で空気を押し出すときには筋肉の助けが必要です。強い力で息を吐き出すのは、どういう時でしょう。

——【学生】　楽器を吹くとき。

それだけかな？　楽器を吹いたり、風船をふくらますときしか筋肉を使わないかというと、そういうわけにはいかないのです。皆さんも時々思わず使っているはずです。

それは咳とか、くしゃみです。咳・くしゃみの際には思い切り強く息を吐き出すので、内肋間筋だけでなく、その他の筋肉も使われます。

ためしに息を強く吐いてみてください。吐き出すときに、どこかに力は入っていないですか。

それは腹壁の筋肉です。**腹直筋**《ふくちょくきん》とか**外腹斜筋**《がいふくしゃきん》といった腹壁の筋が緊張すると、お腹の圧力が高まって、横隔膜を上に押し上げるという寸法です。

咳やくしゃみは、風邪をひいたときに出ます。風邪をひいているときは、お腹の調子も悪い。お腹がゴロゴロしている最中に咳が出て、思わずちびりそうになったことはありませんか？

それは、咳をすることで腹圧が高まったためです。腹圧が上に向かえば息を吐き出す力になるし、下に向かえば便を排泄する力になります。腹圧が呼吸運動に使われていることが、このことからも理解できます。

呼吸運動を行う筋

	吸　気	呼　気
胸式呼吸	外肋間筋	内肋間筋
腹式呼吸	横隔膜	腹壁の筋（腹直筋、外腹斜筋など）

腎臓の構造と機能

東大解剖学講義◉第4回

東大解剖学講義◉第４回

「腎臓の構造と機能」

きょうは三大内臓の３つ目として、腎臓を取り上げます。腎臓だけのために授業の１コマを割り当てるのは大げさではないか、そう思っている人もいるかもしれません。

腎臓はそれほど重要な臓器なんだろうか？　腎臓の仕事って何だろう。一言であらわすと、どうなりますか？

――【学生】　尿を作る。

たしかに、尿を作るのはすごく大事な仕事だという気がしますね。トイレが近くなると、出しておかないとまずいのだろうなと、直感的に理解はできます。

もう少し具体的に説明してもらいましょう。尿を作ることによって、人体はどんなメリットがあるのだろう。つまり、人間は何のために尿を出しているのだろうか？

――【学生】　いらないものを捨てるため。

いらないものは溜めておけない、だから体の外に捨てるということですね。まっとうな意見だと思うのですが、腎臓の役割はそれだけにとどまらないのです。

腎臓は臨機応変に尿の成分を変える

尿は、こういう成分のものを、これこれの量作ればよい、という目標があらかじめ決まっているわけではありません。尿の量と成分は、腎臓が臨機応変に変えているのです。

例えばビールを飲んだとき。中ジョッキを1杯飲むと、30分後にどうなるか。君、どうですか?

――【学生】　おしっこがたくさん出ます。

それは、体の中に持ち込んだ大量の水を、これはいけないということで腎臓が大急ぎで排出してくれたのです。体に出入りする水分や塩分の量に合わせて、迅速かつ大幅に尿の成分を変えるのが、腎臓の役割なのです。

何のためにそれをやっているかというと、われわれの体の中にある液体、すなわち**体液**《たいえき》を一定に保つためです。

例えば、体液中の塩化ナトリウム（NaCl）濃度は0.9％で一定です。0.9％ NaCl溶液のことを「生理食塩水」と呼ぶのは、この溶液だったら体に注射してもよい、という意味です。

逆に言うと、体液の塩化ナトリウム濃度は0.9％に保っておかないと駄目なのです。ビールを飲むと濃度が薄まるから、あわてて腎臓が尿を作って水を排出するわけです。

腎臓は体液の恒常性を保つために働いている

塩化ナトリウムに限らず体液の成分を一定に保つことは、細胞が生きていくために必須の条件です。このことはかなり昔から知られていて、ある有名な言葉で表現されます。高校の生物で習ったはずですが、覚えていますか?

細胞の周囲にある体液は、細胞が生きていくために必要な環境であって、体の中に実現された環境であることから「**内部環境**」と言います。この言葉を使ったのは19世紀フランスの生理学者クロード・ベルナールです。

それに対して「**恒常性＝ホメオスタシス**（homeostasis）」という言葉を提唱したのがアメリカの生理学者キャノンで、20世紀初めのことです。体液の成分が一定に保たれているというのがホメオスタシスの内容なのですが、それを実行しているのが腎臓なのです。

体液の濃度を一定に保つためには、出入りする水と塩分の量をコントロールしなければなりません。水と塩分が出入りする臓器はいくつかあります。

いちばん大きな出入り口は消化器です。飲食によって、あるいは排便によって出入りする。これは取り入れる量のほうが、出ていく量よりも圧倒的に多い。逆に呼吸器では、呼気と一緒に大量の水分が排出されます。皮膚からは汗が出ますし、体表面から常に蒸発している水分もばかになりません。そして、もう1つ大きな出入り口が腎臓です。

これらの臓器の中で、体液を一定に保つという目的で、水と塩分の出入りを調節しているのは腎臓だ

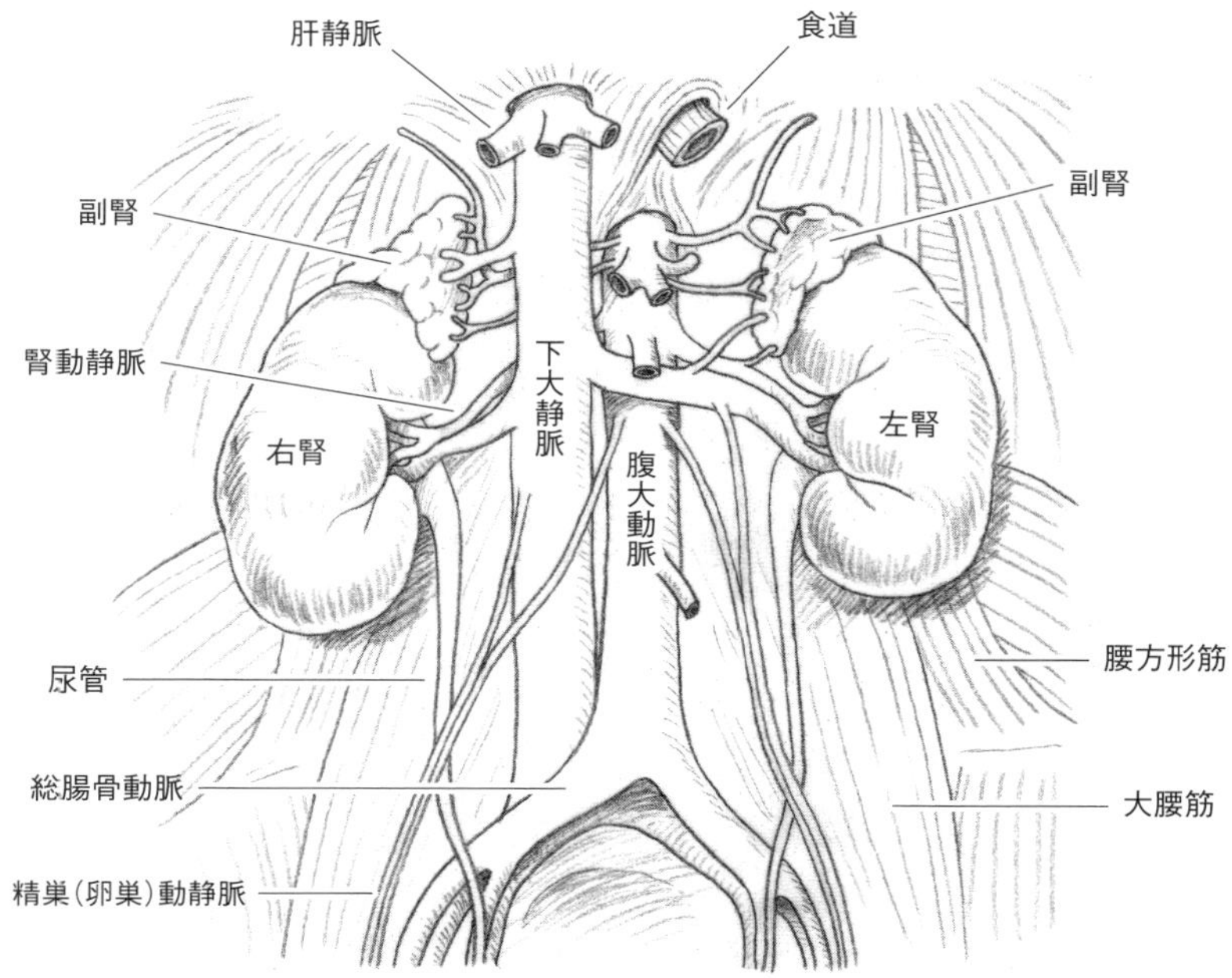

けです。ほかの臓器は、それとは無関係の目標のために水と塩分の出入りが行われています。例えば、夏の暑い日に汗が大量に出るのは体温を下げるためであって、体液の濃度とは関係がありません。

そういった他の臓器の水と塩分の出入りを、すべてひっくるめて帳尻を合わせているのが腎臓です。全身の状況に合わせて内部環境を維持するために、尿の量と成分を変えているのです。責任感が強くて、誠実な臓器だと思いませんか？

腎臓はどこにあるか

皆さん、腎臓はどこにあると思いますか。お腹の中にあると思いがちですが、それは間違い。本当は背中にあります。

前から見ると、大動脈と下大静脈があって、その両側に腎臓が見えます。注意してほしいのは、この図は腹部の内臓を取り去って、腹腔の後ろの壁を開いたところを描いたものだということです。そして、実際には、腎臓

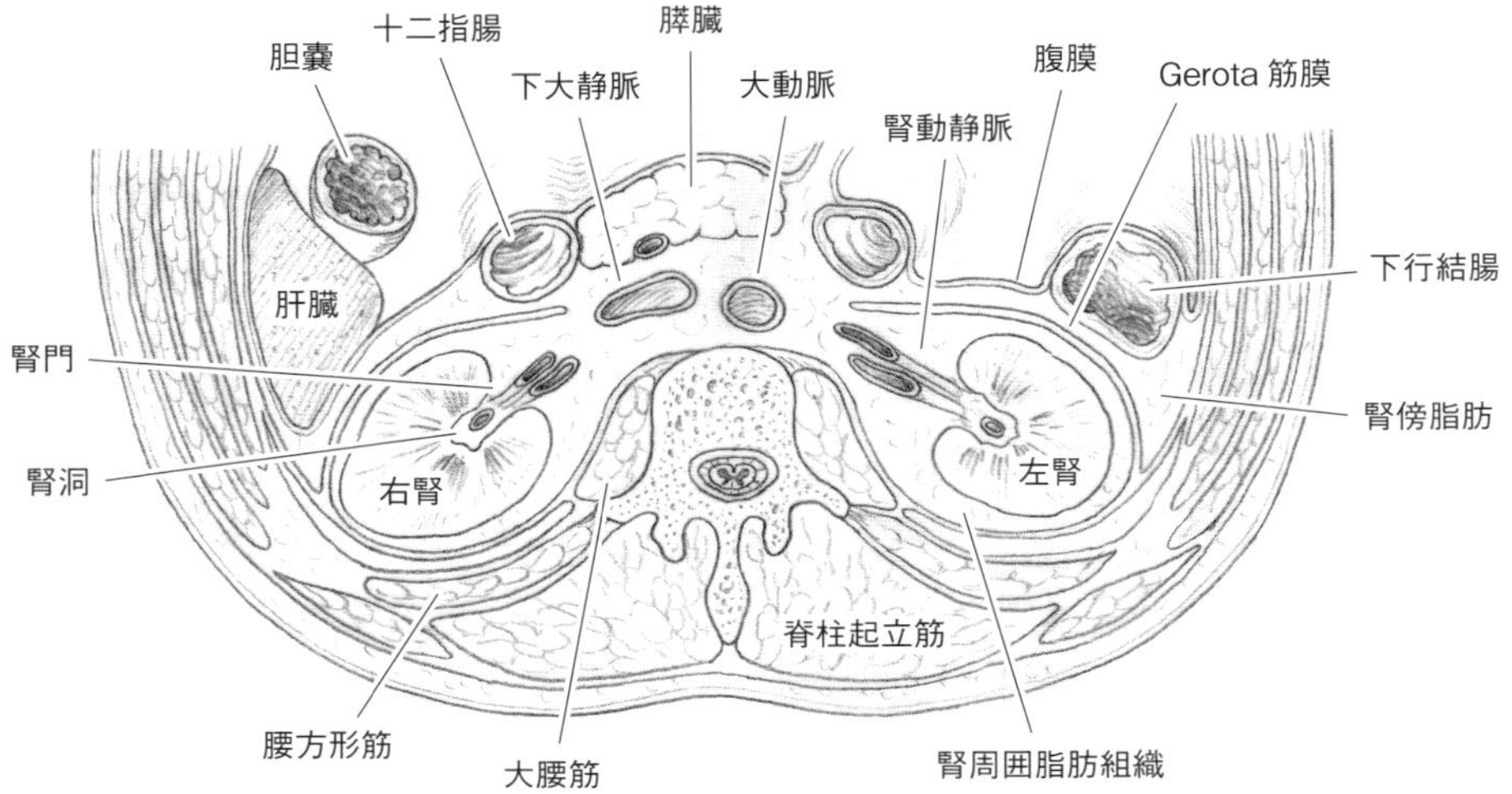

は大動脈や下大静脈よりもさらに奥まった位置にあるのです。

水平断面で見ると、そのことがよくわかります。腎臓は脊柱の両側で、腹腔の奥の壁、すなわち**後腹壁**《こうふくへき》の脂肪の中に埋まっているのです。

背中から見ると、腎臓は肋骨に半分隠れる高さにあって、右のほうがちょっと低いです。なぜか。右に肝臓があるために、肝臓に邪魔されて下に下がっているためです。

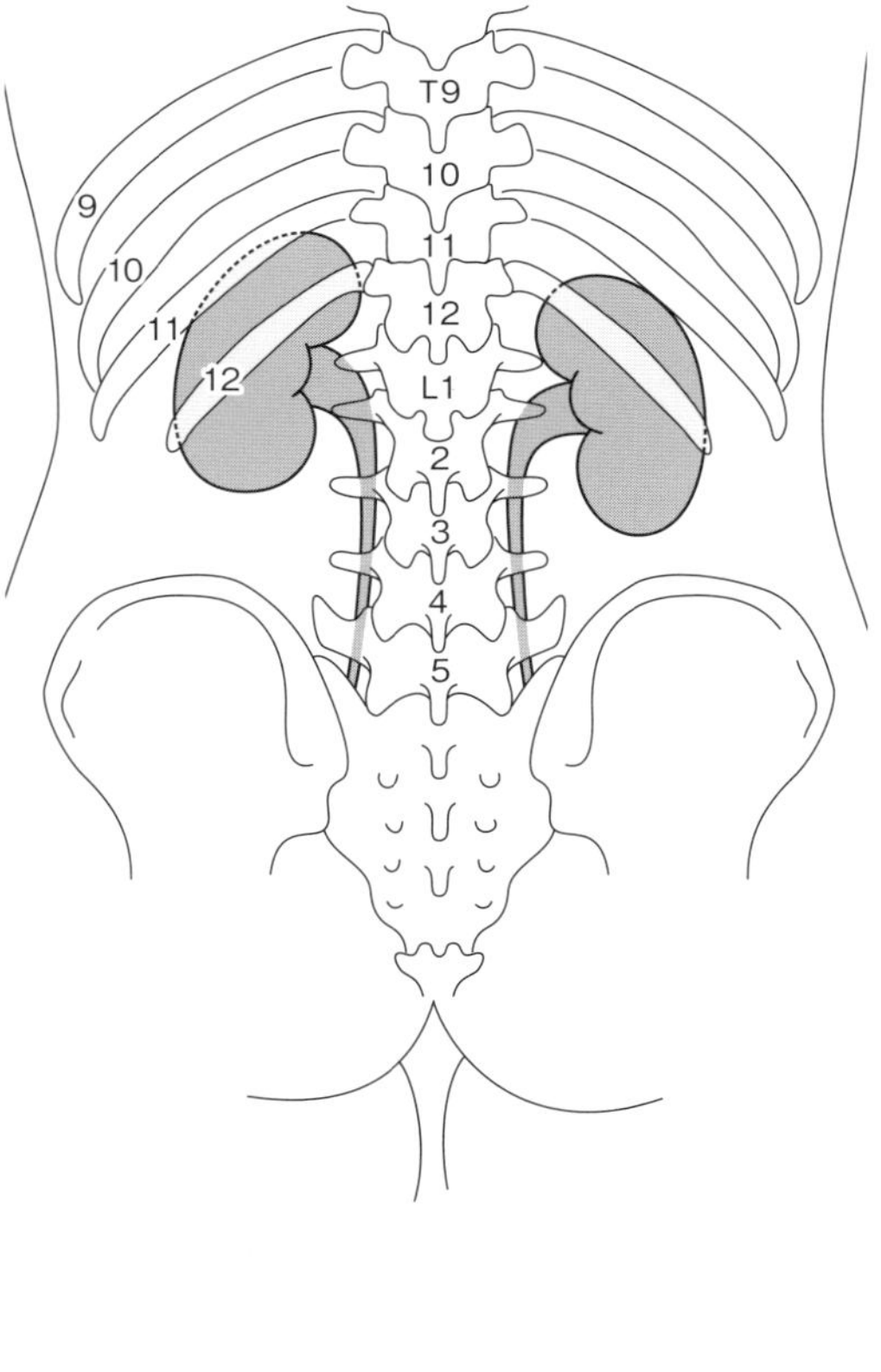

腎臓はどんな形をしているか

レントゲン写真を見てみましょう。尿を運ぶ**尿管**《にょうかん》が腎臓から出て下っていき、骨盤の中にある**膀胱**《ぼうこう》に達しているのがわかります。

ただし、普通にレントゲンを撮ったのでは、こんなふうには見えません。この写真は、ヨードを含む造影剤を静脈に注射して、それが腎臓から排泄されるところを撮影したもので、排泄性腎《じん》盂《う》造影《ぞうえい》と言います。

尿路のどこかに異常が起こったとき、例えば尿管内に結石が詰まったとか、何らかの病変のために尿管がふさがったときなどに有効な検査です。

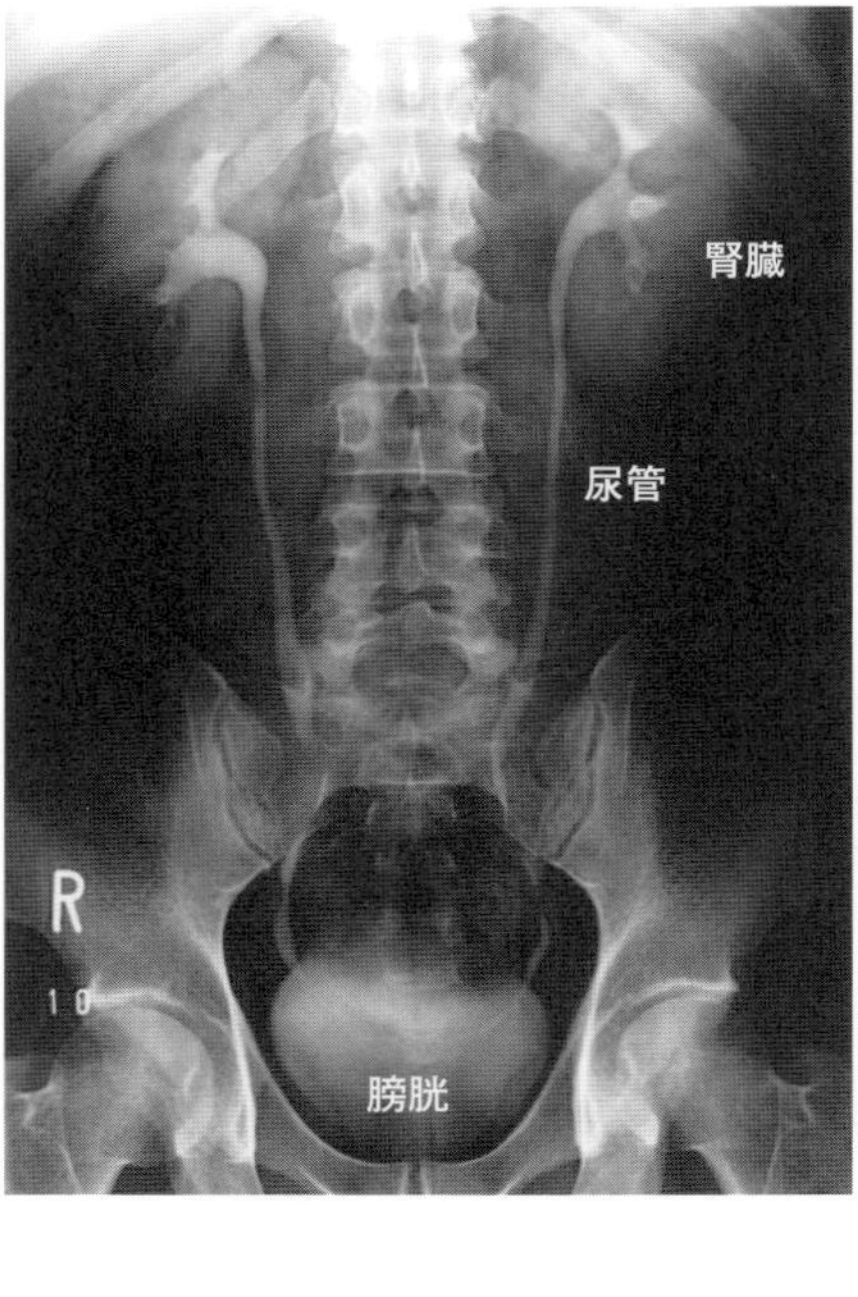

このレントゲン写真では、尿路だけでなく腎臓の輪郭も見ることができます。腎臓の形をわれわれは「ソラマメ形」と形容していますが、英語ではインゲンマメのことをkidney bean と言います。どうも欧米の人たちには、マメよりも腎臓のほうが馴染みがあるようです。

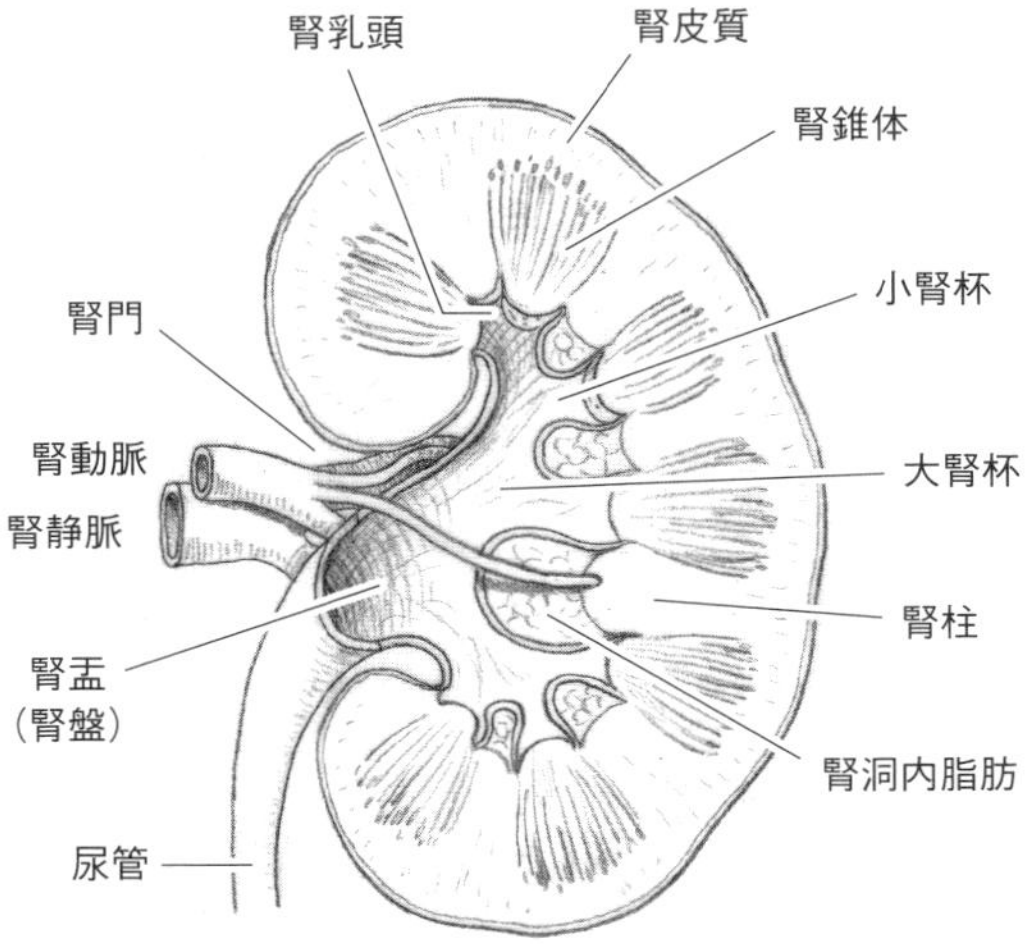

腎臓の内部はどうなっているか

次に、腎臓の内部を断面図で見ていきましょう。

腎臓の中心部で、血管やら脂肪やらが詰まっている場所を**腎洞**《じんどう》と言います。腎洞の入り口は背骨のほうを向いていて、ここを**腎門**《じんもん》と言います。

腎門を通って、いろいろなものが腎臓に出入りしています。腎動脈、腎静脈、それから尿を運ぶ通路です。

尿の通路は腎臓の内部で枝分かれして、その先端部分はさかずきのような形をしていることから**腎杯**《じんぱい》と言います。さかずきの口が腎臓の実質に接していて、流れ出る尿を受けとめるわけです。

腎杯が合流して広がったところを**腎盤**《じんばん》とか**腎盂**《じんう》と言います。解剖学用語の「腎盤」はあまり人気がないらしく、臨床ではもっぱら「腎盂」が使われています。例えば腎盂に起こる炎症は腎盂腎炎と呼びます。その腎盂が細くなって、尿管となって出ていくわけです。

以上、腎臓に出入りするものについて説明しました。今度は、それらを除いた、腎臓の実質のほうに目を向けてみましょう。

腎臓の実質は2つの領域に分けられます。1つは表面の腎被膜に向かう領域で、**腎皮質**《じんひしつ》と言います。それに対して、腎洞に向かって突き出ている領域を**腎髄質**《じんずいしつ》と言います。

腎髄質は十数個の塊に分かれています。それぞれの塊はピラミッドのような円錐形をしているので、**腎錐体**《じんすいたい》と言います。腎錐体の先端は、腎洞の中に突き出ています。乳首のように突き出ているので、**腎**《じん》**乳頭**《にゅうとう》と呼びます。腎臓の実質で作られた尿は、すべて腎乳頭の先端から流れ出てきます。それを受け止めるのが腎杯です。

1つの腎錐体とその周辺の皮質を合わせたものを**腎葉**《じんよう》と言って、腎臓の肉眼的な単位です。腎葉と腎葉の間の領域は**腎柱**《じんちゅう》と言います。人間の腎臓は、腎葉が複数ある多葉腎です。ラットやウサギのような小型の動物は、腎葉が1個ですので単葉腎です。

大人の腎臓は表面がなめらかですが、子供の頃は腎葉の境目が溝になっていて、外から区別ができます。この腎葉に注目して、その構造をこれから考えていきます。

腎臓の実質は糸球体と尿細管でできている

1個の腎葉には皮質と髄質という2つの領域がありますが、それらはさらに細かく分かれています。皮質は、曲がりくねった尿細管が集まる**皮質迷路**《ひしつめいろ》という領域と、まっすぐ走る尿細管が集まる**髄放線**《ずいほうせん》という放射状の領域とに分かれます。髄質は、まず全体が**外層**と**内層**とに分かれ、さらに外層は**外帯**と**内帯**に分かれます。

なぜこんなに細かく分かれているのでしょうか。腎臓は覚えることがたくさんあってややこしい、とよく学生に言われます。きょうは、それをできるだけ簡単にまとめてみましょう。

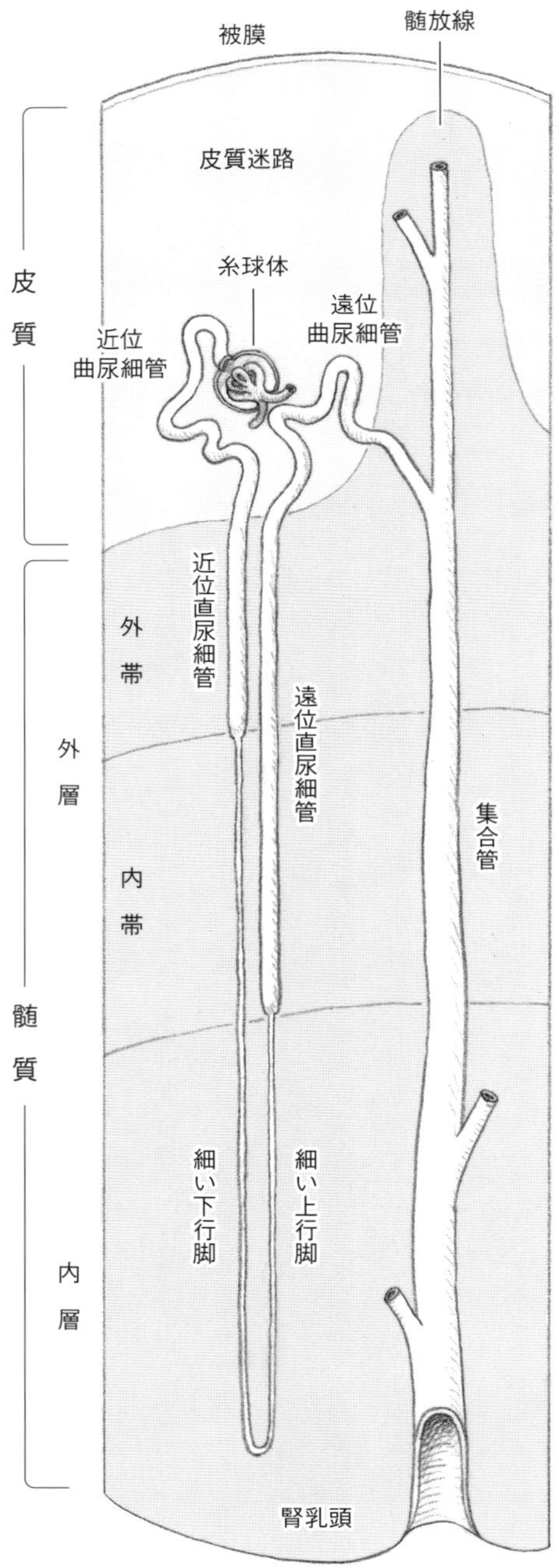

まず、高さで皮質と髄質を分けます。

皮質のうち皮質迷路は、**糸球体**《しきゅうたい》と曲がりくねった**尿細管**《にょうさいかん》がある領域です。それに対して髄放線は、髄質と同じようにまっすぐな尿細管がある領域です。

髄質には**ヘンレループ**という、下って上る一往復の尿細管があります。そのヘンレループが太い尿細管でできているか、細い尿細管でできているかによって区別をします。外層には太い尿細管がありますが、内層には太い尿細管がなくて細い尿細管だけがあります。

外層はさらに2つに分けます。外帯は、下りも上りも太い尿細管でできています。内帯は下りが細くて上りが太いという組み合わせになっています。

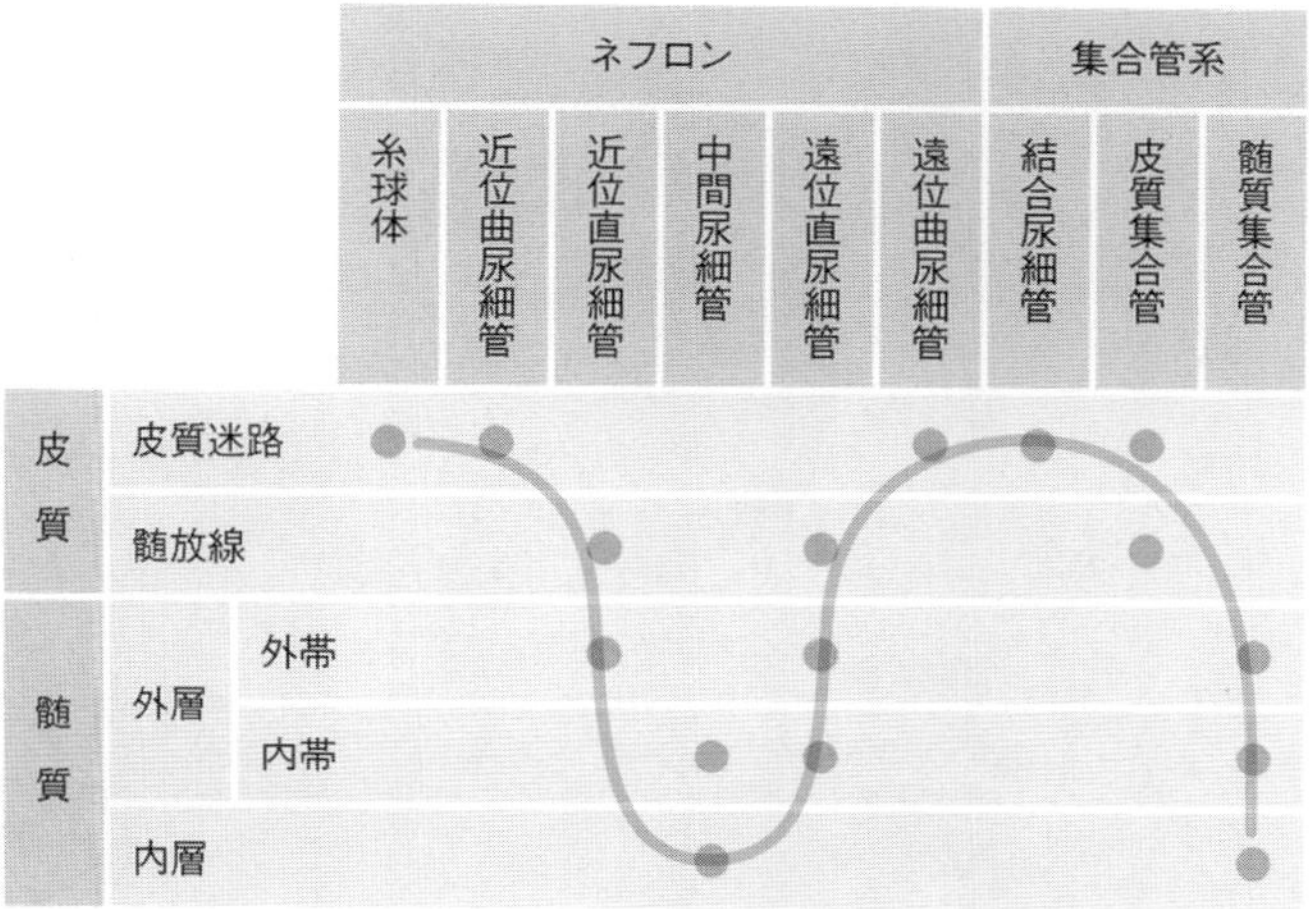

今度は、尿の流れに沿って見ていきましょう。

糸球体で作られた尿は、皮質と髄質の中で長々と尿細管を通ります。まずくねくね曲がる第一の曲《きょく》尿細管を通り、次にまっすぐ髄質まで下ってUターンするヘンレループを通って元の糸球体のところまで戻り、それから第二の曲尿細管を通って集合管に注ぎます。集合管は多くの尿細管を集めて髄質を貫き、腎乳頭の先端に開口します。

尿細管の壁を作る上皮細胞に着目すると、4つのセグメントを区別できます。**近位《きんい》尿細管**は、最初の曲尿細管からヘンレループの下行脚の途中まで。**中間《ちゅうかん》尿細管**は壁が薄いので尿細管が細くなり、ヘンレループの下部にあります。**遠位《えんい》尿細管**は、ヘンレループの上行脚の途中から第二の曲尿細管まで。**集合管《しゅうごうかん》**は2種類の細胞からできています。

以上のことをまとめたのが、この表です。

腎臓の実質は糸球体と尿細管でできていて、尿細管は皮質と髄質を往復したあと、集合管に注ぎます。この行程の中で、糸球体に始まり近位尿細管、ヘンレループ、遠位尿細管までの一本道の部分を**ネフロン**と言います。ネフロンは尿を作るユニットです。そこから先の部分は、合流しながら集合管にまとまります。したがって、腎臓の実質をネフロンと集合管というように区別することもできます。

ネフロンは濾過と再吸収の2段階で尿を作る

先ほど、ネフロンは尿を作るユニットだと言いましたが、尿を作る機構は2段階あるのです。第1段階は、糸球体で血液から尿を濾過《ろか》します。その量は1日に200ℓと言われています。200ℓというと、体重の3倍ですね。いくらなんでも多すぎる、大丈夫だろうか。でも、心配することはありません。尿細管を流れる間に、99％が回収されて血液中に戻ります。そのため、最終的に体外に出る尿の量は1日に1.5ℓぐらいです。

第1段階を糸球体濾過、第2段階を尿細管再吸収と言います。

第1段階で大量の濾過をして、あとでそのほとんどを回収するというのは、何とも無駄な仕事をしていると思いませんか？　わざわざ手間をかけているからには、何か理由があるはずです。

それは、こういう意味があるのです。

この2段階方式は一見無駄なようだけれども、尿の量と成分を変えるのには都合がよいのです。例えば、できあがりの尿量を2倍にすることも、この方式だと実に簡単にできます。どうするかというと、尿細管で99％回収して1％残すところを、98％にしてみてください。残りが2％になって、できあがりが一挙に2倍になります。

というように、尿細管での再吸収を微調整するだけで、できあがりの尿の量と成分を大幅に、かつ迅速に変えることができる。過剰とも思える糸球体濾過量を確保することによって、腎臓の働きに余裕ができるわけです。

逆に言うと、余裕があるから、多少減っても何とかなる。移植のために片方の腎臓を提供するということも可能になるのです。

糸球体はいったん壊れると再生しない

糸球体と尿細管が2段階で尿を作る、という話をしました。では、その2段階のうち、どちらがより重要だと思いますか?

生命にとっての重要性を考えたとき、糸球体と尿細管の重要度は何対何ぐらいでしょうか?

――【学生】 どちらも重要だから…… 1対1ですか?


びっくりするかもしれませんが、臨床的な立場からみると、糸球体と尿細管の重要度は百対1から千対1くらいなのです。その理由は、尿細管はダメージを受けても再生しますが、糸球体はいったん壊れると再生しないからです。

腎機能が低下してある限界を超えると、腎不全になって、最後は人工透析に頼るようになってしまいます。そういう慢性の腎不全を起こす原因は、ほとんどが糸球体が壊れたことによるものです。

ですから、糸球体を何とか生かしておいてやろうというのが、現在の腎臓内科の基本的な治療方針です。再生しないのだから、いかに壊さないように、だましだまし使っていくか、そういう対応になります。

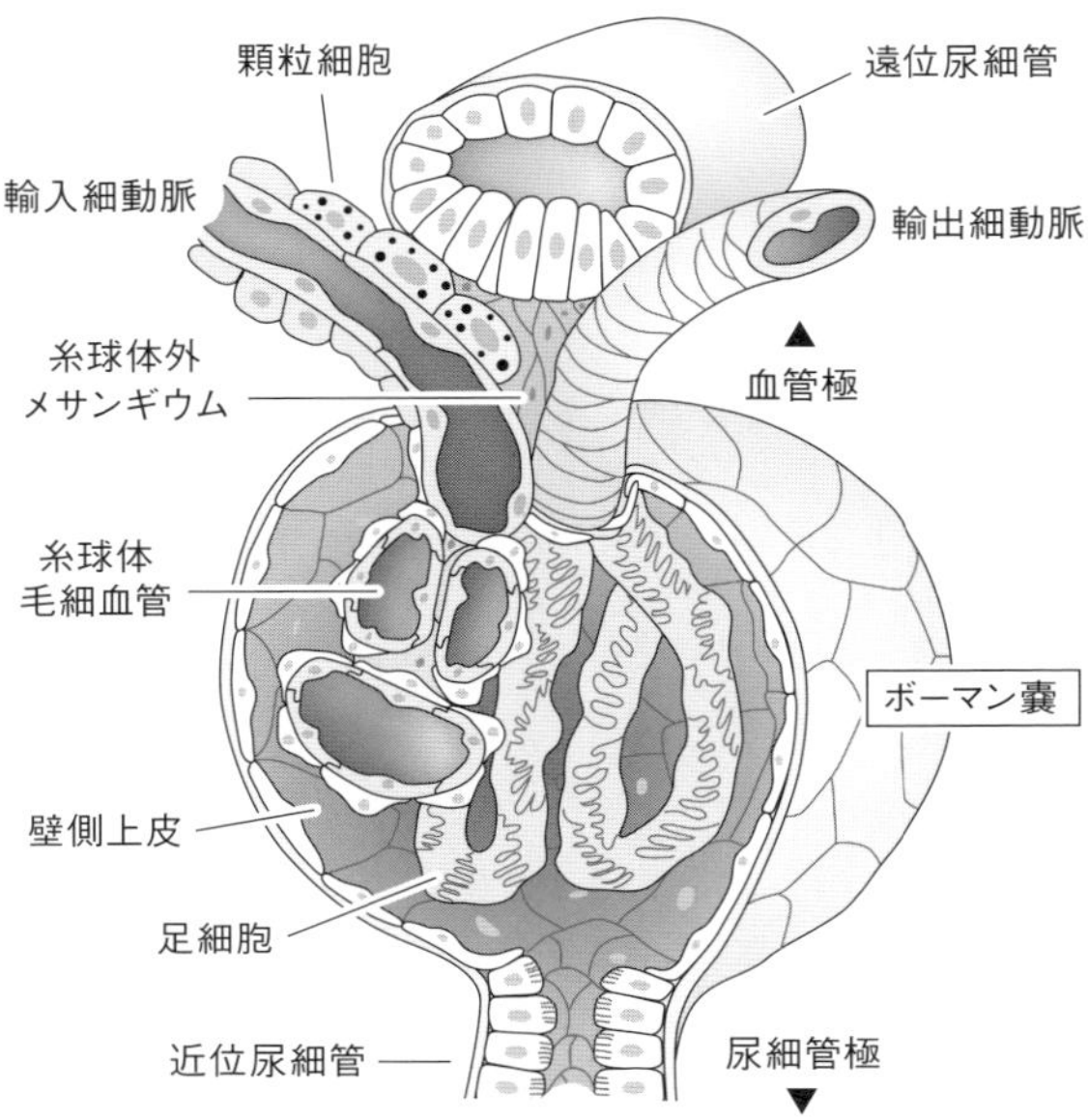

糸球体は毛細血管の塊である

糸球体は、その名の通り、糸玉のような毛細血管の塊です。そして、糸球体のまわりを**ボーマン嚢《のう》**という袋が包んでいます。

ボーマン嚢は二重の袋で、外壁は平たい壁側《へきそく》上皮細胞でできています。それに対して内壁は、**足《あし》細胞**という、タコ足のような突起を持つ細胞が糸球体の表面に密着しています。内外の壁の間の空間をボーマン腔と言います。

さて、糸球体は地球のような球体なので、北極と南極に相当する極があります。血管極は血管が出入りするところ、尿細管極はボーマン嚢が近位尿細管に移行するところです。

血管極では**輸入細動脈**が入り、**輸出細動脈**が出ていきます。また、ボーマン嚢の壁側上皮が足細胞に移行します。

血管極の近くに**傍《ぼう》糸球体装置**という細胞集団があります。これはあとで説明しますが、糸球体の濾過量や全身の血圧を調節するという重要な役割を持っています。しかし、顕微鏡で見ても一目でわかるような代物ではありません。何種類かの細胞が協力し合ってその働きを営んでいる集団です。

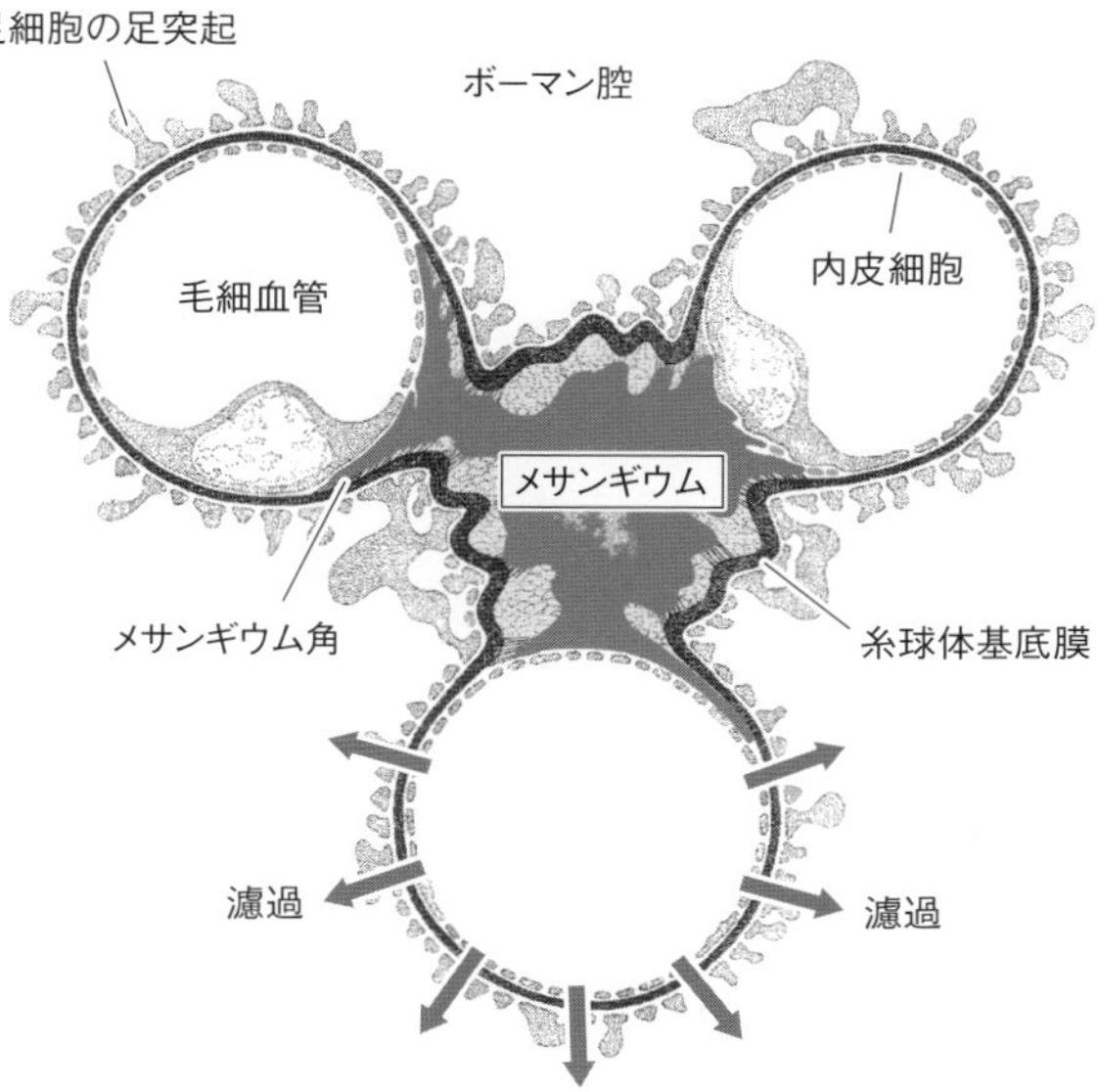

ここで、糸球体の構造をわかりやすくするために、ボーマン囊の外壁を取り去って、中身だけを見てみましょう。

毛細血管を作る**内皮細胞**と、**メサンギウム**という結合組織が、糸球体の中身を構成しています。そのまわりを2層の壁が覆っています。内側は**糸球体基底膜**《きていまく》というコラーゲンでできたフェルトのような構造です。その外側は足細胞が覆っています。

毛細血管の壁の大部分は、薄い濾過フィルターとしてボーマン腔に面しています。しかし、壁の一部は必ずメサンギウムに接しています。

糸球体の毛細血管を作る内皮細胞には特徴があります。それは、穴が開いていることです。しかも、ほかの臓器にある穴あきの毛細血管では隔膜が穴をふさいでいるのに、糸球体の毛細血管は隔膜のない素通しの穴です。

電子顕微鏡で見ると、内皮細胞のシートに丸い穴がたくさん開いているのがわかります。画面の下のほうには基底膜と足細胞も見えています。

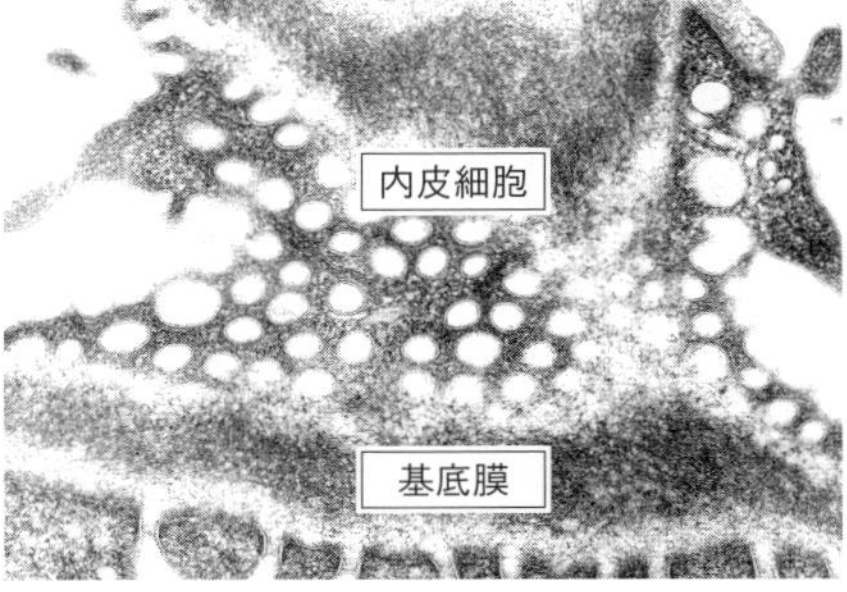

メサンギウムは糸球体固有の結合組織である

「メサンギウム」とは耳慣れない言葉ですが、ギリシャ語で中間とか間という意味の「メソス」と、血管という意味の「アンギオン」に由来します。つまり、「血管の間にあるもの」ということになります。

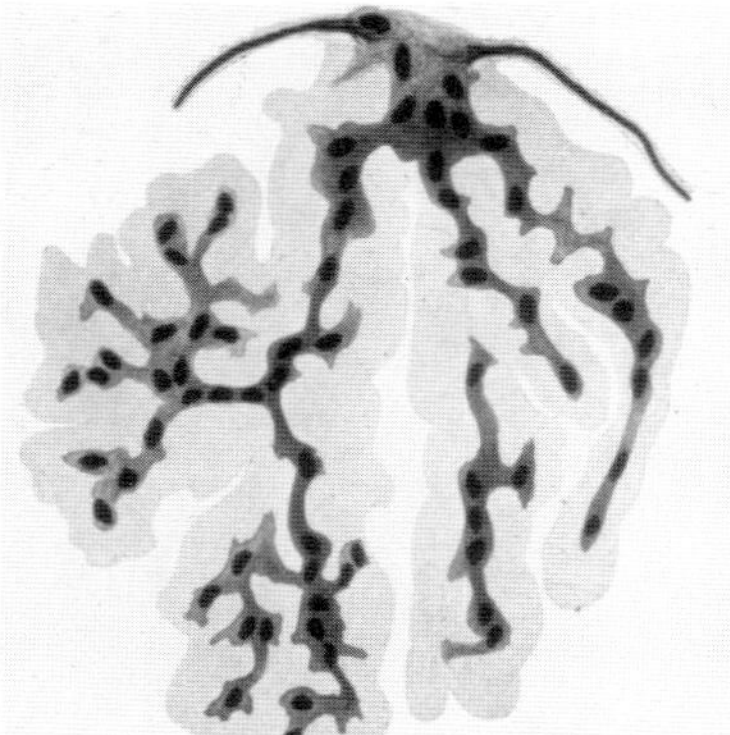
Zimmermann, 1929

メサンギウムは血管極に根があって、そこから糸球体の内部に広がっています。そして、そのまわりに毛細血管が張り付いています。この図を見ていただくと一目瞭然です。メサンギウムの発見者ツィンメルマンの論文に載っている図です。上が糸球体の血管極で、そこから木の枝のように糸球体の内部にメサンギウムが広がっています。まわりの色の薄い領域は毛細血管です。

さきほどは毛細血管に着目しましたが、今度はメサンギウムに着目して糸球体の構造を見てみましょう。

前ページの図にあるように、メサンギウムの一部は毛細血管に接しているけれども、残りの部分は糸球体基底膜と足細胞を隔ててボーマン腔に面しています。両者の境目を**メサンギウム角**《かく》と言います。

メサンギウム角は大きな力が加わるために、糸球体の構造に無理がかかっている場所です。メサンギウム角という言葉を考えついたのは、実は私です。今を去ること二十数年前のことです。

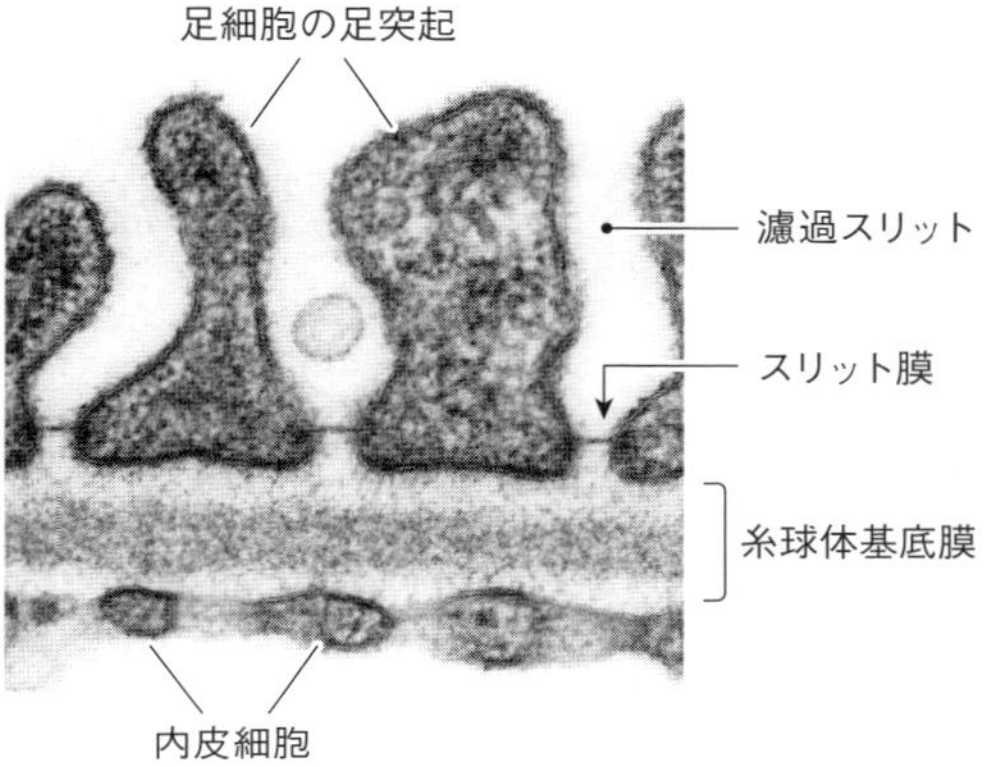

メサンギウムは結合組織の一種です。元来、結合組織というのは、**線維《せんい》芽《が》細胞《さいぼう》**が主体となって細胞のまわりにコラーゲン線維などの細胞外基質を分泌して、その細胞外基質によって構造を力学的に支えるという役目を持っています。

メサンギウムは、糸球体という特別な場所にある糸球体固有の結合組織です。細胞の性質もほかの結合組織とは違っているので、線維芽細胞とは言わずに、メサンギウム細胞と呼んで区別しています。

糸球体の濾過フィルターは3層構造

さて、君たちが一番気になるのは、血液を濾過するフィルターのところだと思います。血液から尿が作り出されていく、その現場をやはり見たいではないですか。いまからそれをお見せしましょう。

電子顕微鏡で見ると、糸球体濾過のフィルターは3層からできています。外側に見えるのは、**足《あし》突起**と言って、足細胞から出た細かな突起の断面です。真ん中の層は糸球体基底膜です。内側には毛細血管を作る内皮細胞があります。内皮細胞は穴が開いているので、断面がとぎれとぎれに見えます。

足突起の間には40ナノメートルほどの隙間があります。ここを**濾過スリット**と言います。拡大してみると、濾過スリットの底には1枚の膜が張っていて、それを**スリット膜**と言います。

スリット膜は長らくその正体がわからなかったのですが、一九九八年に初めてネフリンという構成蛋白質が発見されました。その後いくつかの構成蛋白質が見つかりましたが、それらの異常によって蛋白尿が出ることから、濾過フィルターとして重要な働きをしていることがわかりました。

ところで、足細胞から足突起がたくさん出ていると言いましたが、実際にどんな形をしているか見てみたいと思いませんか。ここまで出てきた写真は透過型電子顕微鏡によるもので、断面の構造しか見ることができません。それに対し、走査型電子顕微鏡では立体表面の構造を観察することができます。

真ん中に見えるのが足細胞の細胞体で、そこから太い突起が何本か出て、それがさらに枝分かれして無数の細かな足突起となります。それらは隣の細胞の足突起とかみ合うことで、毛細血管の表面をびっしりと覆っています。突起と突起の間の隙間が濾過スリットで、そこから尿がわき出てくるわけです。

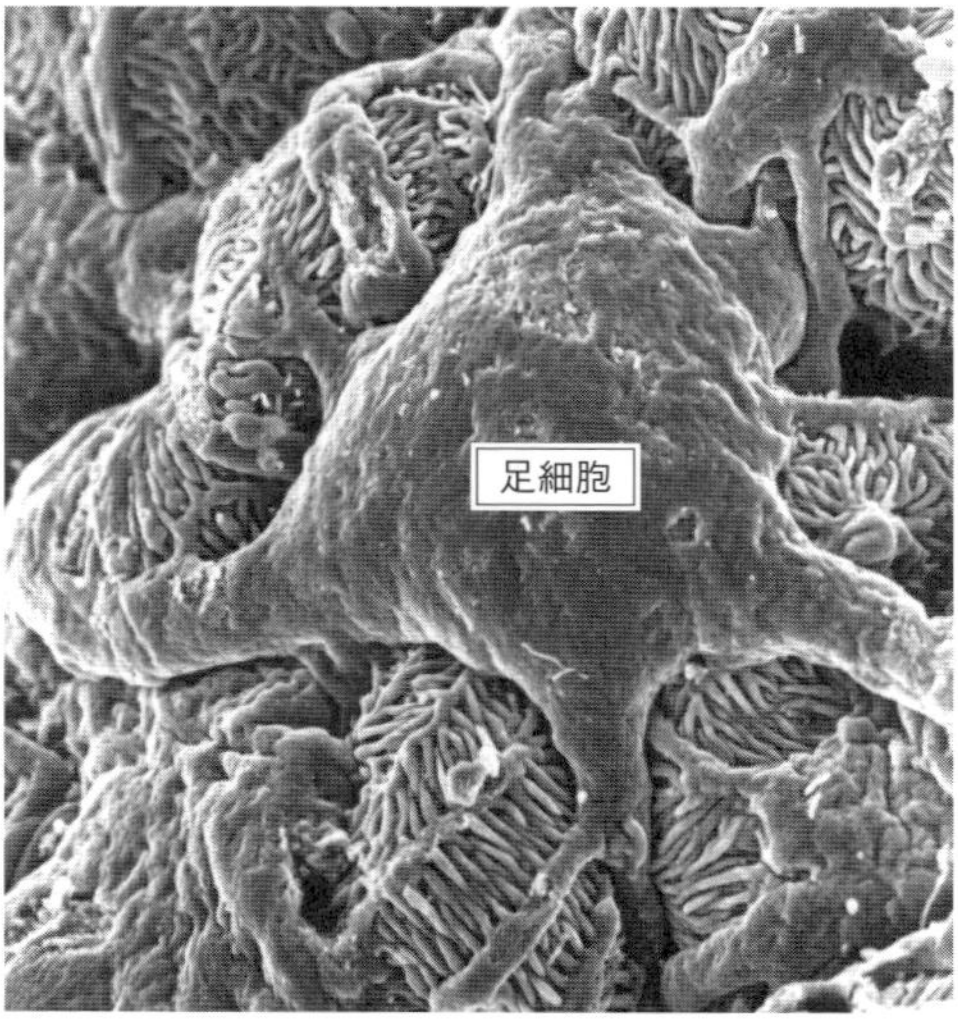

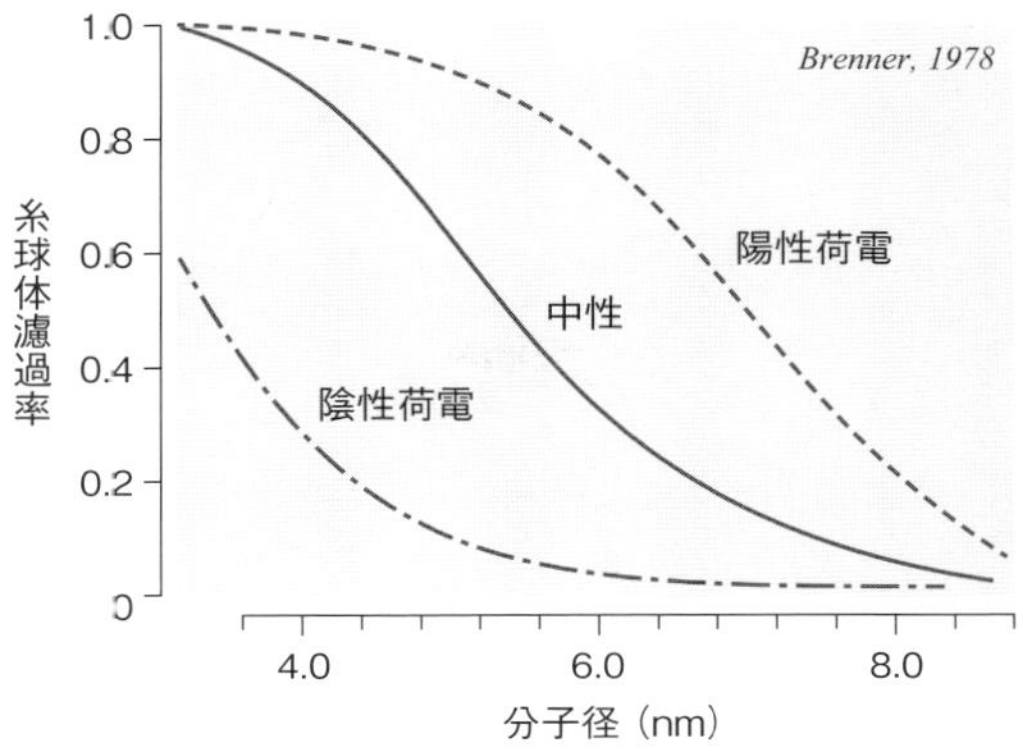

糸球体の濾過フィルターは蛋白質を通さない

濾過フィルターの働きとしては、血液の成分のうち蛋白質を通さないことが何より重要です。

糸球体基底膜はコラーゲンを主成分とする細胞外基質の集まりで、陰性の荷電を持っています。スリット膜は足突起の間をハシゴのように橋渡しをしています。この２つの構造が、蛋白質を通さない濾過フィルターの主役になります。

ここにデキストランという分子を用いた実験データがあります。グラフの横軸は分子の大きさ、縦軸は濾過率、すなわち糸球体を通り抜ける率を示しています。糸球体の濾過フィルターは、分子が大きいほど通過しにくい。また、分子の電気的な性質を変えた場合、陰性の荷電を持つほうが通過しにくいという性質があります。

この性質が腎炎などのために破綻すると、大量の蛋白質が漏れてネフローゼ症候群という状態になります。それに対し、どういう手を打ったらよいでしょうか。蛋白質が尿に漏れ出てしまって不足するのだから、足りない蛋白質を補ってやるのがよいのでしょうか？　実は逆です。

ネフローゼ症候群では、食事の蛋白質を制限する処置をとります。血液中の蛋白質が減るぐらいはたいしたことはない。むしろ問題なのは、糸球体から蛋白質が漏れるときに、足細胞に負担がかかって壊れやすくなることです。したがって、足細胞が壊れて糸球体が駄目になるのを抑えるために、蛋白質の排泄量を抑えることが治療の基本方針となります。

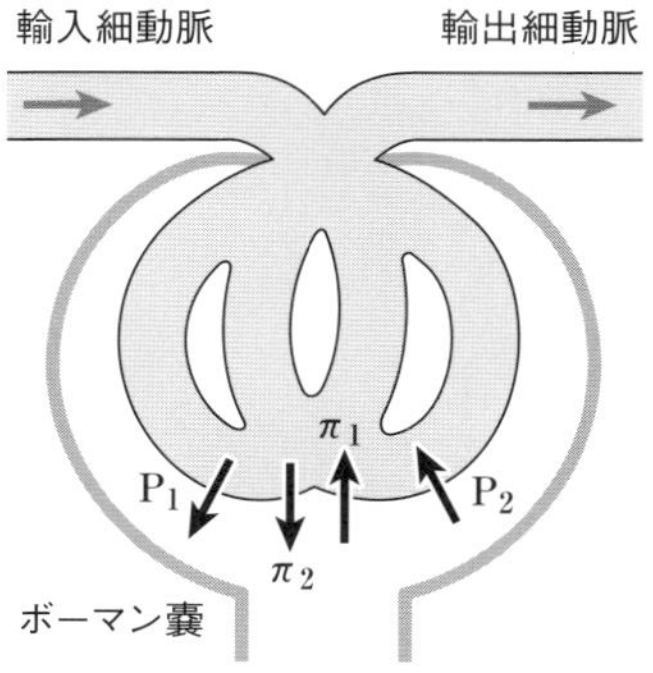

糸球体濾過量（GFR）の計算式

$$\begin{aligned}\mathrm{GFR} &= K_f \cdot P_{eff} \\ &= k \cdot S \cdot (\Delta P - \Delta\pi)\end{aligned}$$

K_f ：糸球体濾過係数
P_{eff} ：有効濾過圧
k：透過係数
S：濾過面積
$\Delta P = P_1 - P_2$ ：静水圧勾配
$\Delta\pi = \pi_1 - \pi_2$ ：膠質浸透圧勾配

糸球体濾過量はどのように調節されているか

糸球体の濾過量がどのようにして決まるかという理論式があります。

糸球体濾過量は、糸球体の濾過係数に、有効な濾過圧を掛けることで算出されます。もう少しくわしく説明すると、濾過係数K_fは、局所の透過性kと濾過フィルターの面積Sを掛けたものです。

一方の濾過圧は、毛細血管とボーマン腔の圧力差ΔPで、この圧力差が濾過の原動力になります。ただし、ΔPがそのまま全部有効濾過圧になるのではありません。邪魔をするものがある。それはいったい何でしょう。

濾過のフィルターは蛋白質を通さないから、蛋白質の濃度は血管内では高くボーマン腔では低いという濃度差が生じます。濃度差があるときには、濃度の高いほうに水を引き寄せる力、すなわち浸透圧が働きます。蛋白質の濃度差によって生じる浸透圧を**膠質浸透圧**《こうしつしんとうあつ》といって、これが邪魔をしているわけです。したがって、有効濾過圧は、ΔPから血液と尿の膠質浸透圧勾配Δπを差し引いたものとなります。

ここで皆さんが大嫌いな数式をわざわざ出した理由は、糸球体濾過量を調節する仕組みを考えてもらうためです。

糸球体濾過量は増えたり減ったりしますが、その調節はどうやっているので

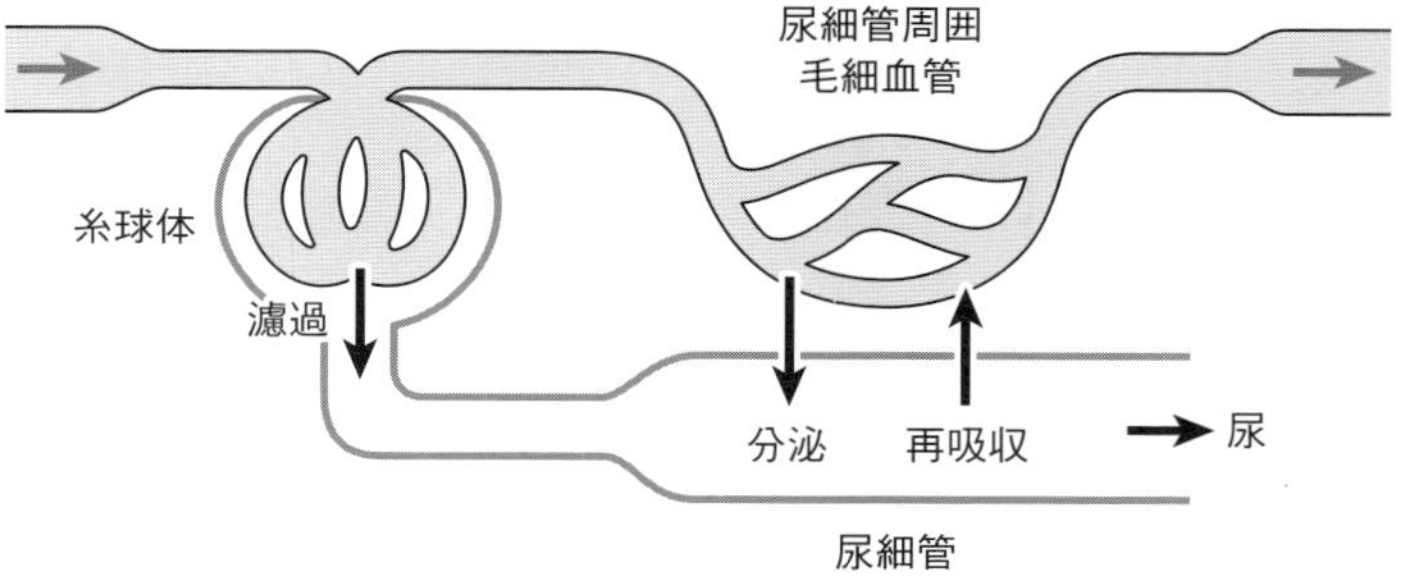

しょうか。糸球体自身が備えている調節機構として、濾過係数が変化することが知られています。ただ、それが局所の透過性の変化なのか、濾過面積の変化なのか、というところまではわかっていません。いずれにしろ、糸球体だけでは限界があって、糸球体以外でも調節が行われています。

糸球体の血圧は、上流の動脈と下流の動脈のバランスによって決まります。上流の動脈が収縮すると、糸球体の血圧は下がり、濾過量が減ります。逆に下流の動脈が収縮すると、糸球体の血圧が上がり、濾過量が増えるというわけです。糸球体そのものではなくて、上流と下流の動脈によって調節されるというところがミソです。

腎臓の中の血管の配置は、ほかの臓器と大きく違っているところがあります。それは、腎臓に入ってから出てくるまでの間に毛細血管を2回通過することです。1回目は、糸球体の毛細血管で濾過を行います。そこから輸出細動脈を通過して、尿細管の周囲で2回目の毛細血管を通ります。ここで毛細血管を作る意味は、尿細管で再吸収した水分を血管内に戻すためです。

糸球体濾過量は非常に多いので、腎臓に入ってきた血液の液体成分のうち約20%は、いったん血液から離れて尿細管を通り、その後再び血液に戻ってくるのです。

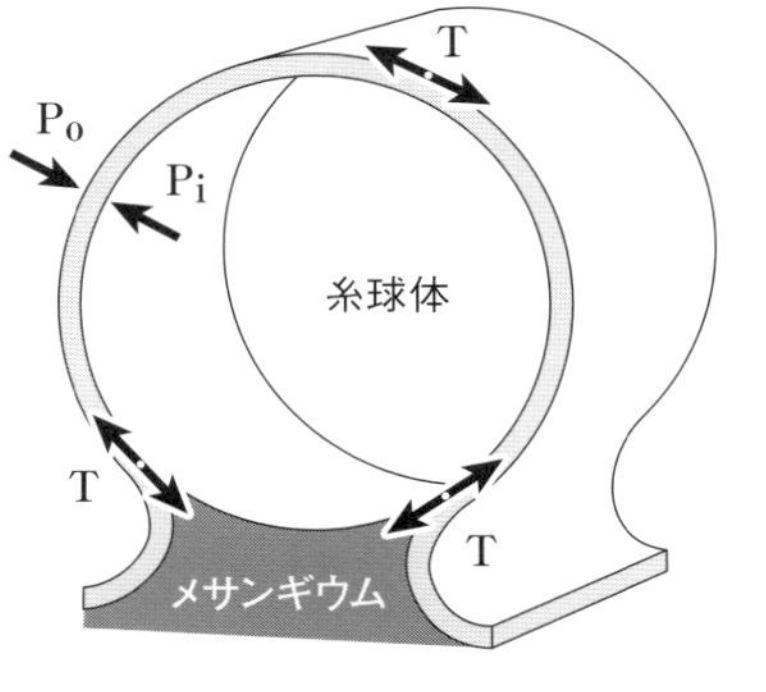

張力 T = 半径 r（内圧 P_i − 外圧 P_o）

糸球体の形はどうやって決まるか

生物の形は、遺伝子によって決まると言います。しかし、糸球体の毛細血管がどこで枝分かれをするとか、どこに足細胞が張り付くといった細かいところまでは、遺伝子は決めていません。遺伝子によって決まるのは大まかなルールだけです。あとの細部は、現場の都合で決まるのです。では、糸球体の現場では、どのようにして形が決まるのでしょうか。

糸球体の形を決めるためには、いくつかの前提条件があります。

第一の条件は、糸球体内部には高い血圧があるということです。普通の毛細血管は15〜20 mmHgぐらいですが、糸球体の血圧は約50 mmHgとはるかに高い。濾過の原動力として、高い血圧を内部に封じ込めているわけです。毛細血管のような円筒形の構造に内圧が加わると、ちょうど風船のように壁を膨張させようとします。それに対して、壁は張力を発生してバランスをとります。

では、そのきわめて薄い濾過障壁のうち、張力を発生するのはどの構造だろうか。穴だらけの内皮細胞は弱くてほとんど役に立たない。どう考えても、糸球体基底膜と足細胞が張力を発生する主役です。ところが、ここで困った問題が生じます。というのは、基底膜と足細胞は毛細血管を完全には取り巻いていないということです。

基底膜と足細胞は、メサンギウム角のところで折り返してメサンギウムの表面に移行しています。ということは、力の輪が完成しない。だれかがメサンギウム角のところで、壁を内側に引っ張ってやらないと円筒形の構造が保てないのです。

それをやっているのがメサンギウム細胞です。メサンギウム細胞は突起を伸ばして、メサンギウム角やその周辺で糸球体基底膜を内側に引き寄せることによって、毛細血管の膨張力に対抗しています。

そのあたりのことがわかってくると、形の意味が見えてきます。81ページの図をもう一度よく見てください。基底膜は毛細血管の周囲ではピーンと伸びているのに対し、メサンギウムの周囲では折りたたまれています。いかにもメサンギウム細胞が基底膜を引っ張って、しわしわになっているように見えませんか。

以上をまとめると、糸球体の形は3つの力のバランスによって決まっています。糸球体内部の血圧による外向きの膨張力、濾過障壁に生じる張力、メサンギウム細胞による内向きの牽引力、この3つの力のバランスにより形が保たれていて、そのバランスが崩れると糸球体が壊れるわけです。

傍《ぼう》糸球体装置を構成する細胞たち

傍糸球体装置というのは、糸球体の血管極にあるいくつかの細胞の集合体です。それらの細胞は、糸球体濾過を調節するために協同して働いています。

その働きは2つあります。1つは、尿細管を流れる尿の量によって糸球体濾過量を自動調節すること。もう1つは、全身の血圧を上げるレニンという物質を放出することです。

DT：遠位尿細管，AA：輸入細動脈，EA：輸出細動脈

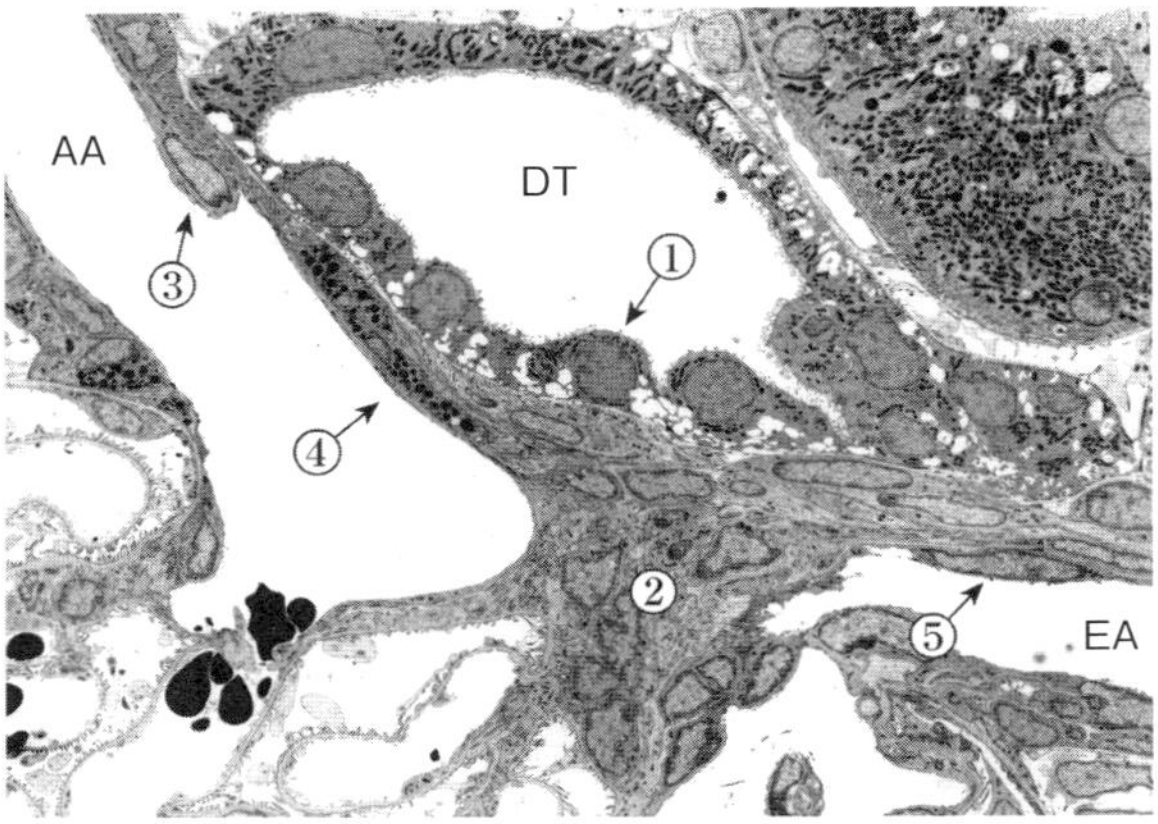

傍糸球体装置を構成する細胞たちを紹介しましょう。

①糸球体から出た近位尿細管はヘンレループでUターンして、遠位尿細管となって再びもとの糸球体に戻ってきて、血管極にくっつきます。接触部分の遠位尿細管細胞は小型で核が密集して見えるので、この細胞群を**緻密斑**《ちみつはん》と呼んでいます。

②糸球体外メサンギウム。メサンギウムの根であると同時に、ボーマン嚢の入り口の蓋になっている部分です。

③輸入細動脈の壁を作る平滑筋細胞。

④輸入細動脈の周辺にある**顆粒**《かりゅう》**細胞**。この細胞は元来は平滑筋細胞で、それが姿を変えて顆粒を持つように変化したものです。顆粒内には、昇圧物質のレニンを含んでいます。

⑤輸出細動脈の平滑筋細胞。

以上が傍糸球体装置を構成する細胞たちです。この細胞たちが何をやっているかというと、1つは尿細管糸球体フィードバック、もう1つはレニンの分泌です。

尿細管糸球体フィードバックというのは、糸球体濾過量が増えて遠位尿細管を流れる尿の量が増えると、それを感知して輸入細動脈が収縮する。上流の動脈が収縮すると、糸球体の血圧が下がって濾過量が減る。そういう負のフィードバック調節機構です。

尿細管糸球体フィードバックは非常に複雑な現象で、それを証明するためには込み入った実験が必要です。実はまだ動物実験で証明されただけなのですが、人間でも同じフィードバック機構があることは疑いがありません。ただし、このフィードバック機構が破綻しても病気になることはないので、臨床的な意味はあまりないのです。

レニンは血圧を上げて濾過量を確保する

レニンは全身の血圧を上げる物質で、臨床的に大きな意味があります。

ただし、レニンそのものには血圧を上げる作用はありません。レニンによって生じたアンジオテンシンⅡと、副腎皮質から分泌されるアルドステロンの働きによって、短期的・中長期的に全身血圧が上昇するのです。このシステムをレニン・アンジオテンシン・アルドステロン系と言います。その概要をまず説明しましょう。

糸球体の血圧が低下すると、輸入細動脈の周辺にある顆粒細胞からレニンが血中に放出されます。レニンは、血漿中に存在するアンジオテンシノーゲンという蛋白質を分解します。

レニンは非常に特異性の高い蛋白分解酵素で、アンジオテンシノーゲンからアンジオテンシンⅠというアミノ酸10個のペプチドを切り出します。アンジオテンシンⅠはほとんど作用がありませんが、血管内皮細胞にある変換酵素の働きでアンジオテンシンⅡというアミノ酸8個のペプチドになると、強力な血圧上昇作用を持つようになります。

アンジオテンシンⅡは、現在知られている中で最も強力な血圧上昇物質です。その効果は、全身の動脈の平滑筋を収縮させて速やかに血圧を上昇させます。

同時に、アンジオテンシンⅡは副腎皮質に作用して、アルドステロンを放出させます。アルドステロンはステロイドホルモンの一種で、腎臓の集合管に作用してナトリウムの再吸収を増加させます。そうすると体液量が増えて、血圧が中長期的に上昇します。

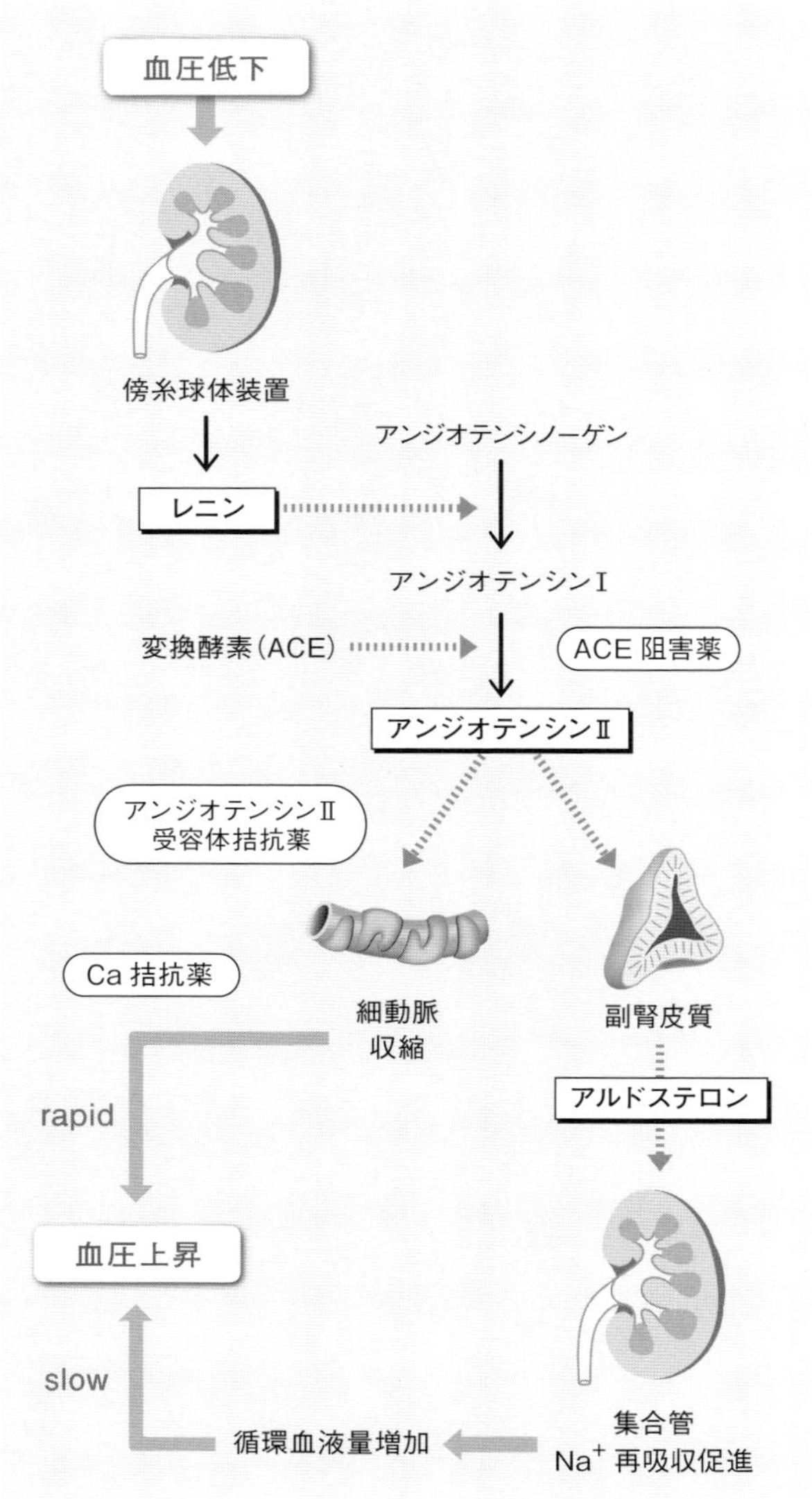

ナトリウムが体の中に増えることと、血圧とのつながりが少しわかりにくいかもしれませんが、それはこういうことです。

血圧が高い人は塩分を控えますよね。その理由を考えてみてください。

食塩、すなわち塩化ナトリウムが体の中に入るとどうなるか。体液の塩化ナトリウム濃度は一定です。濃度が一定ということは、食塩の量に比例して体液の量が増えてしまう。体液の量が増えると、循環する血液量も増えます。そのため心臓から押し出す血液量が増えて、血圧が高くなります。

ですから、高血圧の人は、体液量を減らすために塩分の摂取量を減らすのです。

アルドステロンは、いわば塩分を体の中に取り込むのと同じ効果を発揮します。集合管でのナトリウムの再吸収を増やして体の中のナトリウムを増やしてしまうから、血圧が上がるというわけです。

現在、レニン・アンジオテンシン・アルドステロン系をブロックする降圧薬が何種類も開発されていて、非常に有効です。

では、レニンは悪者かというと、決してそうではありません。本来は、糸球体の血圧が下がったときにそれを回復させるためのメカニズムなのです。レニンは、全身の血圧を上げることで、糸球体血圧も上げて濾過量を確保しようという目的で働いています。それが行き過ぎると、高血圧になってしまうのです。

泌尿生殖器の発生

東大解剖学講義◉第5回

東大解剖学講義◉第5回

「泌尿生殖器の発生」

きょうの授業は、泌尿器と生殖器がどのようにできてきたか、その発生過程についてです。主に生殖器を取り上げますが、泌尿器と生殖器は密接な関係がありますので、両者をまとめてお話しすることにします。

ところで生殖器には、他の器官にはない特徴があります。何でしょうか？

――【学生】　男と女で違う。

そう。生殖器は男性と女性で形が違っていて、一見して対応関係を見いだすことが難しい。もちろん生殖器以外にも男女差はあります。例えば骨格などはかなりの差があります。しかし、それは主にサイズの違いであって、形が全く違うわけではない。生殖器は男性と女性で構造が大きく違っているというところがユニークであり、ややこしいのです。

生殖器の４つのカテゴリー

男女の生殖器は形が大きく異なるために全く別のもののようにも見えますが、実は共通のカテゴリーに分けることができます。

(1)　**生殖腺**は、精子・卵子を作るところです。**精巣**《せいそう》はお腹の外に出て、陰嚢の中にぶら下がっています。一方、**卵巣**《らんそう》は骨盤の中に収まっています。

(2)　**生殖管**は、生殖腺で作られた精子・卵子を運ぶ管です。精子はまず、精巣の上に載っているチョンマゲみたいな形の**精巣上体**《せいそうじょうたい》に入ります。これは精巣上体管というくねくねとしたひと続きの管となって、下にくだって**精管**《せいかん》につながります。精管は、すぐにペニスの先端につながればよいものを、わざわざお腹の中に入って、膀胱の後ろに回って、前立腺を貫いて尿道に入るという、非常に長い経路をたどります。これに対応する女性の生殖管は、**卵管**《らんかん》、**子宮**《しきゅう》、**腟**《ちつ》です。

(3)　**付属腺**は、分泌液を作るところです。男性の付属腺は、**精嚢**《せいのう》、**前立腺**《ぜんりつせん》、**尿道球腺**《にょうどうきゅうせん》の３つです。女性の付属腺は**大前庭腺**《だいぜんていせん》が最大のもので、ほかにもいくつかあります。

(4)　**外生殖器**は、外から見える部分です。男性は**陰茎**《いんけい》と**陰嚢**《いんのう》、女性は**陰核**《いんかく》と**外陰部**《がいいんぶ》がこれにあたります。

このように４つのカテゴリーに分けると、男女の生殖器の対応関係がわかりやすいのです。

	男性	女性
生殖腺	精巣	卵巣
生殖管	精巣上体、精管	卵管、子宮、腟
付属腺	精嚢、前立腺、尿道球腺	大前庭腺、小前庭腺
外生殖器	陰茎、陰嚢	陰核、外陰部

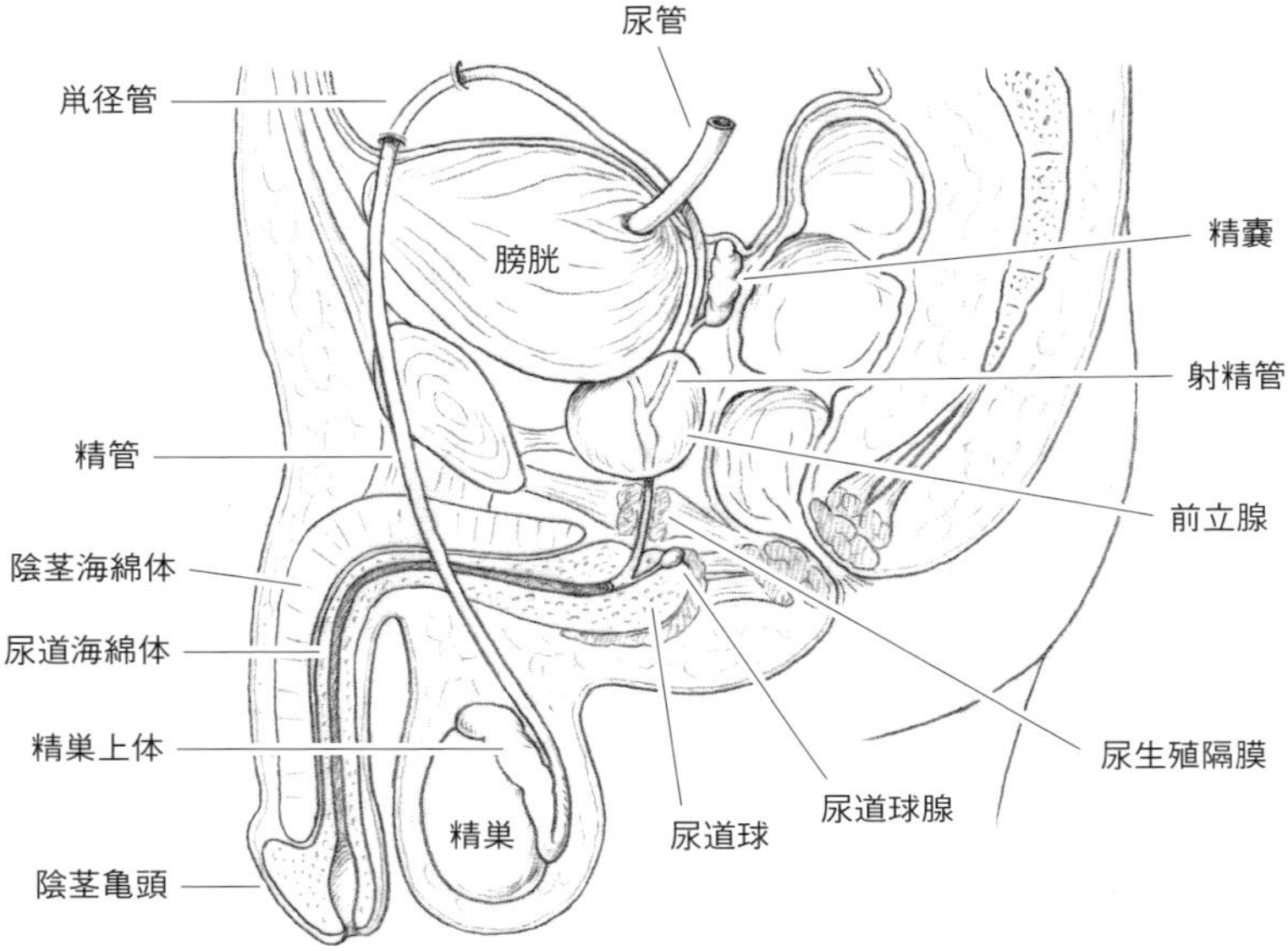

男性の尿道と生殖器

男性の泌尿器の特徴は、女性に比べて尿道がとても長いことです。その長い尿道は、３つのパートに分かれます。膀胱の下にあって前立腺を貫く**前立腺部**《ぜんりつせんぶ》、骨盤の床の尿生殖隔膜を貫く**隔膜部**《かくまくぶ》、陰茎の中を通る**海綿体部**《かいめんたいぶ》の３つです。

これだけ長いと、どんなメリット・デメリットがあると思いますか？

――【学生】　おしっこを我慢できる……？

それはない。尿をたくさんためられるかどうかは膀胱の容量によるもので、尿道の長さは関係ありません。むしろ逆で、デメリットのほうが大きい。

君たちの年齢では気がつかないでしょうけれども、男性は50歳を過ぎる頃から前立腺が少しずつ肥大してきて、尿道が圧迫されて細くなり、排尿に時間がかかるようになります。排尿が十分にできなくなると、残尿感が出たり、夜間に何度もトイレに行くというようなことが起こってきます。重症の場合は、前立腺を少し切り取っ

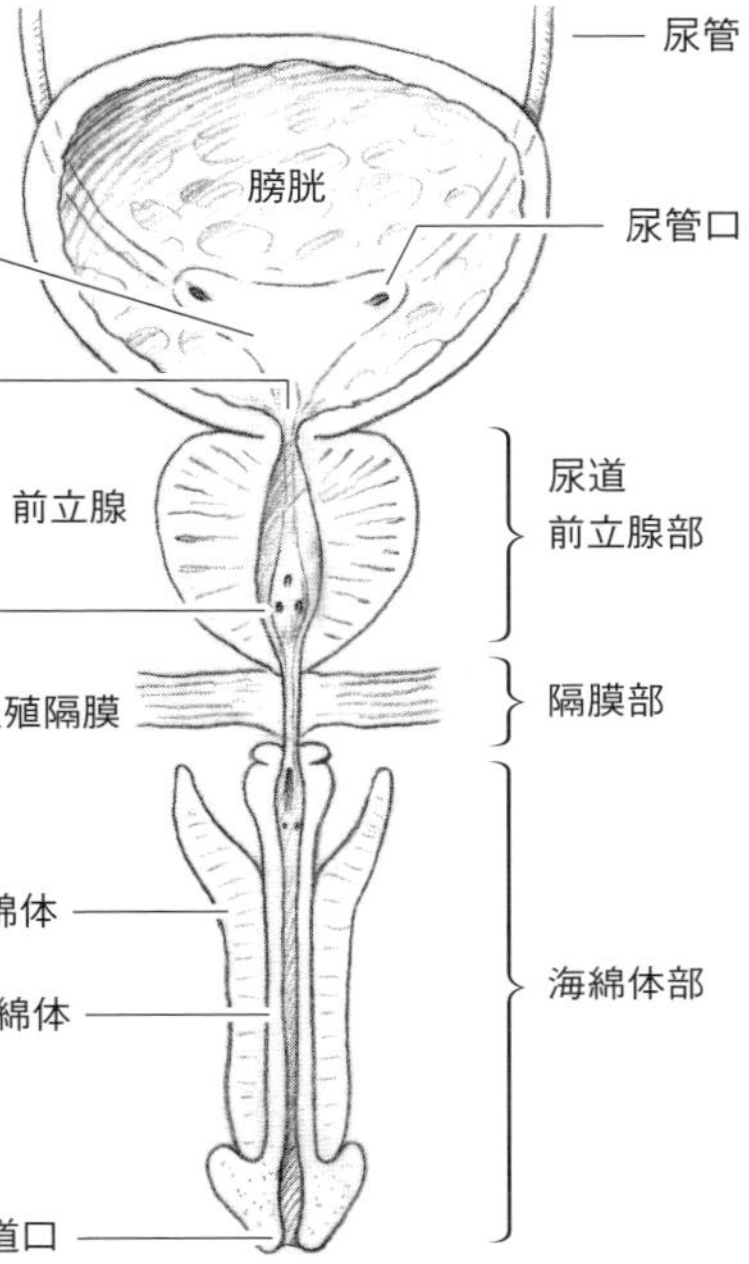

て尿道を拡げる手術を行います。

男性の生殖器をおさらいしましょう。

精巣で作られた精子は、精巣上体と精管によって運ばれます。陰嚢を出た精管は上に向かって走り、鼡径部に達すると腹壁を通り抜けて腹腔に入ります。腹壁を通り抜けるところを**鼡径管**《そけいかん》と言います。精管は膀胱の後ろにまわり、前立腺を貫いて尿道に開口します。前立腺を貫く部分を**射精管**《しゃせいかん》と言います。

陰茎の構造は、表面を硬い被膜で覆われたスポンジです。陰茎が勃起するのは筋肉の働きではありません。スポンジ、すなわち海綿体の内部に血液が充満することによって、緊張して被膜がピンと張って硬くなるのです。

海綿体には2種類あって、1つは陰茎の背中側にある**陰茎海綿体**《いんけいかいめんたい》です。その後方は左右に分かれて伸びており、**陰茎脚**《いんけいきゃく》と言います。

もう1つは尿道を通している**尿道海綿体**《にょうどうかいめんたい》です。先端部分はキノコの傘のように開いているので、**陰茎**《いんけい》**亀頭**《きとう》と言います。根元のところは膨らんでいて、**尿道球**《にょうどうきゅう》と言います。陰茎亀頭は、知覚神経が集中していて敏感なところです。刺激を受けると性的な興奮が起こります。

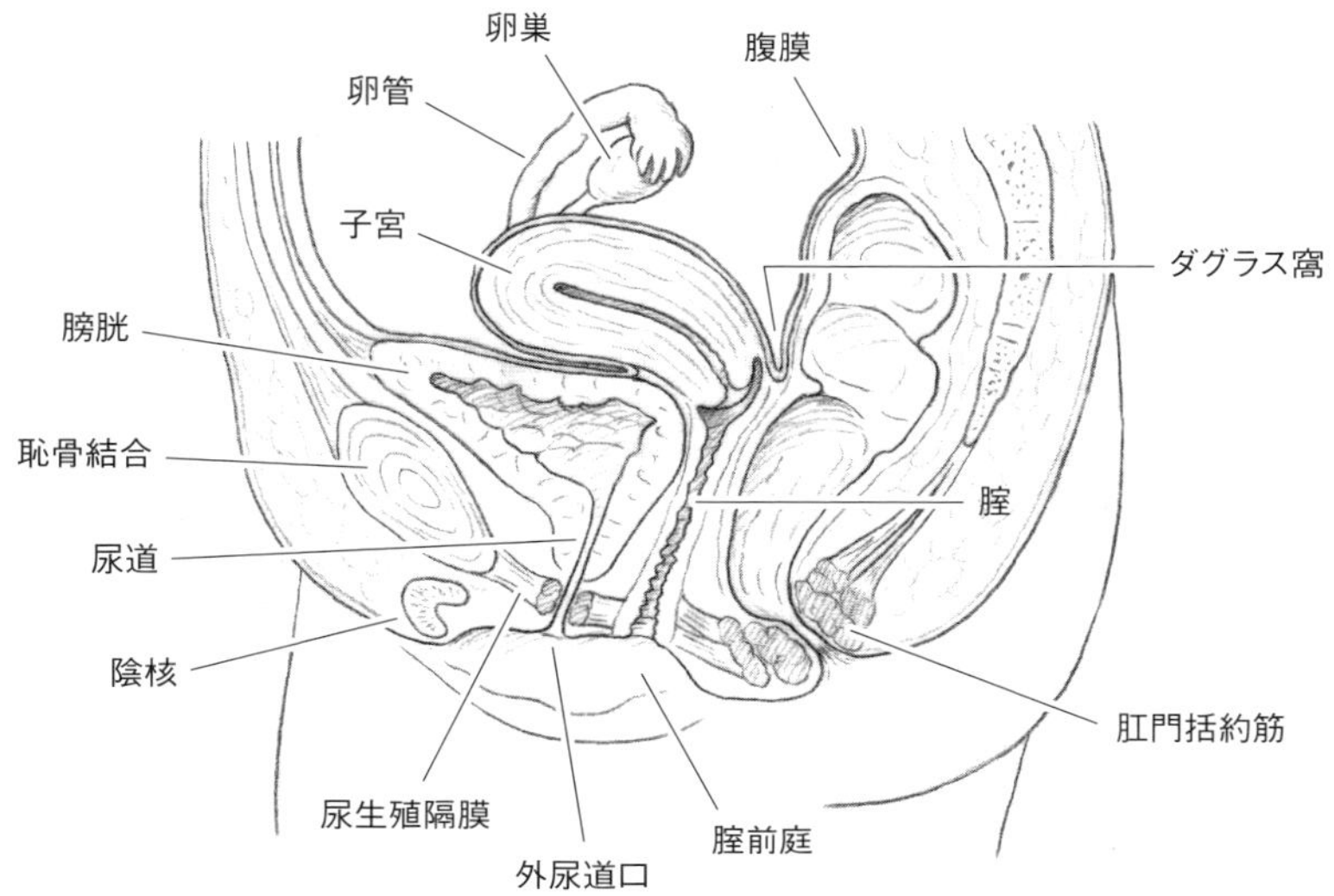

女性の尿道と生殖器

女性の尿道は短く、まっすぐ下って膣前庭《ちつぜんてい》に開口します。男性の尿道のように途中で詰まって尿が出にくくなることはありません。しかし、尿道が短いがためのデメリットもあるのです。

それは尿道炎や膀胱炎が起こりやすいことです。外陰部の細菌が尿道をさかのぼって膀胱に入り込んで膀胱炎を起こしたり、さらに上流までさかのぼって腎盂《う》腎炎を起こす頻度が男性に比べて圧倒的に高いのです。

女性の生殖器で注意してほしいのは、卵巣と卵管はつながっていないということです。卵管の先端はラッパのように開いていて、卵巣に覆いかぶさるように接しています。卵巣は、その表面から卵子を腹膜腔の中に放出します。放出された卵子は、ラッパ状の開口部に捕らえられて卵管内に入り、子宮に向かって運ばれていきます。

したがって、腹膜腔は本来は閉じた空間のはずなのですが、厳密に言うと女性の腹膜腔は卵管を通じて外界に開いています。

不妊の原因として、卵管がふさがって通りにくくなっている場

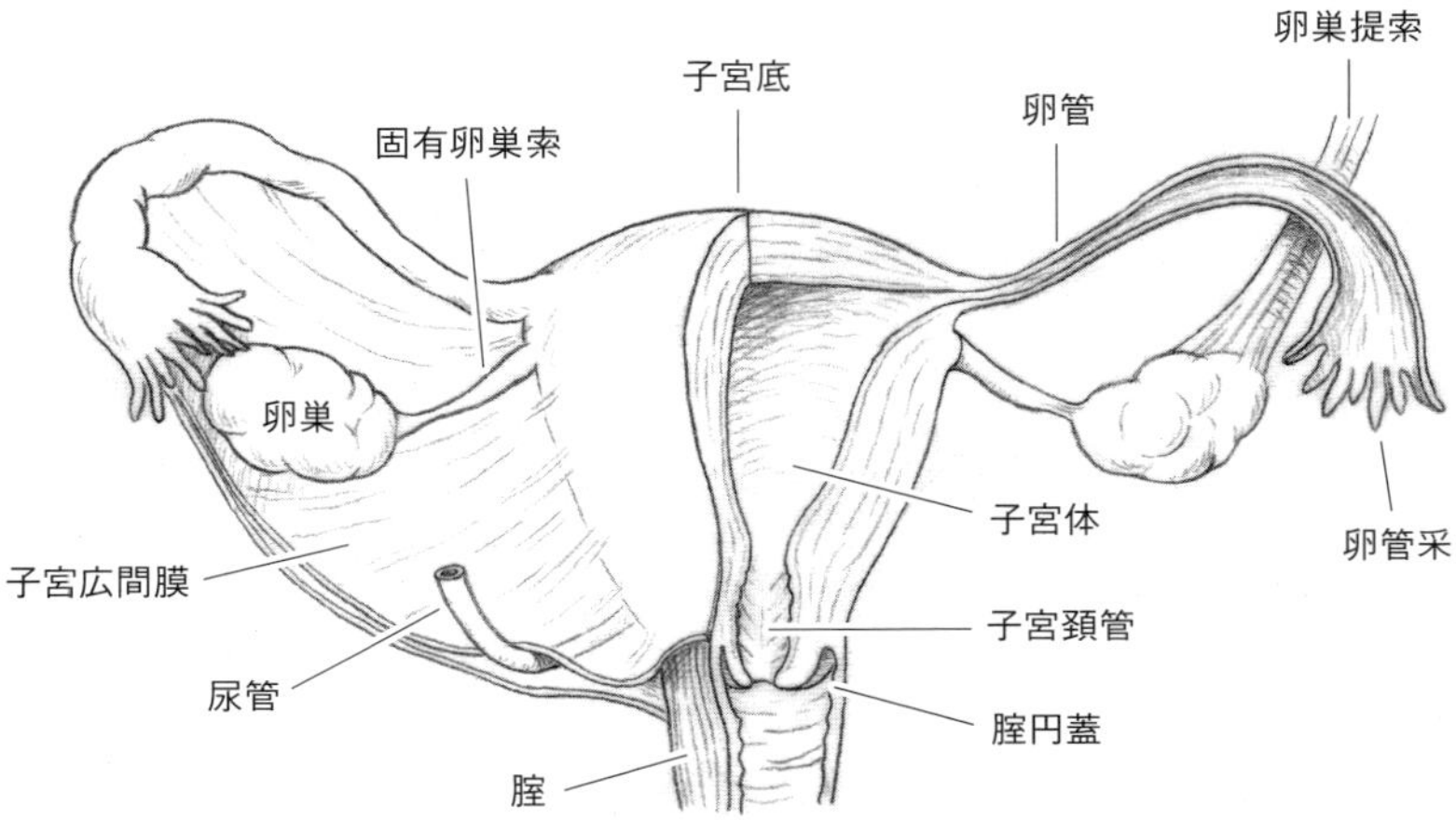

【後 面】

合があります。そういう場合に卵管がちゃんと通じているかどうかを調べるために、外から空気などを吹き込んで検査をすることがあります。

膀胱は尿をためておく袋

腎臓で作られた尿は、尿管を通って膀胱に送られます。膀胱は平滑筋でできた伸び縮みする袋で、尿を一時的にためておくことができます。

膀胱は小骨盤の下部にあって、腹膜をかぶっています。腹壁の一番下のあたりで**恥骨結合**《ちこつけつごう》を触れますが、膀胱はその後ろにあります。女性では、膀胱のすぐ後ろに子宮頚部と膣が接しています。

膀胱の内部には、尿の出入り口が3ヵ所あります。尿管が尿を注ぎ込むところを**尿管口**《にょうかんこう》と言い、左右にあります。尿道につながるところを**内尿道口**《ないにょうどうこう》と言い、ここから尿が出ていきます。

3ヵ所の出入り口を結んだ領域を**膀胱三角**《ぼうこうさんかく》と言います。膀胱の粘膜は全体によく伸びるのですが、膀胱三角の部分だけは粘膜が固くて伸びにくい。発生の起源が膀胱のほかの場所とは違うためと言われています。これについては、あとで話をします。

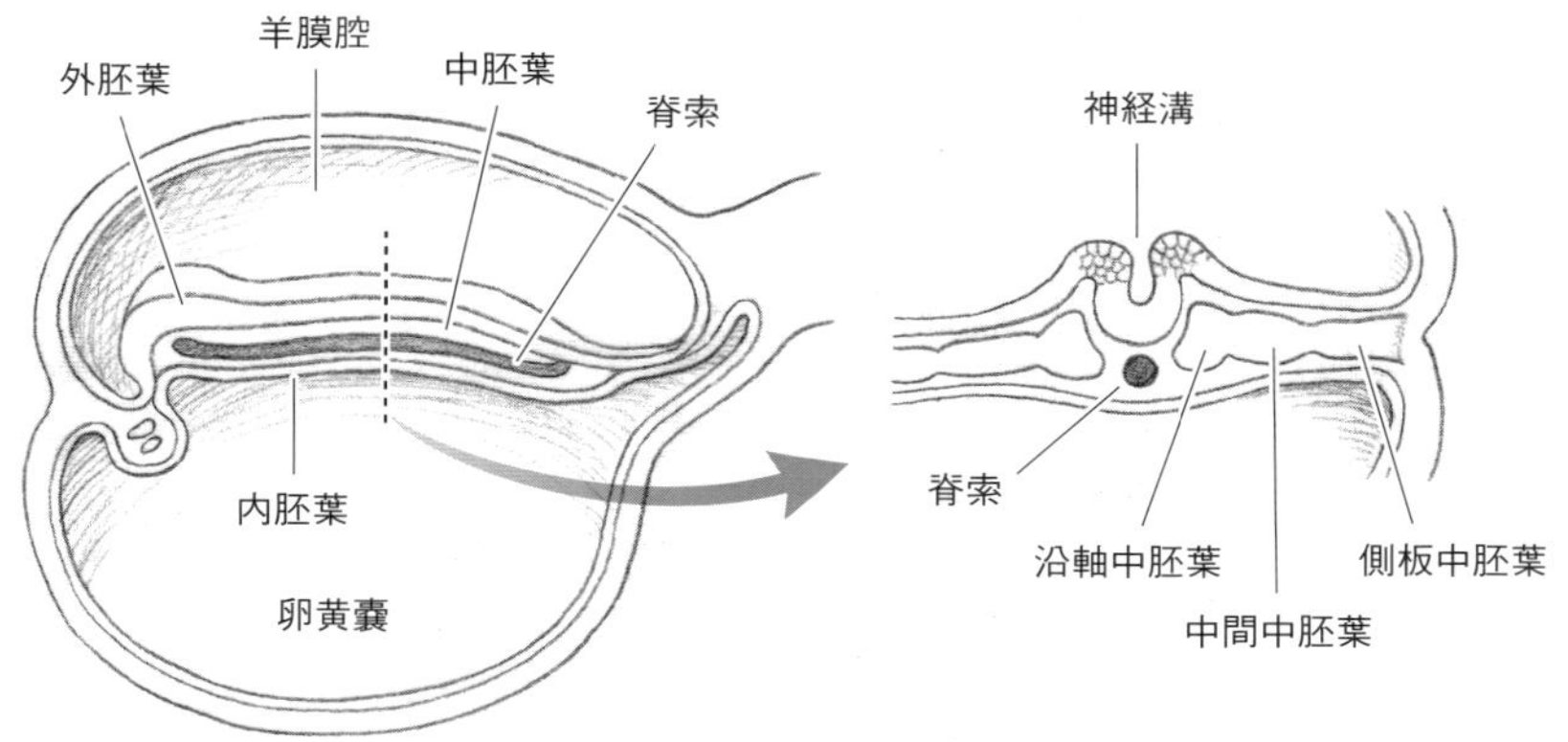

泌尿器と生殖器は共通の起源から発生する

泌尿器と生殖器は機能的には全く違うものです。片方は尿を作って排泄する器官、もう片方は子孫を作るための器官です。

構造的には一部を共有しています。男性の尿道は尿と精液の共通の通路となっていますし、女性では膣前庭という場所に尿道が開いています。

発生学的には両者の起源は同じです。泌尿器と生殖器はいずれも胎生期の中間《ちゅうかん》中胚葉《ちゅうはいよう》というところから生じてきます。「中間中胚葉」とはいったい何か、それをこれからお話ししていきます。

これはごく初期の胎児の断面を描いた図です。

この時期の胎児は、上のほうは**羊膜腔**《ようまくくう》、下のほうは**卵黄嚢**《らんおうのう》という袋状の構造になっています。この2つの袋に挟まれた板状の領域に胎児ができてきます。羊膜腔に面した領域は**外胚葉**《がいはいよう》と言って、ゆくゆくは中枢神経や表皮になります。卵黄嚢に面した領域は**内胚葉**《ないはいよう》と言って、消化管になります。

中胚葉《ちゅうはいよう》は、外胚葉と内胚葉の間に形成されます。やがて、将来の背骨にあたる位置に**脊索**《せきさく》という棒状の構造が出現します。すると、脊索の両側で中胚葉は3つの塊に分かれます。脊索に近いところは**沿軸**《えんじく》**中胚葉**、その隣が**中間中胚葉**、一番外側が**側板**《そくばん》**中胚葉**です。この中間中胚葉から、泌尿器と生殖器が作られます。

中間中胚葉の分化

中間中胚葉は首からお尻に向かって順々に発生していきます。前のほうほど発生の時期が早く、後ろのほうほど遅いわけです。

首のあたりに最初にできる中間中胚葉を**前腎**《ぜんじん》と言います。前腎からは**ウォルフ管**という管が伸び出します。ウォルフ管は後ろのほうまで走っていって、**総排泄腔**《そうはいせつくう》という消化管の一番後ろの部分に開きます。ここは将来、直腸や膀胱になるところです。前腎そのものは、やがて退化してしまいます。

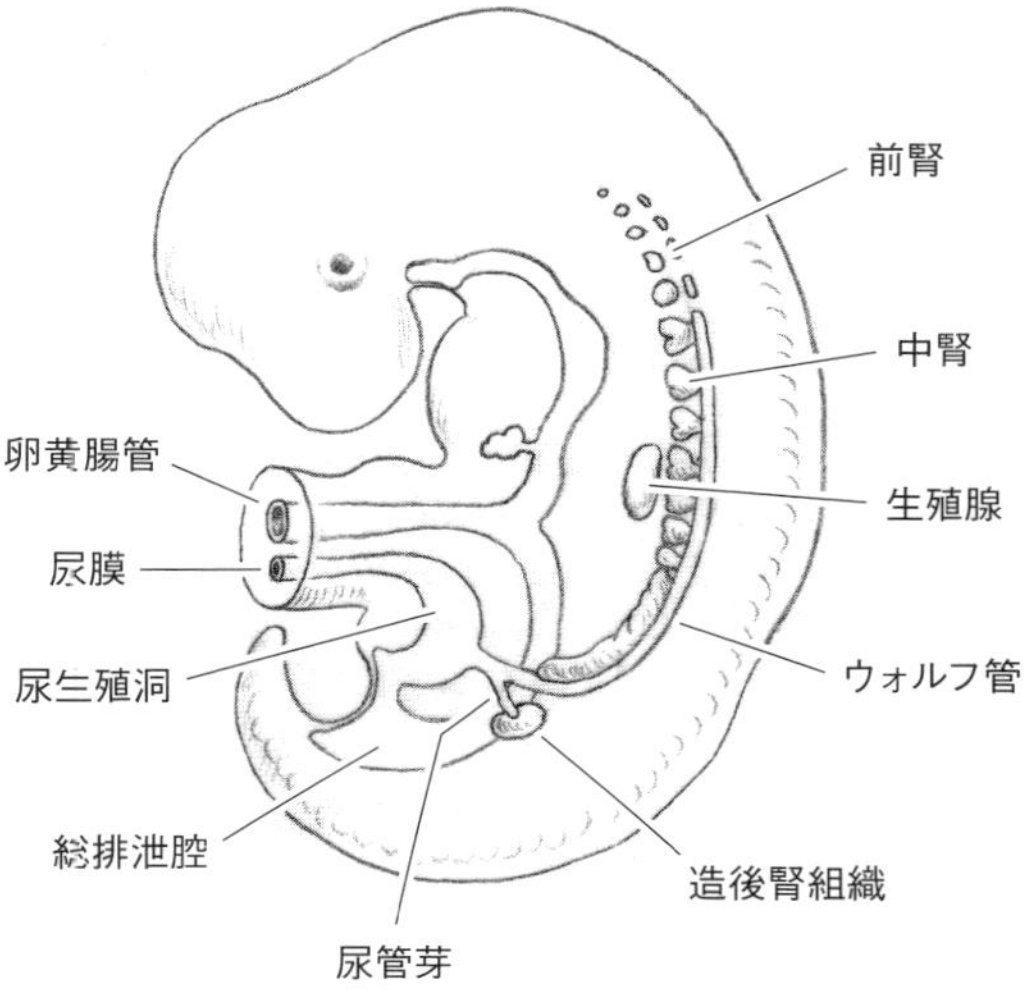

腹部にできる中間中胚葉を**中腎**《ちゅうじん》と言います。中腎は、横を通っているウォルフ管に接続して、胎児期だけ働く腎臓を作ります。中腎領域ではもう1つ重要な出来事が起こります。それは、ウォルフ管が腹膜の上皮に働きかけて管状の凹みを作り、**ミュラー管**という管ができることです（108ページ図）。ミュラー管はウォルフ管と並んで走ります。ウォルフ管は将来、男性の生殖管すなわち精巣上体や精管になります。ミュラー管は女性の生殖管すなわち卵管、子宮、腟の上部を作ります。

最後に骨盤のあたりにできる中間中胚葉を**後腎**《こうじん》と言います。この領域では、ウォルフ管が総排泄腔に開こうとしているまさにその場所から、**尿管芽**《にょうかんが》という芽が伸び出てきます。尿管芽は、**造後腎組織**《ぞうこうじんそしき》と呼ばれる周囲の中間中胚葉と協力して、最終的な腎臓を作り上げます。

腎臓の組織はどのように作られるか

尿管芽と造後腎組織は協力し合って腎臓を作り上げます。

総排泄腔から伸び出た尿管芽は、その茎の部分が尿管となり、先端部分は拡大して腎盂《じんう》、腎杯《じんぱい》を作ります。さらに、尿管芽は造後腎組織の中で枝分かれを繰り返して、多数の集合管まで作ってしまいます。尿管芽が枝分かれをすると、今度は枝の先に造後腎組織が空胞を作り、それが発達して糸球体と尿細管が形づくられていきます。

前回の授業でお話ししたように、糸球体から遠位尿細管まではネフロンと言って尿を作るユニットです。このユニットは造後腎組織によって作られます。それに対し、尿の排出路である集合管は、尿管芽の枝分かれによって生じてきます。このように由来の異なる組織が組み合わさって、腎臓という1つの臓器を作り上げるのです。

腎臓は回転しながら上昇して背中におさまる

最終的な腎臓となるべき後腎は、骨盤内で発生します。しかし、完成した腎臓は背中にあります。つまり、最初に発生した位

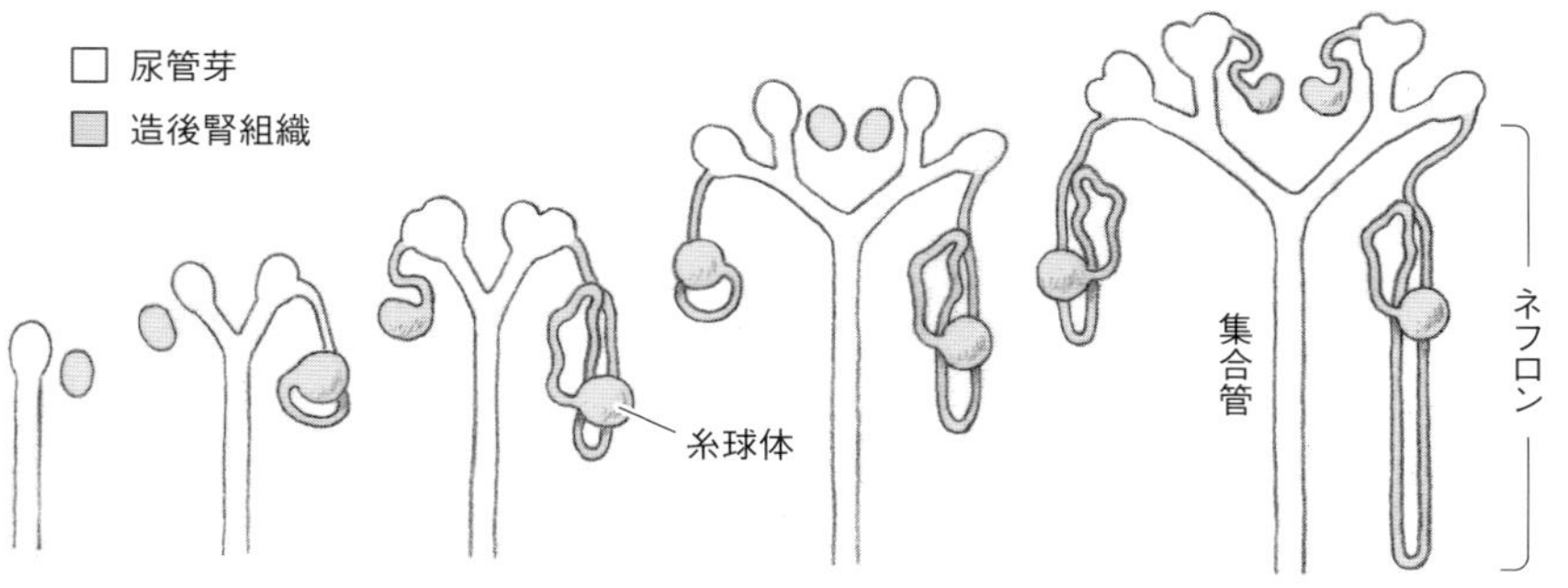

置から徐々に上昇していって、最終的な位置に到達するのです。

その間、腎臓に血液を供給する動脈は、より高位の動脈に置き換えられていきます。また、骨盤内では腎門が前を向いた状態で発生しますが、上昇するにつれて90度回転して、腎門が内側を向くようになります。

このような上昇の過程は普通は問題なく起こるわけですが、時々失敗してしまうことがあります。

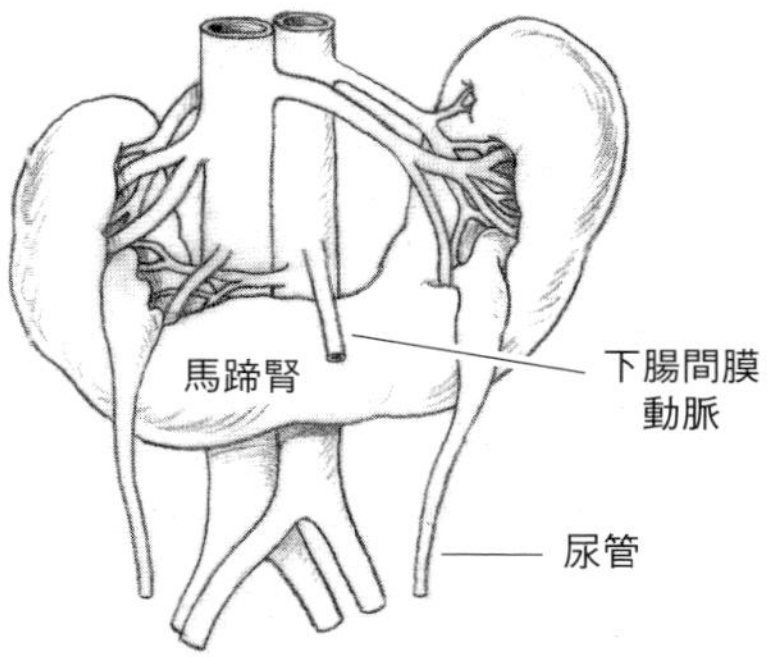

例えば**馬蹄腎**《ばていじん》という異常があります。左右の腎臓が真ん中でくっついていて、大動脈と大静脈の前でかなり低い位置にあります。これは発生過程で左右の腎臓が癒着してしまい、そのために大動脈から前方に出ている下腸間膜動脈に引っかかってしまったのです。

馬蹄腎では腎臓の回転も正常に起こらないので、腎門が前を向いてしまいます。ただ、見た目はかなり派手な異常ではありますが、腎臓の機能には何ら問題はありません。

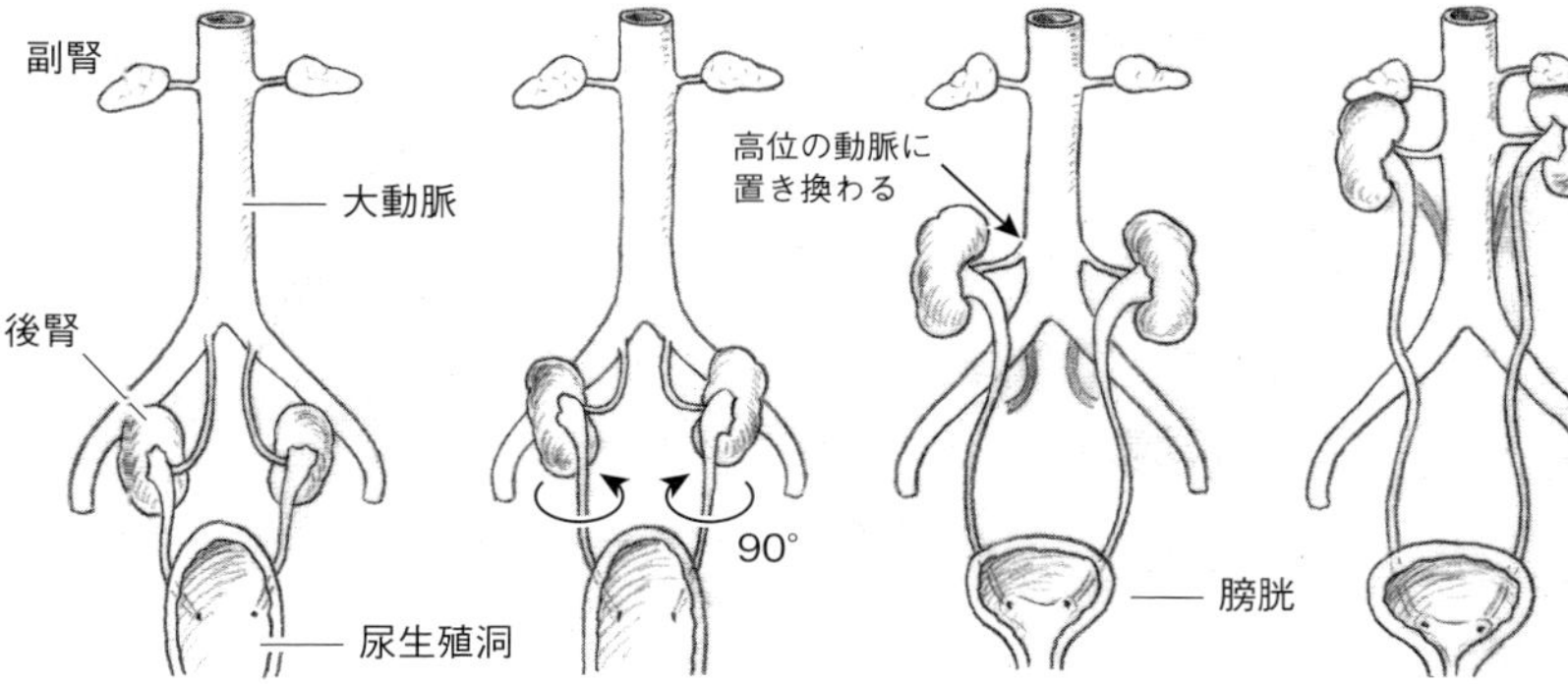

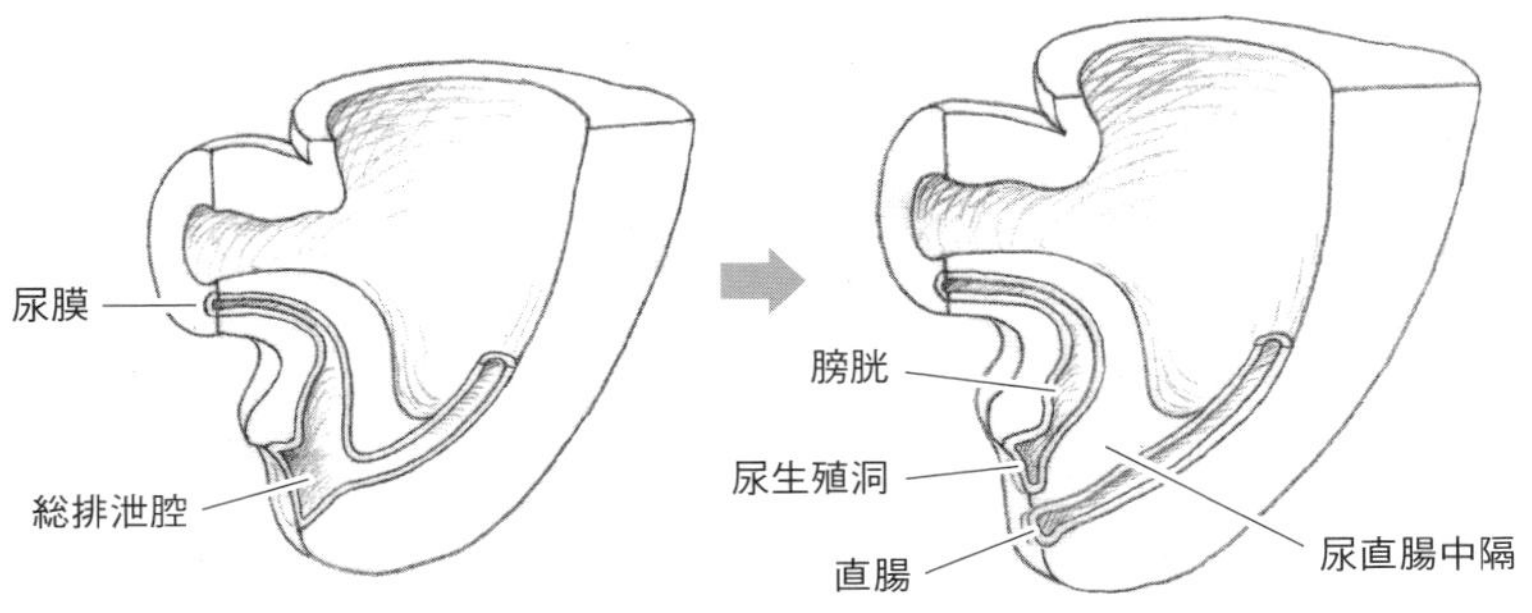

総排泄腔が分割されて膀胱ができる

膀胱は、**総排泄腔《そうはいせつくう》**から分かれてできたものです。総排泄腔は消化管の末端の部分で、排泄腔膜という膜で閉じられています。やがて、尿直腸中隔という仕切りによって、総排泄腔は前方の**尿生殖洞《にょうせいしょくどう》**と、後方の直腸に分割されます。前方の尿生殖洞から膀胱ができるというわけです。

ところで、膀胱からおヘソのほうに**尿膜《にょうまく》**という管が伸びています。この管はいったい何をしているのでしょうか?

――【学生】 尿を胎盤へ送る……?

胎児の尿は胎盤で処理される。その認識は正しいけれど、尿膜は行き止まりの管です。少量の尿をためることはできますが、やがて退化してふさがってしまいます。

なぜかというと、そもそも尿をためる必要がないからです。胎児の腎臓が機能し始める頃、尿生殖洞の出口を覆っていた膜がなくなり、胎児の尿は羊膜腔に排出されます。妊娠中期を過ぎると、**羊水《ようすい》**の大部分を胎児の尿が占めるようになります。胎児が飲み込んだ羊水は腸で吸収され、**臍動脈《さいどうみゃく》**を通って胎盤に送られます。羊水中の老廃物は、胎盤から母体循環に入り、母体によって処理されるのです。

つまり、赤ちゃんはお母さんの体を利用して排泄をしているので、膀胱に尿をためる必要がないのです。

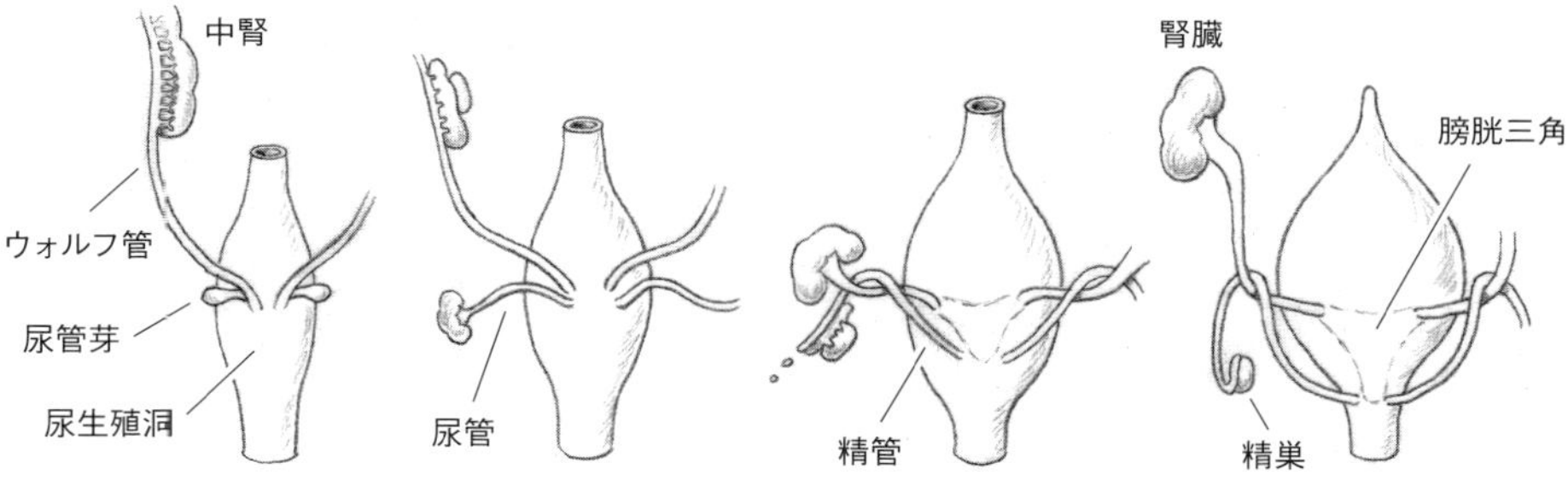

しかし、哺乳類の祖先をさかのぼっていくと、われわれはかつて爬《は》虫類であった時代があります。その頃は、母親のお腹の中で育つのではなくて、鳥のように卵で産み出されていました。したがって、卵の中で排泄物を処理しなければいけませんので、膀胱から つながる尿膜は体の外に出て、尿嚢という別の袋の中に尿を蓄えていました。その頃の痕跡がここに残っているわけです。

ここで**膀胱三角**《ぼうこうさんかく》の話を思い出してください。膀胱三角の粘膜は、膀胱の他の部分よりも固いという話をしましたね。その理由を説明します。

この図は尿生殖洞を後ろから見たところです。発生の初期には、ウォルフ管は尿生殖洞に開口し、そのすぐ近くから尿管芽が分かれて出ています。ウォルフ管と尿管芽は、もともとほぼ同じ場所に開いていたのです。

ところが、発生過程が進むにつれてウォルフ管の開口部は下にずれていき、尿管の開口部は上にずれていきます。最終的に、ウォルフ管は精管となって、ずっと下の尿道前立腺部に開いています。

このように開口部が移動する際に、ウォルフ管と尿管は一部が膀胱内に取り込まれながら移動するのです。そのために、膀胱三角の部分は他の部分と成り立ちが違ってきます。すなわち、膀胱三角は、尿管やウォルフ管と同じ中胚葉に由来します。膀胱の他の部分は、総排泄腔すなわち消化管と同じ内胚葉に由来します。

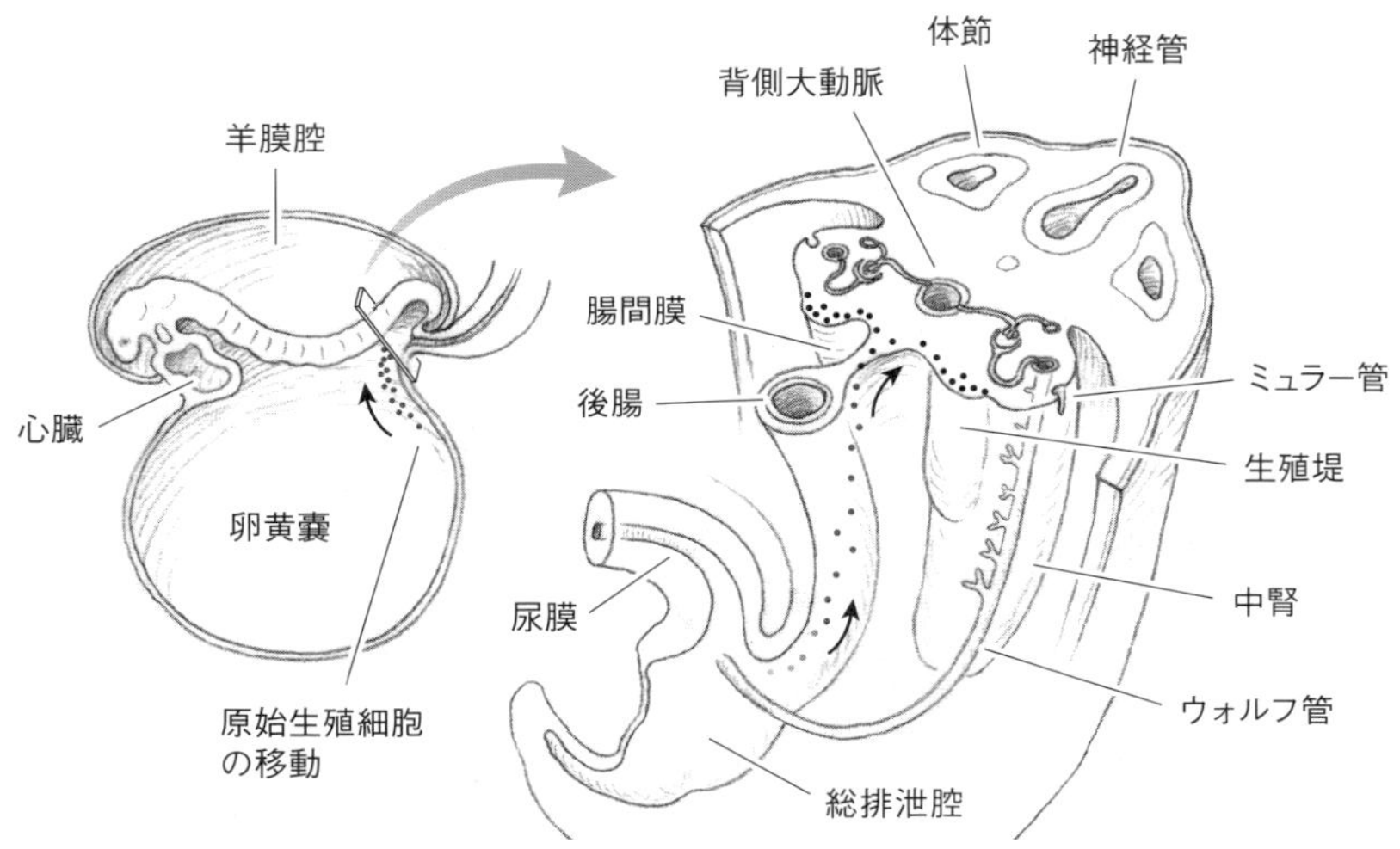

生殖細胞は未分化でなければならない

生殖器は他の器官と大きく異なる特徴があります。1つはすでにお話ししたように、男性と女性で全く違う構造を持っていることです。もう1つの特徴は、次の世代の子孫を産み出すということです。

次の世代の子孫になる細胞は、人体を構成するあらゆる細胞のルーツとなります。したがって、未分化の状態でなければいけません。「未分化」とは、まだ分化していないということで、特定の性質に染まっていてはいけないわけです。

人体を作っている細胞は、どれをとってみても、特定の役に立つように分化した細胞です。腸の上皮細胞にしろ、神経細胞にしろ、それぞれの機能を果たすために分化をとげて、特有の構造を備えています。生殖器を作る細胞も、もちろん分化した細胞です。卵巣や精巣が発生する場所を**生殖堤**《せいしょくてい》と言いますが、ここもすでに分化が始まっているわけです。

そこで、将来精子や卵子となるべき**原始生殖細胞**《げんしせいしょくさいぼう》は、どこか別の場所に未分化のままキープしておいて、あとから生殖堤に運んでくるという、そういう面倒な手順をふんでいます。そのキープしてある場所は、卵黄嚢の後ろの壁です。ここから原始生殖細胞はアメーバのように移動して、消化管の壁づたいに生殖堤に到達します。

性の分化を起こす引き金は何か

男女の生殖器がどのように分化していくか、その話をする前に、そもそも男性と女性にどうやって分かれるのかということを考えてみましょう。

高校の生物を思い出してください。人間の染色体は何本ですか。

――【学生】 46本。

その通り。そのうち、男女で共通な**常染色体**が44本あります。半分は父親から、もう半分は母親から受け継いだもので、あわせて22対です。それに対し、男女で異なる**性染色体**は1対しかありません。男性はＸＹ、女性はＸＸという1対の性染色体を持っています。ということは、遺伝情報のほとんどは男女共通なのです。男性だけが持っているＹ染色体、ここに秘密があるに違いありません。

ところが、Ｙ染色体はとても小さな染色体です。遺伝情報としてはわずかな量しか持っておらず、男性生殖器をはじめから設計して作っていくほどの情報量を持っているとは、とても考えられません。

この問題をどうやって解決しているかというと、初期の胎児は男性にも女性にもなれるのです。どちらにもなれる状態を用意しておいて、そこへあるスイッチを入れると男性になる。スイッチを入れなければ女性になる。そういうやり方をとっています。

男性化を引き起こすスイッチは、Ｙ染色体上にあるＳＲＹ（sex-determining region Y）と呼ばれる性決定遺伝子です。このＳＲＹ遺伝子が働くことによって男性になる、働かなければ女性になるという仕組みをどうやって実現しているのか。それをこれからお話しします。

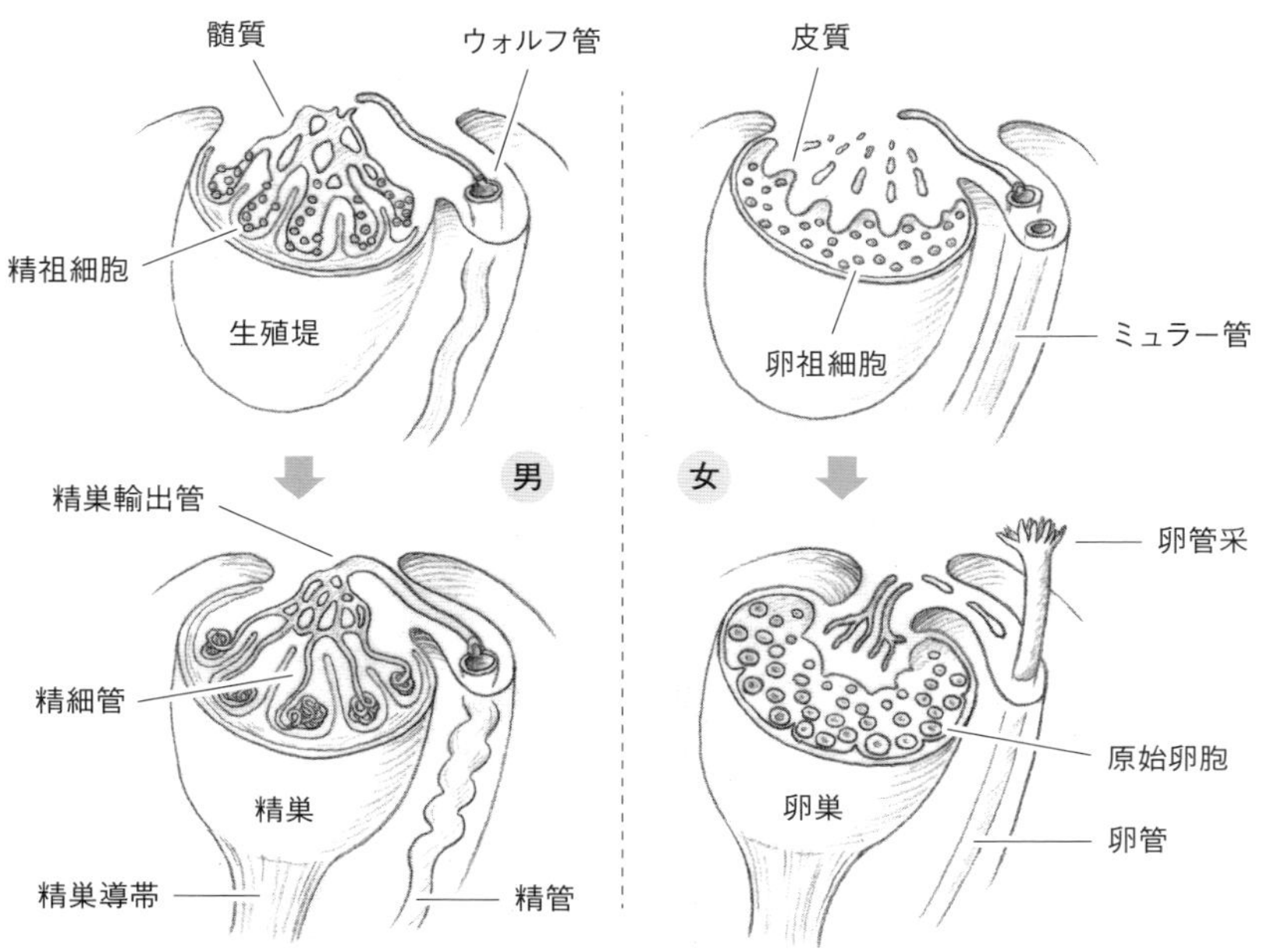

生殖堤は精巣と卵巣に分化する

生殖堤は中間中胚葉の一部で、中腎のすぐ横にあり、ウォルフ管とミュラー管が横を走っています。

ＳＲＹ遺伝子が働くと、生殖堤の髄質の領域が発達して、精巣に特有の**精細管**《せいさいかん》という管状の構造を作ります。この精細管の中で生殖細胞が分裂して精子が発生します。

ＳＲＹ遺伝子が働かないと、生殖堤の皮質の領域が発達して、そこに生殖細胞が集まって**原始卵胞**《げんしらんぽう》が作られます。

精細管の中では絶えず細胞分裂が起こっていて、新たな精子を作り続けます。ところが、卵巣では生殖細胞の分裂がもはや起こらない。そのため、細胞死によって卵子の数は減り続けます。新生児の時に約200万個あった卵子は、思春期には2万個以下に減ってしまいます。

「えっ、そんなに少なくていいの？」と思うかもしれません。でも、実際に使われる卵子の数はずっと少ないのです。1ヵ月に1個の排卵があるとして、生殖可能年齢は10代から40代後半ですから、長くても40年間。せいぜい400個といったところです。

以上のような事情がありますから、若い女性はなるべくレントゲンにかからないように配慮すべきです。妊娠している人はもちろんですが、そうでなくても卵巣に放射線を当てないほうがいい。というのは、卵子は細胞分裂をしないから、放射線による遺伝子の傷が修復されずに残ってしまうのです。

性ホルモンが生殖管の分化をコントロールする

次に、ウォルフ管とミュラー管から男女の生殖管ができてくる仕組みをお話しします。

SRYの作用で精巣ができると、そこから2種類のホルモンが分泌されます。この2種類のホルモンの作用によって、生殖器が男性化の方向へ大きく舵を切るわけです。

まず、精細管と精細管の間にあるライディッヒ細胞から、男性ホルモンのアンドロゲンが分泌されます。これはウォルフ管に作用して、男性生殖器を発達させる働きを持っています。

もう1種類のホルモンは、精細管の中にあって精子を助けるセルトリ細胞が分泌するミュラー管抑制因子です。このホルモンはミュラー管の発達を抑え、女性生殖器の発達を抑制します。というわけで、めでたし、めでたし、男性の生殖器ができるわけです。

これに対し精巣を持たない女性では、ウォルフ管は自然に退化してしまいます。その一方で、ミュラー管は抑制されることなく発達して女性生殖器が作られます。

このような仕組みで、遺伝子というスイッチが働くことによって生殖腺が分化して、そこから出た2種類のホルモンで生殖管の発達がコントロールされるのです。

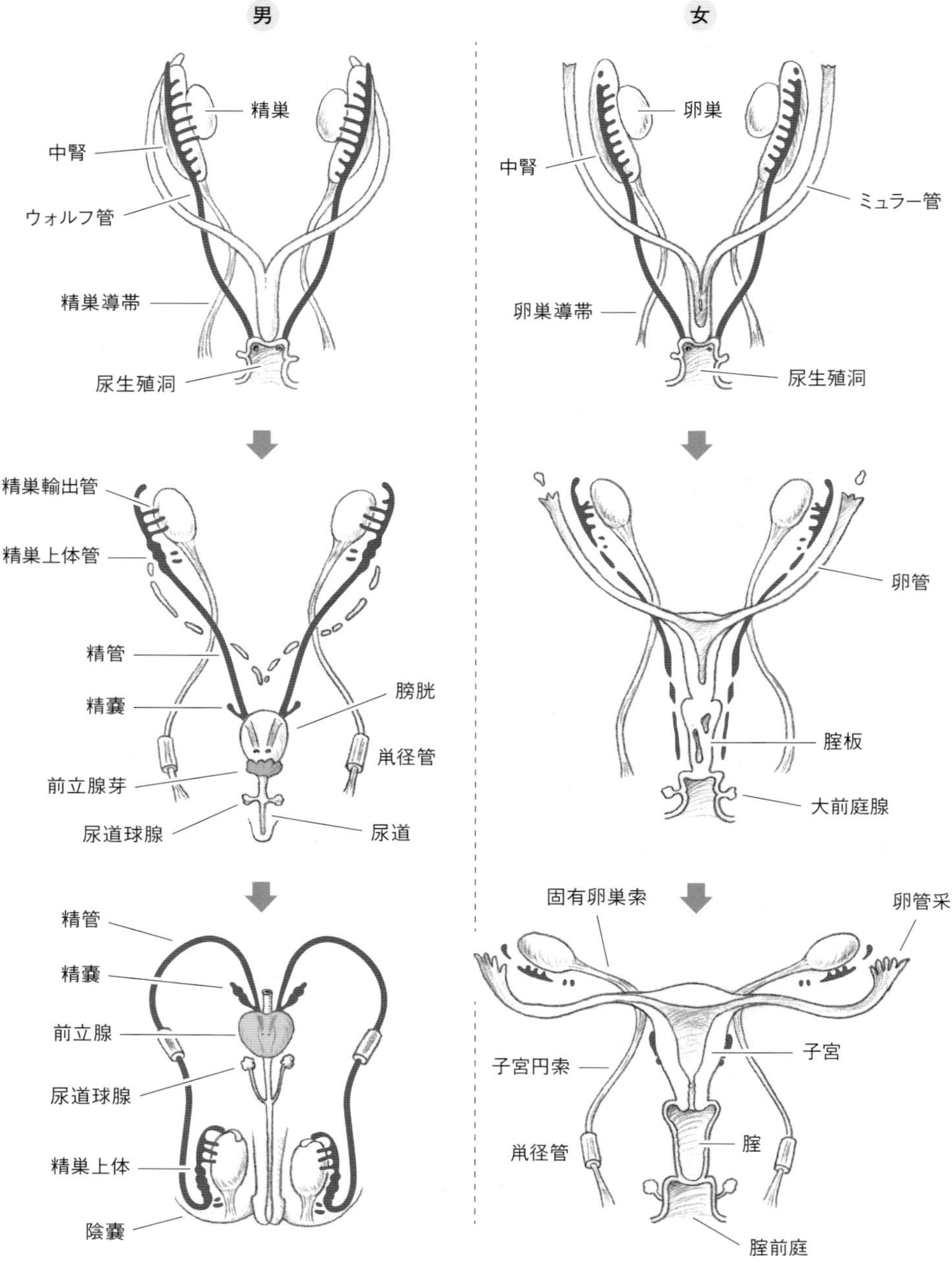
男
精巣
中腎
ウォルフ管
精巣導帯
尿生殖洞
精巣輸出管
精巣上体管
精管
精嚢
膀胱
鼡径管
前立腺芽
尿道球腺
尿道
精管
精嚢
前立腺
尿道球腺
精巣上体
陰嚢
女
卵巣
中腎
ミュラー管
卵巣導帯
尿生殖洞
卵管
腟板
大前庭腺
固有卵巣索
卵管采
子宮
子宮円索
鼡径管
腟
腟前庭

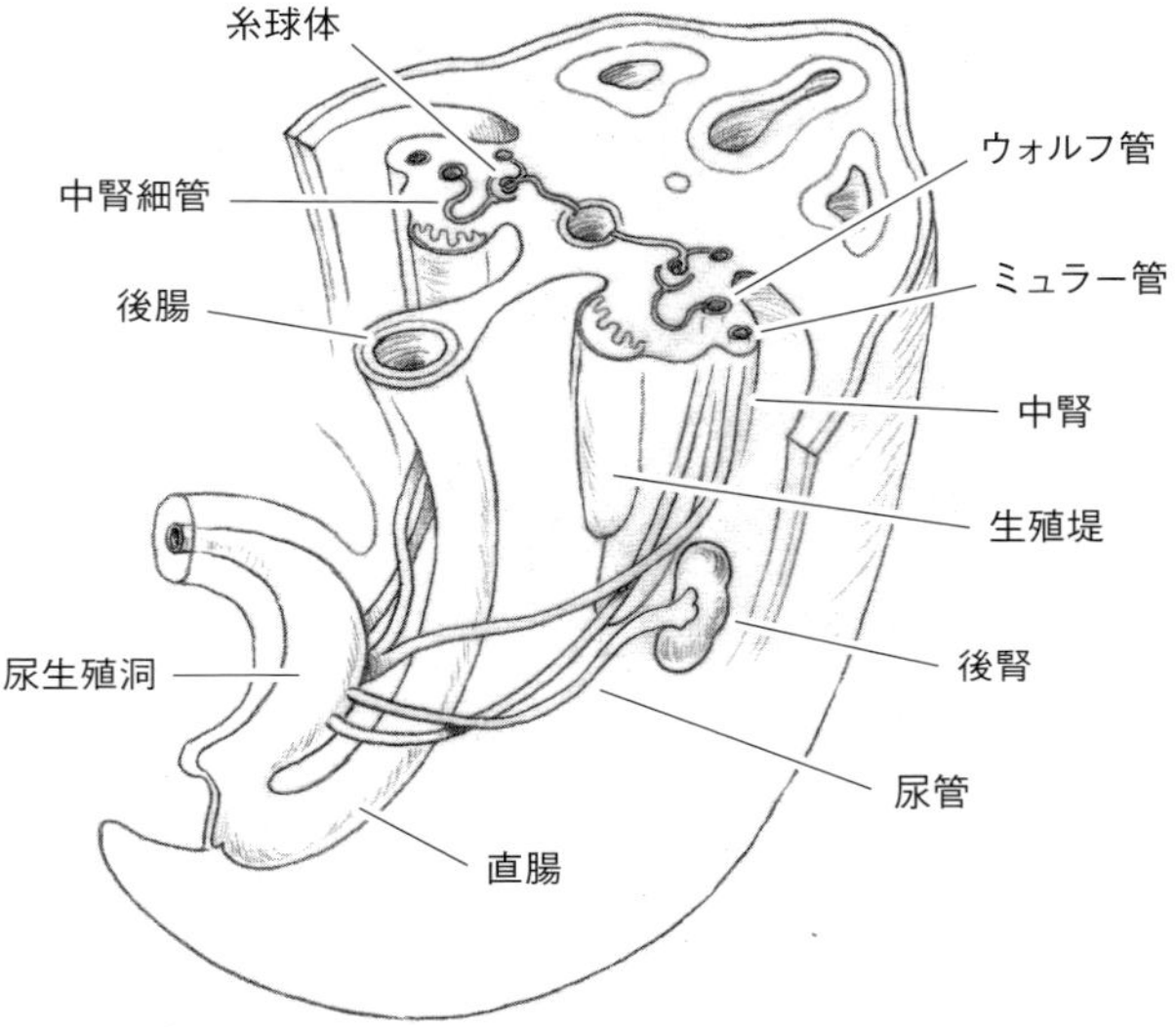

ウォルフ管とミュラー管から何が作られるかは、図を見ていただければ一目瞭然です。

ウォルフ管は前腎から生まれ、中腎の排尿路として総排泄腔に達します。ミュラー管はウォルフ管によって誘導され、腹膜の上皮が管状に落ち込んでできたものです。総排泄腔に達するという点では、ウォルフ管と同じです。

ウォルフ管は男性の生殖管、すなわち精巣から出ている精巣上体管とそれに続く精管になります。

精巣とウォルフ管をつないでいる複数の細い管は、中腎の尿細管を利用したものです。この管は、精巣と精巣上体をつなぐ複数の精巣輸出管として残ります。

ミュラー管は女性の生殖管、すなわち卵管、子宮、腟の上部になります。ここで、ミュラー管は腹膜の上皮が落ち込んで発生したということが意味を持ってきます。卵管の先端が腹膜腔に開いているのは、ミュラー管が腹膜腔に開いていたなごりなのです。

ミュラー管はウォルフ管と違って、左右のものが正中部で癒合します。その結果、単一の子宮と腟が作られます。

オスが性決定遺伝子を持つ理由

ここまで、Y染色体上のSRY遺伝子が性を決めるという話をしてきました。ところが、脊椎動物全体を見渡してみると、この仕組みは必ずしも当たり前ではないのです。なかには遺伝子とは全く無関係に性が決まるものさえいます。

例えば魚類では、性転換という不思議な現象がみられます。いままでメスだったのが歳をとるとオスに変わるとか、栄養状態が良くなるとオスがメスに変わるといったことが多くの魚種で起こります。性を固定せずに、環境に柔軟に適応していく戦略をとっているのです。

性染色体の仕組みも、爬虫類や鳥類では少し違っています。哺乳類の性染色体はオスがXY、メスがXXの組み合わせです。ところが鳥類ではオスがZZ、メスがZWで、メスがヘテロの組み合わせになっている。ということは、鳥類では性を決定する遺伝子はメスの側にあるわけです。

オスがヘテロでもメスがヘテロでも結果は同じじゃないかと思われるかもしれませんが、哺乳類の場合は、オスがヘテロの遺伝子型でなくてはだめだという事情があるのです。この事情とは何でしょうか?

赤ちゃんは、お母さんの体の中で女性ホルモンのシャワーを浴びながら暮らしています。ですから、もし女性ホルモンに性の分化作用があったら、生まれる子は皆、女になってしまう。男性ホルモンにだけ性の分化作用があるから、安全なのです。そういう理由で、胎生の哺乳類はオスがヘテロの遺伝子型を持たざるを得ないわけです。逆に、オスをヘテロにしておいたから、われわれは哺乳類になれたとも言えます。

ところで、お腹に男の子がいるか女の子がいるかはお母さんの顔つきでわかる、男の子がお腹にいると顔がきつくなる、などとよく言いますね。根拠のない俗説とされていますが、皆さんはどう思いますか？

女性は元来、男性ホルモンを持っていません。ところが、男の子をお腹の中に持っている期間は、男性ホルモンにさらされます。胎児の精巣で作られた男性ホルモンが、胎盤を通してお母さんの血流にも入ってくるからです。男性ホルモンは中枢神経に対する分化作用を持っていることが知られていますから、その時期だけ顔つきがきつくなるということがあってもよいかもしれません。

コアラの子宮はなぜ小さいのか

哺乳類は、大まかに3つのグループに分かれます。カモノハシのように卵を産む**単孔類**《たんこうるい》、カンガルーやコアラのように小さな赤ちゃんを産んで袋の中で大きく育てる**有袋類**《ゆうたいるい》、それ以外の哺乳類の大部分は**真獣類**《しんじゅうるい》と言って比較的大きな赤ちゃんを産むものです。

有袋類と真獣類は生殖器の発生過程が違います。どこが違うかというと、有袋類の子宮は小さく、左右に分かれている。そのため胎盤を持たず、子宮内で赤ちゃんを大きく育てることができません。その

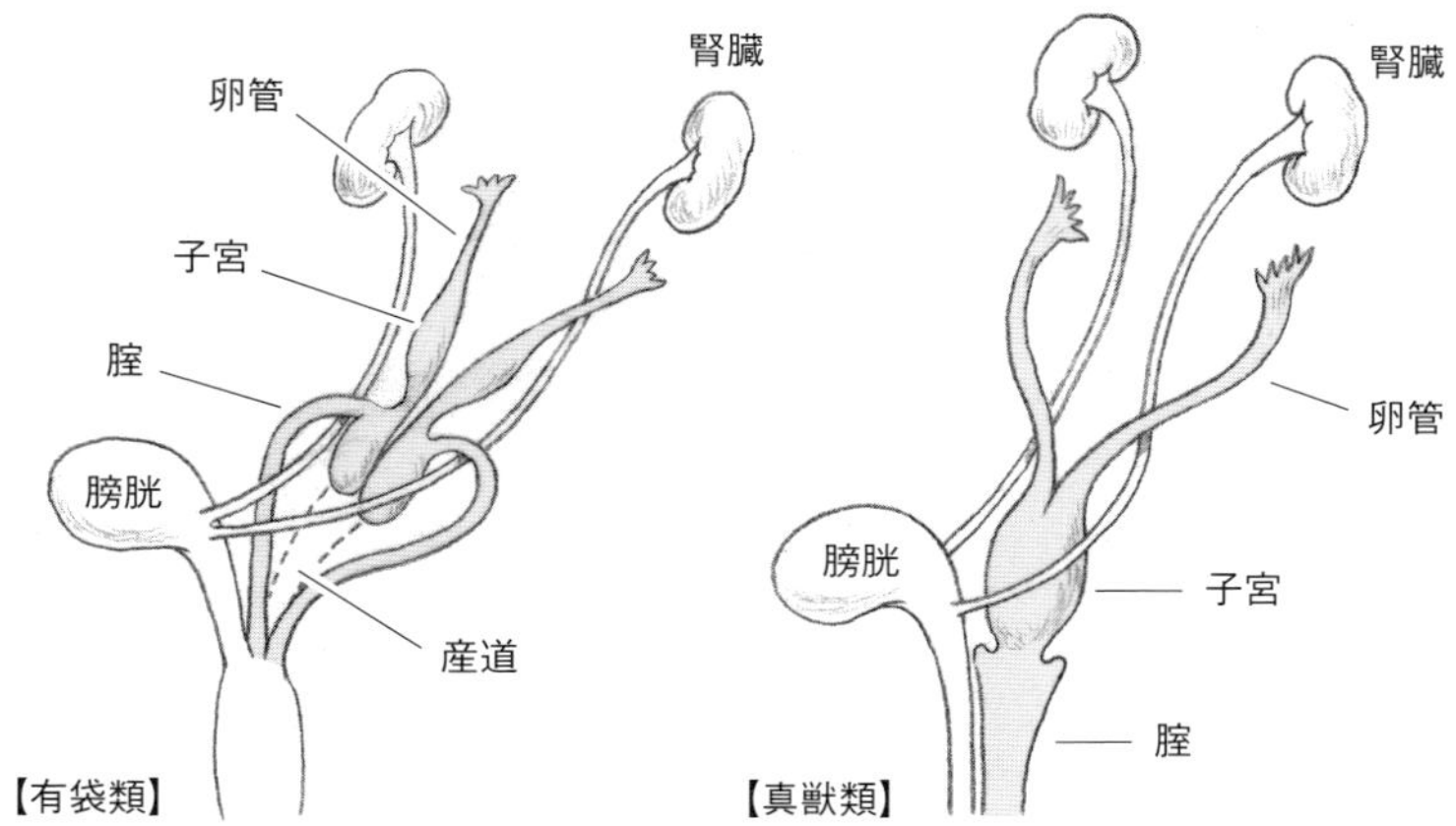

かわり、小さな赤ちゃんを産んで、育児嚢という袋の中で大きく育てるという作戦をとっています。

有袋類の女性生殖器はなぜこんな形になってしまったのでしょうか？

有袋類では、左右の腟の間に尿管が入り込んでいます。そのため尿管が邪魔になって、ミュラー管の正中での癒合が妨げられてしまったわけです。

膀胱の発生過程のところで説明したように、膀胱ができていく過程で、尿管口は相対的に上に移動し、ウォルフ管とミュラー管は相対的に下に移動します。そのとき、尿管が通るコースは2通りあります。有袋類では内側のコースを通る。その結果、左右のミュラー管は癒合することなく、2個の子宮ができあがるのです。

それに対して真獣類では、尿管は外側のコースを通るので、ミュラー管の癒合を邪魔することはありません。しかし、ウォルフ管が精巣とともに下っていくときに、尿管に引っかかってしまう。われわれの精管が延々と遠回りの経路をとるのは、このためです。

以上が、有袋類と真獣類の生殖器のできかたの違いです。ほんのちょっとの違いですが、これが運命を大きく左右しました。

有袋類はかつては世界中で繁栄していましたが、真獣類との競争に負けて多くの種が絶滅してしまいました。カンガルーやコアラは、オーストラリアという隔絶した大陸で、真獣類が入って来なかったので生き延びることができたのです。

なぜ有袋類は生存競争に負けてしまったのでしょうか?

その理由は、頭が小さく、脳が発達しなかったためと言われています。有袋類の赤ちゃんは小さく産まれてくるにもかかわらず、自力で育児嚢のところまで這い上って行かなくてはいけません。そのためには、発生のごく初期に脳と上半身を完成させておく必要があります。その結果、生後は頭部や上肢の発達が停滞して、上半身の小さな動物ができあがってしまったようです。それに対してわれわれ真獣類は、子宮の中で思う存分脳と上半身を発達させることができ、それが生存競争に有利に働いたと思われます。

有袋類と真獣類は約1億5千万年前に分かれました。その当時はどちらの道をとってもよかったのでしょうが、その後の生存競争にさらされたとき、明らかに優劣がついてしまいました。生殖器の形を決める発生過程の違いで、異なる運命が待っていたわけです。

循環系と血液

東大解剖学講義◉第6回

東大解剖学講義◉第6回

「循環系と血液」

心臓がポンプ、血管がパイプであり、血液が循環していることは、今や誰もが知っている常識です。しかし、このような考えが広まったのは、実はそんなに昔のことではありません。イギリスの医師ウィリアム・ハーヴィーが実験と論証によって明らかにし、一六二八年に発表したのが始まりです。

それ以前の人たちも解剖によって心臓や血管を見ていたのですが、血液が循環しているとは考えていなかったのです。

2世紀、古代ローマ時代のガレノスは、イヌやサルを解剖してくわしく観察しました。そして、動脈と静脈と神経は、それぞれ別の体液を全身に分配するパイプであるという理論体系を作り上げました。血管は全身循環のためではなくて、分配、すなわち一方通行のためのパイプであると考えたのです。この理論体系はその後も長く支持され、ハーヴィーの血液循環説によって覆されるまで、実に十数世紀を要しました。

循環系は体循環と肺循環、そしてリンパ管で構成される

初めに、循環系の構成要素を確認していきましょう。

心臓から出た血液は、動脈を通って全身を巡り、静脈を通って心臓に戻ってきます。動脈と静脈は、器官の中で毛細血管でつながっています。したがって、循環系は閉鎖回路であると言えます。

そしてその回路には2種類あります。1つは左心室から出て、全身を巡って、右心房に戻ってくる**体《たい》循環《じゅんかん》**。もう1つは右心室から出て、肺を通り、左心房に戻ってくる**肺循環《はいじゅんかん》**です。

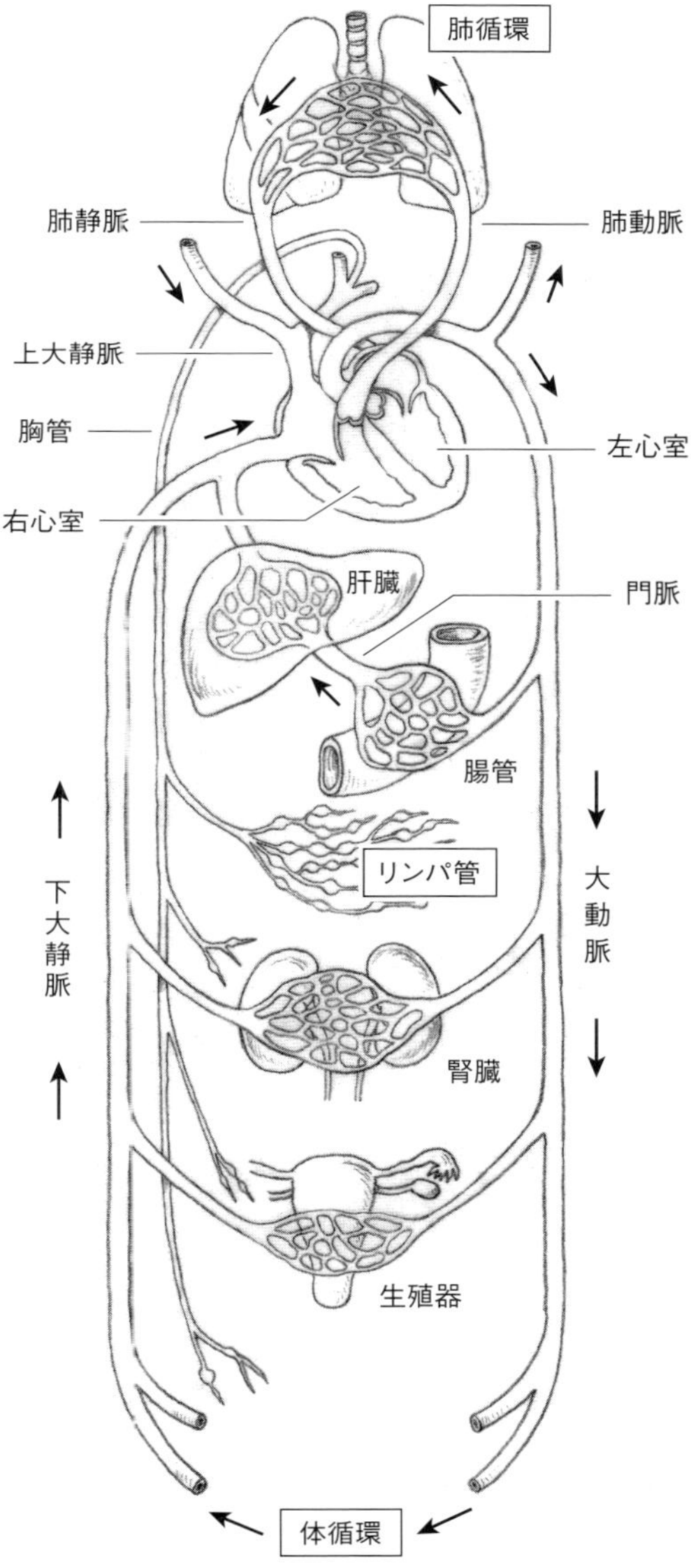

実は、いまの話で大事なものが1つ抜けています。何だかわかりますか？

心臓から出て下っていくのは**大動脈《だいどうみゃく》**、心臓に戻るのは**上大静脈《じょうだいじょうみゃく》**と**下大静脈《かだいじょうみゃく》**です。前ページの図では、下大静脈のかたわらに細い管が描かれています。その細い管は毛細血管の近くで始まり、途中で枝が集まって、最後は心臓の近くの太い静脈に合流して終わっています。

この細い管はリンパ管です。循環器というと真っ先に心臓や血管を思い浮かべますが、実はリンパ管の働きを知ることが、循環系を理解する上で重要なのです。

血管外にあふれた液はリンパ管が回収する

リンパ管は、血管外にある余った液を回収して血液中に戻すためのパイプです。では、「余った液」というのは、そもそもどこから来たのでしょうか？

それは毛細血管から漏れ出たものです。毛細血管を血液が流れていく間に、周囲の組織と物質のやりとりが行われます。このとき、拡散によってガスや栄養素が出入りするだけではなく、血液中の水分すなわち**血漿《けっしょう》**が出入りするのです。上流の動脈側では圧力が高いので水が漏れやすく、下流の静脈側ではそれが少しずつ血管内に戻る。そういう水の出入りのあることが知られています。

水を血管の外に押し出す力を**静水圧《せいすいあつ》**と言います。これは心臓から押し出されてきた圧力、すなわち血圧です。それが動脈側ではまだ高いので、外に向かって押し出す力になります。

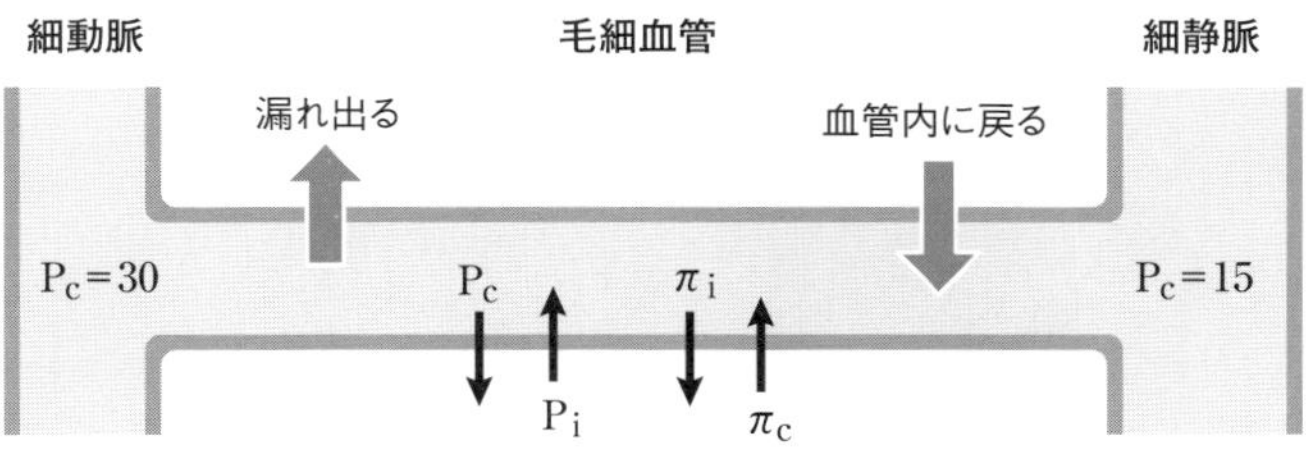

P_c（血管内の静水圧）
P_i（組織間の静水圧）$= -5$
π_c（血漿膠質浸透圧）$= 25$
π_i（組織間液の膠質浸透圧）$= 6$

単位 mmHg

では、水を血管内に引き込む力は何か。

それは毛細血管の壁の性質に依存しています。毛細血管の壁は蛋白質を通さないので、血液中に含まれている蛋白質は血管外に漏れることはありません。そのため、血管内には蛋白質があり、血管外の液には蛋白質がほとんどないという濃度差ができます。

このように薄い壁を隔てて物質の濃度差があるときに、濃度の高いほうに水を引き寄せる力が働く。そういう力を何と言いますか？

――【学生】　浸透圧。

そう、**浸透圧**《しんとうあつ》です。通常は、細胞膜を隔てて電解質の濃度差があるときに働く力を浸透圧と言います。毛細血管の壁に働いている浸透圧は、蛋白質という巨大分子による力なので、特に**膠質浸透圧**《こうしつしんとうあつ》と呼んでいます。

毛細血管全体で見れば、静水圧と膠質浸透圧はほぼバランスがとれています。したがって、血管外に出ていった水は大部分が血液中に戻ってきます。しかし、血漿の千分の1から二千分の1に相当する水分は、血管から出て戻ってきません。

この「余った液」は、細胞と細胞の間にあるので**間質液**《かんしつえき》とか**細胞間液**《さいぼうかんえき》と呼ばれます。その間質液を回収するのがリンパ管の役割なのです。

リンパ管は細い枝を集めて次第に太くなり、最終的には首の付け根あたりで大きな静脈に注ぎます。

ここで疑問が生じます。リンパ管の中の液体は「リンパ液」とか単に「リンパ」と言いますが、それを運ぶ原動力は何か。血圧ではないね。さあ、何だろう？

リンパ管は要所要所に弁があって、心臓の方向にしか流れないようになっています。体を動かすと、筋肉によってリンパ管が圧迫されたり緩められたりします。つまり、筋肉がポンプの働きをして、リンパ管の中にある弁と協力してリンパを心臓の方向に押し流している。そういう仕組みです。

リンパ節は異物を処理するフィルター

ここまでリンパ管について話してきましたが、リンパに関連してまだ触れていないものがあります。それは何でしょう？

――【学生】　リンパ腺。

リンパ腺というのは俗称で、正式には**リンパ節《せつ》**と言います。リンパ管のところどころにある膨らみで、直径１㎜くらいから大きいものは３㎝くらいあります。

リンパ節の役割は異物を処理することです。というのは、回収した組織間液がそのまま血液中に入ってしまうと危ない。血管の外の環境には異物が侵入している可能性が常にあるからです。

ちょっとした擦り傷でも、すぐに異物や細菌が侵入します。それらを含んだ間質液をそのまま血液に入れるわけにはいきません。ですから、途中にリンパ節というフィルターを配置して、異物を処理する

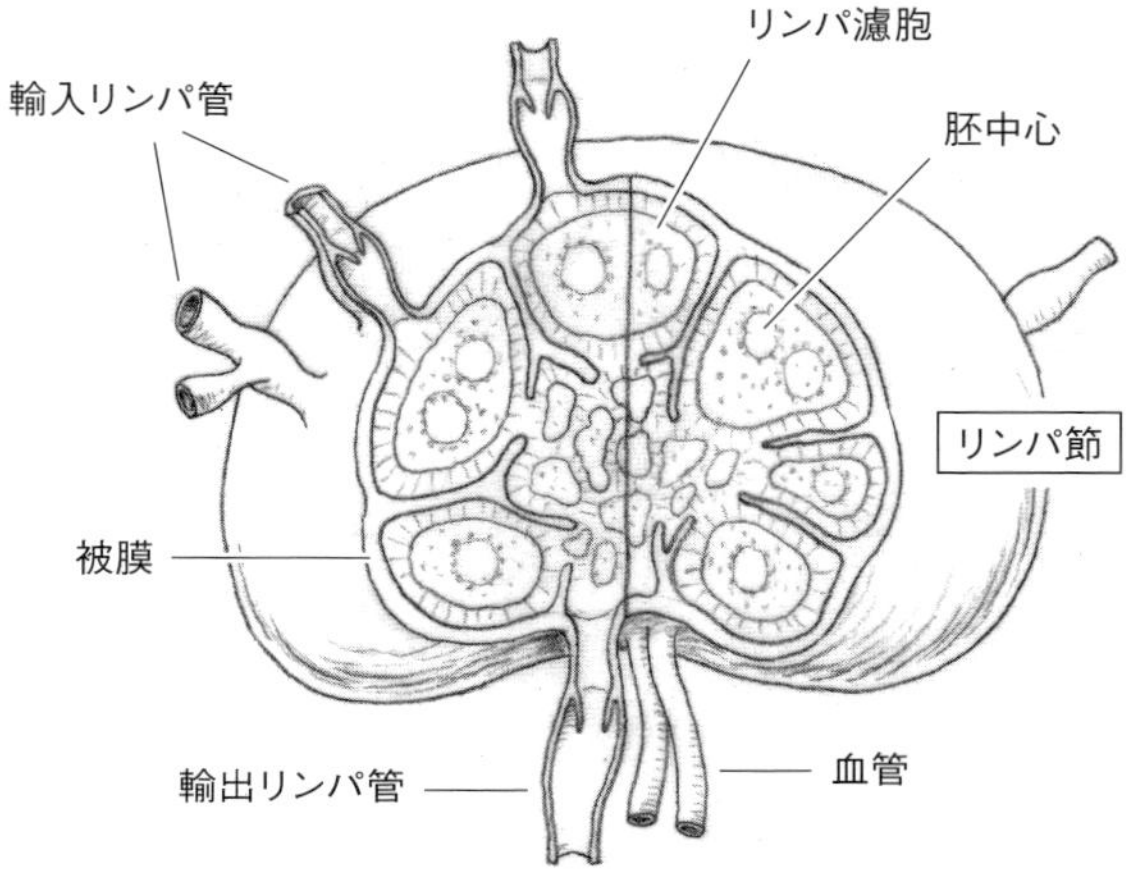

必要があるのです。

風邪をひいたり怪我をすると、リンパ節が腫れます。例えば風邪でノドの炎症が起こると、首のリンパ節が腫れます。手足を怪我すれば、わきの下にある**腋窩《えきか》リンパ節**や、足の付け根にある**鼡径《そけい》リンパ節**が腫れます。

というように、リンパ節は、体幹から突き出ている首や手足の付け根のところに集中して配置されています。外から触れないところでは、胸腹部の内臓の近くや大動脈の周辺にも、リンパ節が集まっています。

リンパ節は単なるフィルターではありません。外敵に対する防御の拠点ともなっています。リンパ節には免疫系の細胞が集まっていて、異物を認識して特異的な免疫反応を起こします。このような組織をリンパ組織と言います。

リンパ組織は、リンパ節以外にも広がっています。例えば胃腸や呼吸器のように外界からの異物が侵入しやすい場所では、粘膜に小さなリンパ組織の集団があります。これを**リンパ小節《しょうせつ》**と言います。

リンパ小節はときに集まって大きな塊を作ることがあります。**集合リンパ小節**と言って、小腸の**パイエル板**、咽頭や舌の付け根にある**扁桃《へんとう》**などが代表的なものです。風邪をひいて扁桃が真っ赤に腫れているときは、免疫細胞が増殖して防衛反応が進行しているのです。

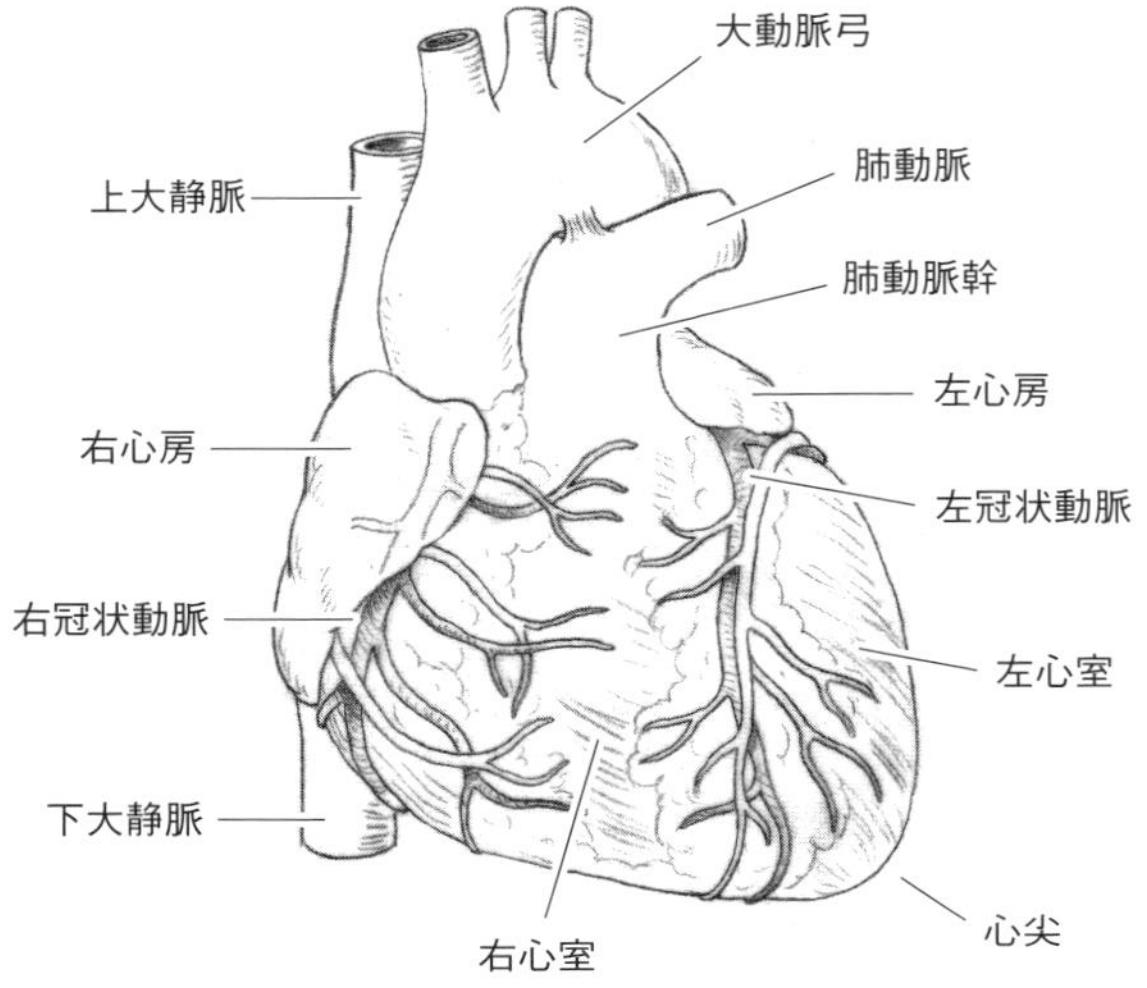

心臓の成り立ちを理解しよう

心臓については皆さんよく知っていると思いますが、案外誤解していたり、いわゆる「常識」にとらわれて本来の姿かたちが見えなくなっていることも多いのです。

例えば、心臓は右と左のポンプに分かれるという「常識」があります。右のポンプは肺に血液を送り、左のポンプは全身に血液を送る。左右のポンプはそれぞれが**心房**《しんぼう》、**心室**《しんしつ》という2つの部屋でできている。心房と心室の間には**房室弁**《ぼうしつべん》があり、心室の出口には**動脈弁**《どうみゃくべん》がある。

皆さんが頭の中で描いている心臓の形は、大体こんなところかと思います。

心臓のポンプとしての働きを考えたとき、これは正しい理解と言えます。しかし、いまからお話しすることは、このような常識的な理解を覆す話です。

心臓が右と左に分かれるというのは、解剖学的には間違いです。実際に心臓を解剖してみるとわかることですが、右と左を分けようとしても分かれない。しかし、心房と心室はメスを使わずともきれいに分けることができます。つまり、心臓は上と下に分かれるのです。

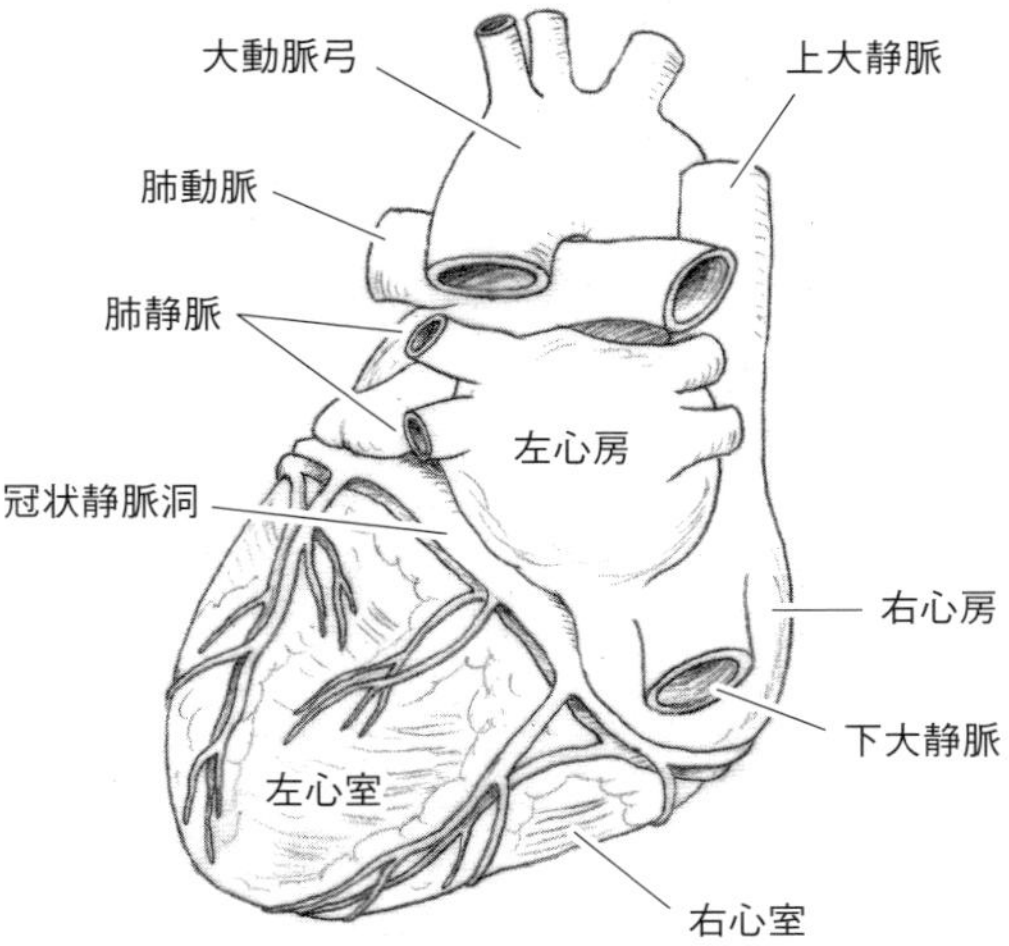

これは心臓の成り立ちを考えれば、当然のことです。発生初期の心臓では、心房も心室も左右に分かれておらず、それぞれが１つの部屋です。あとから**心房中隔**《しんぼうちゅうかく》、**心室中隔**《しんしつちゅうかく》という仕切りができて、左右に区切られたのです。

前後から見た心臓の形

心臓のポンプを構成する４つの部屋がどこにあるか、見ていきましょう。

各部屋の境目には、外から見える溝があります。心房と心室の境目には**冠状溝**《かんじょうこう》、右心室と左心室の境目には**室間溝**《しつかんこう》があり、溝に沿って血管が走っています。

心臓を前から見ると、心室のほうが心房よりも大きく目立って見え、また右心のほうが左心よりも大きく見えます。後ろから見たときは逆に、心房が大きく、また左心が大きく見えます。

結果として、心臓の前面では**右心室**《うしんしつ》が大きな面積を占め、後面では**左心房**《さしんぼう》が大きな面積を占めています。

これが何を意味するかというと、心臓の４つの部屋の配置は、体の軸に対して真っ直ぐにはなっていないのです。なぜそうなっているかは、のちほど説明します。

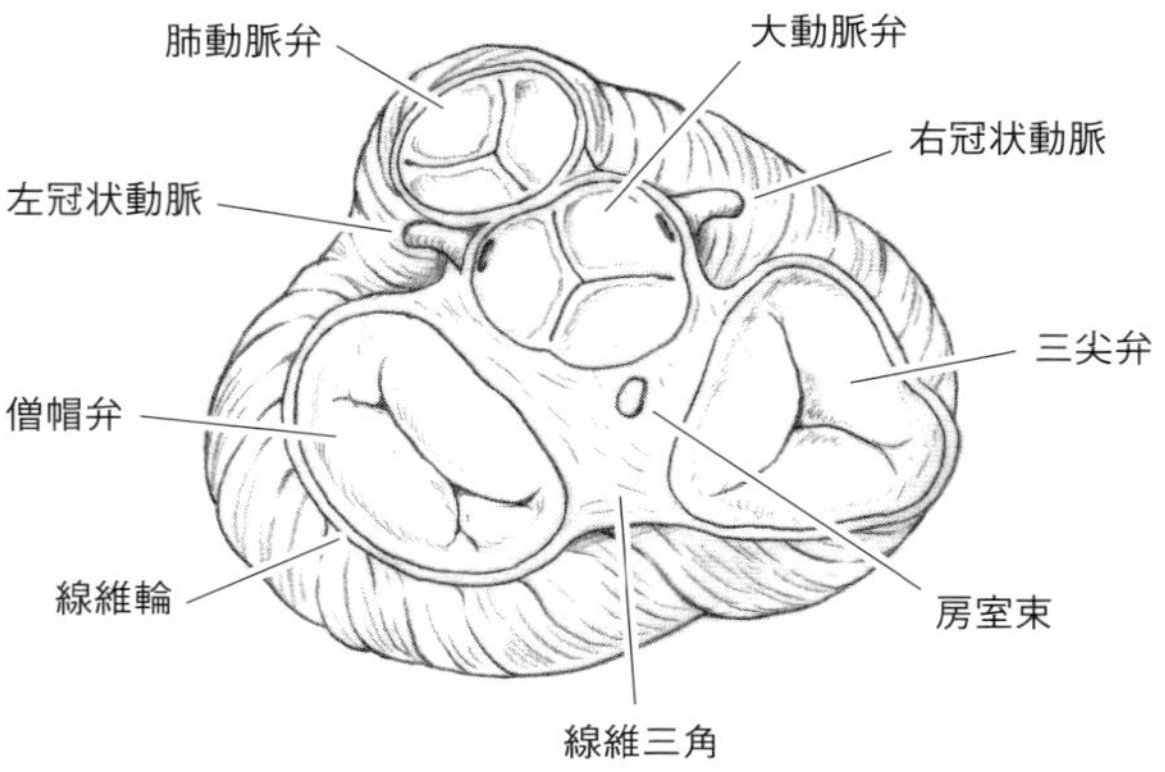

心基部を見れば心臓の構造がわかる

先ほどお話ししたように、解剖によって心房と心室を分離することができます。

心房を取り外して、心室を上から見てみましょう。ここは心房と心室の境界面にあたり、心室の基底面、あるいは**心基部**《しんきぶ》と呼ばれます。心基部をよく観察すると、心臓の成り立ちが見えてくるのです。

心基部には、弁の付いている口、**弁口**《べんこう》が4つあります。図の上のほう、すなわち心臓の前のほうに丸い口が2つ前後に並んでいます。その左後ろに楕円形の口があり、右後ろには三角形の口があります。この4つの弁口に、いまから弁の切れ込み線を入れていきます。

いちばん前にあるのが**肺動脈弁**《はいどうみゃくべん》、その後ろにあるのが**大動脈弁**《だいどうみゃくべん》です。両者の弁口の中心を結ぶように切れ込みを入れ、さらに120度ずつずらして切れ込みを入れます。これで、それぞれ3つの弁ができました。

左後ろにあるのは左の房室弁で、またの名を**僧帽弁**《そうぼうべん》と言います。楕円形の弁口の長軸に沿って切れ込みを入れると、前後2つの弁ができます。

右後ろにあるのは右の房室弁で、またの名を**三尖弁**《さんせんべん》と言います。大動脈弁の切れ込みと一致するところと、僧帽弁の切れ込みと一致するところを結ぶように切れ込みを入れ、さらに中心から反対方向に切れ込みを入れます。これで3つの弁ができました。

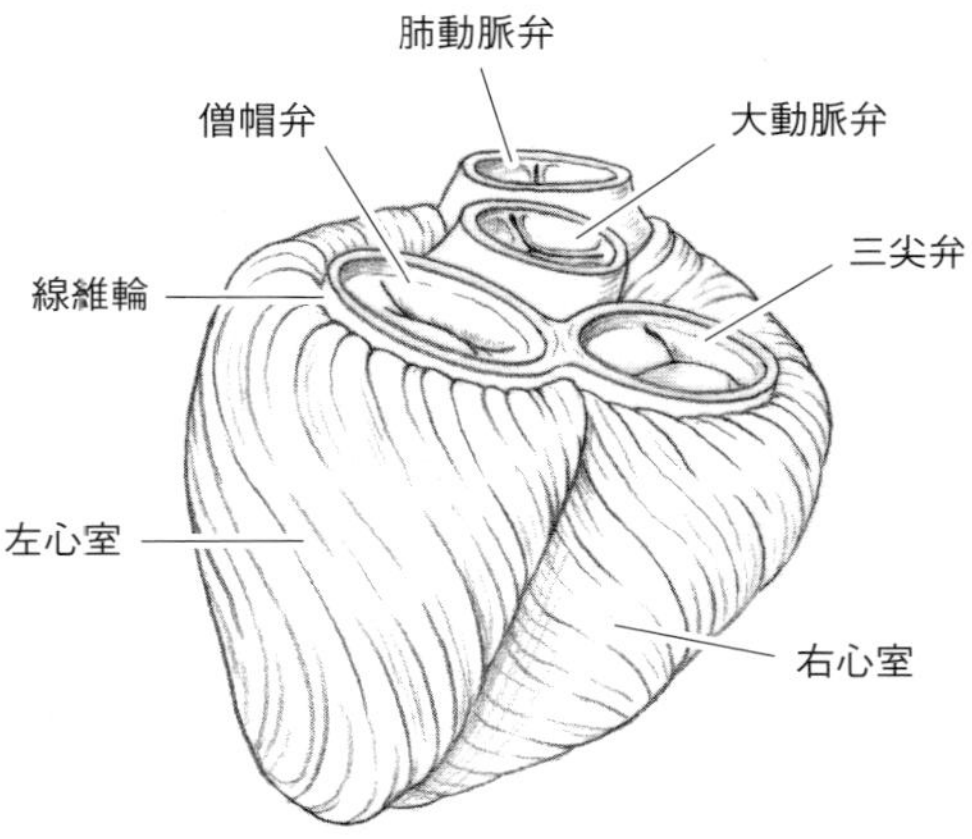

心臓にも骨格がある

心基部は、心臓の構造のかなめとなっているところです。なぜかというと、ここに心臓の骨格があるからです。骨なんてどこにもないじゃないか、と思うかもしれません。実は骨ではなくて、結合組織でできた固い構造のことを「心臓の線維性骨格」と呼んでいるのです。

どこにあるかというと、弁口を取り巻くようにコラーゲン線維が集まって、固い結合組織の輪を作っている。**線維輪**《せんいりん》と言って、弁の形が崩れないように保つ役割があります。さらに、左右の房室口の間を埋めるように結合組織が集まっている場所があり、**線維**《せんい》**三角**《さんかく》と呼ばれています。

心臓の壁を作る心筋線維は、すべてこの線維性骨格につながっています。例えば、心室筋は線維性骨格から起こり、らせん状に下行したのち反転して上行し、再び線維性骨格に付きます。したがって、心室筋が縮んだり伸びたりすると、心基部に近づいたり遠ざかったりする運動になるわけです。

ここで注意して欲しいのは、心基部は実際には水平の位置にはないということです。どうなっているかというと、後ろに傾いて、かつ左にねじれている。心基部が後ろに傾いているために、前から見たときに心房よりも心室が大きく見える。また、心臓の左右の仕切りが左にねじれているために、前から見たときに右半分が大きく見えるというわけです。

心室筋は心基部を土台として、そこから離れたり近づいたりという運動をします。ということは、心基部から最も遠い先端部分、すなわち**心尖**《しんせん》が最も大きく動く。心臓が後ろに傾き、左にねじれているために、心尖は左前方に位置します。心臓が体のほぼ真ん中にあるにもかかわらず、拍動を左側に感じるのはそのためです。

もう1つ大切なことがあります。

心基部の線維性骨格は、心房筋と心室筋をほぼ完全に隔てています。つまり、心房筋と心室筋は、心基部を境にしてつながっていない。心房と心室がきれいに分離できるのはこのためです。

ただし、1ヵ所だけ、心房筋と心室筋がつながっている場所があります。右線維三角の中にある**房室**《ぼうしつ》**束**《そく》という細い通路がそれです。これはあとで重要になってきますので、覚えておいてください。

冠状動脈は心筋に酸素と栄養を送る

心臓にも血液は必要です。そこで、大動脈弁のすぐ上のところで左右の**冠状動脈**《かんじょうどうみゃく》が出て、心臓の筋肉に血液を送っています。その走り方を見てみましょう。

右冠状動脈は、右心房と右心室の間の溝を下り、心臓の後面にまわって、左右の心室の境目を走る**後**《こう》**室間枝**《しつかんし》となります。

左冠状動脈はすぐに2本に分かれます。1本は左右の心室の境目を下る**前室間枝**《ぜんしつかんし》、もう1本は左心房と左心室の間の溝を通って心臓の後面にまわる**回旋枝**《かいせんし》です。

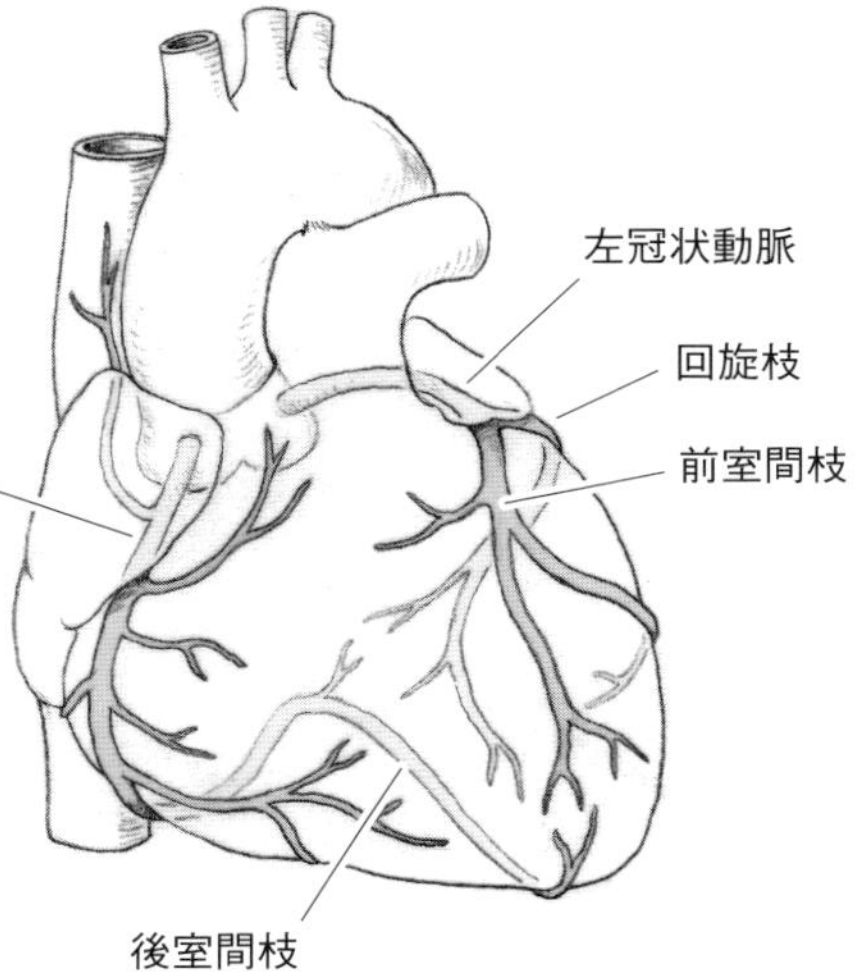

ちなみに冠状動脈という名前は、古代ギリシャのアスリートが頭にのせた月桂冠に由来します。月桂樹の枝をぐるぐると巻くように、心房と心室の間を取り巻いているからです。

冠状動脈から心臓に送られる血液が不足する病気を**虚血性心疾患**《きょけつせいしんしっかん》と言います。動脈硬化などで動脈が細くなる、あるいは十分広がらないような状態です。

かつては**狭心症**《きょうしんしょう》と**心筋梗塞**《しんきんこうそく》という2種類の病気があると考えられていましたが、両者に明確な区別はないということがわかったので、現在では一括して虚血性心疾患と呼ばれています。

狭心症は、激しい運動をして、心臓にたくさん血液を送りたいときに冠状動脈が十分広がってくれない。そのため心筋が一時的に酸素不足になって苦しくなります。例えば、駅のホームの階段を勢いよく駆け上がったら、急に胸が痛くなったというような場合です。

それに対して心筋梗塞は、比較的安静時に起こりやすい印象があります。例えば夜、寝ているときに突然激しい胸痛に襲われたというような場合です。心筋梗塞では、冠状動脈の太い枝が詰まってしまい、その枝が血液を送っている領域の心筋細胞が死んでしまいます。したがって、症状は比較的長く続き、放置すれば命にかかわります。

拍動のリズムはどこで作られるか

心臓はどのようにして規則正しい拍動を行っているのでしょうか。

大事な臓器ですから、当然、脳の指令によって動いていると思いますが、どうですか?

──【学生】　いいえ、心臓は自分で動いています。

その通り。脳の指令がなくても、心臓は自動的に動きます。カエルの解剖をしたことがある人は、覚えているでしょう。心臓は体から取り出したあとも、ひとりで動いています。

では、心臓のどこに拍動のリズムを作る秘密があると思いますか?

──【学生】　洞房結節がリズムを作っています。

おっ、予習してきましたね。確かに「洞房結節が心臓のペースメーカーである」と教科書には書いてあります。でも、リズムを作っているのは洞房結節だけではありません。

すべての心筋細胞は元来、自動的に収縮する性質を持っているのです。心筋をいったんバラバラにして、適当な条件で培養すると、できあがった心筋細胞は自分で収縮を開始します。ちなみに洞房結節も心筋細胞の一種です。

では、自動で収縮する心筋細胞を集めれば心臓が出来上がるかというと、そうはいきません。

第一に、たくさんの心筋細胞が同じタイミングで収縮しなければならない。そのためには、細胞どうしで情報を共有する必要があります。そのための細胞間結合を**ギャップ結合**と言います。

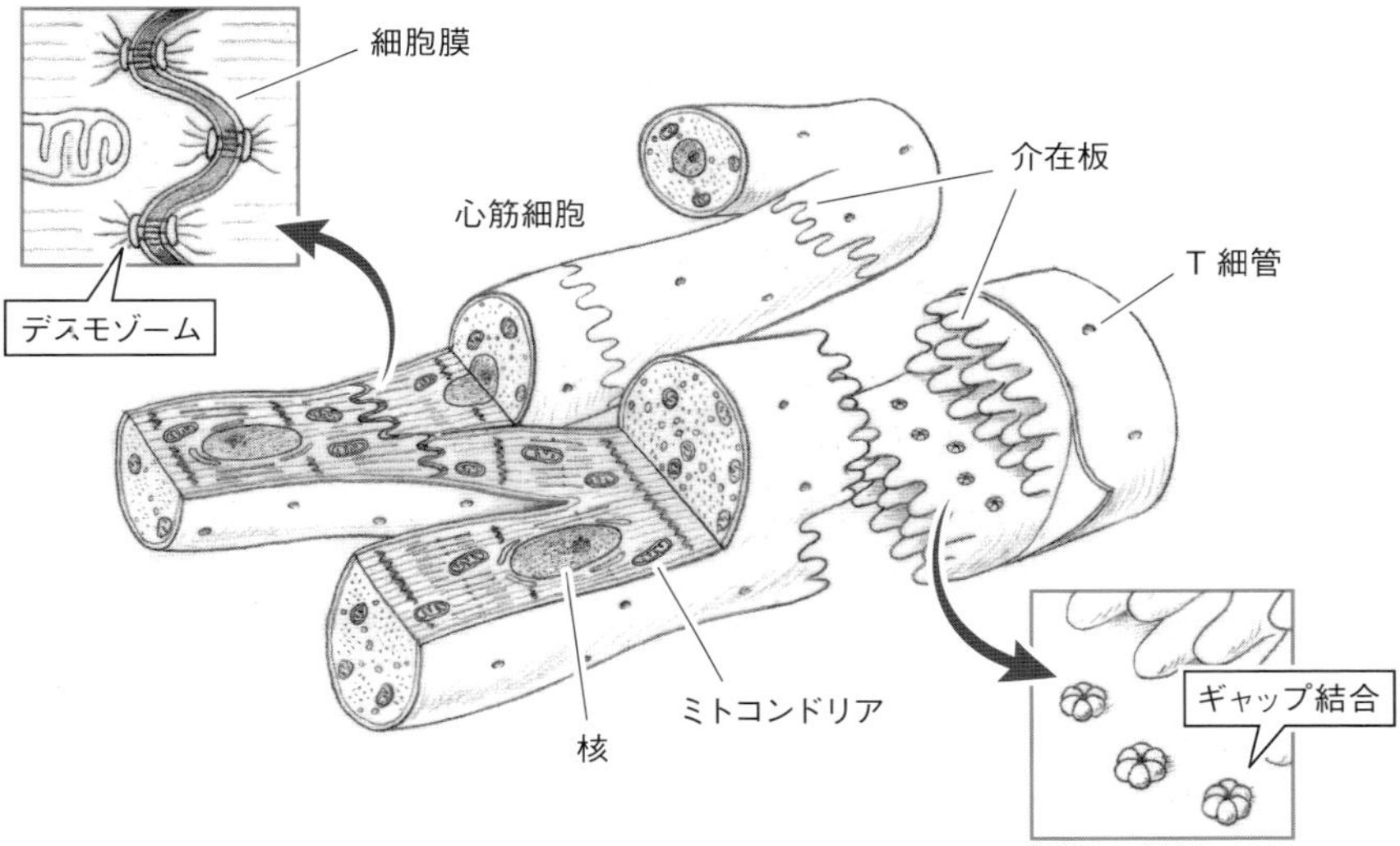

ギャップ結合は細胞間をつなぐトンネルのような装置で、イオンなどの小さな分子は通り抜けることができます。隣り合う細胞はギャップ結合を通してシグナル分子を共有することで、同時に興奮し収縮するのです。

次に、たくさんの心筋細胞が一斉に収縮したとして、その力が隣の細胞に伝わらなければ無駄になってしまいます。そこで、細胞膜に備わっている**デスモゾーム**という結合装置が、細胞どうしを強固に結びつけています。

この2種類の細胞間結合によって心筋細胞は互いにつながり、一斉に収縮して力を発揮することができます。

心房と心室は時間差で収縮する

これで心臓のパーツがすべてそろったとは言えません。規則正しい拍動のリズムを作るためには、まだ何かが足りないのです。

心房と心室が同時に収縮してしまったら困るのです。まず心房が収縮して、血液を心室に送り出す。やや遅れて心室が収縮して血液を送り出す、という時間差が必要なのです。

どうやってこの時間差を作るかが、次の課題です。

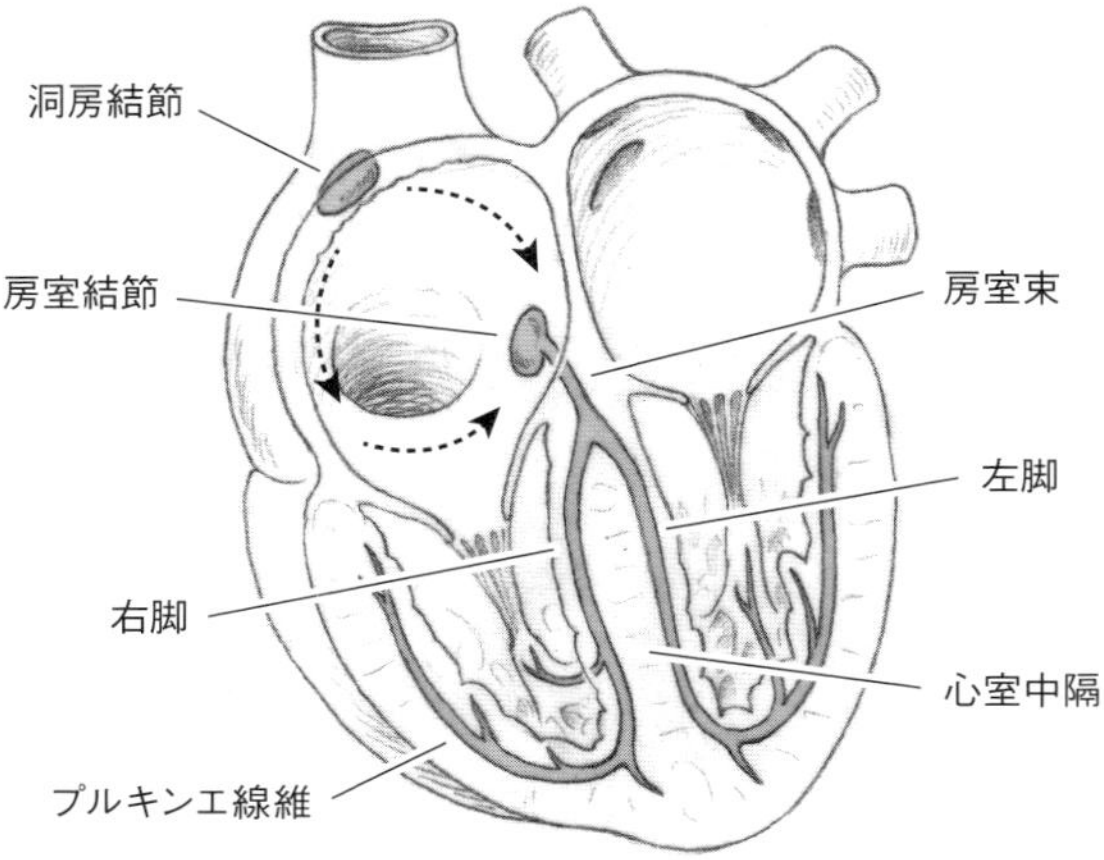

時間差を作るためにはまず、心房と心室が独立して収縮しなければなりません。心基部にある線維性骨格が心房と心室を隔てているために、このことが可能となります。

次に、心房より遅れて心室が収縮するように、時間差で刺激を伝える必要があります。それを行っているのが、先ほどの洞房結節を含む**刺激伝導系**《しげきでんどうけい》というシステムなのです。

洞房結節《どうぼうけっせつ》は右心房と上大静脈の境目付近にあり、ここで最初の興奮が起こります。その興奮は心房の筋肉を収縮させます。興奮は心房の壁を伝わっていって、心房中隔の右側に位置する**房室結節**《ぼうしつけっせつ》に到達します。この結節は明治時代の医学者、田原淳《たわらすなお》先生が発見したので、**田原結節**《たわらけっせつ》とも言います。

房室結節は刺激伝導系の他の部位に比べ、伝導速度が遅い。そのため心房から心室への伝導に遅れが生じます。そして、心基部の線維三角を貫く**房室束**《ぼうしつそく》を通って心室に入り、右心室側を通る**右脚**《うきゃく》と左心室側を通る**左脚**《さきゃく》に分かれます。心尖部に達すると、そこからさらに細かな**プルキンエ線維**に分かれて心室筋に分布します。

刺激伝導系を構成している細胞は、神経細胞ではありません。すべて心筋細胞です。ただ、心筋細胞としては変わり種で、細胞が大型になり、収縮装置は乏しくなっています。

心筋細胞はそれぞれ固有の収縮リズムを持っていますが、ほかから刺激が伝わってくると、そのリズムに従ってしまうという性質があります。したがって、一番早く到達した刺激によって、収縮のリズムが作られます。このリズムの起点になっているのが洞房結節なので、洞房結節がペースメーカーと呼ばれるのです。

心電図の読み方の基本

心臓の中を伝わっていく興奮は、電気的な活動にほかなりません。それを体表から測定し記録したものが心電図です。

どうやって測定するかというと、基本的には両手両足に電極を付けて、電位の変化を測定します。でも、おかしいと思いませんか？　両手両足の電極でどうして心臓の電気的な活動がわかるのでしょうか。

心臓以外の場所、例えば骨格筋などでも電気的な活動は生じているのですが、それは心臓から出てくるものほど大きくはありません。したがって、両手両足の電位変化を測定すると、それが事実上、心臓の電気的な活動を反映していることになるのです。

心電図の波形の読み方の基本を説明しましょう。

最初に小さなピークがあり、続いて大きなスパイク状の波形があります。少し間隔をおいて、最後にやや大きなピークがあり、平坦に戻ります。この一連の波形が心臓の拍動の1サイクルに相当します。

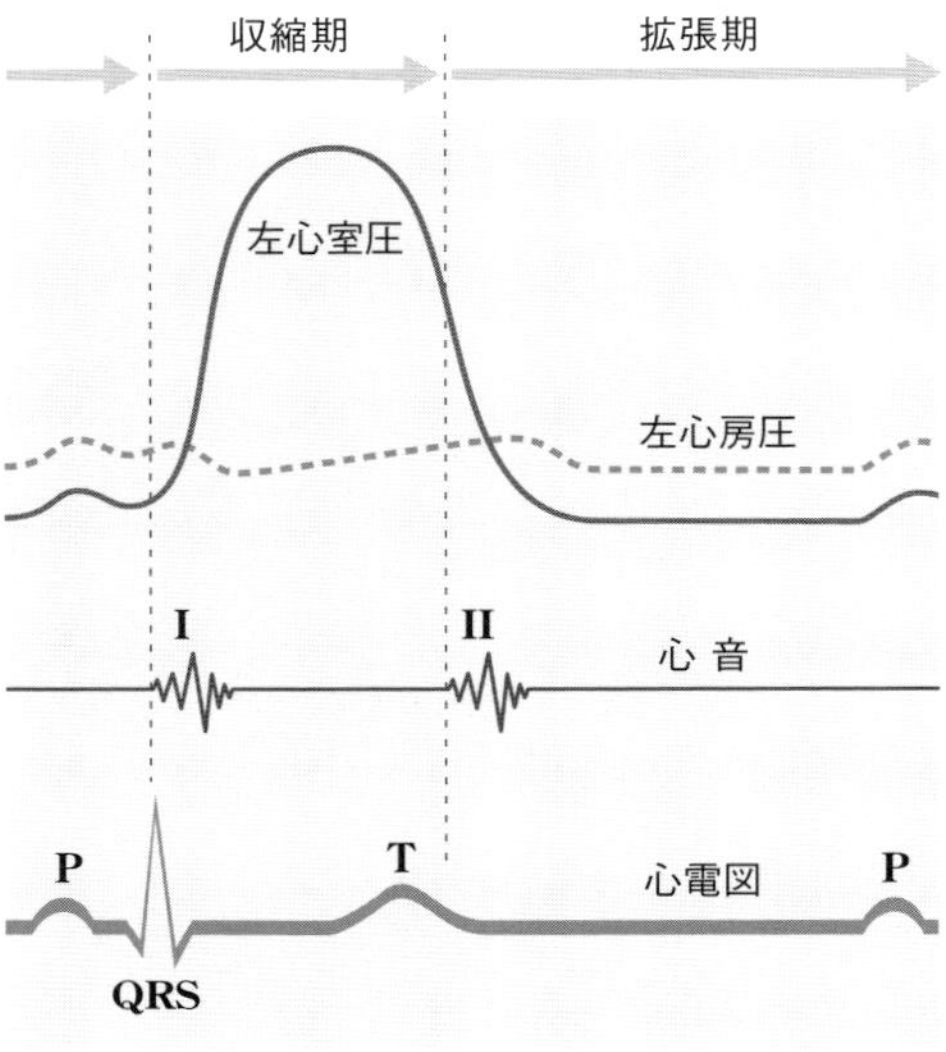

最初のピークを**Ｐ波**、スパイク状の大きな波形を**ＱＲＳ波**、最後のピークを**Ｔ波**と言います。それぞれ何を表しているか、グラフの上段と対応させて見ていきましょう。

Ｐ波は、心房の筋肉の興奮を表しています。このとき心房から心室へ血液が送られています。

ＱＲＳ波は、心室の中に興奮が広がっていく過程を表しています。グラフを見てもらうと、ＱＲＳ波に続いて心室内の圧力がグーッと高くなっていく様子がわかります。

Ｔ波は、興奮した心筋が再び回復する過程にあたります。Ｔ波に対応して収縮が終わり、心室が広がって圧力が低下しているのがわかります。

心臓の病気の多くは、心電図を用いて診断します。例えば不整脈では、拍動のリズムの乱れを波形として目で見ることができます。心筋の一部が死んでしまった心筋梗塞も、心電図から読み取れます。

心電図よりも簡単な方法で心臓の異常がわかる場合もあります。弁の異常は、聴診器1本でわかります。弁が十分に開かない**狭窄症**《きょうさくしょう》、あるいは弁がしっかり閉じない**閉鎖不全**《へいさふぜん》では、弁の付近で血流の乱れが起こります。それが雑音として聞こえるわけです。

正常な心臓の音は、Ⅰ音とⅡ音が明瞭に聞き取れます。Ⅰ音は収縮期の初めに房室弁が閉じる音、Ⅱ音は収縮期の終わりに大動脈弁が閉じる音です。Ⅰ音はドッ、Ⅱ音はクンと覚えるとよいでしょう。

弾性動脈と筋性動脈の違い

ここからは血管についての話です。

このグラフは、心臓から送り出された血液が全身をめぐり、再び心臓に戻るまでに通る血管の特性を表しています。

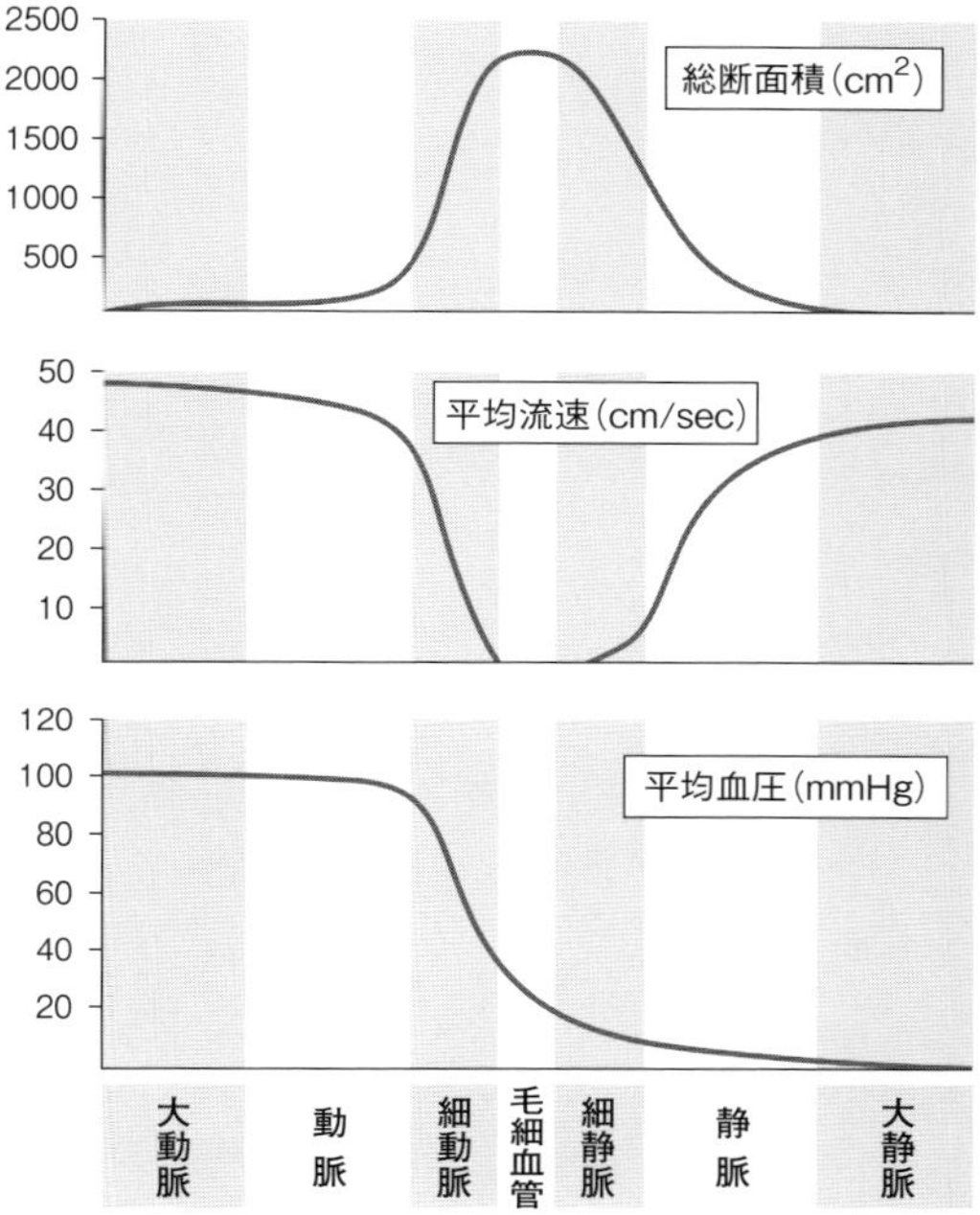

グラフを見て直感的にわかることは?

——【学生】毛細血管のところで大きく変化している。

そう。毛細血管のところで面積が最大になり、流速はほぼゼロになる。これは物質交換に有利な条件です。酸素や栄養素、老廃物などが、毛細血管を出入りできるわけです。

今度はグラフの一番下、血圧に注目してみよう。何かわかることは?

——【学生】細動脈のところでガクッと低下しています。

いいところに目を付けましたね。一口に動脈といっても、太さによってかなり性質が異なるのです。太いほうから順に説明していきましょう。

心臓から出た直後の大動脈は直径2.5㎝くらいで、壁にゴムのような弾性線維が大量に含まれています。そのため弾力があり、**弾性動脈**《だんせいどうみゃく》とも呼ばれます。

なぜ弾力が必要なのかというと、心臓は拍動によって血液を送り出している。つまり、血液は心臓から出たり止まったりを繰り返している。もし大動脈が鉄パイプでできているとしたら、どうでしょう。心臓から送り出された血液はそのままの勢いでズドンと流れて、全身の血管に大きな衝撃が伝わってしまいます。

それは困る。そこで、大動脈の壁はゴム製にしておいて、心臓が収縮して血液が出たときは広がって受けとめる。心臓が拡張して血液が止まったら、今度は広がった大動脈の壁がギュッと縮んで血液を送り出す。こうして拍動の衝撃を和らげ、血流をなめらかにする目的があるのです。

動脈は枝分かれをして細くなるにつれ、壁の弾性線維が減り、かわりに平滑筋の割合が増えてきます。こういう動脈を**筋性動脈**《きんせいどうみゃく》と言います。平滑筋の役割は、血管壁に一定のテンション（張力）を与えることです。というのは、いくら心臓が頑張って血液を送っても、血管がゆるんでいると、たちまち血圧は低下し、流れが止まってしまいます。末梢まで血液を送り届けるためには、全身の動脈がある程度緊張している必要があるのです。

臓器の中の**細動脈**《さいどうみゃく》は壁の平滑筋がよく発達していて、血管の太さを変えることができます。自律神経の働きで平滑筋が収縮あるいは弛緩して、血管の抵抗を調整することから、**抵抗血管**《ていこうけっかん》とも呼ばれます。細動脈は直径30ミクロンほどですが、数が多いので断面積の合計は大きい。したがって、その血管抵抗は全身の血圧に大きな影響を及ぼします。

細動脈は状況によって血管抵抗を変え、臓器に送られる血液の量を調節しています。例えば、激しい運動をすると骨格筋の動脈が拡張し、骨格筋に多くの血液が送られるようになります。

安静時に骨格筋に分配される血液は、心臓からの拍出量の10%ぐらいです。激しい運動をすると、心臓からの拍出量は安静時の5倍ぐらいに増えます。しかも、そのうちの80~90%が骨格筋に行くのです。

血液は細胞成分と液体成分がある

最後に血液の話をします。

全身に含まれる血液の量は体重の8%程度、体重60kgの人なら5ℓぐらいです。その成分は細胞と液体に分けられます。細胞成分を**血球**《けっきゅう》、液体成分を**血漿**《けっしょう》と呼んでいます。

血球の大部分は**赤血球**です。赤血球は、細胞とはいうものの核や細胞内小器官は失われていて、かわりにヘモグロビンという蛋白質を内部に入れています。

白血球とは、好中球やリンパ球など数種類の細胞の総称です。

血小板《けっしょうばん》は、細胞というよりは細胞の断片で、血管の破れ目にくっついてふさぐ働きをしています。

血球と血漿を分けるにはどうしたらよいでしょうか。採血後、そのまま放っておけば血球が沈澱して分離できそうに思えますが、そうはいかないのです。

というのは、血漿の中には血液を凝固させるフィブリノゲンという成分が含まれているからです。採血した血液を試験管の中に入れて放っておくと、フィブリノゲンが固まって、そこに血球がくっついて沈澱してしまう。これを**血餅**《けっぺい》と言います。

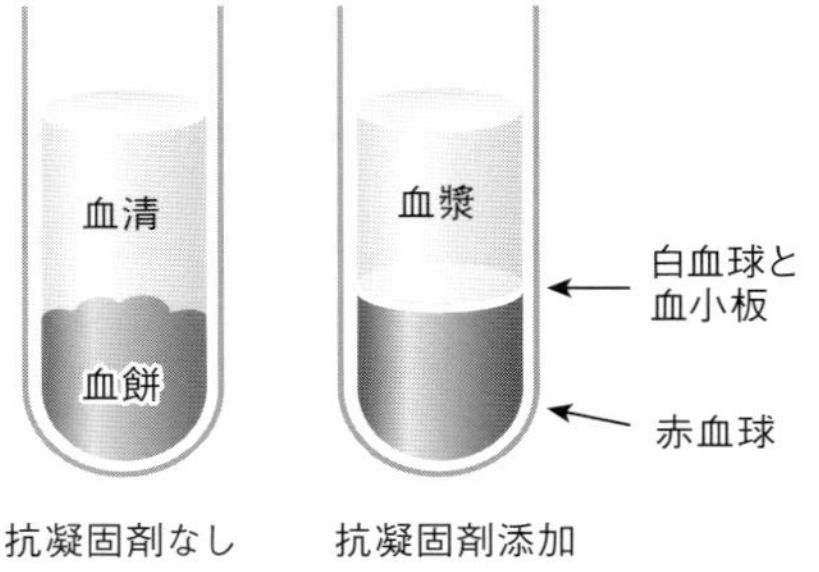

このとき、残りの液体成分、上澄みを**血清**《けっせい》と言います。血清と血漿はどこが違うかというと、フィブリノゲンが入っているか、いないかです。

フィブリノゲンまで含めて血漿を手に入れるには、ちょっとした工夫が必要です。血液に、血液凝固を抑えるヘパリンやクエン酸といった物質を加えて、遠心分離器にかける。そうすると血球だけが沈んで、血漿が上澄みとして残ります。

血液中の血球の容積比をヘマトクリットと言います。男性は45%ぐらい、女性は赤血球が少ないので40%ぐらいです。

血液	細胞成分		赤血球		血餅
			白血球		
			血小板		
	血漿	有機物	血漿蛋白	フィブリノゲン	
				アルブミン	血清
				グロブリン	
			糖		
			脂質		
			老廃物		
		無機物	電解質		
			水		

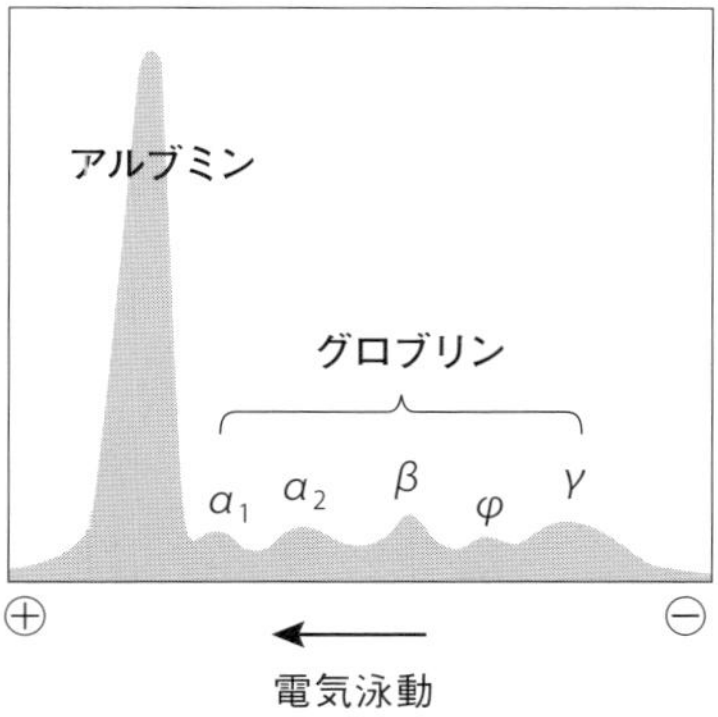

血漿蛋白はさまざまな役割を持つ

血漿の90％以上は水で、その中にはいろいろな成分が溶け込んでいます。有機物としては蛋白質、糖、脂質、老廃物などがあり、無機物としては電解質があります。最も多く含まれているのは蛋白質で、重量比で約7％を占めます。次いで多いのが電解質で、NaCl換算で約1％を占めます。

血漿蛋白と一口に言いますが、実際には数十種類の蛋白質が含まれます。それらを大まかに分離する方法として、電気泳動があります。セルロースアセテート膜の上に蛋白質を置いて、両端に電圧を加えると、蛋白質はマイナスの電荷を持っているので、プラス極に向かって引っ張られていきます。アルブミンは分子が小さいため、電気泳動では最も大きく移動します。ただし、分子の数はきわめて多いためアルブミンの総量は大きく、膠質浸透圧の主力となっています。

グロブリンは電気泳動ではα《アルファ》、β《ベータ》、γ《ガンマ》のピークに分かれます。α分画にはサイロキシン結合グロブリンやセルロプラスミンなど、β分画にはリポ蛋白やトランスフェリンなどが含まれます。これらは、それぞれ特定の物質と結合して、血中を運搬する役目を持っています。

γグロブリンは免疫グロブリンとも呼ばれ、リンパ球によって作られます。γグロブリン以外の血漿蛋白は、すべて肝臓で作られます。先ほど出てきたフィブリノゲンは、βとγの間に小さなピークを示します。

このようにさまざまな役割を持つ蛋白質が血漿には含まれています。

血液の役割

血液は何をしているかというと、大きく3つの役割があります。

(1) 物質の輸送。これが最も大きな役割です。酸素は赤血球の中にあるヘモグロビンに結合して運ばれ、二酸化炭素は赤血球や血漿に溶け込んで運ばれます。蛋白質や糖、脂質などの栄養素、ホルモンなどの情報分子も血漿によって全身に運ばれます。

(2) 血液凝固。血管は血流によるストレスを受け続けるため、いずれは破れてしまいます。そのとき修復にあたるのが、血小板とフィブリノゲンです。これらの成分は協力して血液を凝固させ、血管が破れた箇所をふさぎます。

(3) 生体防御。微生物などの外敵から体を守る働きをしているのは白血球です。なかでも好中球とリンパ球は免疫応答の主役として活躍します。リンパ球が産生するγグロブリンは、血中の病原体を攻撃する抗体にほかなりません。

血液は、人工的に作り出すことのできない魔法の液体です。だからこそ、献血で血液を提供してもらって、それを医療に役立てているのです。

東大解剖学講義◉第7回

神経系

東大解剖学講義◉第7回

「神経系」

神経系は、脳と末梢神経からなる情報処理のシステムです。脳は全身から集めた情報を処理するプロセッサであり、末梢神経は全身と中枢とをつなぐケーブルの働きをしています。

前回の授業で取り上げた循環系は、全身に物質を輸送するシステムでした。同じように、神経系は全身に情報を行き渡らせるシステムと考えることができます。

神経系の主役はニューロン

神経系を作っている組織は、神経系に固有のものです。というのは、神経組織は、ほかの組織ではみられない特殊な細胞で構成されているからです。はじめにそれらの細胞の話をしておきましょう。

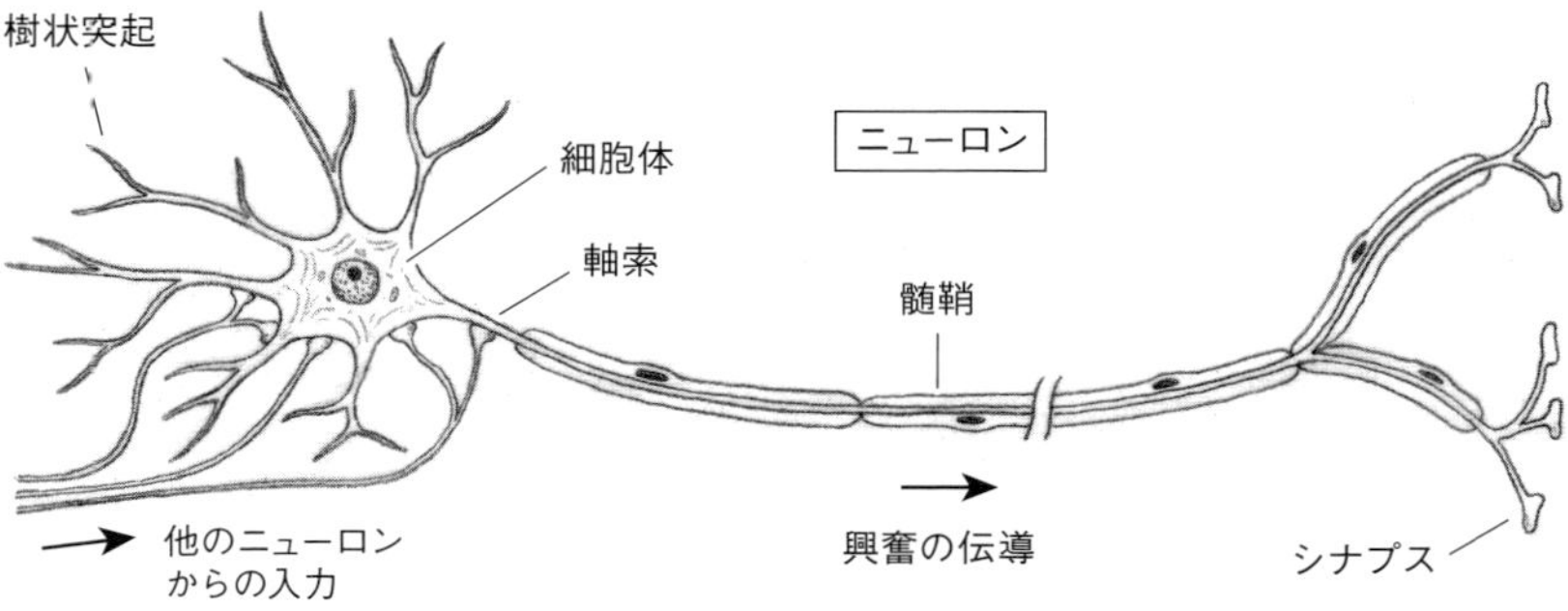

神経系において情報の処理と伝達を一手に担っている細胞を**ニューロン**と言います。神経細胞とも言いますが、この細胞はある特徴的な形を持っています。

ニューロンの細胞体からはたくさんの突起が出ていますが、そのうち1本だけが飛び抜けて長い。この突起を**軸索**《じくさく》と言います。それに加えて、細胞体のまわりに木の枝のように伸び出している無数の突起がある。これを**樹状突起**《じゅじょうとっき》と言います。

細胞体を起点にして、興奮が軸索を伝わって先端まで達します。軸索の先端は次のニューロンに接していて、刺激を伝えます。そのようにして全身の神経系ができているわけです。

軸索を興奮が伝わっていくことを**伝導**（conduction《コンダクション》）と言い、これは電気的な現象です。それに対して、軸索の先端から次の細胞に刺激が伝わることを**伝達**（transmission《トランスミッション》）と言います。これはほとんどの場合、化学伝達物質が放出されて、次の細胞の興奮を引き起こしています。ニューロンが次の細胞、すなわち別のニューロンや筋細胞に接して、伝達が起こる場所を**シナプス**と呼んでいます。

ニューロンを助ける細胞たち

神経系はニューロンだけでできているわけではありません。ニューロンを助ける支持細胞が必要です。それは末梢神経と中枢神経では異なる細胞になっています。

末梢神経にある支持細胞は**シュワン細胞**です。シュワン（Schwann）とは、この細胞を発見した19世紀のドイツの学者の名前です。

中枢神経にある支持細胞は**グリア細胞**と呼ばれます。グリア（glia）は、ニカワという意味です。ですから、グリア細胞のことを別名、**神経膠《こう》細胞**とも言ったりします。膠《にかわ》のように接着剤として働く細胞という意味です。

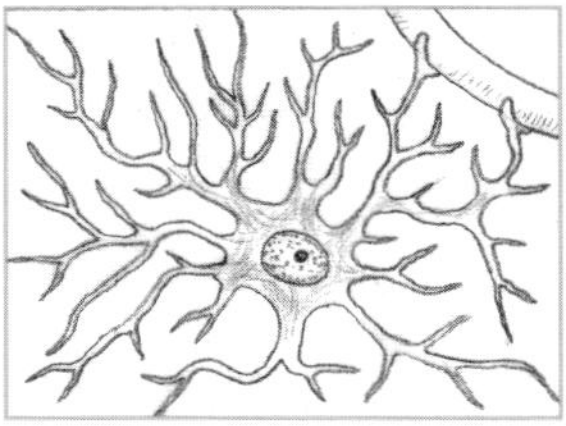

原形質性アストログリア

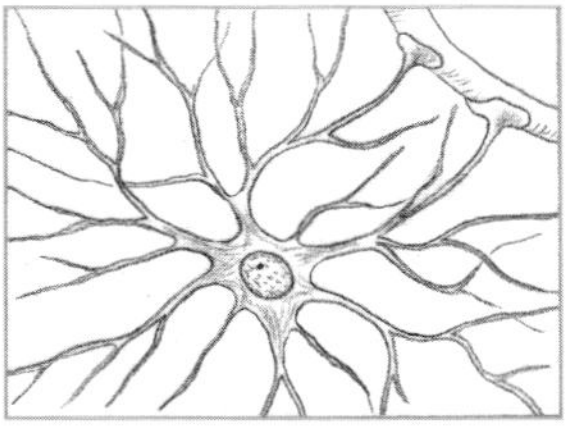

線維性アストログリア

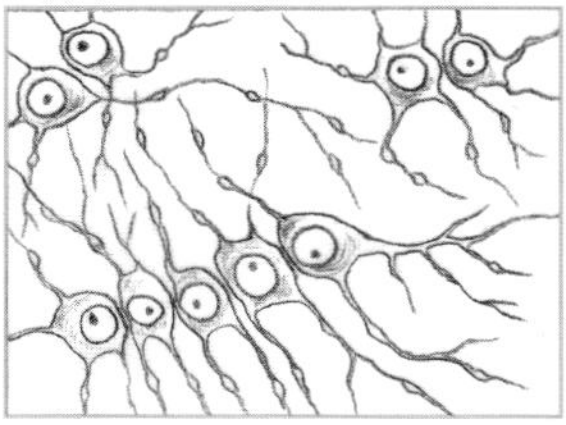

オリゴデンドログリア

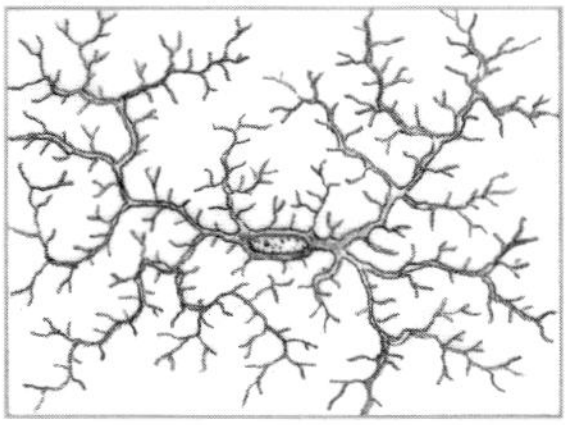

ミクログリア

グリア細胞は大きく分けて3種類あります。

星状《せいじょう》グリアは、多数の樹状突起を伸ばした姿が星形に見えることから名付けられました。英語では**アストログリア**（astroglia）と言います。2種類のタイプがありますが、いずれもニューロンの栄養を助ける細胞です。ニューロンの細胞体のまわりに張り付いたり、毛細血管とニューロンの間に入り込んで、毛細血管からの栄養をニューロンに運ぶ働きです。

その一方で、星状グリアは、毛細血管の外側を覆ってバリアを作り、ニューロンが血液の成分に直接触れないようにしています。脳の毛細血管はちょっと特殊でして、血液の成分が外に漏れないようになっています。例えば実験動物にトリパンブルーという青い色素を注射すると、全身が真っ青に染まるのに、脳だけは真っ白なままです。そういう脳の毛細血管の働きを**血液脳関門**《けつえきのうかんもん》と言い、星状グリアはこの関門の働きを助けています。

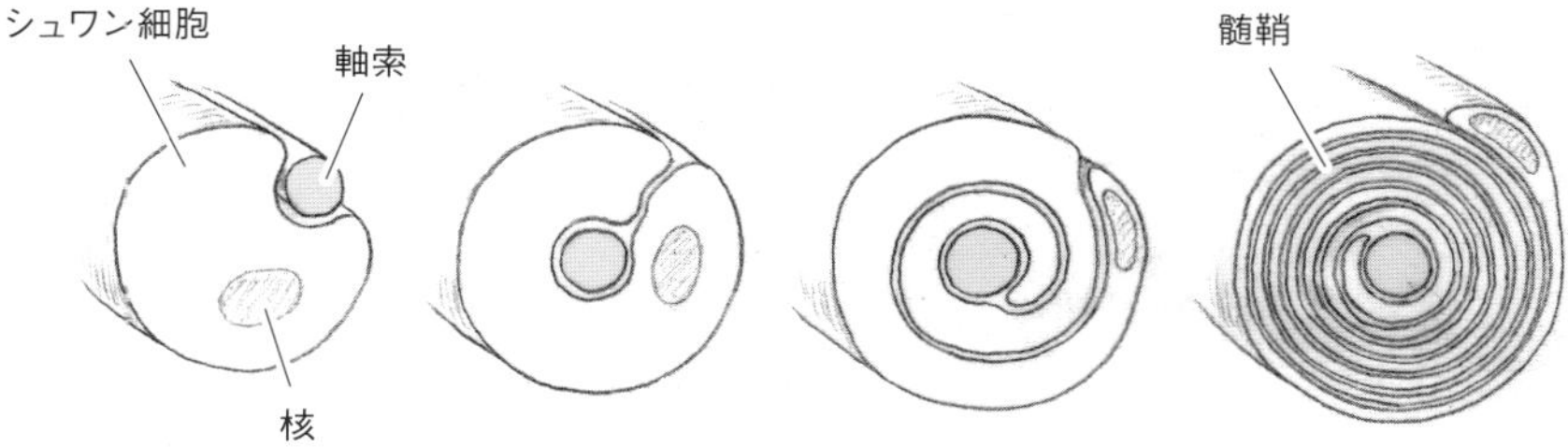

希突起《きとっき》**グリア**は、その名のとおり突起が少ないグリア細胞です。英語では**オリゴデンドログリア**（oligodendroglia）と言います。この細胞は、ニューロンの軸索を取り巻いて、髄鞘《ずいしょう》と呼ばれる絶縁体を作ります。

小《しょう》**グリア**は**ミクログリア**（microglia）とも言い、異物を処理する細胞です。この細胞は、脳の中に入ってきた異物を食べてしまいます。

有髄線維と無髄線維

ところで、われわれはよく「神経線維」という言い方をしますが、その実体は何でしょうか？　誰か説明できる人は？

——【学生】　ニューロンの軸索。

もちろん軸索が中心になっているのですが、それだけではありません。ニューロンの軸索は、中枢神経では希突起グリア、末梢神経ではシュワン細胞によって包まれています。その包まれ方によって、神経線維は2種類に分けられます。支持細胞が軸索を何重にも取り巻いて、**髄鞘**《ずいしょう》という絶縁体を作っているものを**有髄線維**《ゆうずいせんい》と言います。髄鞘を作らずに、支持細胞がなんとなく包んでいるだけのものは**無髄線維**《むずいせんい》と言います。

髄鞘のでき上がる過程を模式図で見てみましょう。希突起グリアやシュワン細胞が軸索を包み、やがてシーツのように平たくなって、軸索のまわりにグルグルと巻き付いていく。そうして細胞膜が幾重にも重なって、円筒形のサヤが出来上がります。

細胞膜はリン脂質の二重層でできていて、原則として電気を通しません。そのため、髄鞘は絶縁体となります。また、リン脂質のために神経線維は白っぽく見えるわけです。

髄鞘があるとないとでは、神経線維の伝導速度が大違いです。有髄線維になるとなぜ性能がアップするのか、その話をする前に、まずは神経の興奮伝導の基本的な仕組みを説明しましょう。

神経の興奮とはどんな現象か

そもそも神経の興奮とはどういう現象でしょうか。

軸索も細胞の一部ですから、普通の細胞と同じように細胞膜で囲まれています。そして、細胞内はマイナス、細胞外はプラスの電位を持っています。この電位差を生み出しているのは、細胞内外のイオンの分布の違いです。つまり、細胞内はカリウムが多く、細胞外はナトリウムが多い。

軸索に限らず、人体の細胞はすべてこうでなければ生きていけません。この状態からはずれることもたまにありますが、長時間はずれるようだと、その細胞は死んでしまいます。

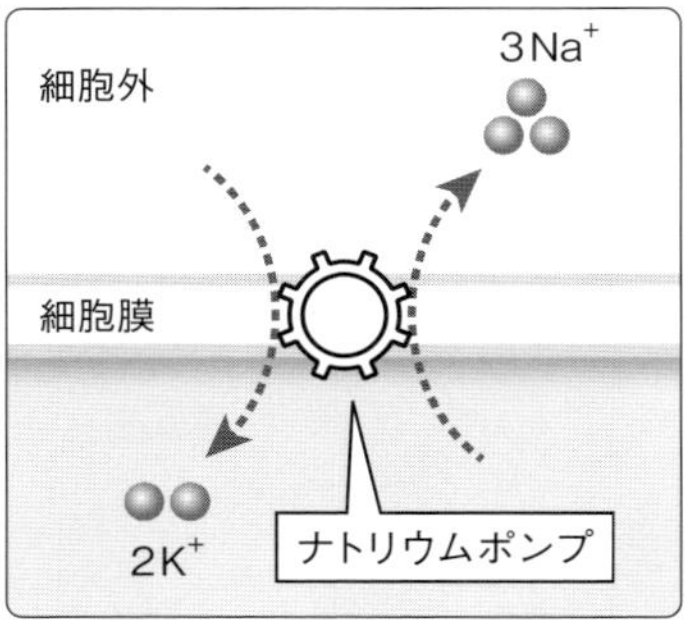

この生きている状態を維持するために、細胞は2つの生命維持装置を持っています。

1つは細胞膜にあるナトリウムポンプです。このポンプは、ATPを1分子分解して、そのエネルギーを利用してナトリウムイオンを3つ外に汲み出し、カリウムイオンを2つ中に取り入れます。これによって細胞内外のイオン分布の違いが作られます。

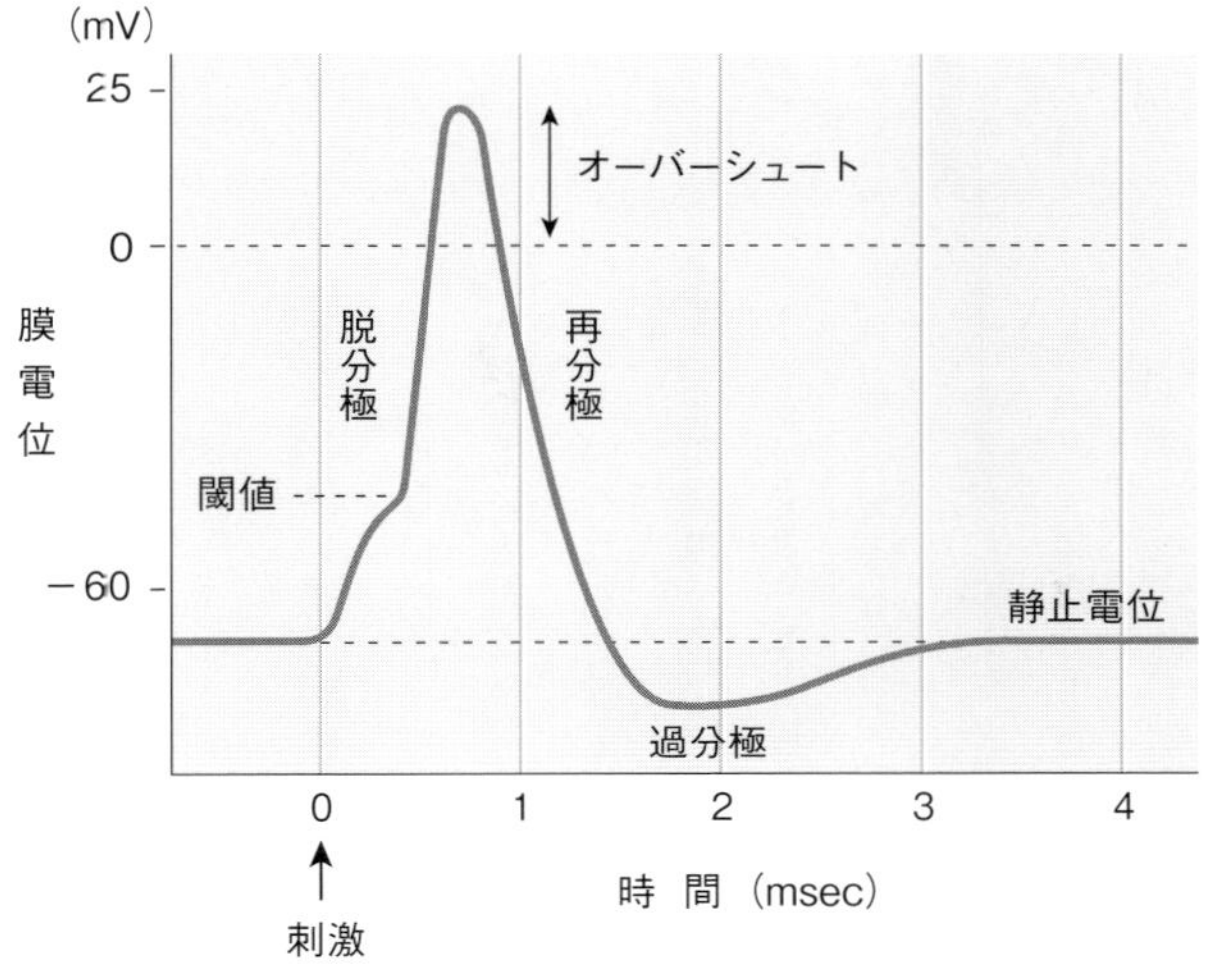

もう1つの生命維持装置は、細胞膜のカリウムチャネルです。このチャネルはたえず開いているので、濃度差に従ってカリウムイオンが細胞外に逃げていきます。プラスの電位を持って逃げていくので、結局、外にプラス、中にマイナスの電位差ができた状態で安定します。この安定状態を**静止電位**《せいしでんい》と言い、細胞内がマイナス80ミリボルトぐらいです。

これと同じことが軸索の細胞膜においても起こっています。

軸索には、さらにもう1つ特殊なチャネルがあります。それは「電位依存性ナトリウムチャネル」と呼ばれるものです。

刺激によって細胞内の電位が少し浅くなる、つまりマイナスが小さくなると、このチャネルが開きます。ナトリウムは濃度差によっても電位差によっても、細胞内に向かってドライブがかかっているので、このチャネルを通って急速に細胞内に流れ込みます。そうすると、細胞内の電位が急に浅くなって一気にプラスにまで達します。

ところが、このチャネルは一瞬のうちに閉じてしまい、細胞内電位は直ちに低下して元のマイナスに戻ります。

刺激が加わってから、電位がピークに達し、再び低下するまでわずか1ミリ秒しかかかりません。この間に起こる電位変化を**活動電位**《かつどうでんい》と言います。これが神経の興奮の正体です。

興奮伝導の仕組み

細胞膜上のある場所でナトリウムチャネルが開いて活動電位が生じると、その電位変化によって生じた電流が波及して、隣の場所のナトリウムチャネルを開く刺激となります。こうして次々と活動電位が発生し、ドミノ倒しのように波及していく。これが興奮の伝導という現象です。

いったん活動電位が起こると、その場所は静止電位に戻るまでの間、刺激に反応しなくなります。この期間を**不応期**《ふおうき》と言います。再び活動電位を発生できる状態に戻すには、細胞内に流れ込んだナトリウムイオンを外に汲み出して、元の静止電位に戻してやらなければいけない。その働きをしているのが、細胞の生命維持装置であるナトリウムポンプです。

逆に言うと、細胞が生命を維持するための安定状態を一時的に犠牲にして、興奮を伝えているわけです。

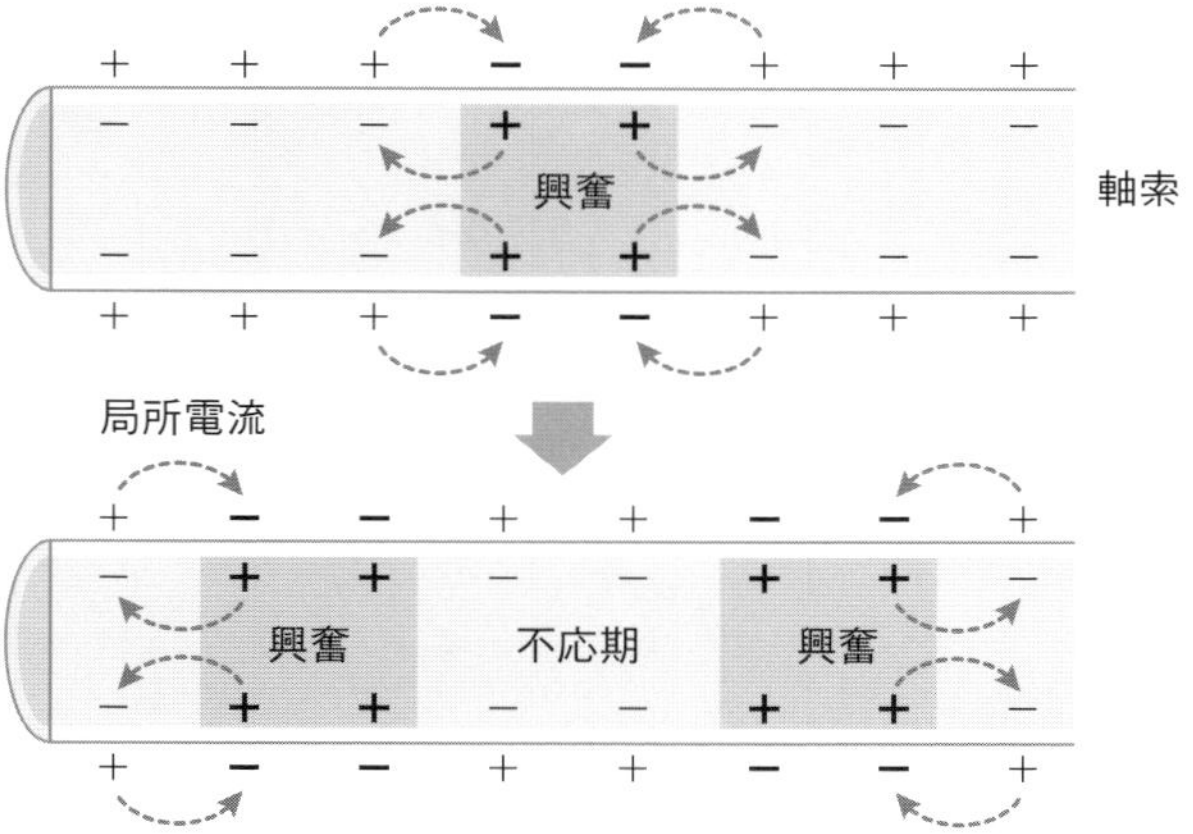

有髄線維はなぜ伝導速度が速いか

髄鞘の有無によって、神経線維の性能は大幅に変わります。髄鞘は、軸索を覆う絶縁シートです。細胞が作るシートですから、当然、長さに限界があります。ある一定の区間を覆うことはできますが、隙

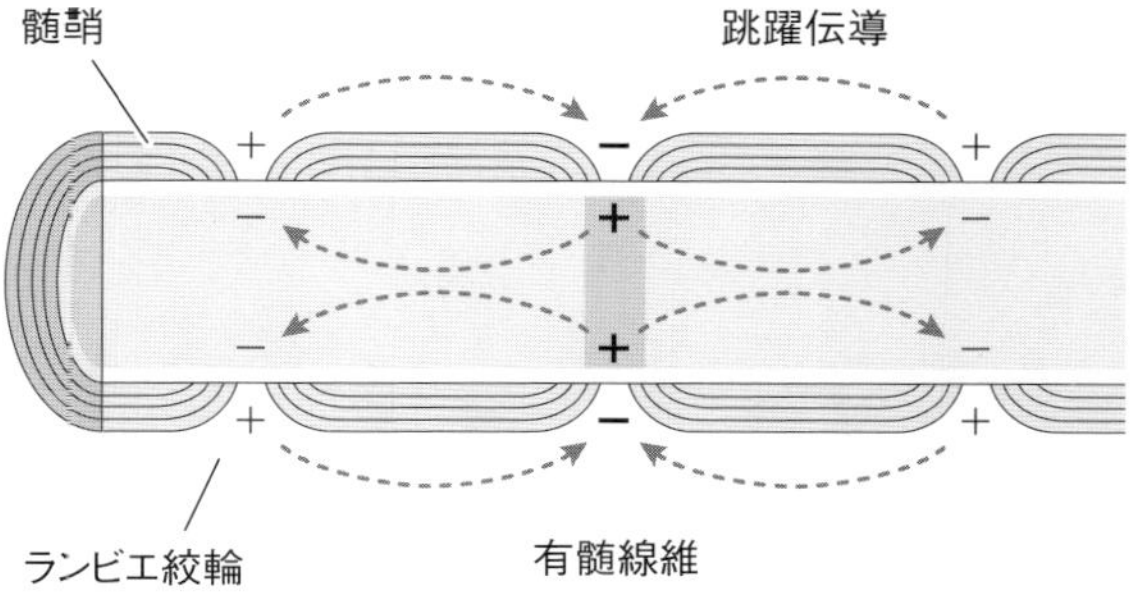

間ができてしまう。この隙間の部分を**ランビエ絞輪**《こうりん》と言います。

ランビエ絞輪のところではナトリウムチャネルが露出しているので、興奮が起こる。絶縁シートに覆われているところでは興奮が起こらない。ですから、ランビエ絞輪で起こった興奮は、絶縁部分を飛び越えて、次のランビエ絞輪を興奮させます。その結果、有髄線維では興奮がジャンプして速く伝わっていきます。このことを**跳躍伝導**《ちょうやくでんどう》と言います。

速やかに情報を伝えたい神経線維は、必ず有髄線維になっていて、伝導速度が速い。最も速いものでは秒速100ｍにもなります。

人体の中でもゆっくり情報を伝えてよいのと、急いで伝えなければいけないのとがあって、神経線維は使い分けています。すべてが高性能の神経線維というわけではありません。

例えば、指先の筋肉を動かす運動神経はどちらを使いますか。有髄線維か無髄線維か。

――【学生】　有髄線維。

その通り。スピードが必要ですからね。もし無髄線維だったら困ったことになります。この指を動かそうと思って、数秒して動くようでは困るわけです。

運動の指令や、皮膚の触覚・痛覚・温度感覚は、有髄線維によって速やかに伝わります。それに対し、内臓の自律神経では無髄線維が使われています。

シナプスでは何が起こっているか

軸索の終末部は、わずかな隙間をもって、別のニューロンや筋細胞に接しています。この接合部をシナプスと言い、特殊な構造がみられます。軸索の先端はこぶのように膨らんでいて、内部に小さな袋がたくさん詰まっています。この袋は**シナプス小胞《しょうほう》**と呼ばれ、中に化学伝達物質を含んでいます。

活動電位が軸索を伝わって神経終末までやってくると、シナプス小胞が末端部の細胞膜に融合して、中の伝達物質が細胞間に放出されます。伝達物質は、次の細胞の細胞膜上にある**受容体《じゅようたい》**に結合して、次の細胞に興奮を引き起こします。つまり、シナプスは電気的シグナルを化学的シグナルに変換し、次の細胞に伝達する仕組みなのです。

シナプス小胞に含まれている伝達物質は、末梢神経ではアセチルコリン、ノルアドレナリンが代表的なものです。中枢神経では、そのほかにもさまざまな伝達物質が使われています。

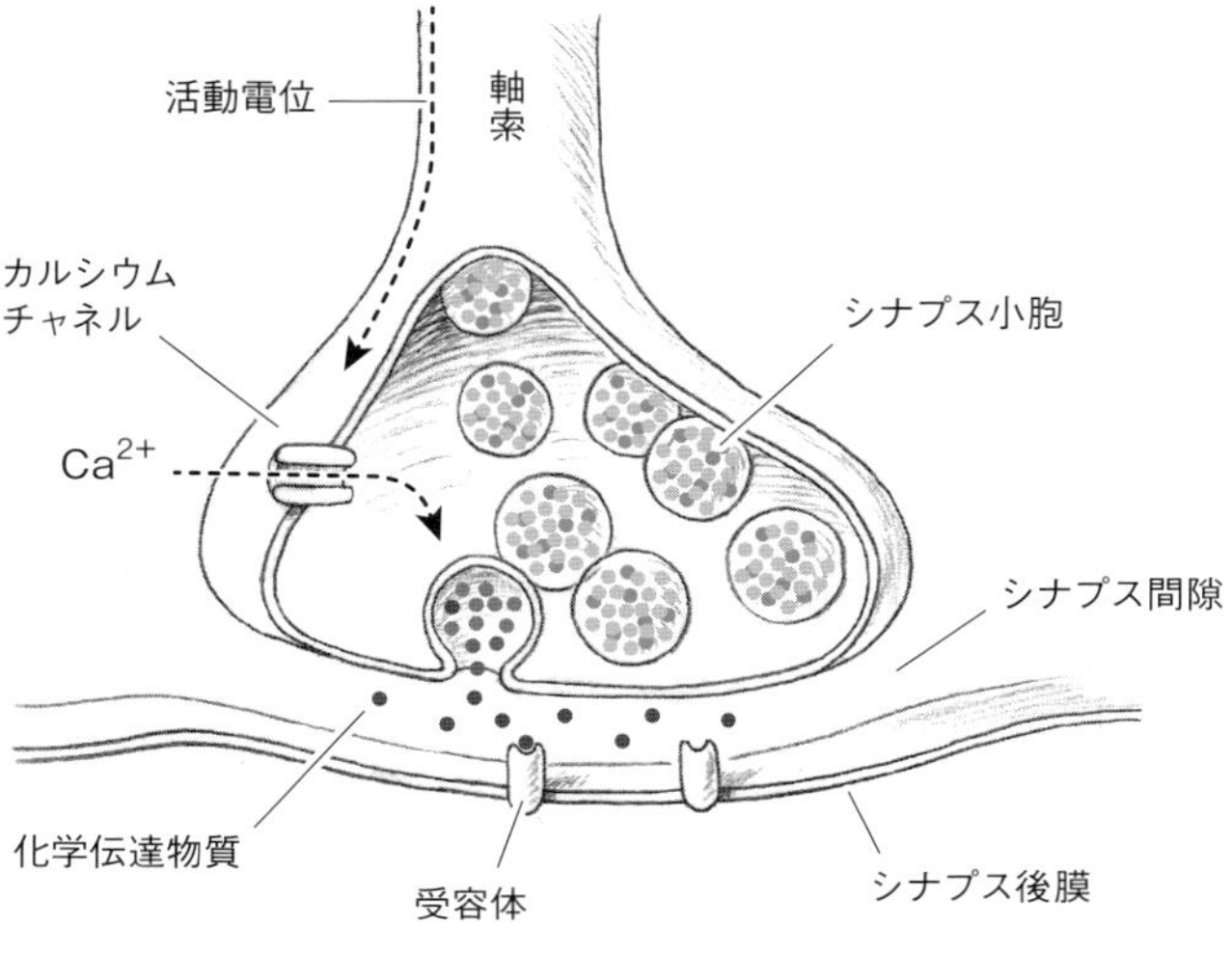

ニューロンの全体像を見るのは大変

ニューロン（neuron）とは、電子を意味するelectronなどと同様の造語で、「神経の最小単位」というほどの意味です。「神経細胞」と言えばよいのに、なぜわざわざこの言葉を使うのでしょうか。それは、「細胞」という言い方にちょっと抵抗感があるからです。なぜかというと、顕微鏡で細胞を見るとき、われわれは薄いスライスを作ります。たいていの細胞は、スライスしたときに細胞の全体像がわかります。形はさまざまですが、うまくスライスすれば全体像がおおよそわかる。

ところが、ニューロンに関しては細胞の形が全くわからない。あまりにも枝分かれが多すぎて、一枚の切片では全体像を見ることができないからです。つまり、「細胞」とは言うものの、概念的にとらえるしかないので、ニューロンという言葉のほうがしっくりくる、というわけです。

ニューロンの細胞体は、直径10ミクロンから大きいものでも100ミクロンくらいです。一方、軸索の長さは場所によって変わります。中枢神経の軸索は数㎜から1㎝程度のものが平均的ですが、末梢神経の最も長いものは1m以上になります。それはどこにあると思いますか？

――【学生】　坐骨神経。

坐骨神経痛で有名な神経ですね。この神経は、足の筋肉を動かす神経が束になったもので、運動ニューロンの細胞体は腰髄から仙髄の高さにあります。ここから出た軸索が束になって、下肢の全長を通り抜けて、足の裏まで達しています。こんなに長い軸索は、一枚の切片に収まるはずがないですね。これも、ニューロンという言い方が好まれる理由ではないでしょうか。

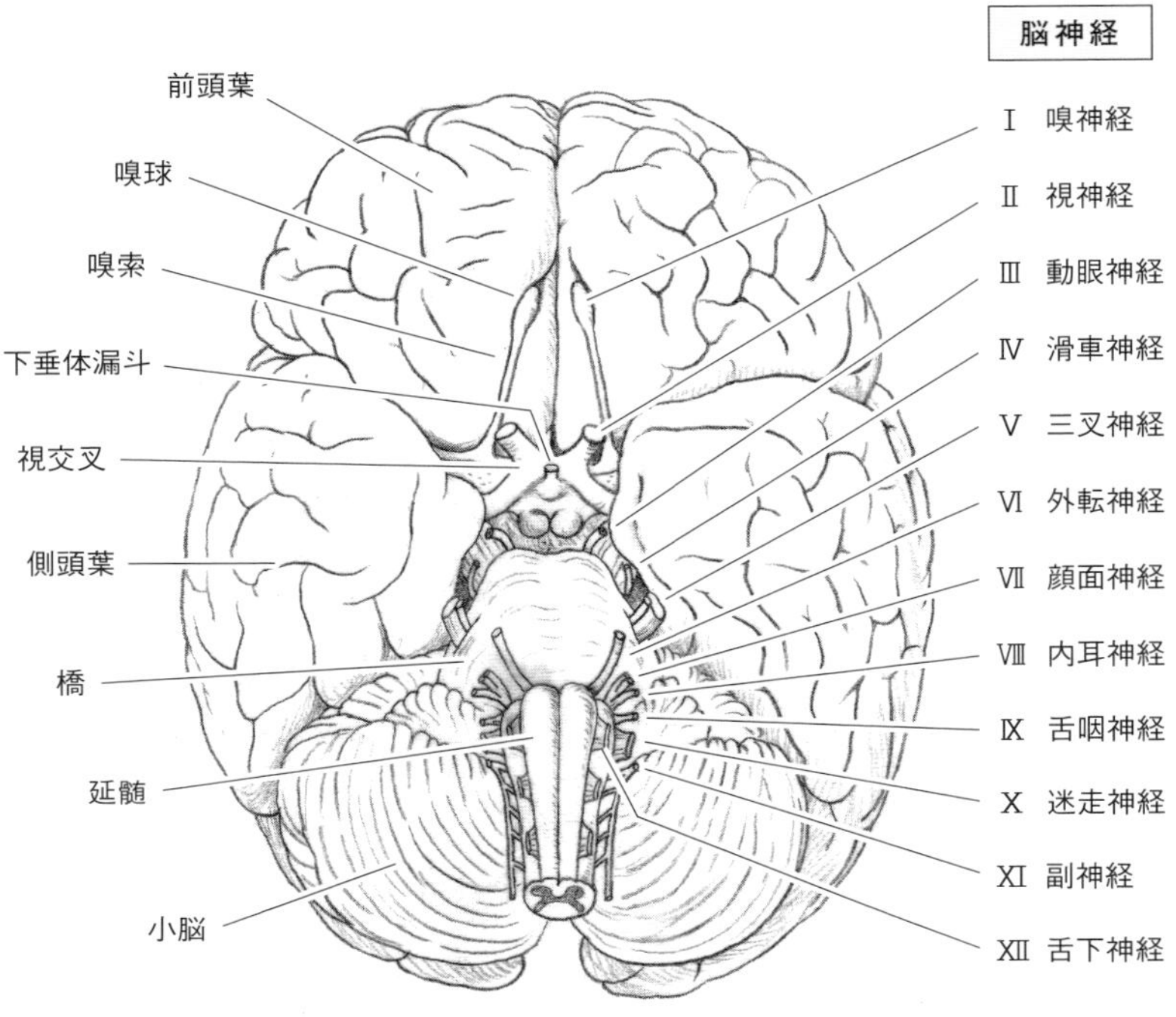

末梢神経の構成

いままで中枢神経・末梢神経という言葉を何気なく使ってきましたが、ここできちんと定義しておきましょう。中枢神経とは、頭蓋と脊柱の中に収まっている部分、すなわち脳と脊髄をさします。末梢神経は、中枢神経と全身とをつなぐ神経線維のことです。

脳に出入りする末梢神経を**脳神経**《のうしんけい》と言います。全部で12対あり、それぞれ個性的で全く別の働きを持っています。

脊髄に出入りする末梢神経を**脊髄神経**《せきずいしんけい》と言い、31対あります。脊髄神経は、椎骨と椎骨の隙間によって作られる**椎間孔**《ついかんこう》という穴を通って出入りするので、椎骨の番号を付けて呼んでいます。例えば、第1胸椎と第2胸椎の間の椎間孔から出る神経は、第1胸神経と呼びます。31対の脊髄神経は行き先こそ違いますが、それぞれの働きはよく似ていて、個性に乏しいと言えます。

末梢神経は興奮伝導の方向によって分類されます。ニューロンでは、細胞体から軸索の先端に向けて一方向に興奮が伝わります。したがって、1本1本の神経線維の伝導の方向は、中枢から末梢に向かうか、末梢から中枢に向かうかの、どちらかになります。

中枢から末梢に向けて刺激を送るものを**遠心《えんしん》性神経**と言います。「遠心性」とは中心から遠ざかるという意味です。送られるのは運動の指令ですので、またの名を**運動神経**とも言います。

逆に末梢から中枢に向けて刺激を送るものを**求心《きゅうしん》性神経**と言います。この場合、送られるのは感覚情報ですので**感覚神経**とも言います。

脊髄神経

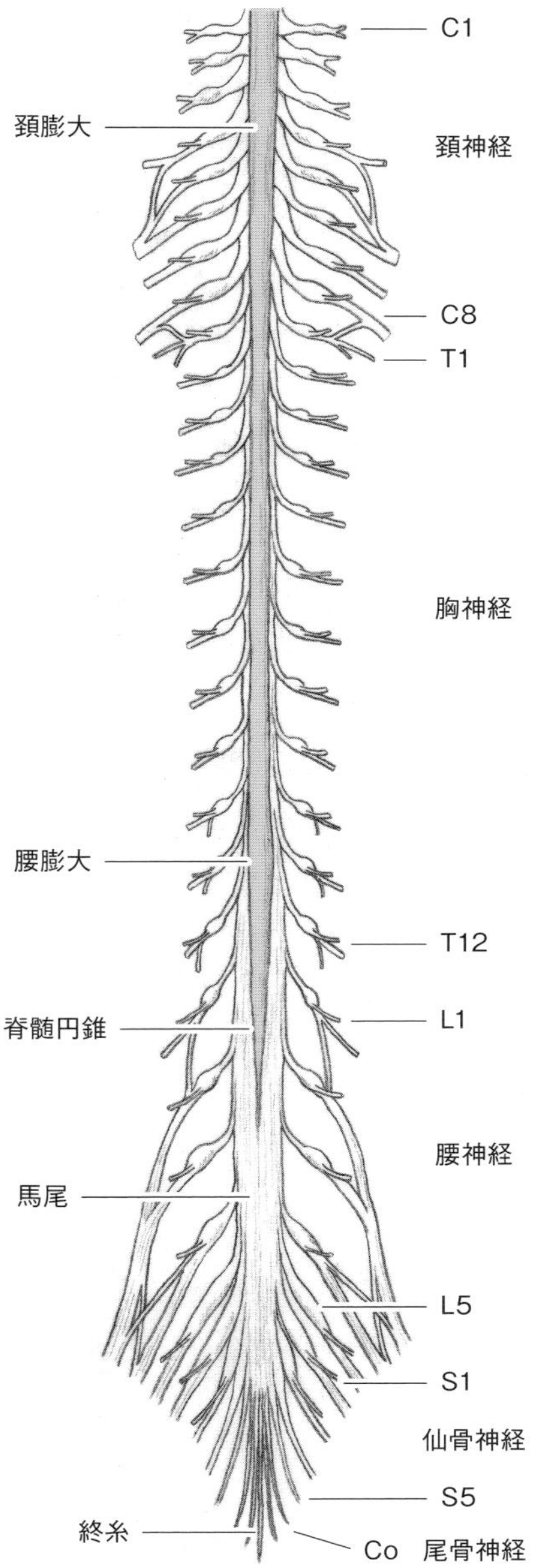

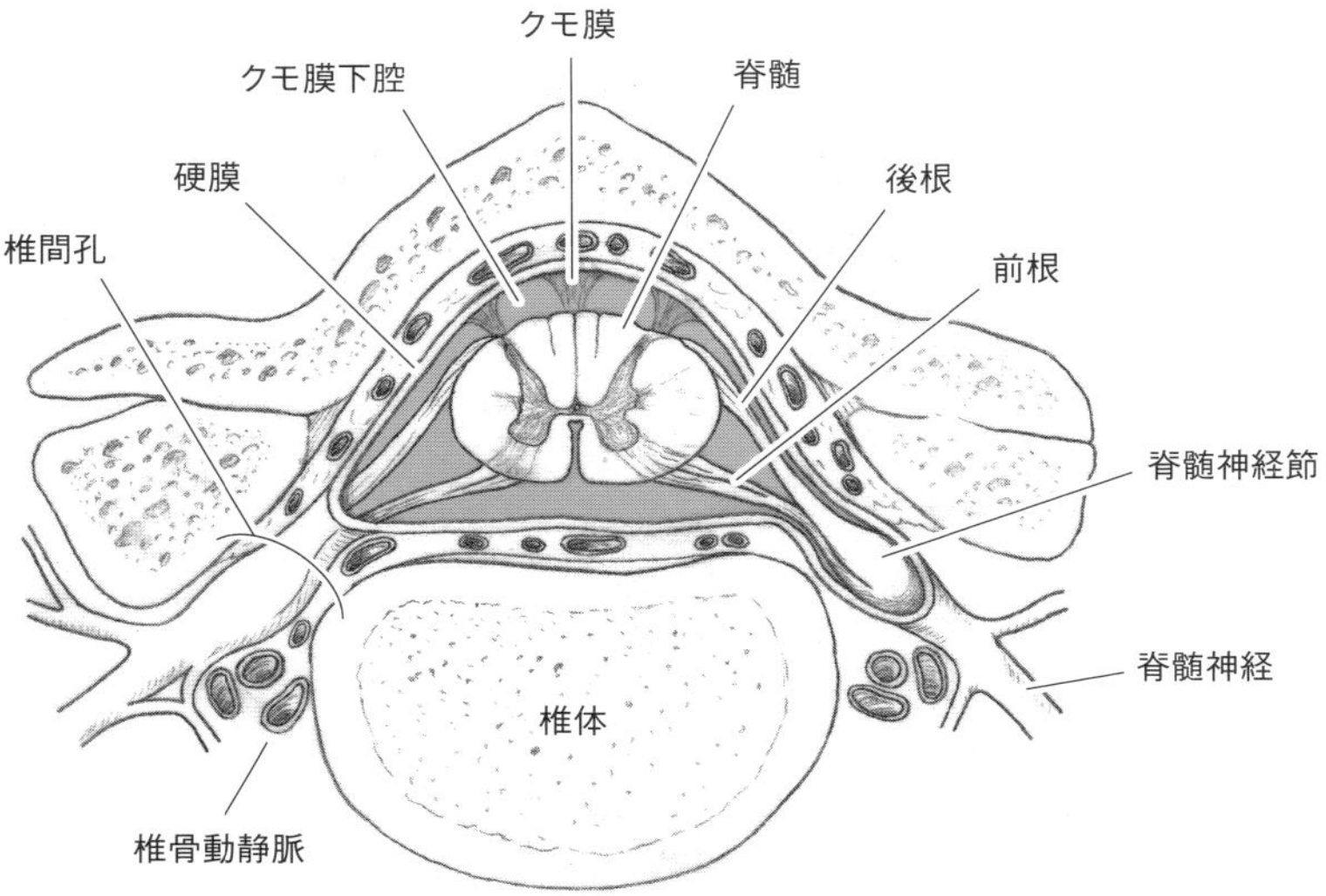

運動神経と感覚神経は、脊髄への出入りの仕方が決まっています。脊髄神経は前後2本に分かれて脊髄に出入りしていて、前を**前根**《ぜんこん》、後ろを**後根**《こうこん》と言います。運動神経は必ず前根を通って出ていき、感覚神経は必ず後根を通って入っていく。これをベル・マジャンディの法則と言います。

運動神経の細胞体は、脊髄の中でも前のほうの**前角**《ぜんかく》というところにあります。そこから出ていった神経線維が前根となります。

感覚神経の細胞体は、脊髄の中にはありません。後根の途中で膨らんでいる場所を**脊髄神経節**《せきずいしんけいせつ》と言いますが、その中に細胞体があるのです。そこから出た求心性線維が脊髄に入っていきます。

末梢神経は行き先によっても分類されます。第1回の授業（15ページ）でお話ししたように、人間の体は体壁と内臓に分かれます。体壁というのは、筋肉とか皮膚とかいった部分です。体壁に行くものを**体性**《たいせい》**神経**、内臓や血管に行くものを**自**《じ》**律**《りつ》**神経**といいます。

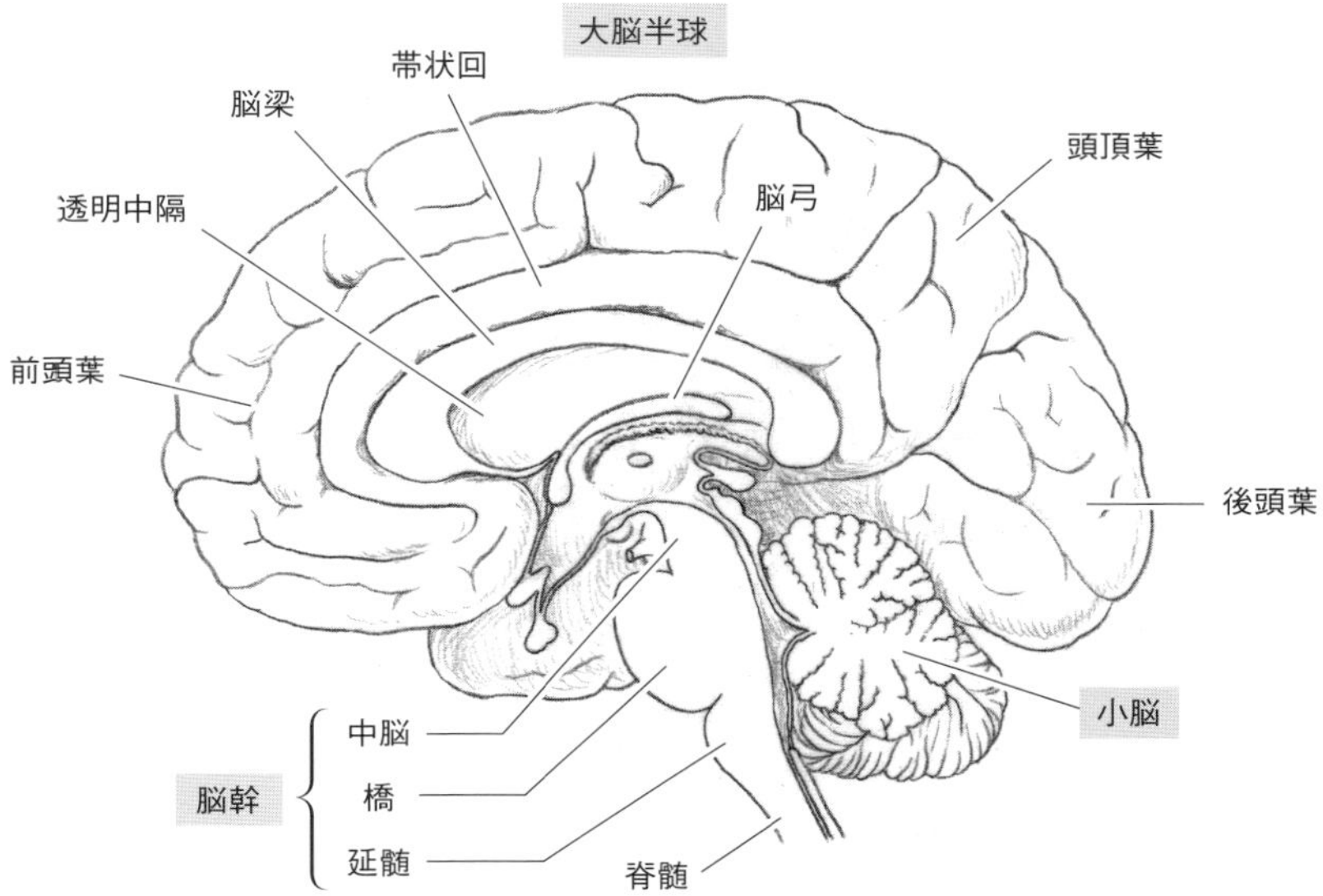

中枢神経の構成

ここからは中枢神経の話をします。

まずは、脳をおおざっぱに区分してみましょう。

最も大きなボリュームを占めているのが左右の**大脳半球**《だいのうはんきゅう》です。その後ろ下に隠れるように**小脳**《しょうのう》があります。大脳には大きなしわがあり、小脳には細かいしわがあります。そして、大脳と小脳に隠れた脳の中心部分、幹《みき》にあたる部分を**脳幹**《のうかん》と言います。

脳幹の一番上の部分を**間脳**《かんのう》と言って、別扱いにすることもあります。間脳は左右の大脳半球の間にあって、大脳と密接に関わっている部分です。脳幹の一番下は脊髄につながっています。

次に脳を切り取って、断面を見てみましょう。すると、明らかに材質の違う2種類の組織でできていることがわかります。

1つは白っぽい組織で**白質**《はくしつ》、もう1つは灰色っぽい組織で**灰白質**《かいはくしつ》と呼びます。灰白質はニューロンの細胞体が集まっている部分、白質は神経線維が集まっている部分です。

アガサ・クリスティの推理小説に登場する名探偵ポアロの口癖に「灰色の脳細胞」というのがありますが、実際は神経細胞そのものが灰色をしているわけではないのです。脳の中で細胞体が集まっている部分が灰色っぽく見えるので、そう呼んでいるわけです。

では、白質はなぜ白いのでしょうか。そのヒントはすでに言いました。有髄線維は髄鞘《ずいしょう》で覆われている。髄鞘は細胞膜が重なったもの。つまりリン脂質が豊富にあるので、白っぽくなるのです。

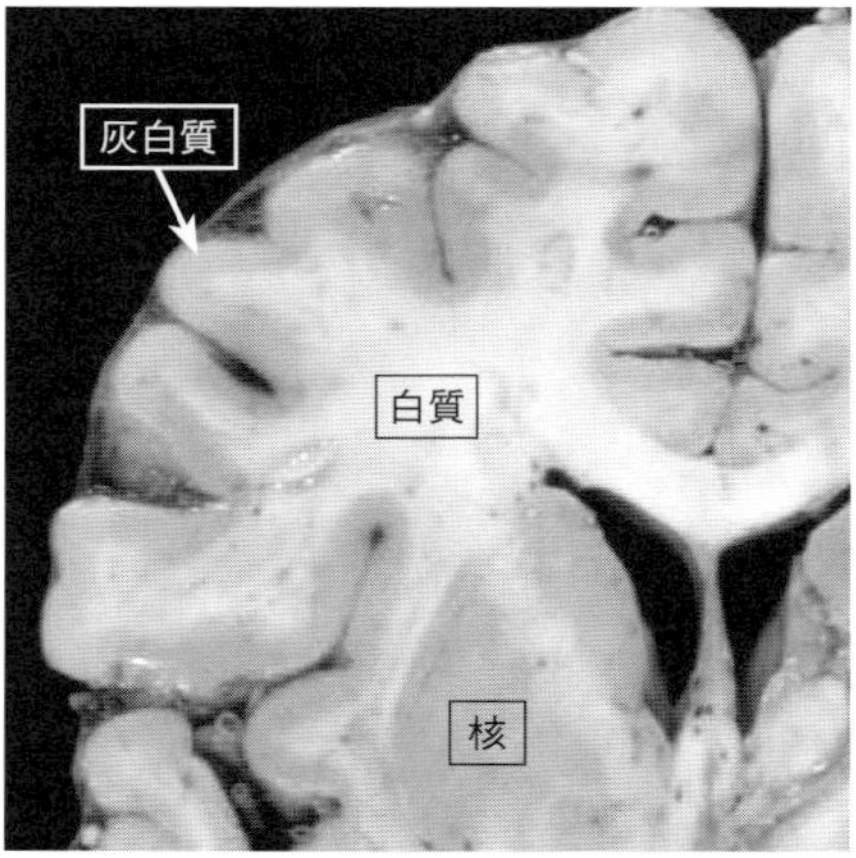

大脳と小脳ではその表層に灰白質が集まっていて、そういう部分を**皮質**《ひしつ》と言います。それに加えて、内部の深いところにも灰白質の塊があり、そういう部分を**神経核**《しんけいかく》、あるいは単に**核**《かく》といいます。つまり、皮質とか核とか言ったら、それはニューロンの細胞体の集団です。

脊髄では配置が逆になっていて、表層は白質でできていて、灰白質は中心部に集まっています。

このように中枢神経の素材は白質と灰白質に分かれるのですが、両者が混在していて区別できないような場所もあります。そういう細胞体と神経線維が混在しているような場所を**網様体**《もうようたい》と言って、脳幹の中に広がっています。

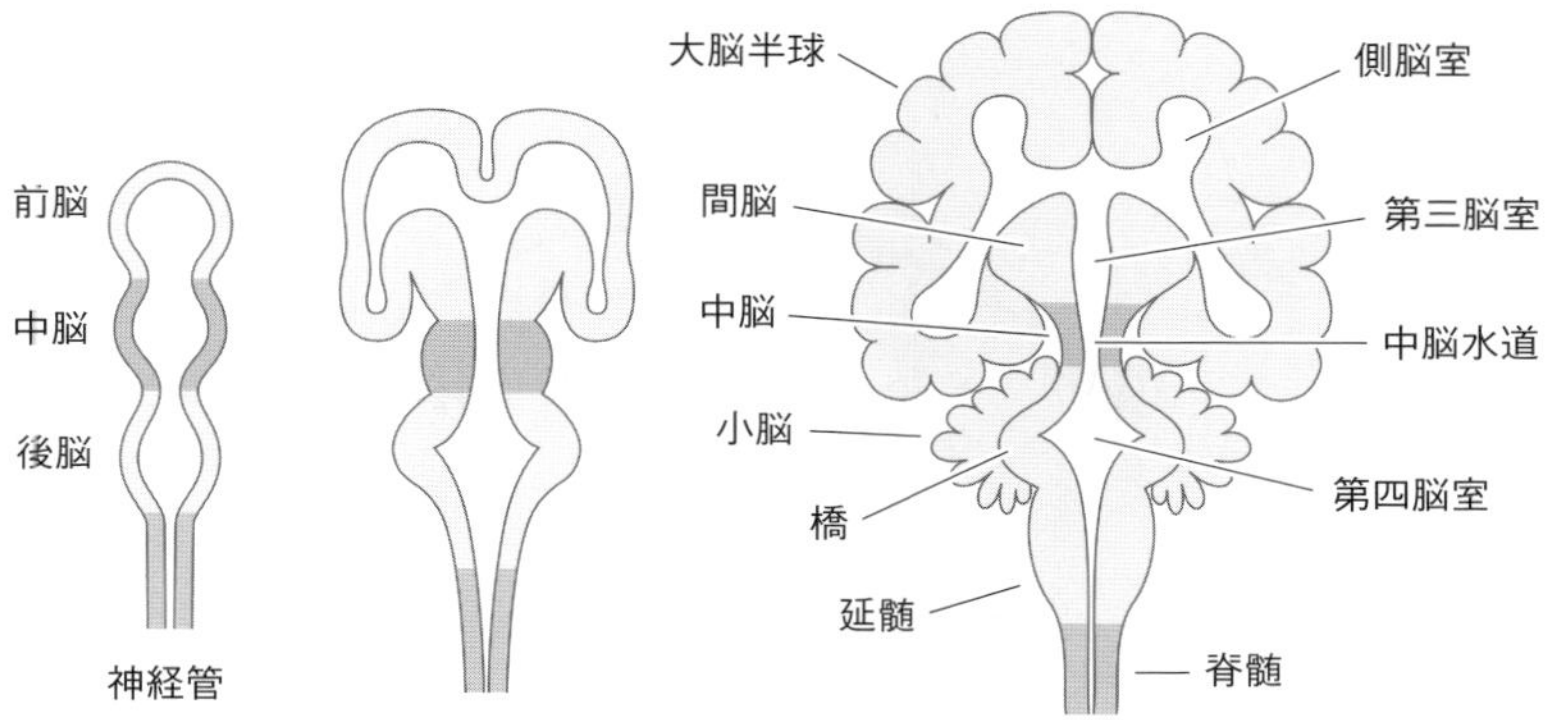

脳の内部には空洞がある

脳の内部には、**脳室**《のうしつ》と呼ばれる空洞があります。この構造を説明するには、脳の発生過程をさかのぼって説明するとわかりやすいのです。

初期の胎児の中枢神経は、行き止まりのチューブのような形をしています。これを**神経管**《しんけいかん》と言います。チューブの頭方部がふくらんで脳ができ、尾方はチューブの形を保ったまま脊髄となります。

神経管は3ヵ所で大きくふくらみます。前端のふくらみを**前脳**《ぜんのう》、中間部のふくらみを**中脳**《ちゅうのう》と言います。後ろのふくらみは、**後脳**《こうのう》あるいは**菱脳**《りょうのう》と呼ばれます。

前脳は最も大きく成長して、左右の大脳半球を作ります。その間に挟まった中心部分が間脳です。

中脳の部分はあまり大きくなりません。したがって、名前も中脳のままです。

後脳は、**橋**《きょう》と**延髄**《えんずい》とに分かれます。橋の両側が大きく出っ張って小脳が作られます。橋の下は延髄と脊髄に続きます。

脳の成長に伴って、内部の空洞も広がっていきます。大脳半球の内部の空洞は、それぞれ左右に伸びて**側脳室**《そくのうしつ》を作ります。真ん中の間脳のところに残っている空洞は、三番目の部屋という意味で**第三脳室**と言います。橋から延髄にかけて広がっている空洞が**第四脳室**です。中脳の空洞は細いままなので、**中脳水道**《ちゅうのうすいどう》と呼ばれます。

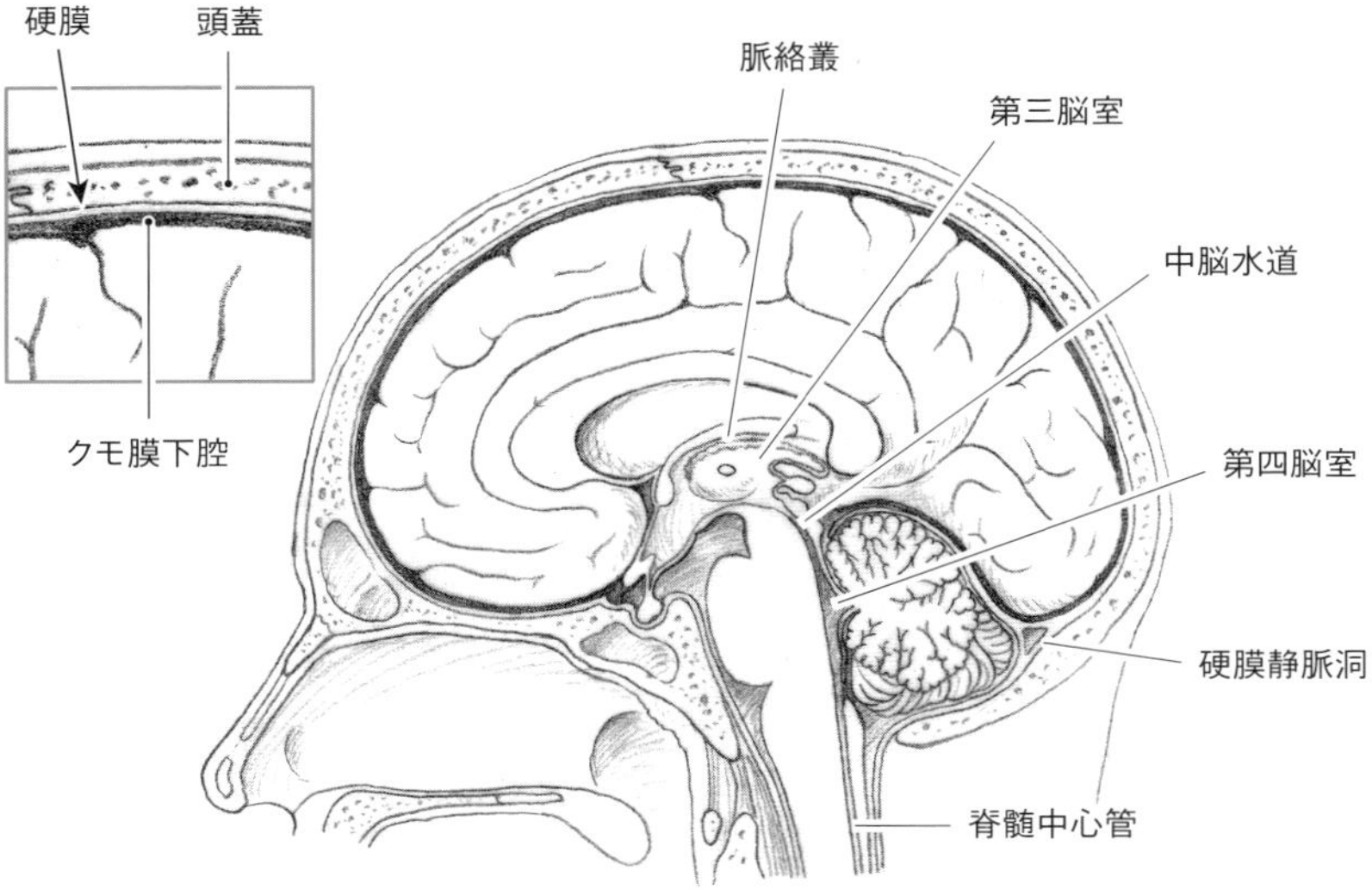

脳は液体の中に浮いている

脳室の内部には、**脳脊髄液**《のうせきずいえき》という液が入っています。この液は、脳室の中にとどまっているのではなくて、脳室の外にあふれ出ています。あふれ出た液はどこに行くと思いますか？

――【学生】 脳と頭蓋骨の間のスペース。

もう少し正確に説明できるといいね。

脳は**髄膜**《ずいまく》という結合組織の膜に包まれて、頭蓋骨の中に収まっています。髄膜は3層からなっています。外側は厚くて硬い**硬膜**《こうまく》、その内側はクモの巣のような細かい線維を含んだ**クモ膜**、そして脳の表面に密着している**軟膜**《なんまく》です。

硬膜は頭蓋骨の内面に密着しています。軟膜は脳の表面に密着しています。当然、両者の間は場所によって広かったり狭かったりします。そういう硬膜と軟膜との間の空間を**クモ膜下腔**《まくかくう》と言います。クモ膜下腔は、脳室に入っているのと同じ脳脊髄液で満たされています。つまり、脳は骨の中にじかに据え付けられているのではなくて、クモ膜下腔の液の中に浮いている状態で保たれています。

脳脊髄液は、ゆっくりではあるけれども循環しています。脳室の天井には血管を多く含む**脈絡叢**《みゃくらくそう》という組織があります。ここで作られた脳脊髄液は、脳室を満たし、第四脳室にある3ヵ所の小さな穴を通ってクモ膜下腔に出ていきます。クモ膜下腔の脳脊髄液は、硬膜内を走る**硬膜静脈洞**《こうまくじょうみゃくどう》という静脈に吸収されます。

この循環が滞ると問題が起こります。特に第四脳室の出口の穴が詰まってしまうと、脳脊髄液が脳の内部でパンパンに詰まって、脳室が広がってくる。大きくなった脳室が脳を内側から圧迫して、神経症状、精神症状が出てきます。そういう状態を**水頭症**《すいとうしょう》と言います。

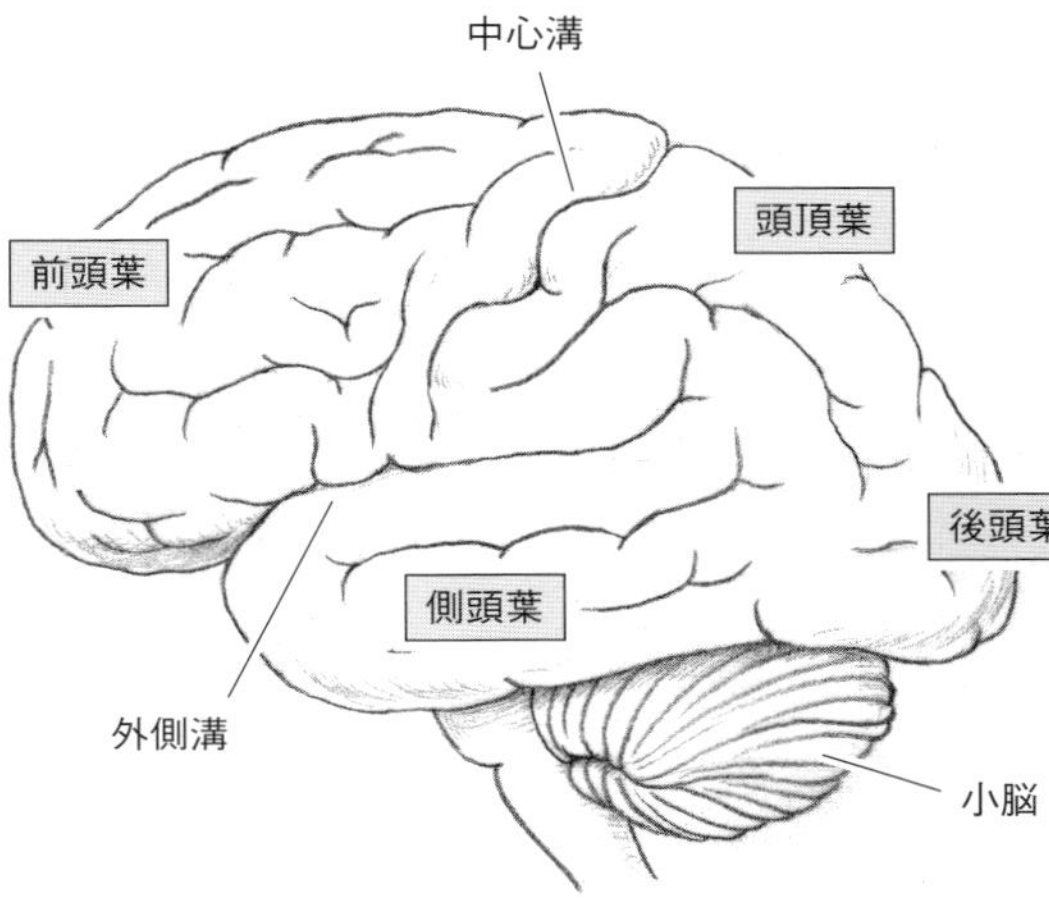

大脳半球は4つの領域に分けられる

大脳はものを考えるという高次の精神機能を営む部分で、特に表層の部分、すなわち大脳皮質に神経細胞が集まって活動しています。大脳半球の表面を見ると、たくさんのしわがあります。このしわがあるために、大脳皮質の表面積は広くなっています。

しわを作っているへこみの部分を**溝**《こう》、その間のふくらんでいる部分を**回**《かい》と言います。

一番目立つ溝は、大脳半球の外側を横に走る**外側溝**《がいそくこう》と、半球のてっぺんから下りてくる**中心溝**《ちゅうしんこう》です。これらの大きな溝を目印として、大脳半球は4つの領域に分けられます。すなわち、中心溝より前を**前頭葉**《ぜんとうよう》、中心溝よりも後ろを**頭頂葉**《とうちょうよう》、そのさらに後ろを**後頭葉**《こうとうよう》と言います。外側溝の下は**側頭葉**《そくとうよう》と言います。

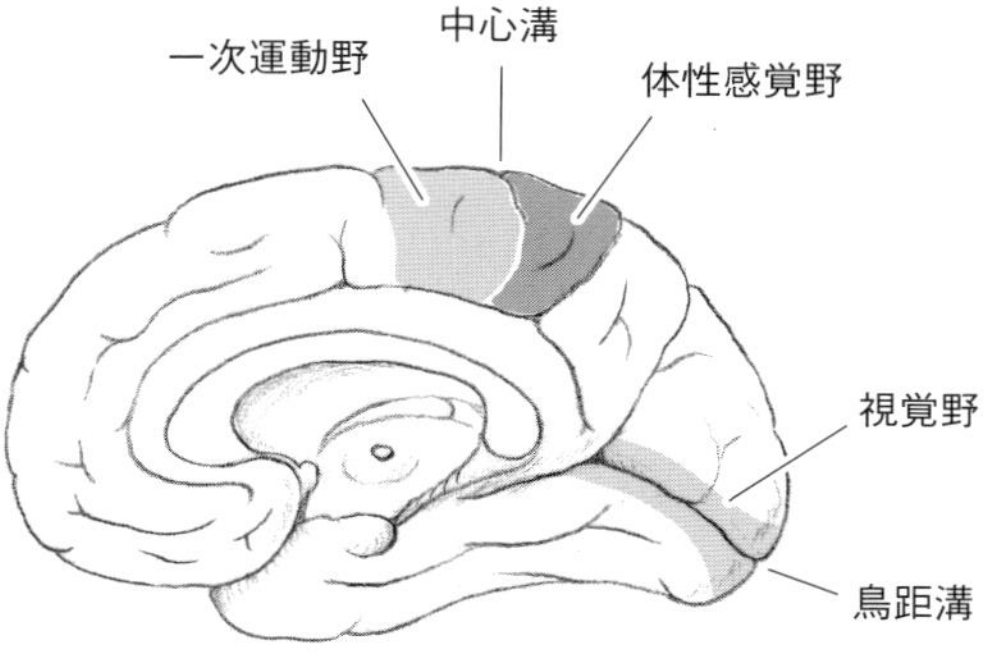

大脳皮質の役割分担

大脳皮質のうち、大脳より下の脳と線維連絡があって、働きがはっきりしている場所がいくつかあります。

そのうちの1つが、中心溝の直前、すなわち前頭葉の一番後ろの部分で、**一次運動野**《いちじうんどうや》と言います。ここから出た軸索は、脳幹や脊髄の運動ニューロンに直接つながっていて、その運動ニューロンを介して筋肉の運動を行います。

それから、中心溝の直後、すなわち頭頂葉の一番前の部分を**体性感覚野**《たいせいかんかくや》と言います。ここには全身の皮膚からの感覚入力が間脳を経由して入ってきます。

一次運動野と体性感覚野では、体の各部との対応を地図に描くことができます。その地図は、下半身が小さく、手と顔が大きい、いびつな形になります。下半身よりも手や顔のほうが入ってくる感覚の情報量も多いし、出力する情報量も多いので、それに比例して大脳皮質の中で占有する面積も大きいためです。

これ以外に末梢との対応関係が明確な場所が、あと2ヵ所あります。1つは側頭葉の**聴**《ちょう》**覚野**《かくや》、もう1つが後頭葉の**視覚野**《しかくや》です。

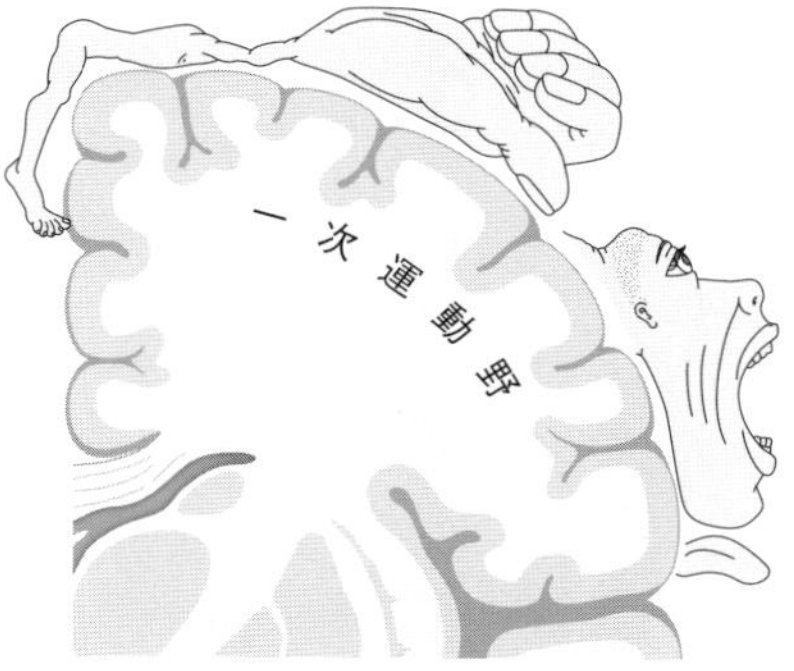

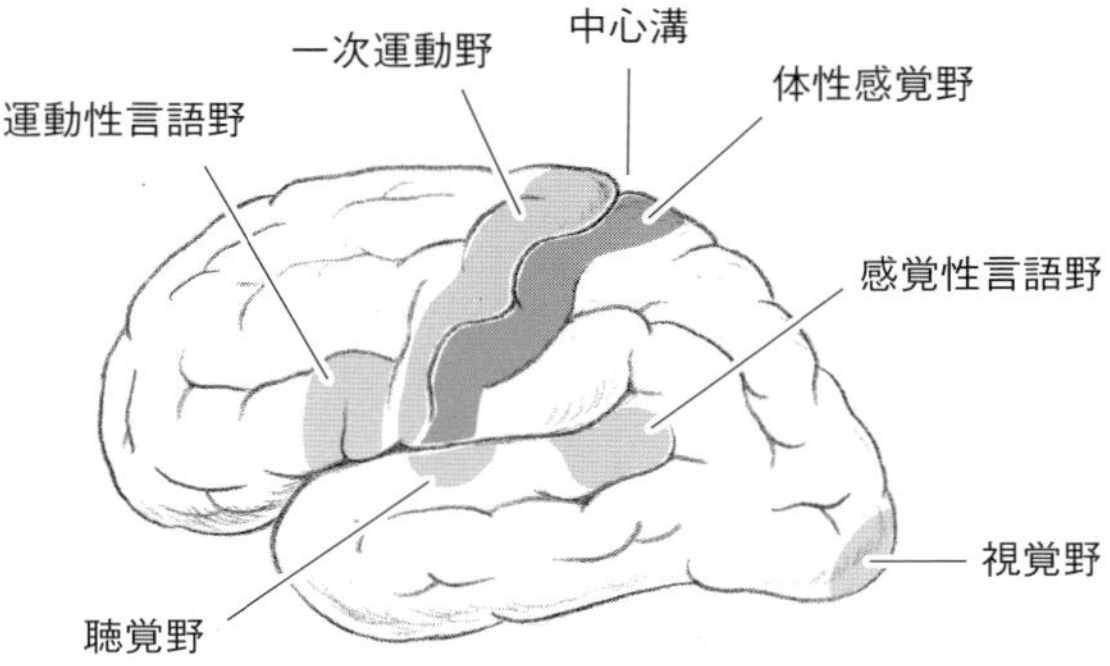

連合野は何をやっているところか

いま言った4ヵ所以外、すなわち大脳皮質の大部分は、末梢との直接の入出力がありません。それらの皮質は、大脳皮質どうしで情報をやりとりして処理を行っていることから、広い意味で**連合野**《れんごうや》と呼ばれています。

連合野は、大脳皮質のいろいろな場所と情報をやりとりし、それらの情報を統合して、記憶、思考、言語、行動制御、空間認知といった人間らしい高度な脳の働きを実現していると考えられます。

連合野のなかでも、わりあい機能の明確な場所があります。例えば、左半球の運動野のすぐ下で、やや前よりの部分。この部分が壊れると、舌や口の動きは変わりはないのに、言葉を作ることができなくなります。**運動性言語野**《げんごや》と言います。あるいは、左半球の聴覚野のすぐ後ろの部分。この部分が壊れると、音は聞こえるのに、それを言語として理解することができなくなります。**感覚性言語野**と言います。

このように1つの機能に特化した場所は、連合野の中では例外と言えます。連合野の大部分では、大まかな役割は知られているものの、明確な機能局在を見いだすことができません。ですから、「連合野は何をやっているのかよくわからない」と言われるのです。実際、前頭葉の一部を切除しても、性格が少し変わったりはしますが、特に目立った症状は出ないことも多いのです。

脳内の線維の通路

左右の大脳半球を分ける深い裂け目を**大脳縦裂**《だいのうじゅうれつ》と言います。大脳縦裂に沿って脳を真っ二つに切ると、その断面は157ページの図のようになります。

大脳縦裂の底に、大きなアーチ状の断面が見えています。この部分を**脳梁**《のうりょう》と言って、左右の大脳半球をつないでいる神経線維の通り道です。右脳と左脳は本来は独立しているのですが、脳梁を通して話し合いをしている。その結果、1つのまとまった人格になっているわけです。

昔、アメリカで脳梁を切断する手術が行われたことがありました。そうすると右脳と左脳の話し合いがなくなってしまう。右脳は非言語的な情報処理を、左脳は言語的な情報処理を得意としています。両者が協力して働いているのですが、脳梁を切ってしまったらどうなると思いますか?

脳梁を切断された男性に、女性のヌード写真を見せます。男性の左の視野に見せると、それは右脳に入力されます。すると彼はフフッと笑って楽しそうなのですが、何を見たかと聞かれても答えられないのです。ところが、それが右の視野に入ったとたん、何を見たかが理解できる。その右脳と左脳の伝達をしているのがこの脳梁です。

次に脳の前頭断を見てみましょう。

大脳半球の深部にはいくつかの灰白質の塊、つまり神経核があります。**尾状核**《びじょうかく》とか**レンズ核**といった名前が付いていますが、これらは大脳半球の底のほうにあることから、まとめて**大脳基底核**《だいのうきていかく》と呼ばれます。そして、間脳の上部を占める**視床**《ししょう》と大脳基底核との間は、神経線維の通路となっています。

この通路は**内包**《ないほう》と呼ばれ、大脳皮質に出入りする神経線維が束になって通っています。したがって、もし内包の近くで脳出血が起こると、大脳皮質への入出力がいっぺんに絶たれることになります。臨床上きわめて重要な場所ですから、覚えておいて損はないと思います。

小脳は運動を円滑にする制御装置

小脳は、運動をなめらかに行うための制御装置です。

なめらかに運動をするためには、手足や頭の位置などがあらかじめ把握できていて、そのイメージに従って運動を行う必要があります。われわれは普段、目で見た情報に従って運動を行っていると思い込んでいます。しかし、実際は視覚情報がなくてもある程度は同じことができます。それは体のイメージがあるからです。

例えば目をつぶって、指を鼻先に持ってくることができます。鼻の位置と指先の位置のイメージが脳内にあるので、それができるのです。指鼻テストと言います。あるいは、目をつぶって右の指と左の指を付き合わせる。指指テストと言います。

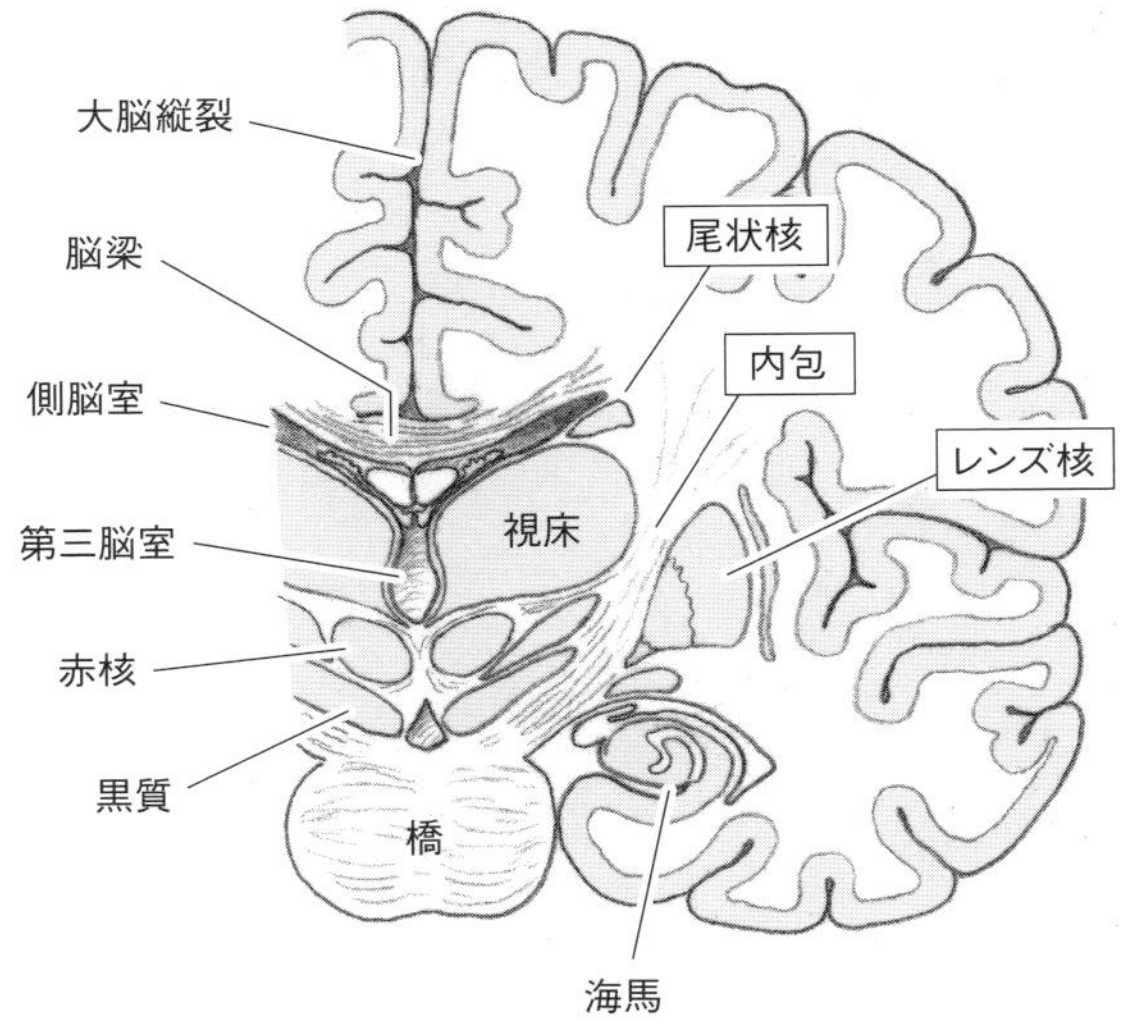

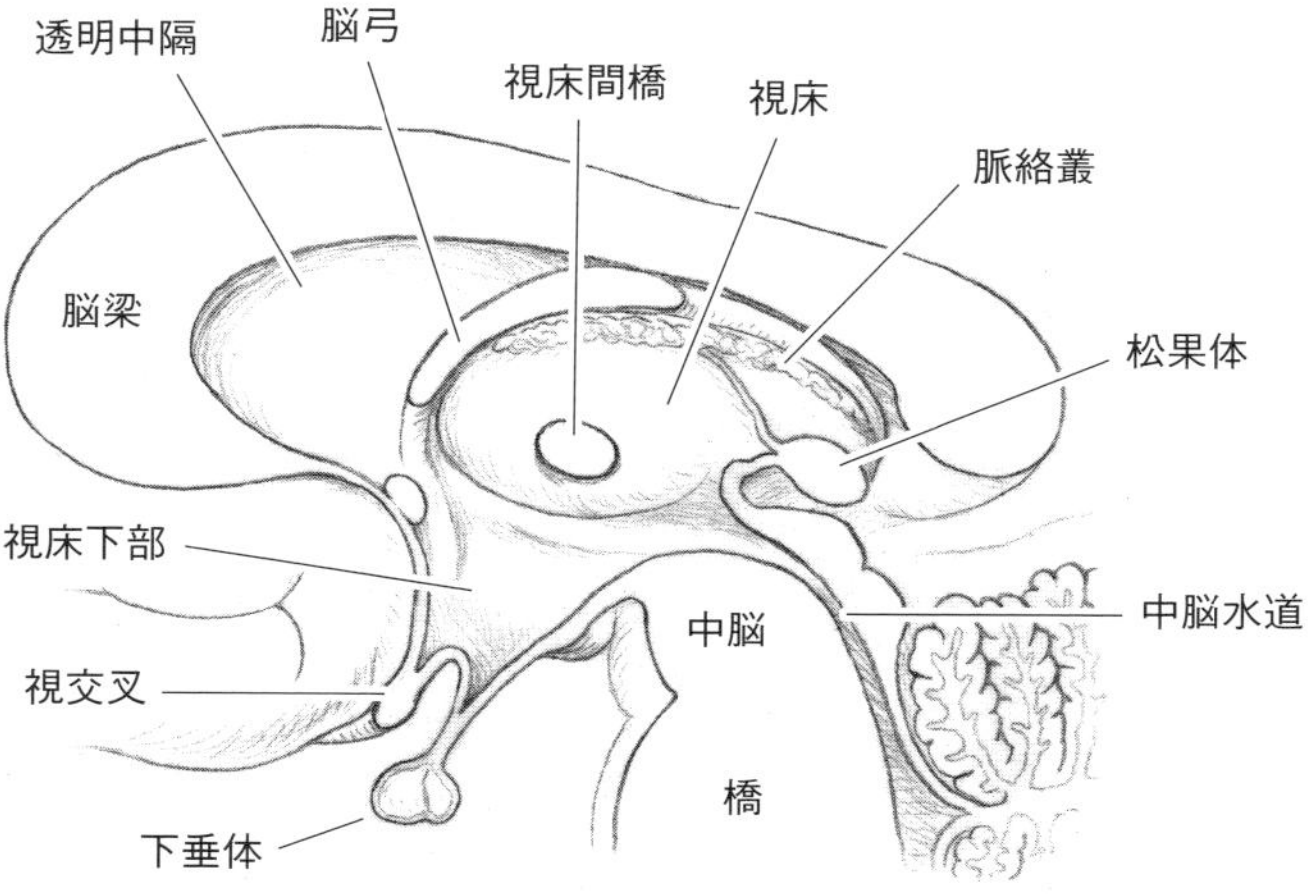

こういった運動の調節は小脳がやっています。小脳は、運動野から来た運動指令とボディイメージを付き合わせて、運動の向きや大きさを調節しているのです。小脳に異常が起こると、このような調節がうまくできなくなります。

もう1つ小脳の働きで有名なものに、**前庭動眼反射**《ぜんていどうがんはんしゃ》というのがあります。われわれは頭を動かしながら、本を読むことができます。ところが、逆に頭を固定した状態で本を動かすと、目で文字を追うのが難しい。これは、頭の回転運動を平衡器官で感じて、頭の動きに応じて視線を動かすことを小脳がやっているのです。

このように、感覚入力と運動指令をすり合わせて調整するのが、小脳の重要な働きです。

間脳には視床と視床下部がある

間脳は、左右の大脳半球の間にある部分で、大きく2つに分かれます。視床と視床下部です。

視床《ししょう》は、大脳皮質に向かう神経線維の中継所です。全身からの感覚入力はもちろん、大脳皮質に入るすべての入力が視床を経由します。例えば、大脳からの指令が小脳で調節を受けたり、あるいは大脳基底核で調節を受けたりして、大脳皮質にフィードバックして戻るときにも必ず視床を通ります。

視床下部《ししょうかぶ》は、自律神経の中枢と言えます。自律神経は、**情動**《じょうどう》、平たく言えば感情の状態に強く影響を受けます。大脳の中で情動を司る部分は**大脳辺縁系**《だいのうへんえんけい》と呼ばれ、脳梁を取り囲むように配置しています。**海馬**《かいば》や**帯状回**《たいじょうかい》、**扁桃体**《へんとうたい》などがこれにあたります。その大脳辺縁系の支配下にあって、視床下部は自律神経に指令を送ったり、**下垂体**《かすいたい》という内分泌腺を介して全身のホルモンの状態に影響を及ぼしたりします。

間脳の下は脳幹に続きます。脳幹は、生命に直結する働きをもつ部分が集中しています。例えば、呼吸のリズムを作る中枢は橋にあります。延髄には、心臓の拍動や血圧をコントロールする循環中枢があります。このように生命維持と密接に関わっているのが脳幹です。

東大解剖学講義◉第8回

骨格と筋

東大解剖学講義◉第8回「骨格と筋」

きょうのテーマは運動器ということで、まず全身の骨格や筋肉を作っている素材についてお話しします。個々の骨や筋については、次回からの授業で上肢と下肢に分けて話をします。

骨格を作る3種類の素材

全身を支える骨格は、骨を主体として、それに軟骨や結合組織が加わってできています。つまり、骨・軟骨・結合組織という3種類の素材があるわけですが、これらはいずれもコラーゲン線維を大量に蓄えた組織で、体を機械的に支える働きをしています。したがって、3種類の素材はすべて広い意味での結合組織と言えます。

では、骨と軟骨と結合組織の違いは何でしょうか？　骨付き肉を食べたときのことを思い出してください。骨は白く不透明で、とても固い材質です。それに対して軟骨は透明感があり、弾力があって、歯でかみ砕いて食べることもできます。結合組織というのはいわゆるスジ、肉の中の固い部分です。材質としてはそういう違いがあります。組織をくわしく見ていくと、さらに大きな違いがあります。

骨組織は血管や神経が行き届いている

骨の組織は、円柱状の構造がいくつも積み重なってできています。この円柱状の構造を**骨単位**《こつたんい》（osteon《オステオン》）と言います。円柱の中心には**ハバース管**という、血管を通す管があります。その管のまわりを同心円状に取り巻いている組織を**骨層板**《こつそうばん》と言います。骨層板は、コラーゲン線維の枠組みにカルシウムの結晶が沈着したもので、いわば鉄筋コンクリートのようにできています。

骨層板のところどころには穴が開いていて、その中に骨を作る細胞、**骨細胞**《こつさいぼう》が収まっています。骨細胞は細長い突起を放射状に伸ばしていて、その突起の通る細い管が骨層板の中に入り込んでいます。

骨単位は骨の長軸に平行に並んでいるので、ハバース管を通る血管も縦に平行に走ります。これに対し、

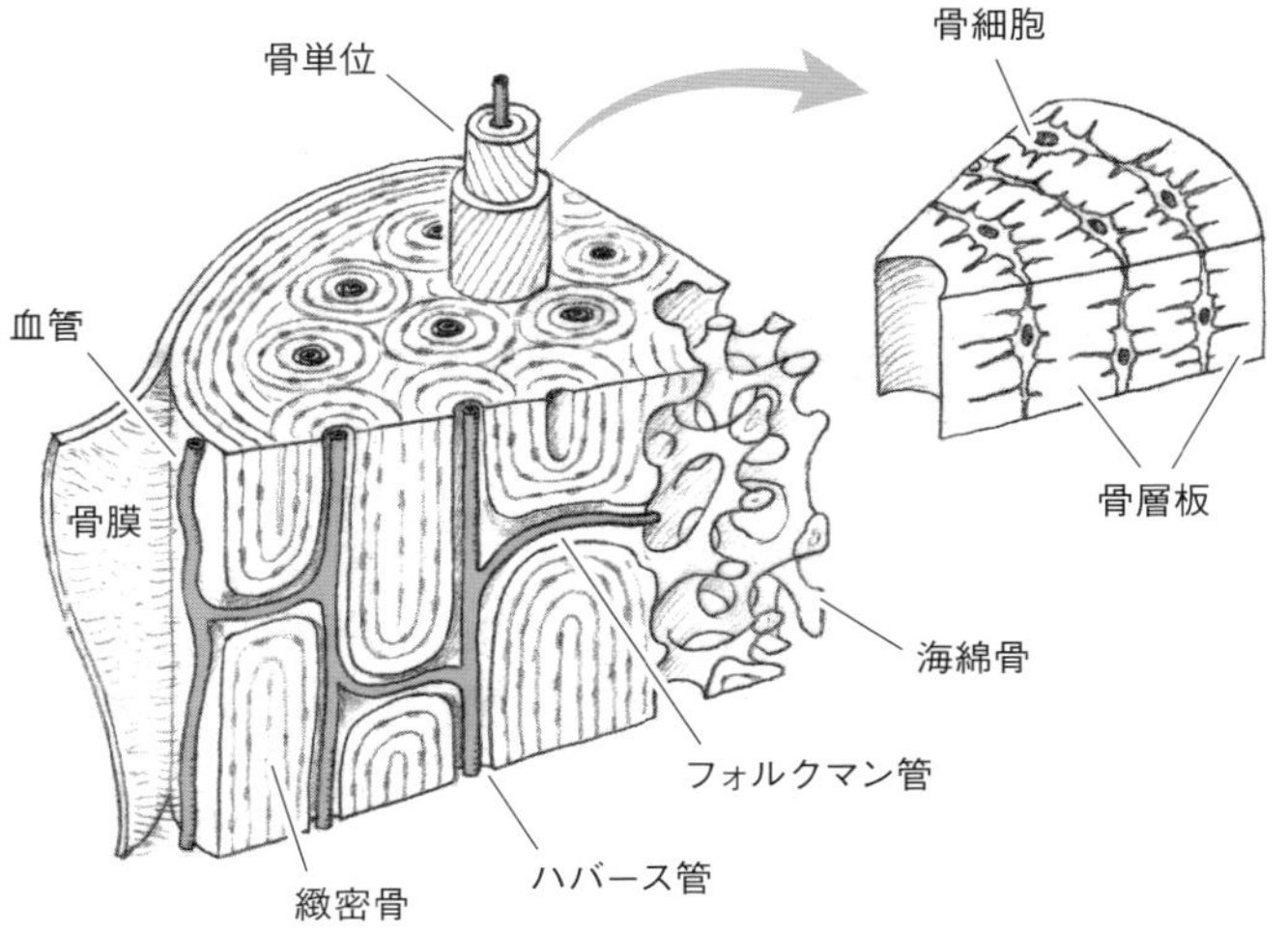

横方向に走る血管もあります。横方向の血管の通る管を**フォルクマン管**と言います。フォルクマン管とハバース管を通る血管によって、すみずみにまで血液が行きわたっていることが骨組織の大きな特徴です。

骨組織のもう1つの特徴は、痛みに敏感だということです。

皆さんの中で、骨折したことがある人はいますか。ねんざの痛みと比べてどうですか?

——【学生】　ケタ違いに痛かったです。

なぜそんなに痛いかというと、骨の表面を覆っている**骨膜**《こつまく》に神経終末が密に分布していて、感覚が鋭いからです。すねをぶつけると、「弁慶の泣き所」というくらい痛い。あれは骨膜の痛みなんです。

骨は体を支える基軸ですから、そこが壊れるような大きな損傷は避けたい。骨の痛みというのは、骨に損傷が起こるような激しい外傷を防ぐために備わっている、一種の防御機構なのです。反射的にケガを避けるように、われわれは行動しているわけです。

軟骨は動きのあるところに使われる

軟骨は骨と違って水分を多く含んでいて、そのため弾力性があります。何よりも違うのは、軟骨の内部には血管がないということです。だから、軟骨は大きな塊に成長することができない。弾力があるので薄っぺらい形を作るのは得意だけれども、大きな骨組みを作ることはできないのです。そういう特性を生かせるような場所で、軟骨は使われています。

（1）骨と骨を軟骨がつないでいるものを**軟骨性結合**《なんこつせいけつごう》と言います。肋骨と胸骨をつなぐ**肋軟骨**《ろくなんこつ》、椎骨の間の**椎間円板**《ついかんえんばん》、骨盤の前面の**恥骨結合**《ちこつけつごう》など、ある程度の可動性を要求されるところの結合に、軟骨が使われています。

（2）骨と骨が可動性の関節を作って接触するとき、その接触面は**関節軟骨**《かんせつなんこつ》でコーティングされています。数ミリの厚さのコーティングですけれども、衝撃を和らげ、動きを滑らかにする働きがあります。

（3）鼻や耳の枠組みは軟骨でできています。**鼻軟骨**《びなんこつ》、**耳介軟骨**《じかいなんこつ》がそれです。そのほか、呼吸器の授業でお話しした喉頭や気管、気管支も軟骨によって保護されています。

このように、軟骨は成人では限られた場所にしかありません。しかし、胎児では全身のいたるところに軟骨があるのです。というのは、胎児期に軟骨のひな形ができ、それが徐々に骨に置き換わっていくからです。骨の発生については、のちほどくわしく説明します。

結合組織はつなぎ目を補強する

骨格や筋肉や関節を補強するために、線維性の結合組織が使われています。

靭帯《じんたい》は強靭な結合組織の束で、骨と骨をつないで、関節を補強しています。

筋膜《きんまく》は、その名のとおり筋肉の表面を覆っている膜状の結合組織です。筋肉そのものはヤワな組織で、もし露出していると傷ついてしまいます。筋膜で覆って保護してあげなければなりません。

腱《けん》は、筋肉と骨をつなぐ結合組織です。筋肉の端は腱になっていて、骨に付いています。

腱膜《けんまく》とは、腱が膜状に広がったものを言います。日本語では腱と腱膜は似ていますが、英語やラテン語では全く別の言葉です。腱はtendon《テンドン》、腱膜はaponeurosis《アポニューロシス》と言います。

軽さと強さを実現した骨の内部構造

骨の断面を見ると、表面は密に詰まっているけれども、内部はスカスカのスポンジ状になっています。骨の表面の密な部分を緻密質《ちみつしつ》、内部のスポンジ状の部分を海綿質《かいめんしつ》と呼んでいます。

この写真は大腿骨の断面です。骨の端は緻密質が薄く、内部は海綿質が詰まっています。ところが真ん中の幹《みき》の部分は、緻密質が分厚くなっていて、内部は空洞になっています。

手足の長い骨の場合、力を支えるために内部構造は一様ではありません。骨の両端は関節に面し、いろいろな方向から力がかかります。内部の海綿質はその負荷に耐えるようにできています。

一方、真ん中の幹の部分では、緻密質を分厚くして強度を保つと同時に、内部を空洞にして軽量化を図っています。この大きな空洞を髄腔《ずいくう》と言います。

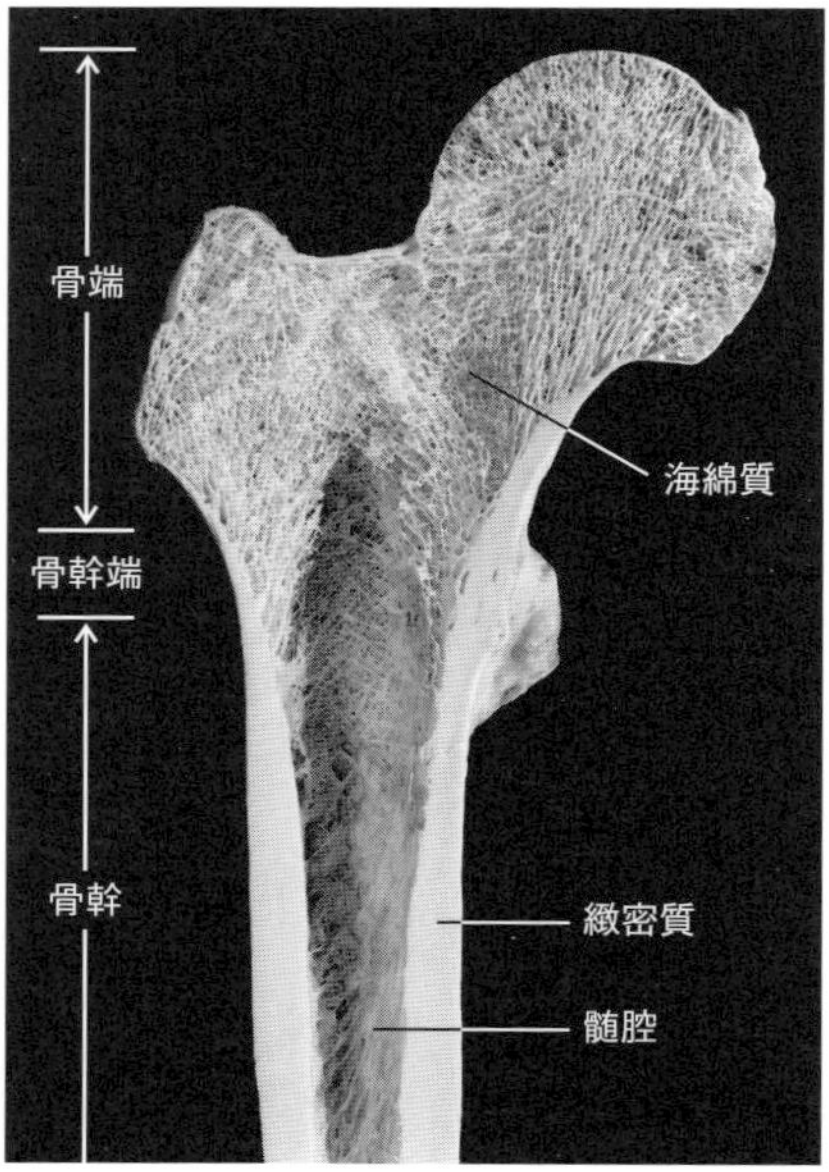

骨髄は造血組織である

いま写真で見た大腿骨は、標本として残すために、骨組織以外の組織をすべて取り除いてあります。**晒浄骨**《しじょうこつ》といいます。晒浄骨では、髄腔や海綿質の隙間は空っぽになっています。しかし、この骨が生きていたときは、この空洞に何かが入っていました。何が入っていたか、わかりますか?

——【学生】 骨髄。

その通り。

では、骨髄には赤と黄色の2種類があることを知っていますか? **赤色骨髄**《せきしょくこつずい》は血液細胞を作る造血組織です。血液細胞は寿命があって次々と死んでいくので、たえず新しく作り出していかなくてはいけない。そういう仕事をしているのが、赤色骨髄です。

例えば赤血球の寿命は約120日です。ということは、血液中の赤血球は全部で25兆個くらいですが、その120分の1が毎日死んで、骨髄で新しく生まれ変わっているわけです。

黄色骨髄《おうしょくこつずい》は造血組織が脂肪に置き換わったものです。新生児では全身の骨髄で造血が行われていますが、思春期を過ぎると造血を行う場所がだんだん限られてきます。体の中心部の体温の高いところは赤色骨髄のままですが、体温の低い手足の骨では黄色骨髄に置き換わっていきます。

医療上の理由で、赤色骨髄を採取することがあります。

例えば白血病では骨髄移植を行うことがあります。白血病は、骨髄の造血細胞が異常に増殖してしまった状態です。そこでまず、放射線などで全身の骨髄を殺してしまう。その上で健康な人の骨髄を移植する。すると新しい造血組織ができあがるというわけです。

もちろん、検査の目的で骨髄を採取することもあります。そういうときに、全身のどこの骨髄でもよいかというと、そうではないのです。手足がよさそうだからといっても、そこは脂肪に置き換わっているので駄目です。胸骨とか骨盤のように、体表に接していて、なおかつ体温が高くて赤色骨髄が残っている場所から採ってきます。

骨は常に改築中である

骨は力が加わると強くなります。強くなるというのは、改築によって骨の量が増えるからです。この改築作業は、たえず行われています。使わないで放っておくと骨が減っていきますし、よく使っていると骨が増えて丈夫になります。

宇宙空間で生活をしていると、重力による負荷がかからないから、全身の骨が減ってきて弱くなります。そうならないように、宇宙飛行士は意識的に運動をして、体に力学的な負荷をかけなくてはいけないわけです。

これは宇宙飛行士だけの問題であって、自分には一生関係ないかというと、そんなことはありません。皆さんもあと何十年かすれば老人になります。体が弱って寝込むことだってあるかもしれない。寝たきりになると、筋力が衰えるだけではありません。運動という負荷がなくなるので、骨も弱くなっていきます。

折れた骨が、ずれたままくっついてしまうことがあります。この場合、一生ずれたままかというと、そうではないのです。出っ張っている部分がだんだん減ってきて、へこんでいる部分が付け加わって、全体がなめらかな形に戻ります。出っ張っている部分は力が加わらないから骨が減ってきて、足りない部分には力が加わるので骨が増えていくのです。

こういう骨の改築に関わっているのが骨膜です。骨膜には、**骨芽細胞**《こつがさいぼう》に分化する細胞が存在します。骨膜が刺激を受けると新しく骨芽細胞が分化し、骨を追加して太く成長させます。したがって、骨膜さえあれば骨は元に戻ります。癌で骨を大きく切り取ってしまっても、骨膜さえ残っていれば骨は回復します。

骨の連結様式は関節だけではない

ヒトの骨は全部で206個あります。それらは１つ１つ形が異なりますが、代表例をあげてみます。**長骨**《ちょうこつ》というのは手足の長い骨、**扁平骨**《へんぺいこつ》は肩甲骨のように平たい骨、**短骨**《たんこつ》は手根骨のようなサイコロ状の骨、**不規則骨**《ふきそくこつ》の代表といえば椎骨でしょう。

このように形も大きさもばらばらの骨を連結して、全身の骨格が作られています。骨の連結というとすぐに関節を思い浮かべますが、それだけではありません。骨と骨がガッチリ固定されていて、動かない連結もあるのです。このような連結を**不動性結合**と言います。

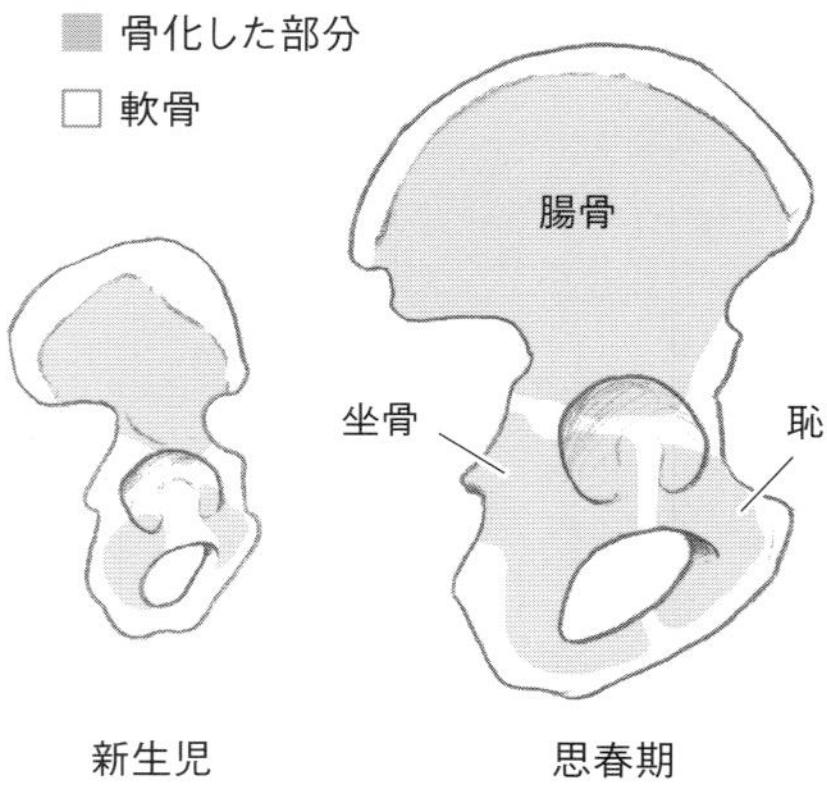

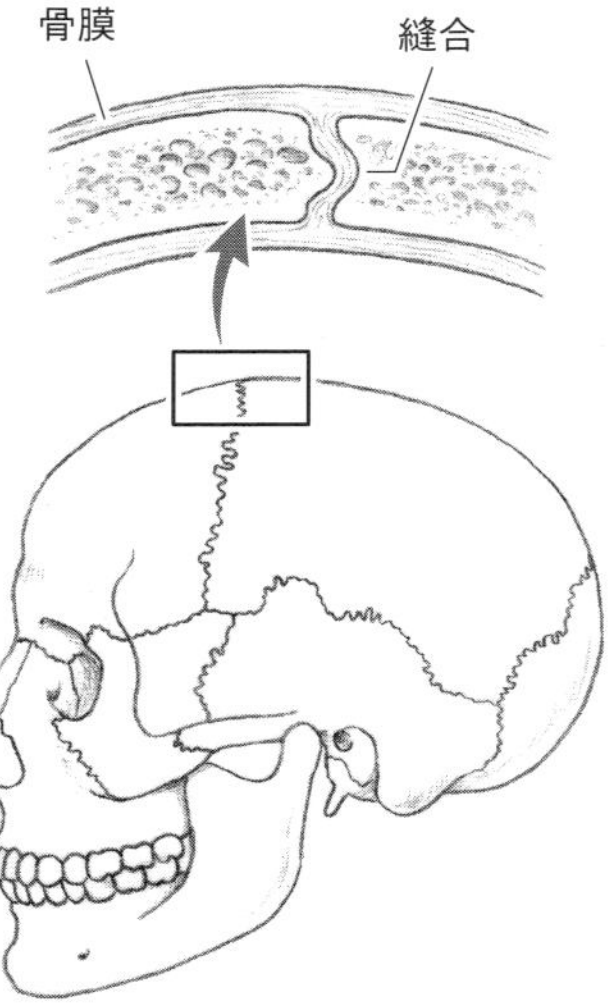

不動性結合は、骨をつなぐ素材によって3種類に分けることができます。

(1) 骨と骨が結合組織の線維でつながっている**線維性結合**。代表例は頭蓋骨のつなぎ目で、**縫合**《ほうごう》と言います。骨と骨がまるで縫い合わせたかのようにかみ合っていて、しかも結合組織の線維で補強されています。

(2) 骨と骨が軟骨でつながっている**軟骨性結合**。すでにお話ししたように、肋軟骨や椎間円板、恥骨結合が代表例です。

(3) 骨と骨が骨でつながっている**骨結合**。これはちょっと説明が必要ですね。

骨結合の代表例は、骨盤の横に張り出している**寛骨**《かんこつ》です。寛骨に限らず、多くの骨は軟骨から発生してきます。初めは軟骨だったものが、だんだん骨に置き換わってくるわけです。

ところが寛骨の場合、軟骨の部分が思春期まで残っているのです。そのため**腸骨**《ちょうこつ》、**坐骨**《ざこつ》、**恥骨**《ちこつ》という3つの骨が独立して存在しています。思春期を過ぎる頃、3つの骨の間を埋める軟骨部分が骨に置き換わり、見た目は1つの骨になります。これが骨結合と言われる結合様式です。

関節の一般的な構造

関節というのは、骨の連結様式のうちの**可動性結合**のことです。体を思い通りに動かすためには、骨と骨の連結部がさまざまな方向に動く必要があります。この動きを実現するために、関節はいくつかの条件を備えています。

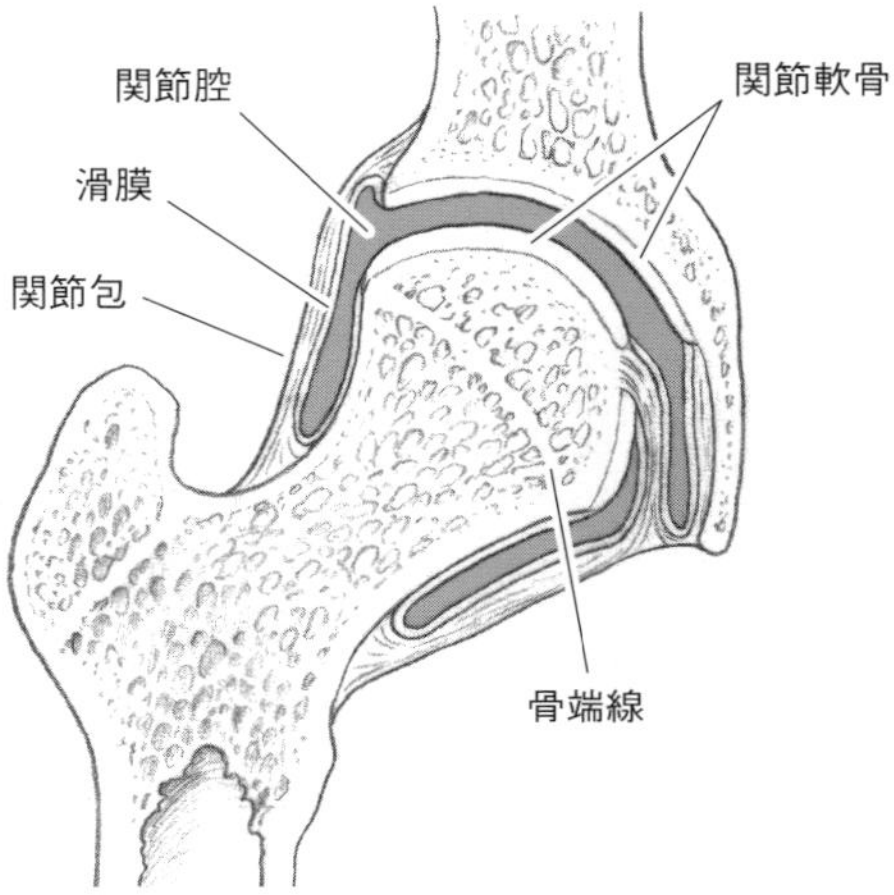

まず、骨と骨が互いに動きながらつながるためには、隙間がなければならない。この隙間のことを、**関節腔**《かんせつくう》と言います。関節腔の中で、骨は**滑液**《かつえき》という潤滑液にひたっています。この液が漏れては困るので、閉じ込めておく必要があります。そこで、**関節包**《かんせつほう》という結合組織の袋が連結部をすっぽり包んで、関節腔を完全な閉鎖空間にしています。

では、関節腔という閉じた空間の中で、潤滑液はどこから供給されるのでしょうか。それは、関節包の内面を覆っている**滑膜**《かつまく》という組織です。滑膜は血管が豊富に分布していて、血液から滑液を作り出しています。

骨と骨が接して動くと、摩擦のためにすり減ってしまいます。それは困る。どうしたらいいか。これが機械なら、ジョイント部分の摩擦を減らすために、まずは接触面をなめらかに磨いて滑りを良くするでしょう。しかし、人体はそういう作戦をとりません。骨の表面を加工するのではなくて、表面を覆う別の素材を用意するのです。

つまり、接触面に軟骨のコーティングをしてやるわけです。それが**関節軟骨**《かんせつなんこつ》です。軟骨というのは非常に優れた素材で、弾力性があり、水分をたっぷり含んでいる。だから圧迫すると縮んで、中から水分が出てくる。接触面のコーティング材としては最適と言えます。

関節軟骨が接している部分の摩擦はきわめて小さい。アイススケートで氷の上を滑ったときに生じる摩擦よりも、さらに小さいと言われています。

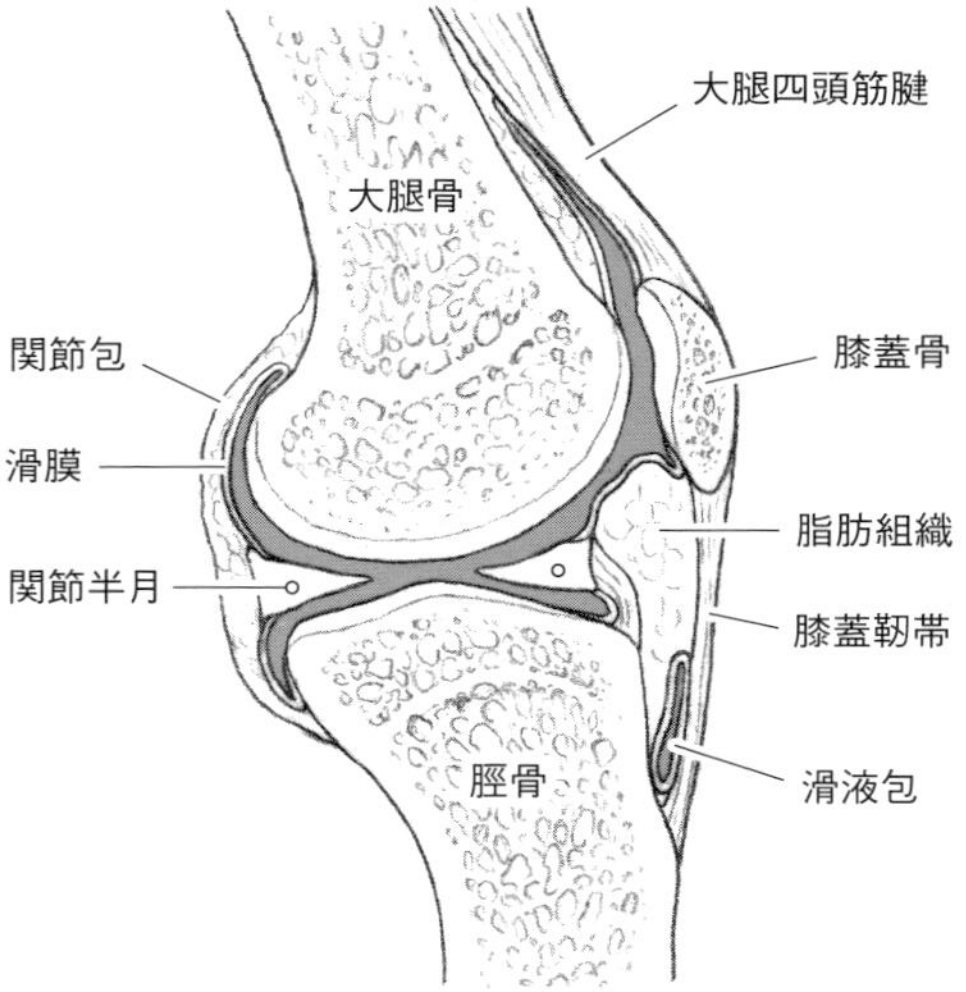

関節の付属装置

以上が関節の一般的な構造ですが、そのほかに関節の付属装置として次のようなものがあります。

まず、ほとんどすべての関節に**靭帯**《じんたい》があって、関節を補強しています。

解剖学の教科書を見ると、靭帯がこういうところにあると書いてあります。しかし、実際に解剖してみると、どこに靭帯があるかよくわからないことが多い。

なぜかというと、たいていの場合、靭帯は関節を覆っている関節包の一部が発達したものです。そのため関節包と一体化していて、見分

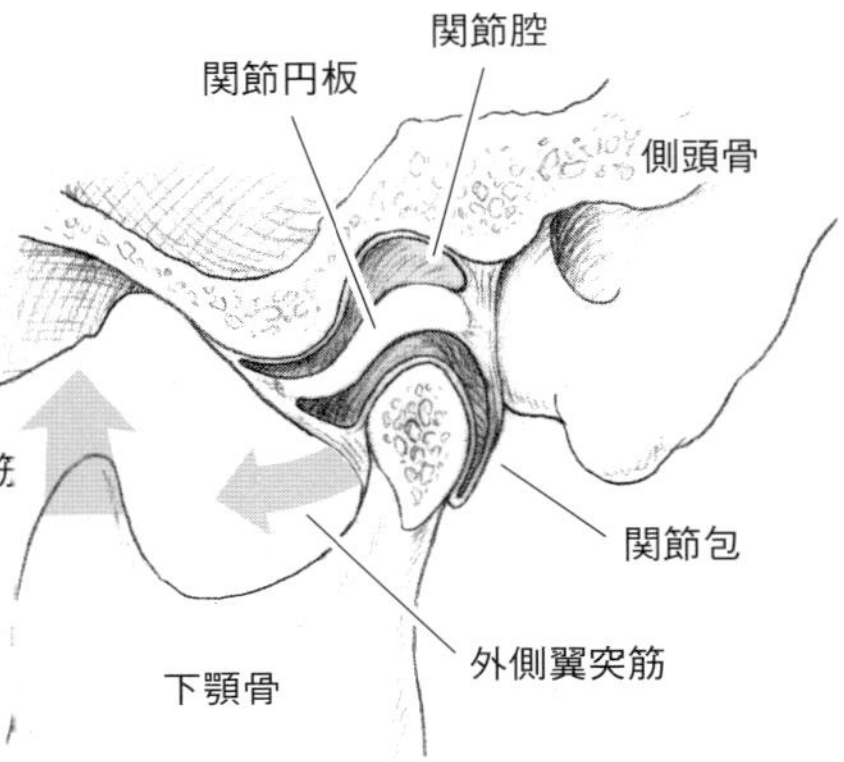

けにくいのです。関節包から独立して存在する靭帯もありますが、その数は多くはありません。

膝の関節は、関節半月《かんせつはんげつ》という装置を備えています。「半月板」とも言われますが、解剖学では**外側半月**《がいそくはんげつ》と**内側半月**《ないそくはんげつ》という名前が付いています。

膝関節の場合、大腿骨と脛骨の形状がかなり違います。そのため2つの骨の接触面積はごく小さくなります。これでは一点に荷重がかかって、関節軟骨を壊してしまう。そこで、関節包から内部に向かって軟骨のヒサシを出してあげます。このヒサシがクッションになって、接触面積が増えて荷重が分散される。これが半月の役割です。

半月が発達して、関節腔を完全に2つに分けてしまったものを**関節円板**《かんせつえんばん》と言います。その代表例は顎関節で、下顎骨と側頭骨の間に関節円板がはさまっています。

どんなメリットがあるかというと、下顎骨が回転運動をするだけではなくて、前後にずれる遊びができます。この遊びがないと困る。

というのは、ものを食べるときは、口を開け閉めするだけでなく、下あごを前後左右にずらす動きをやっています。この動きによって、食べ物をすりつぶすのです。このとき、左右の顎関節で下顎骨が前後逆方向に動くのですが、その動きを可能にしているのが関節円板です。

関節の可動性は関節面の形で決まる

関節の動く範囲は、基本的には関節面の形によって決まっています。余分な動きを避けて、必要な運動ができるように関節は作られているのです。

関節の動きの範囲を表現するのに、多軸性、二軸性、一軸性という分類があります。

多軸性とは、運動方向に制限がないものです。例えば肩関節のように上下、前後、回転と、あらゆる動きが可能な関節です。こういう動きをする関節は、関節面が丸いボール状になっています。**球関節**《きゅうかんせつ》と言います。股関節の場合、丸い大腿骨頭《だいたいこっとう》が寛骨臼《かんこつきゅう》のくぼみの中で自由自在に動きます。

二軸性とは、2つの方向にのみ運動が起こるものを言います。代表的なものが2種類あります。

1つは**楕円関節**《だえんかんせつ》と言って、ラグビーボールと受け皿のような形をしています。代表例は手首の橈《とう》骨手根関節《こつしゅこんかんせつ》です。前腕が動かないように手首の少し手前のところを押さえておいて、手首だけを動かしてみてください。屈伸と左右の2方向にしか動かないのがわかると思います。

もう1つは**鞍関節**《あんかんせつ》と言って、馬の鞍《くら》がかみ合っ

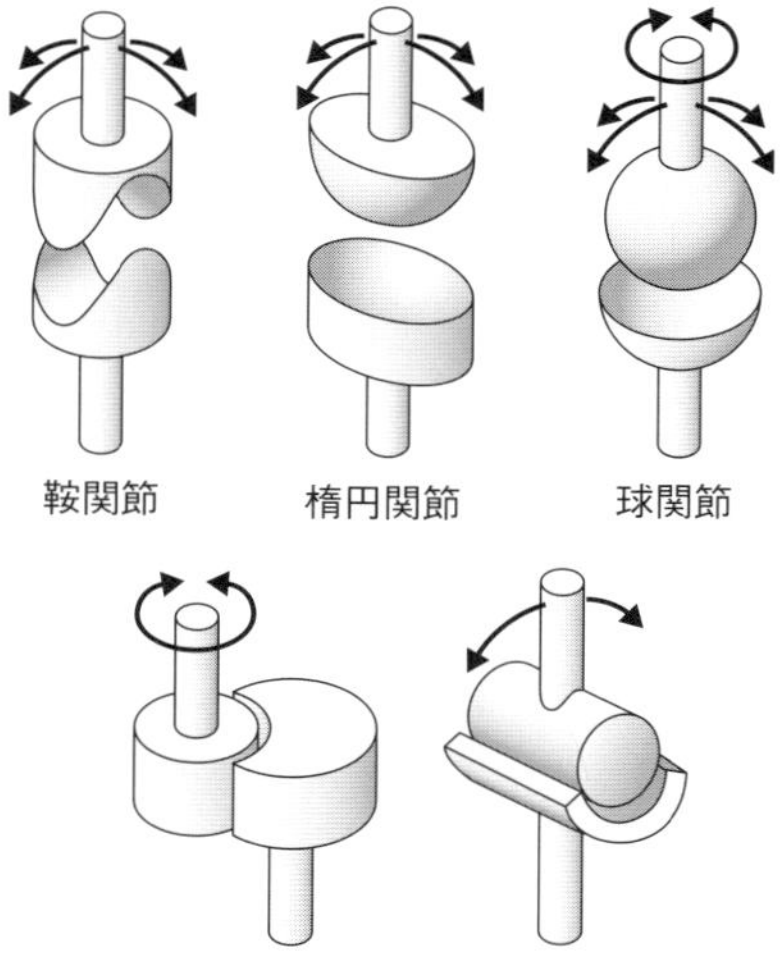

ているような形をしています。代表的なものが親指の付け根の手根中手関節《しゅこんちゅうしゅかんせつ》です。ほかの指に向かい合ったり離れたりという動きと、指の股を閉じたり開いたりという2方向の運動をやっています。

一軸性の関節は、一方向にしか動きません。代表例は肘関節です。蝶番《ちょうつがい》のような形をしているので**蝶**《ちょう》**番関節**《ばんかんせつ》と言います。

橈骨と尺骨の間の橈尺関節《とうしゃくかんせつ》も一軸性の関節です。車軸のような形をしているので**車軸関節**《しゃじくかんせつ》と言います。前腕をねじる動きを回内・回外と言いますが、2本の骨の間の車軸関節がその動きを実現しています。

骨の発生様式

骨はそのでき方によって、膜性骨と軟骨性骨の2通りに分かれます。

膜性骨《まくせいこつ》というのは、胎児期の膜状の結合組織がそのまま骨に変化したものです。頭の骨の多くは膜性骨です。前頭骨《ぜんとうこつ》とか頭頂骨《とうちょうこつ》といった薄くて大きな骨がそれです。それに対し、頭の中心部分にある比較的小さな骨は、軟骨性骨です。

軟骨性骨《なんこつせいこつ》は、胎児の頃は軟骨でできていて、それがだんだんと骨に置き換わっていきます。首から下の骨はほとんどすべてが軟骨性骨ですが、1つだけ例外があります。それは鎖骨です。鎖骨は膜性骨です。

手足の長い骨がどのようにできあがるか、見ていきましょう。

初めはすべて軟骨でできていたのが、まず真ん中の幹《みき》の部分、次いで両端の部分が徐々に骨に置き換わっていきます。この3ヵ所は最終的にはつながって1個の骨になります。しかし、思春期の直前ぐらいまでは、3ヵ所の間に軟骨がはさまっています。これを**骨端軟骨**《こつたんなんこつ》と言います。

骨端軟骨は、骨の成長にとって重要な役目を持っています。もし骨端軟骨がなければ、骨は短いままです。子供の骨が長く伸びるのは、骨端軟骨が増殖しながら、一方では骨に置き換わっていくからです。

つまり、骨端軟骨は骨をどんどん後方に送り出して、端のほうへと前進していく。そういう過程を経て、骨が長く伸びるのです。思春期をすぎる頃には、骨端軟骨そのものも骨に置き換わってしまい、長さの成長が止まります。

思春期まであった骨端軟骨のなごりを、大人の骨で見ることができます。179ページの図をよく見ると、海綿質の内部に、細長い緻密な部分が残っているでしょう。**骨端線**《こつたんせん》と言って、骨端軟骨のなごりなのです。

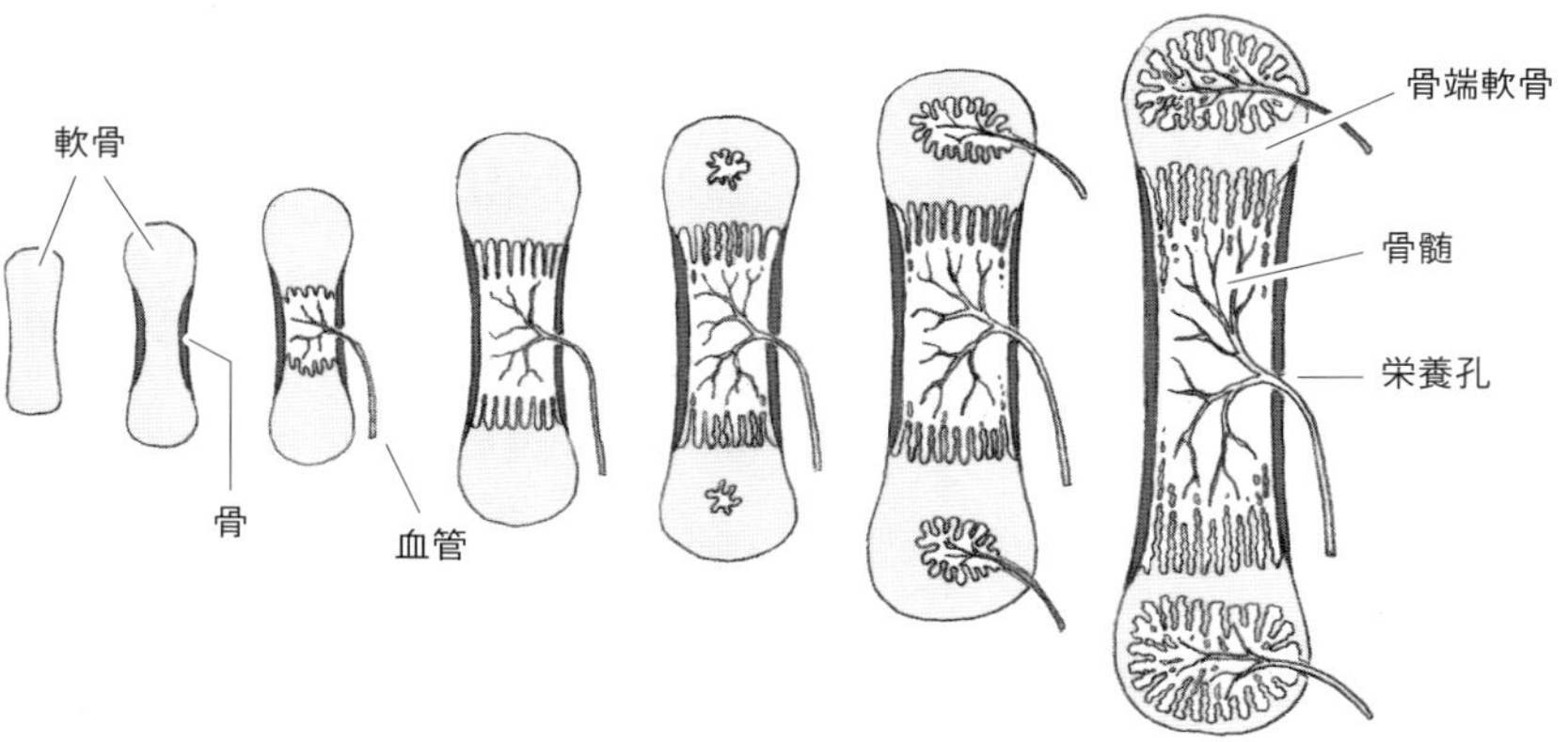

骨格筋と心筋、平滑筋の違い

われわれが筋肉と言うとき、たいていは**骨格筋**のことを指しています。それ以外に、心臓の壁を作る**心筋**と、血管や内臓の壁を作る**平滑筋**があります。これら3つの筋肉は、性質はかなり違いますが、いずれも伸縮をするという点では同じです。

顕微鏡で見ると、違いが明らかになります。

骨格筋と心筋では**横紋**《おうもん》というシマ模様が見えますが、平滑筋にはそのようなものはありません。なぜシマ模様が見えるかというと、細胞の中にある収縮線維が規則正しく配置されているからです。そして、線維の配列が規則正しいということは、速やかで強い収縮をもたらします。それに対して平滑筋は線維が無秩序に配列しているので、収縮する力が弱く、収縮速度も遅いのです。

骨格筋は1個の細胞が非常に大きく、核がたくさん入っています。なぜかというと、骨格筋の端から端までの1本の線維が1つの細胞でできています。何十cmにも及ぶ長い筋細胞を作るために、いくつもの細胞が融合し、そのため核がたくさんになるのです。それに対して、心筋と平滑筋は細胞が小型で、核は1個です。

次に、神経の刺激に対してどれだけ忠実に動くかという点で比べてみます。

骨格筋の線維には神経の終末が必ず1対1で付いています。そのため神経の刺激

顕微鏡で見た骨格筋の横紋

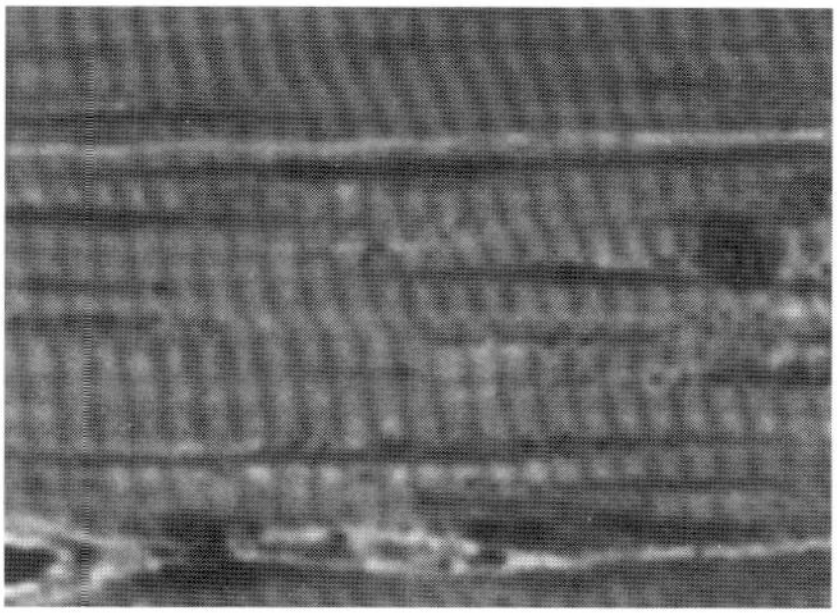

に従って収縮します。すなわち意思に従って動く随意筋《ずいいきん》です。
それに対して心筋と平滑筋は、神経支配とは無関係に収縮が起こるので、不随意筋《ふずいいきん》と言われます。

骨格筋の付属装置

骨格筋は、筋膜《きんまく》という結合組織の膜で覆われています。そして、筋の端は腱《けん》となって骨につながれています。

骨格筋の動きを円滑にするために、いくつかの付属装置がついています。

滑液包《かつえきほう》は、腱が骨などの硬いものの近くを通るとき、それらの間にはさまっている小さな袋です。袋の中には潤滑液である滑液が入っています。滑液包がクッションの働きをして、腱のすべりをよくしています。

滑液鞘《かつえきしょう》とは、滑液包が細長くなって腱を取り巻いているものを言います。例えば手首のように狭い場所を腱が通り抜けるときに、周囲とこすれないように滑液鞘が腱を包んで保護しています。**腱鞘**《けんしょう》とも言います。腱鞘炎というのは知っていますね。

種子骨《しゅしこつ》は、腱が向きを変えるところにある小さな骨です。腱の曲がり方が急で力が発揮できないようなとき、曲がり角に種子骨を置いて、滑車の働きをさせるわけです。種子骨は、手足の指の関節の近くにあります。

膝蓋骨《しつがいこつ》も種子骨の一種と言えます。ふとももの前面にある大腿四頭筋《だいたいしとうきん》の

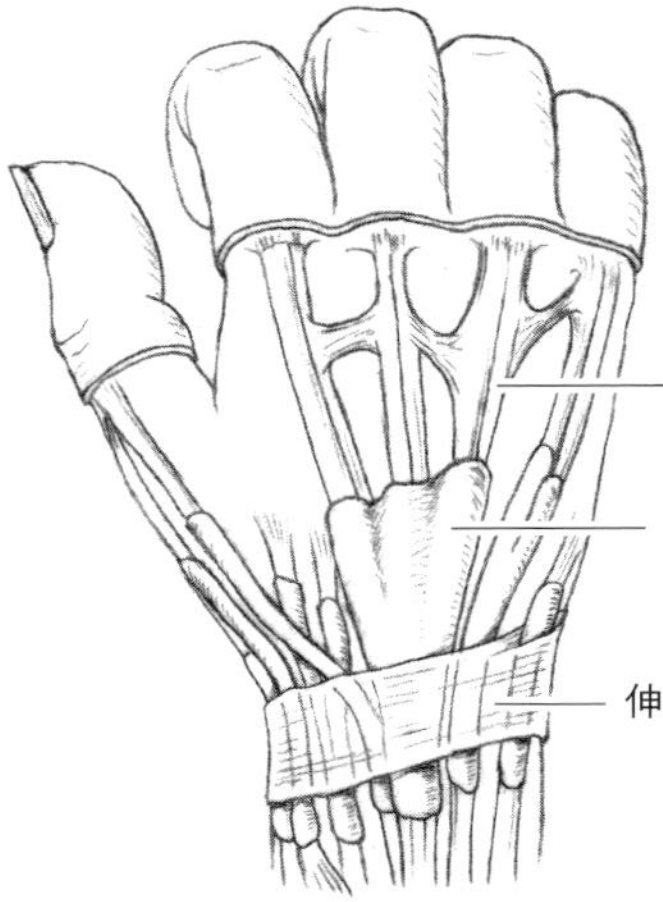

腱は、膝の前面を通り抜けて、脛骨に終わっています。この腱の途中で滑車の働きをしているのが膝蓋骨です（180ページの図参照）。

筋線維の構造をくわしく見ていく

肉眼で見える**筋束**《きんそく》は、筋線維が何本も束になったものです。

ここで大事なことは、**筋線維**《きんせんい》（muscle fiber《マッスル　ファイバー》）は、**骨格筋細胞**（skeletal muscle cell《スケレタル　マッスル　セル》）そのものだということです。骨格筋の細胞は、1本の筋線維を作っている。これが大事なのです。したがって、この細胞はとても長い。

人体で最も長い筋はどこにあるか知っていますか？

——【学生】　下肢の筋肉だと思います。

そう、ふとももの前面を斜めに走っている縫工筋《ほうこうきん》という筋です。この筋は上前腸骨棘《じょうぜんちょうこつきょく》から脛骨《けいこつ》まで約50㎝の長さがあります。ということは、1個の筋細胞が長さ50㎝の線維を作っているわけです。そういう巨大な細胞があることをわかってください。

もう1つ大事なことを言います。

筋フィラメント（myofilament《ミオフィラメント》）は、筋細胞の細胞骨格そのものです。言い換えると、細胞内にある蛋白質の線維です。2種類の蛋白質があって、アクチンフィラメントは細く、ミオシンフィラメントは太い。この2種類のフィラメントが規則正しく配列されているので、全体として横紋が見えるのです。

アクチンとミオシンが互いにかみ合うように横滑りすると、横紋のシマシマの間隔が短くなります。これが筋の収縮という現象です。

筋フィラメントが規則正しく配列して束になったものを**筋原線維**《きんげんせんい》（myofibril《ミオフィブリル》）と言います。骨格筋細胞の中にはたくさんの筋原線維が詰め込まれています。

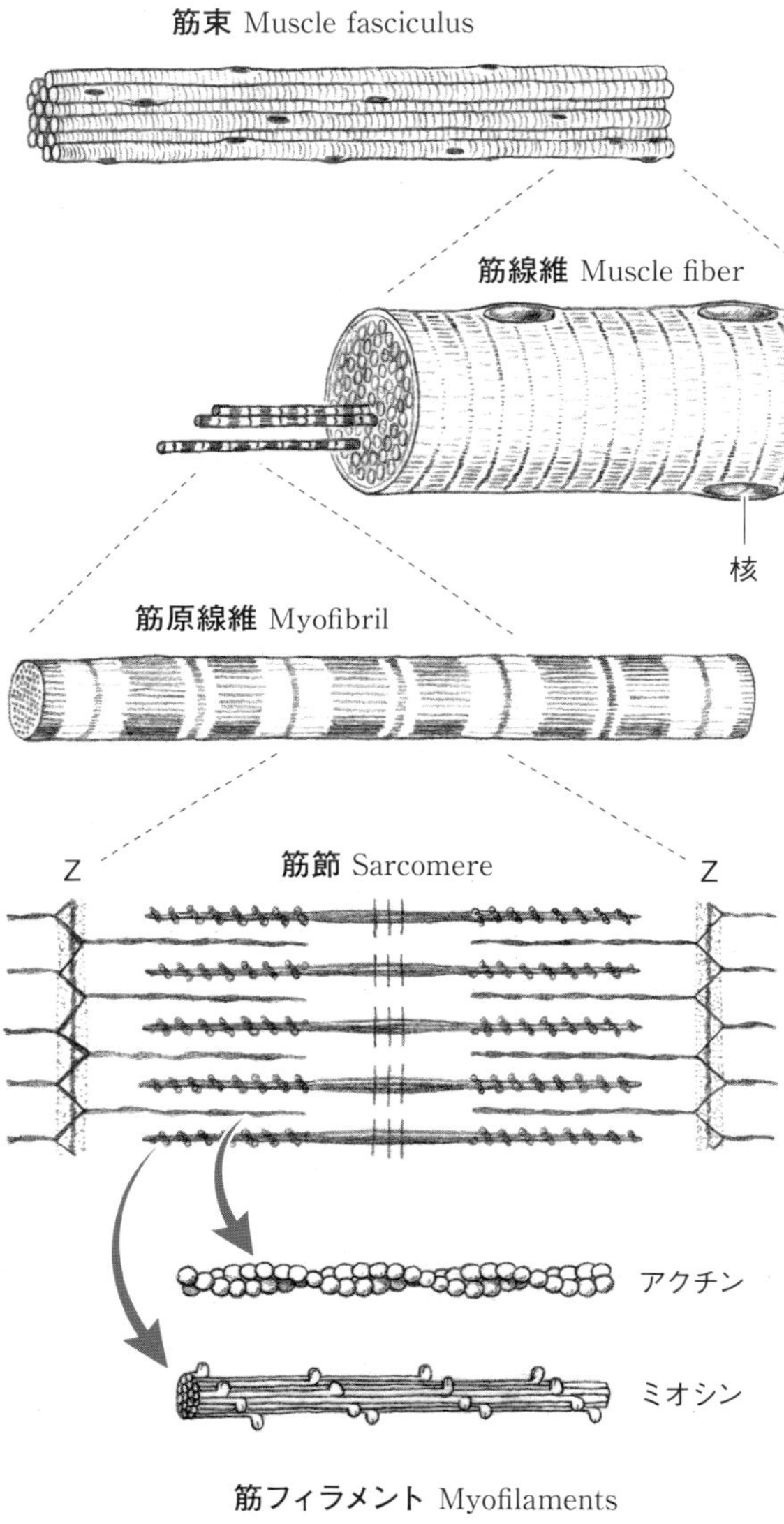

骨格筋の神経支配

骨格筋には運動神経の終末が分布しています。1本の筋線維に対して、必ず1本の運動神経がたどり着いて指令を与えます。ということは、運動神経の数と筋細胞の数はイコールかというと、そうではないのです。1本の運動神経は枝分かれして、多数の筋細胞に分布しています。

その運動神経はどこから来るのでしょうか？　前回の授業を覚えていますか？

運動ニューロンの細胞体は、脊髄の**前角**《ぜんかく》というところにあります。そこを出た軸索は、脊髄神経の**前根**《ぜんこん》となって骨格筋に分布します。軸索の先端が筋細胞に接触する部分を**運動終板**《しゅうばん》と言います。これはシナプスの一種で、神経から筋細胞に興奮が伝えられます。

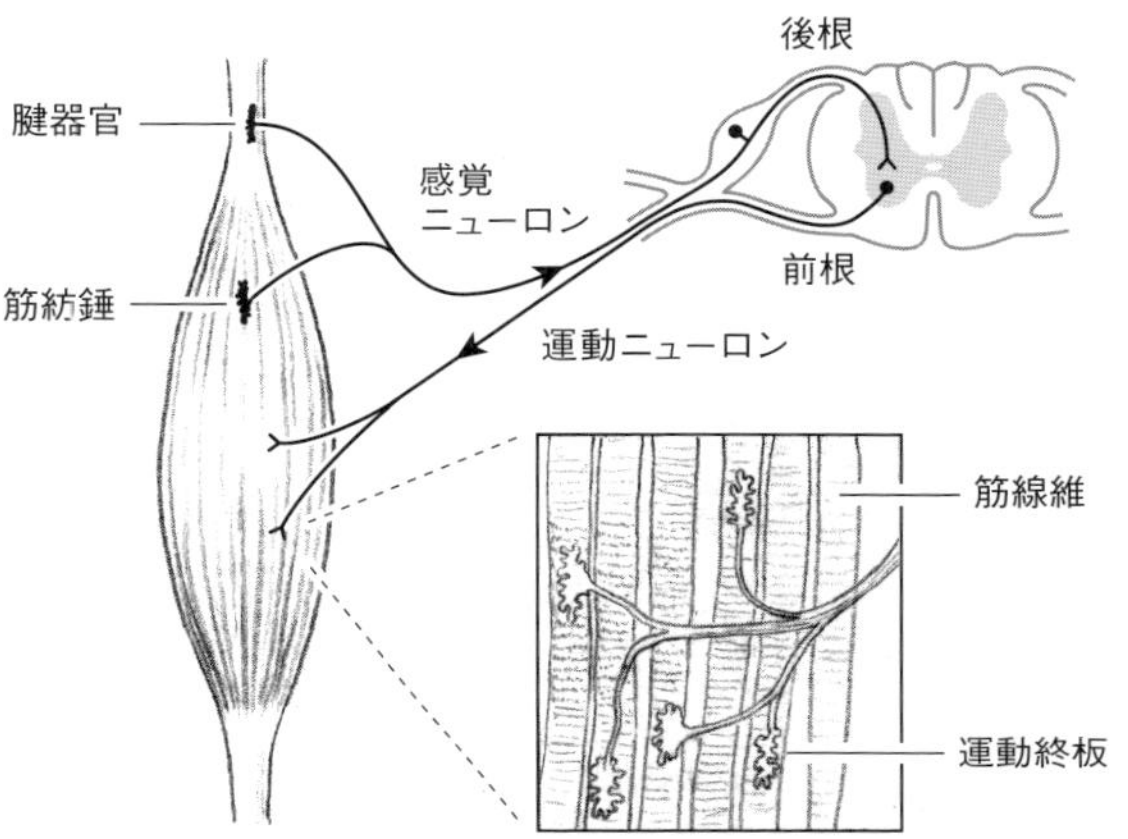

1個の運動ニューロンが支配している筋細胞のグループを**運動単位**と言います。そのグループの大きさは、筋肉の種類によって大きかったり、小さかったりします。

指のように繊細な動きをするところと、ふとものようにラフな運動を行うところでは、運動単位の大きさが違います。指の筋肉は繊細な運動をするために、たくさんの運動ニューロンが参加しています。そのため運動単位は小さくなります。それに対してふとももの筋肉はラフな動きをするので、少ない運動ニューロンでまかなうことができ、運動単位は大きくなります。

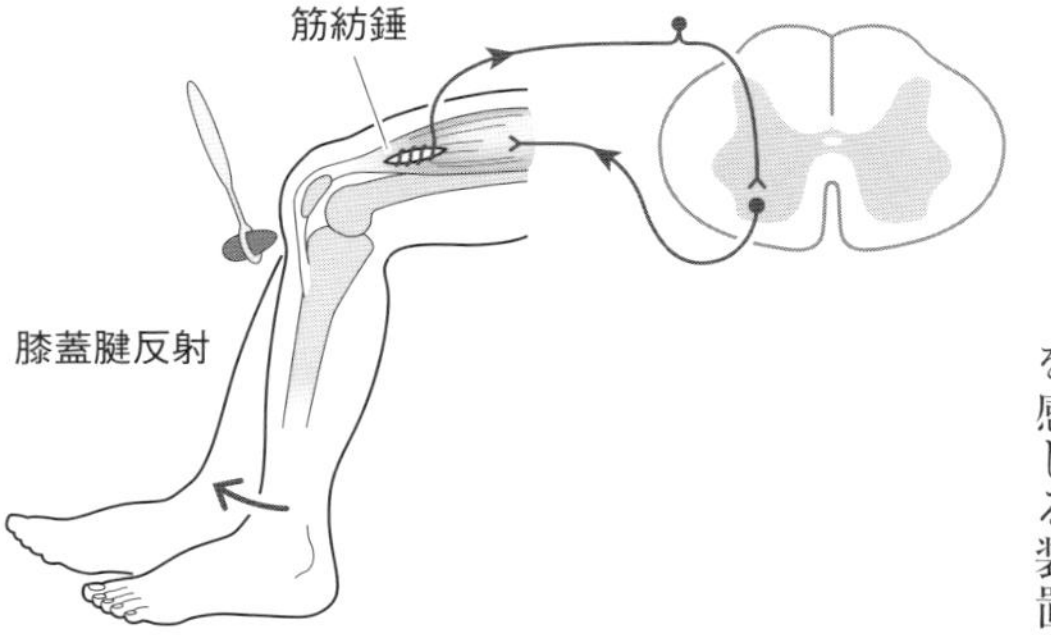

筋肉は感覚器でもある

骨格筋は運動神経が支配しているのですが、実は感覚神経も分布していることを忘れてはいけません。筋肉は感覚器でもあるのです。

どういう感覚かというと、筋肉の引っ張りの強さを感じています。骨格筋の内部に引っ張りの強さを感じる装置があって、**筋紡錘**《きんぼうすい》（muscle《マッスル》 spindle《スピンドル》）と言います。顕微鏡で見ると、紡錘形のさやに包まれた特殊な筋線維のグループがあって、そこに感覚神経が分布しています。筋が引き伸ばされると、筋紡錘もさやごと引き伸ばされて、感覚ニューロンが興奮します。

骨格筋は意識的な運動の指令だけで動いているのではなくて、引っ張りの強さをたえず感じながら収縮力を調節しています。

その証拠に、こんな検査があります。椅子に座って、膝から下をダランとぶら下げる。その状態で膝のお皿の下をハンマーで軽く叩くと、膝がピュッと伸びてしまう。**膝蓋腱反射**《しつがいけんはんしゃ》と言います。

膝のお皿の下には大腿四頭筋の腱が走っています。この腱を叩くと、大腿四頭筋が引っ張られます。そうすると、引っ張りの感覚が脊髄に戻って、反射的に同じ筋

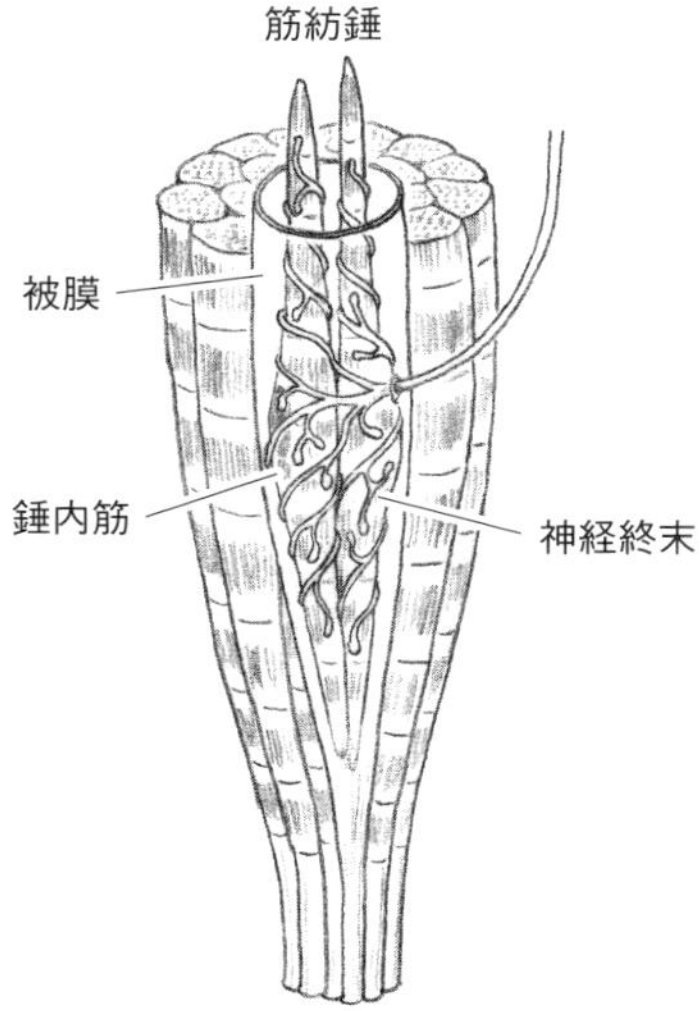

肉に収縮の指令を出すのです。

このような反射は、体の姿勢を保つために役立っています。例えば立っているときに、ある筋肉に余計な引っ張りの力が加わるということは、体のバランスが崩れている。そこで、引っ張られた筋肉に反射的に収縮の指令を出すことによって、姿勢を保つ。その反射に役立っているのが、筋紡錘です。

起始と停止

骨格筋の両端は腱となって、骨に付着しています。この両端を区別するために、片方の端を出発点の意味で**起始**《きし》と呼び、もう片方の端を到着点の意味で**停止**《ていし》と呼んでいます。

どちらの端を出発点とするかは約束事で決まっています。筋肉が収縮したときに動きの少ないほうが起始で、動きの大きなほうが停止です。ということは、体の中心に近いほうが起始で、中心から遠いほうが停止ということになります。

例えばふくらはぎを作る腓腹筋《ひふくきん》の場合、体の中心に近い大腿骨のほうが起始で、かかとのほうが停止ということになります。

起始に近い側を**筋頭**《きんとう》と言います。その反対側は強いて言えば**筋尾**《きんび》ですが、この言葉はあまり使いません。中間部は**筋腹**《きんぷく》と言います。

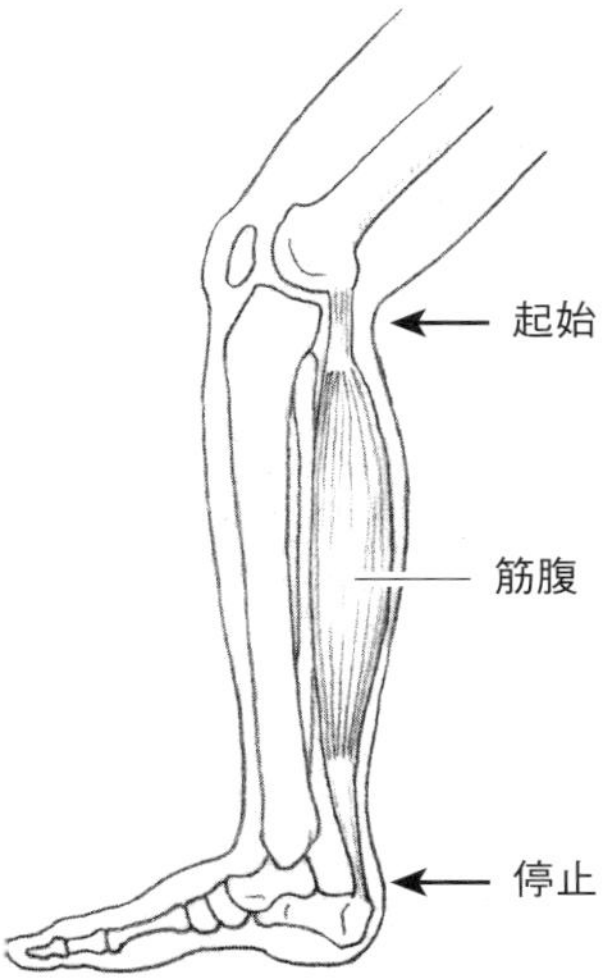

筋の働きと名称

筋肉が収縮すると運動が起こります。その運動を表現するための用語については、最初の授業でやりましたね（19ページ）。基本的な約束事なので、おさらいしておきます。

関節を作る2つの骨の角度を180度から小さくするのが**屈曲**（flexion《フレクション》）、180度に戻すのが**伸展**（extension《エクステンション》）です。

四肢を体の中心軸に近づけるのが**内転**（adduction《アダクション》）、中心軸から遠ざけるのが**外転**（abduction《アブダクション》）です。

回旋（rotation《ローテーション》）とは四肢を長軸まわりにねじる運動を言います。下肢では、つま先を外側に向けるのが**外旋**、内側に向けるのが**内旋**です。前腕では、手のひらを前に向けるのが**回外**（supination《サピネーション》）、後ろに向けるのが**回内**（pronation《プロネーション》）といいます。

こういう運動用語を理解してほしいのは、筋肉の名前に使われているからです。**屈筋**（flexor《フレクサ》）と**伸筋**（extensor《エクステンサ》）。**内転筋**（adductor《アダクタ》）と**外転筋**（abductor《アブダクタ》）。**回内筋**（pronator《プロネイタ》）と**回外筋**（supinator《サピネイタ》）。これらは、それぞれの働きから名前が付いています。

管を外側から締め付けるのが**括約筋**《かつやくきん》（sphincter《スフィンクタ》）、拡げるのは**散大筋**《さんだいきん》（dilator《ディレイタ》）です。上に引っ張り上げるのが**挙筋**《きょきん》（levator《リヴェイタ》）、下にずり降ろすのは**下制筋**《かせいきん》（depressor《ディプレサ》）です。重力に逆らって引き上げなければいけないので、挙筋はあちこちにあります。下制筋はめったにありません。重力で自然に下がってしまうから、筋肉がそれほど必要ないのです。

筋の形と名称

筋肉の形も、名前に使われます。

起始に近い側、すなわち筋頭が2つに分かれているのが二頭筋《にとうきん》、3つに分かれているのが三頭筋《さんとうきん》、4つに分かれているのが四頭筋《しとうきん》です。上腕二頭筋、上腕三頭筋、大腿四頭筋などが代表例です。

筋腹の数も名前に使われます。筋肉の中央に腱があり、筋腹を2つに分けているものを二腹筋《にふくきん》と言います。顎二腹筋が代表例です。

筋肉の名前とは関係がありませんが、筋線維の走り方によって紡錘状筋《ぼうすいじょうきん》、羽《う》状筋《じょうきん》といった区別をすることがあります。このような形状によって、筋線維の収縮力が筋全体の収縮力にどれぐらい反映されるかが違ってきます。

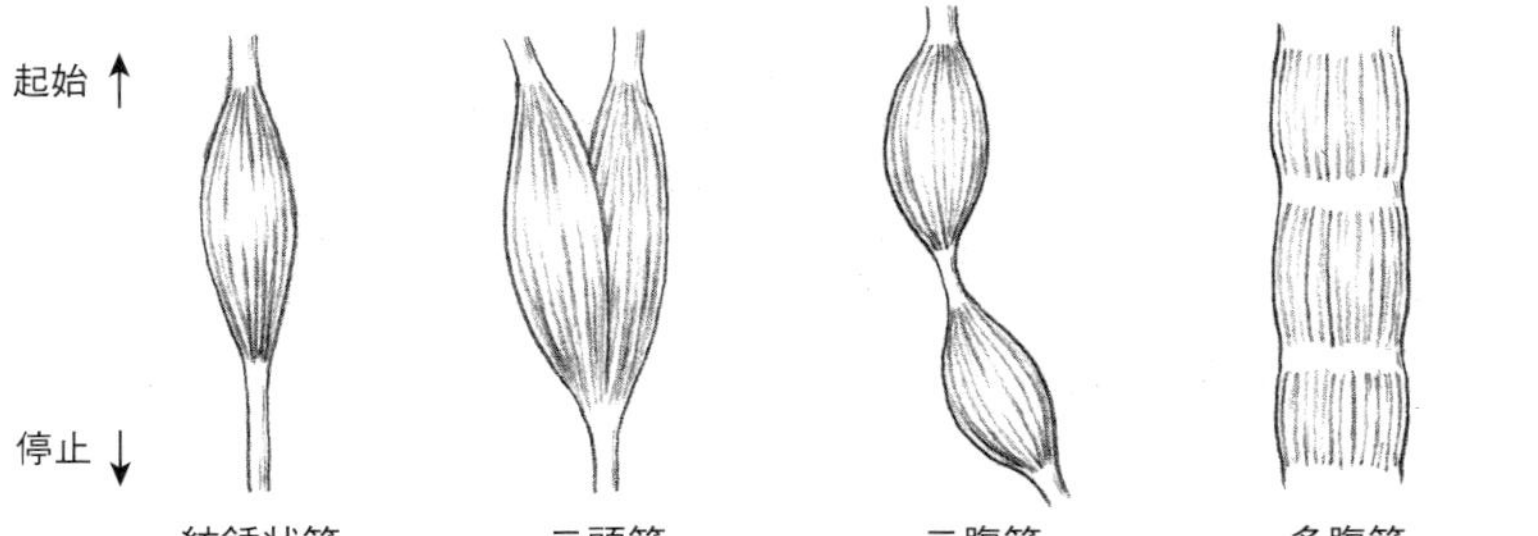

紡錘状筋　二頭筋　二腹筋　多腹筋

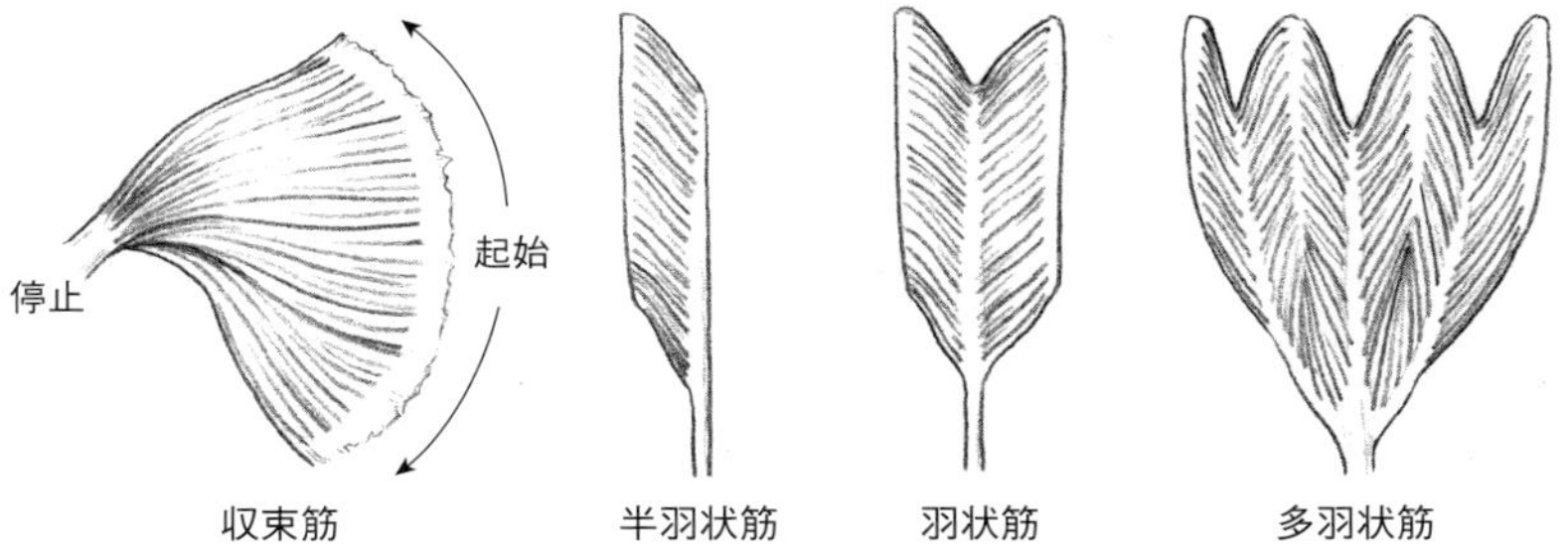

収束筋　半羽状筋　羽状筋　多羽状筋

東大解剖学講義◉第9回

上肢の解剖

東大解剖学講義◉第9回

「上肢の解剖」

きょうは上肢について話をします。

上肢と下肢は似ているところがある。形の上では対応しているわけです。

でも働きの上ではずいぶん違います。役割が違うのですね。体を支えて移動するという点に関しては、下肢の働きは卓越しています。

では、上肢の働きを一言で表すとすれば？

——【学生】 物を持つ。

そう。物をつかんで自在に操るという働きです。そのような上肢の機能について、上肢を作っている構造からアプローチしていこうというのが、きょうの授業のテーマです。

まず骨格がどのようにできているか。そして筋肉がどのように付いていて、関節をどのように動かして、そのような運動が実現されているかを勉強していきましょう。

上肢の区分

上肢は大きく2つの部分に分かれます。外見上、胴体から突き出て見える部分を**自由上肢**《じゆうじょうし》と言います。胴体の中に組み込まれているように見えるけれども、実際は上肢の付け根の働きをしている部分を**上肢帯**《じょうしたい》と言います。

さらに自由上肢は、肩から肘までの**上腕**《じょうわん》、肘から手首までの**前腕**《ぜんわん》、そして手首より先の**手**《て》というパートに分かれます。

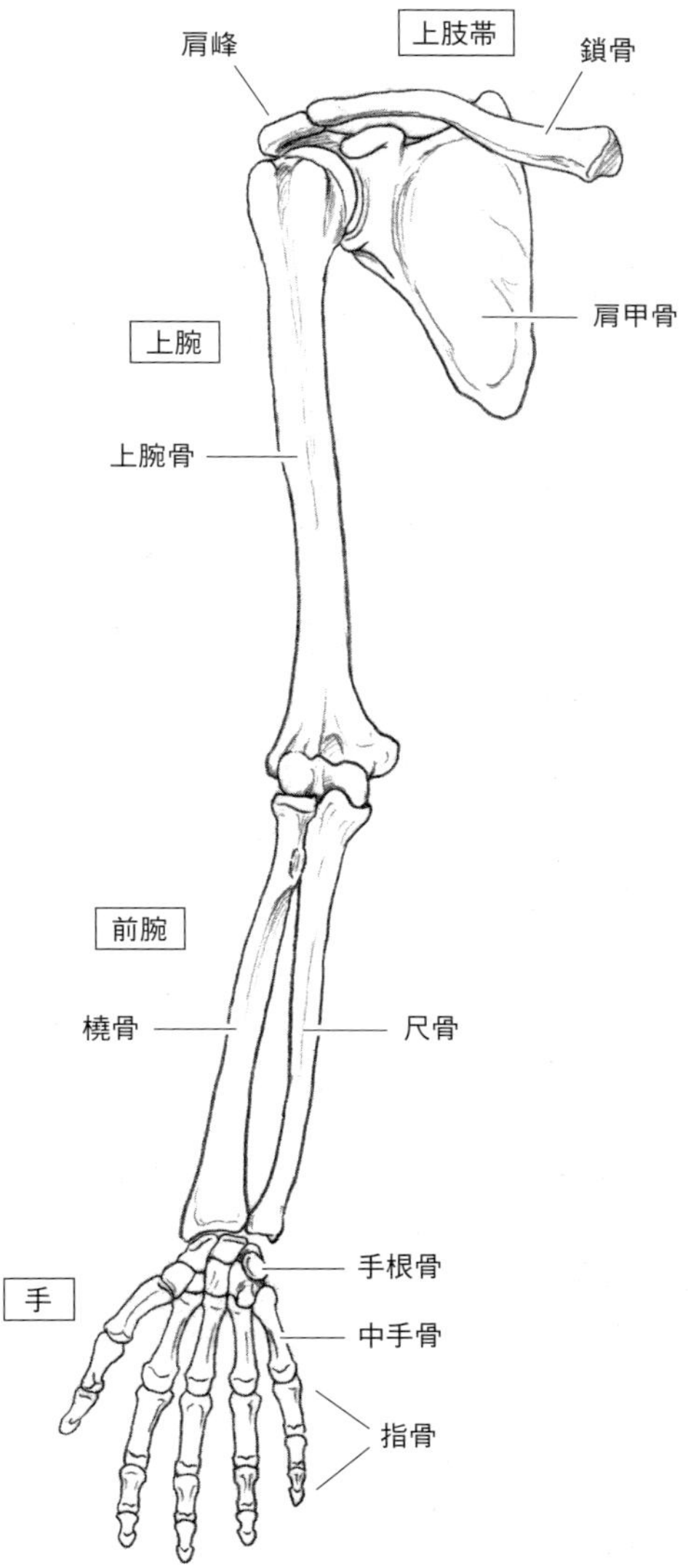

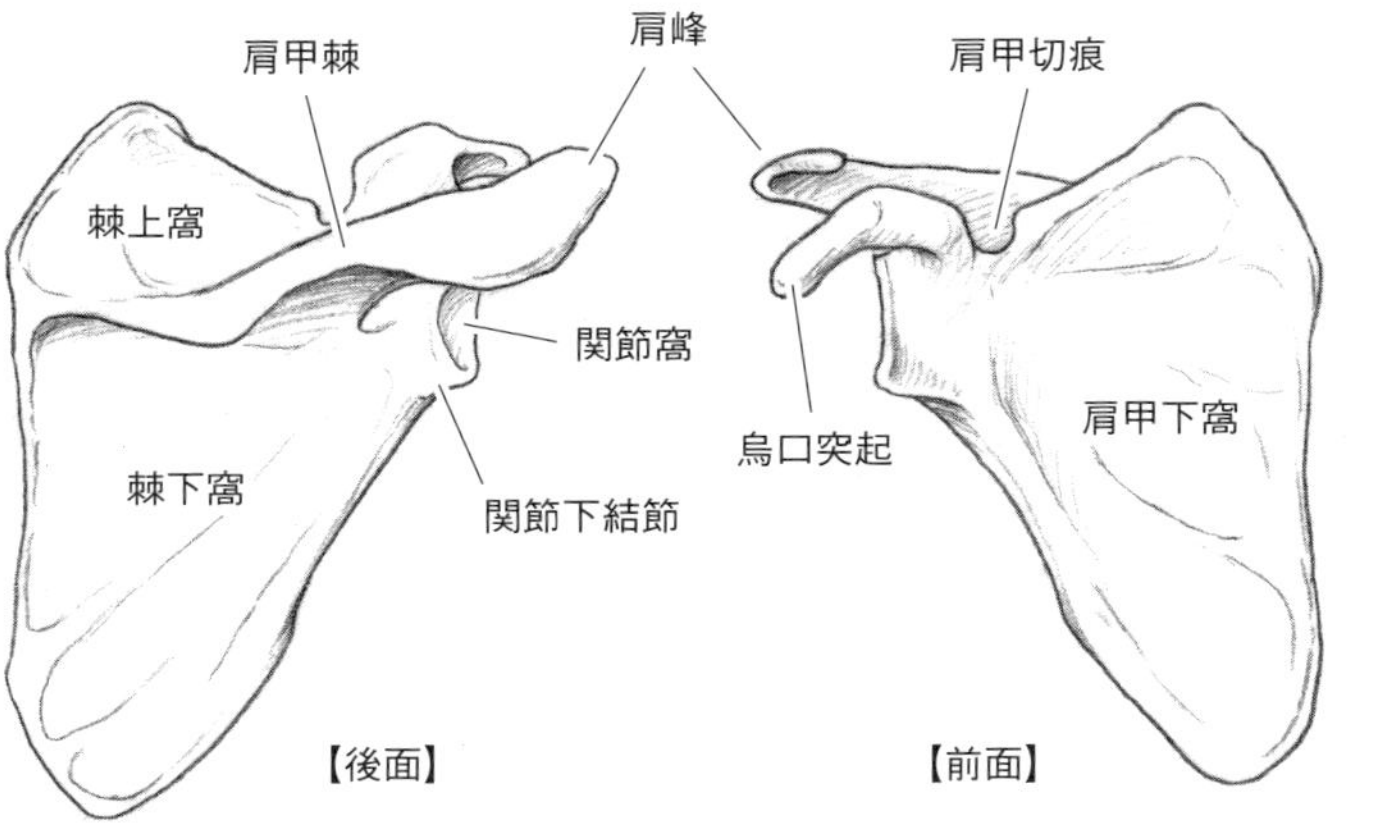

上肢帯の骨

上肢帯を作る骨は2種類です。

肩甲骨《けんこうこつ》は背中についている平べったい骨です。自分で触ってみてください。

鎖骨《さこつ》は、骨格標本ではボルトで留めてあるのでガッチリくっついているように見えますが、実際にはかなりグラグラしています。鎖骨の内側端は胸骨と関節していて、外側端はかなり自由に動きます。そこに肩甲骨がぶら下がっているという感じです。

肩甲骨の後面を見ると、山脈のような隆起が横切っています。これを**肩甲**《けんこう》**棘**《きょく》と言います。肩甲棘を外側にたどっていくと、先端が山頂のように高くそびえ立っている。**肩峰**《けんぽう》と言います。

前面にも突起があります。外側に向かって指を曲げて突き出したような突起があるでしょう。**烏口突起**《うこうとっき》と言います。漢字をよく見てください。「鳥《とり》」ではなくて、「烏《からす》」です。カラスのくちばしのように見えませんか?

肩甲棘、肩峰、烏口突起。これらはいずれも靭帯や筋肉がつく場所です。

もう1つ重要な場所が外側にあります。上腕骨と関節をつくる**関節窩**《かんせつか》というところです。

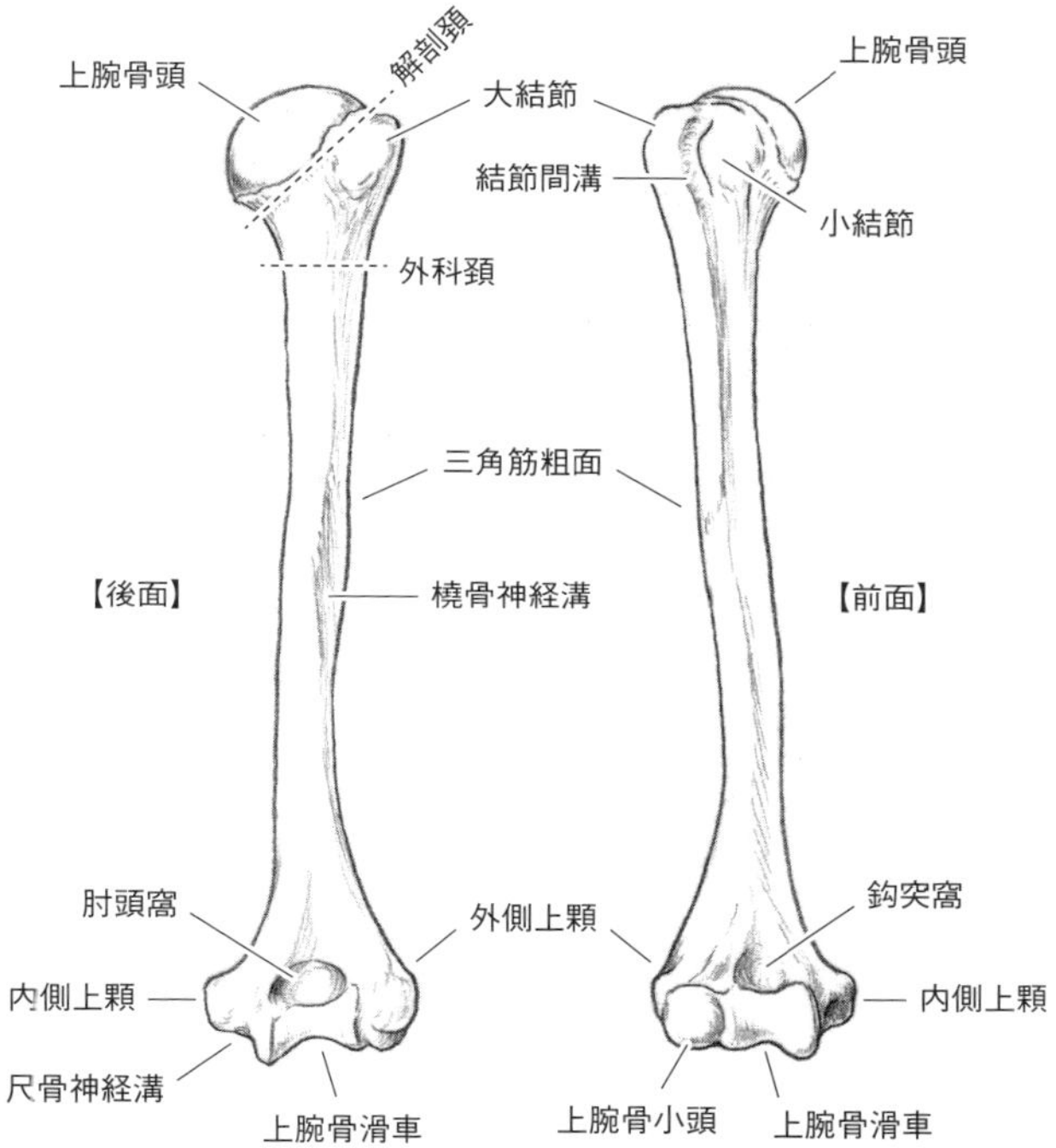

上腕骨

上腕骨の上端は半球状にふくらんでいます。**上腕骨頭**《じょうわんこっとう》と言って、肩甲骨と関節をつくるところです。そのすぐ下で、前面に2ヵ所、ちょっとした出っ張りがあるのがわかりますか？　外側にやや大きめの**大結節**《だいけっせつ》、内側に**小結節**《しょうけっせつ》があります。大結節、小結節とその周辺には、肩甲骨からやってきた筋肉がついています（208ページ参照）。

上腕骨頭の付け根の部分を**上腕骨頸**《じょうわんこつけい》と言います。頸には2通りあって、上腕骨頭のへりの境界線を**解剖頸**《かいぼうけい》と言います。もう少し下の細くなって折れやすい場所を**外科頸**《げかけい》と言います。

上腕骨の下端は左右に突き出ています。ここを**外側上顆**《がいそくじょうか》、**内側上顆**《ないそくじょうか》と言います。「顆《か》」というのは、こぶ状のふくらみのことで、やや高い位置にあるために「上顆《じょうか》」という名前が付いています。前腕を曲げたり伸ばしたりする筋肉は、ここから出発します。

上腕骨の下端は、前腕の2本の骨と関節をつくります。それぞれの関節面を**上腕骨滑車**《かっしゃ》、**上腕骨小頭**《しょうとう》と言います。

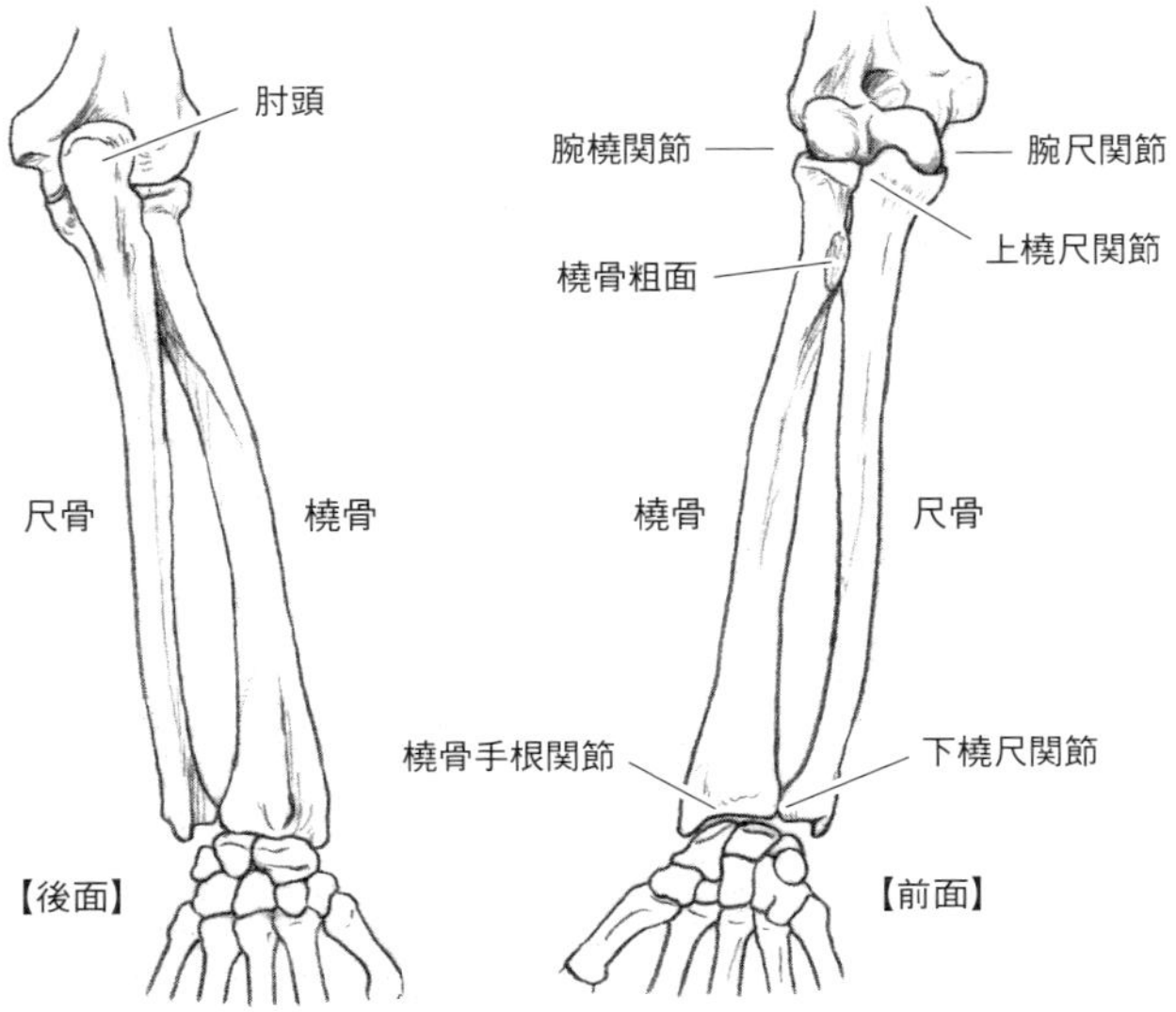

前腕の骨

前腕には2本の骨があります。**橈骨**《とうこつ》と**尺骨**《しゃくこつ》です。

「橈《とう》」という漢字は、皆さん見たことがないでしょうね。てへんだったら「撓《たわ》む」という字なのだけれども、きへんです。

親指側にあるのが橈骨で、小指側にあるのが尺骨。この2本をよく見ると、尺骨は上が太くて下が細い。橈骨は上が細くて下が太い。したがって、上腕骨としっかり関節をつくるのは尺骨です。逆に手首の骨としっかり関節をつくるのは橈骨のほうです。

ところで、前腕と同じように下腿の骨も2本あって、脛骨《けいこつ》と腓《ひ》骨《こつ》と言います。これもどちらがどちら側か忘れやすい。語呂合わせで覚えましょう。覚え方は、「親の時計」。親指側が橈骨と脛骨。これだけでも記憶の助けになると思います。

尺骨は上腕骨との間にしっかりとした蝶番《ちょうばん》関節をつくっています。この関節で、肘の屈伸運動を行います。

橈骨は、上端と下端の2ヵ所で尺骨との間に関節をつくっています。この2ヵ所の関節が連動することで、橈骨は尺骨を軸にして回転します。

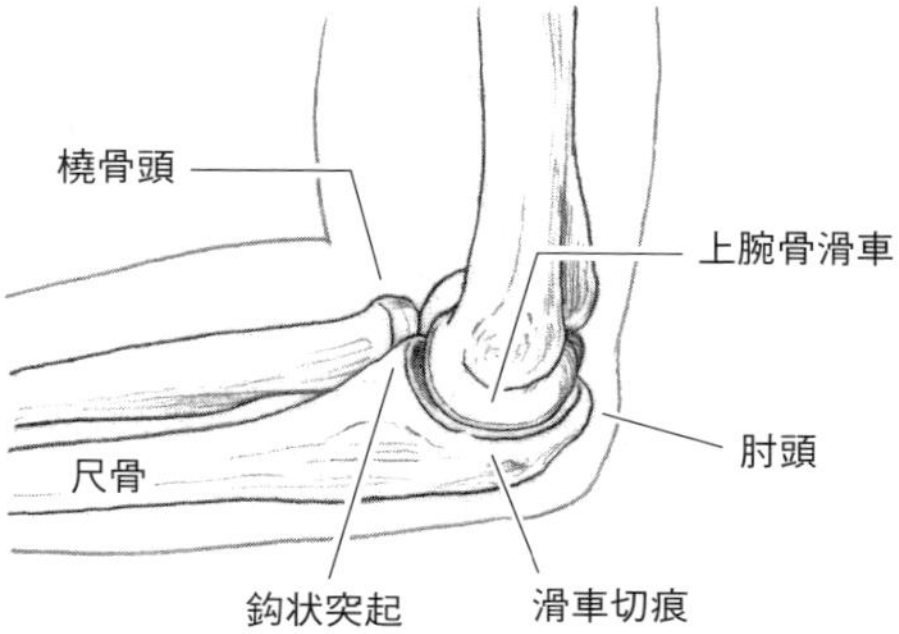

自分の腕でやってみましょう。手のひらを前後に向けるように前腕をねじってください。これが橈骨と尺骨の間の運動で、**回内**《かいない》、**回外**《かいがい》と言います。

われわれは手首をあらゆる方向に動かすことができます。しかし、それは手首の関節がすべてを行っているのではありません。手首の関節の運動は限られていて、それが証拠に手首の少し手前で２本の骨をしっかり握って固定すると、手首は曲げ伸ばしと横に振る動きしかできません。手首を回す動きは、いま説明した前腕の回旋運動でやっています。

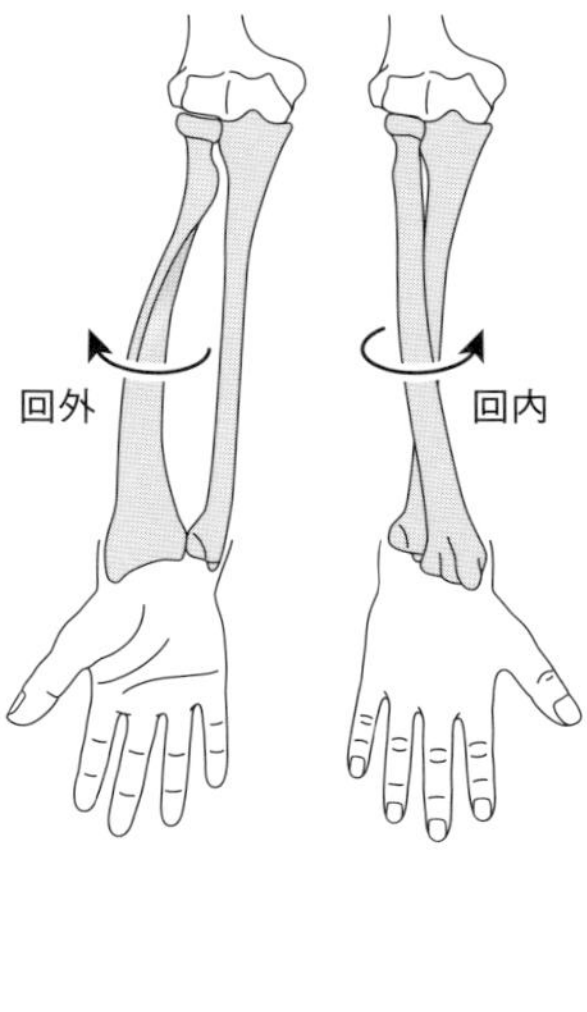

尺骨の上端は、肘の後ろの出っ張っているところになります。これを**肘頭**《ちゅうとう》と言います。それに対して前面の出っ張りを**鉤状突起**《こうじょうとっき》と言います。

橈骨では、上端近くの前面に出っ張りがあるのがわかりますか。**橈骨粗面**《とうこつそめん》という名前がついています。「粗面《そめん》」というのは、表面がザラザラしているという意味です。あとでまたお話ししますが、ここには上腕二頭筋という力こぶをつくる筋がついています。

大体において筋肉がつく場所というのは、このように骨が出っ張っていてザラザラしていると考えて間違いないです。

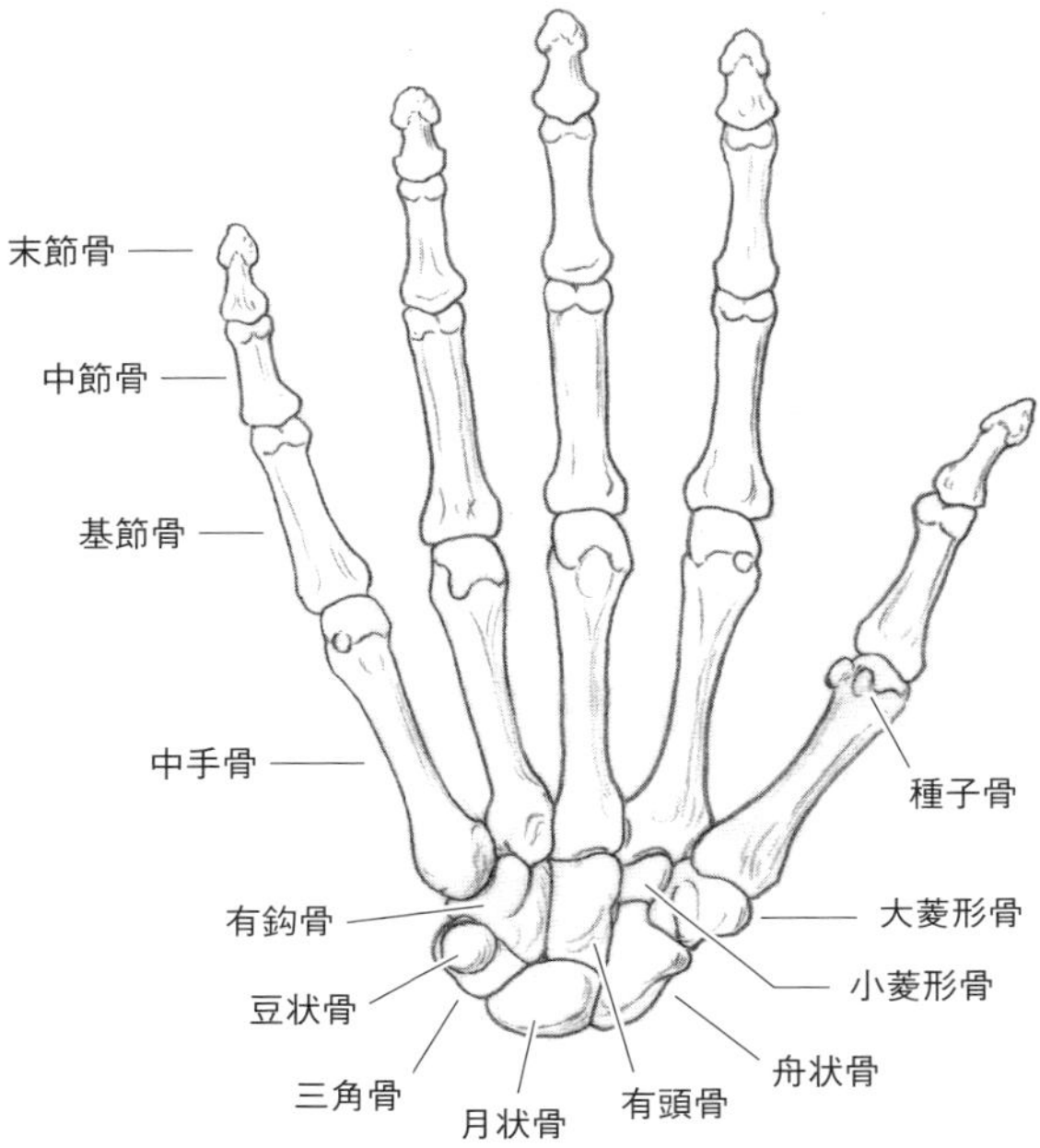

手の骨

手の骨は3つのグループに分かれます。**手根骨**《しゅこんこつ》は、サイコロのような小さな骨が手首に8個かたまっています。それから**中手骨**《ちゅうしゅこつ》が5本あって、その先に**指骨**《しこつ》が14本ついています。

指骨は、中手骨に近いほうから**基節骨**《きせつこつ》、**中節骨**《ちゅうせつこつ》、**末節骨**《まっせつこつ》と言います。親指だけは中節骨がありませんので、合計14本です。

英語も覚えておいてください。手根骨はcarpals《カーパルズ》、中手骨はmetacarpals《メタカーパルズ》です。指骨はphalanx《ファランクス》、複数形でphalanges《ファランジズ》と言います。頭文字のC、M、Pがあとで必ず役に立ちます。

中手骨は誤解のタネになりやすい。骨格だけ見ると何となく指の一部のように見えますが、実際は手の甲の骨ですので、間違えないでください。

中手骨と指骨の間の関節も、誤解されやすいところです。手のひらを見たとき、指の付け根の位置と、関節の位置はちょっとずれています。触って確かめてみましょう。指の付け根のシワより1〜2㎝下のところに関節があります。そのため骨格の指は実物よりも長く見えます。

	前面の筋（屈筋）	後面の筋（伸筋）
上肢帯の筋	1. 胸部浅層の筋	2. 背部浅層の筋
		3. 肩甲骨周辺の筋
上腕の筋	4a. 上腕の屈筋	4b. 上腕の伸筋
前腕の筋	5. 前腕の屈筋	6. 前腕の伸筋
手内筋	7. 手内筋	

上肢の筋を7つのグループに整理する

いよいよ筋肉の話を始めます。ここからが大変なんです。骨はとてもシンプルですが、筋肉は数が多い。しかも、表面から見えるのはごく一部で、深いところにも多くの筋が隠れています。

この授業では、上肢の筋肉を7つのグループに分けてリストアップします。7つの筋群がどのような関係にあるか、はじめに全体像をつかんでおきましょう。

表を見てください。まず、左右の欄に屈筋と伸筋を分けます。屈筋は体の前面にあって、大体において関節を曲げる働きをします。伸筋は体の後面にあって、大体において関節を伸ばす働きをします。タテの欄は、上肢帯、上腕、前腕、そして手の中にある筋というように、体幹に近いほうから順に並べてあります。

上肢帯の伸筋は2つのグループがあります。背部浅層の筋は、体幹の骨格から始まって上肢に行っている。それに対して肩甲骨周辺の筋は、上肢帯から始まって上腕骨に行っている。それで別扱いにしています。

上腕の筋は数があまり多くないので、1つの番号にまとめてあります。4aが上腕の屈筋、4bが上腕の伸筋です。

この表には空欄が2つあります。まず、肩甲骨から始まる筋はすべて後面の筋である。それはそうですね。肩甲骨は背中側にあるのだから。それから、手の中の筋肉はすべて前面、手のひらにある。手の甲から起こる筋肉はない。これはぜひ覚えておいてください。

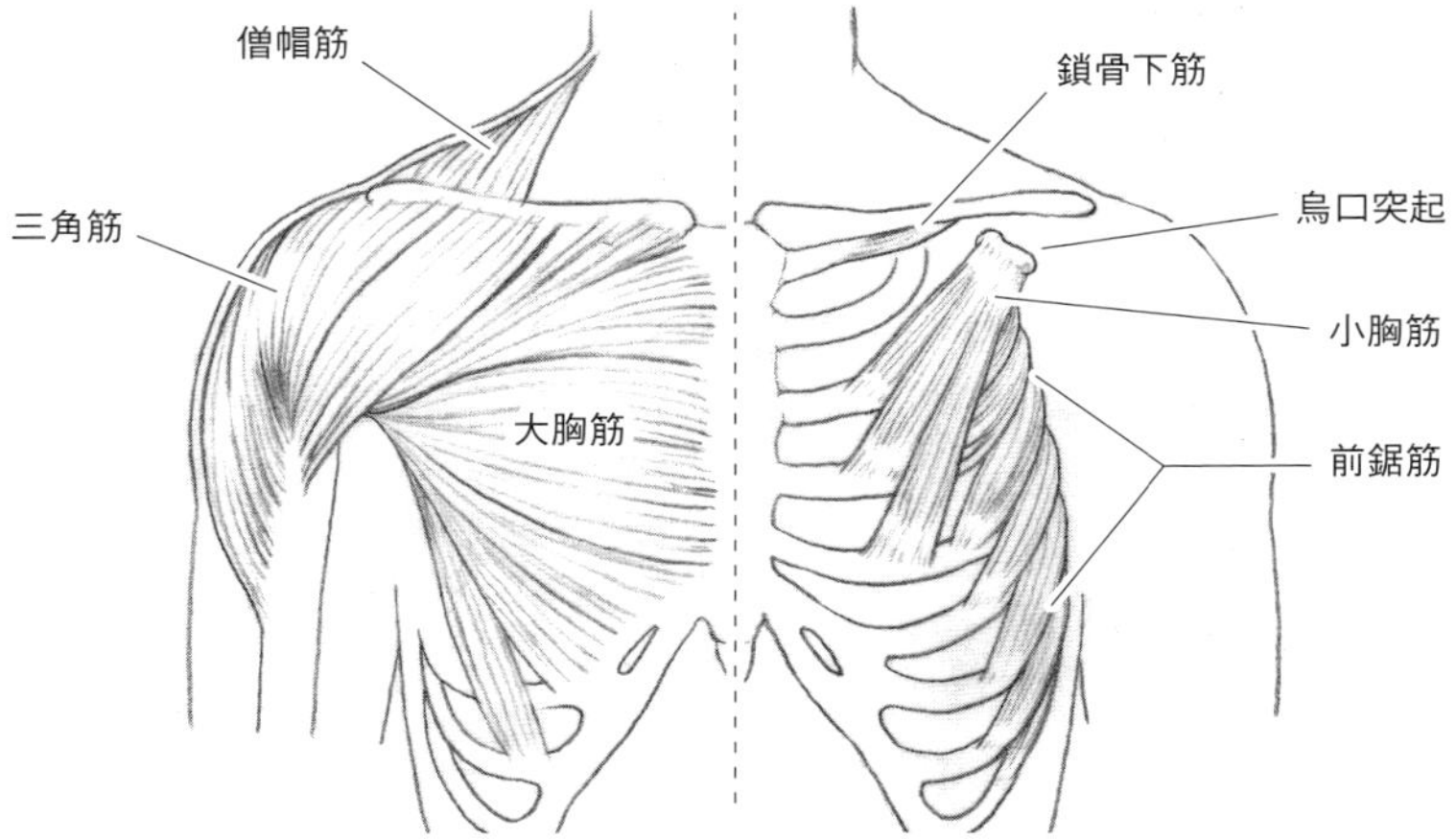

胸部浅層の筋

胸部浅層の筋は3つありますが、大事なのは**大胸筋**《だいきょうきん》です。

大胸筋は胸のふくらみをつくる筋肉です。男性の胸は大胸筋そのものですし、女性の乳房の土台にあるのも大胸筋です。乳がんが進展して大胸筋に浸潤した場合は、手術の際に一部を切除します。

大胸筋は、鎖骨、胸骨からお腹の前面にかけて幅広く起こります。停止部は1ヵ所に集中して、上腕骨の上部の前面にある大結節稜というところで終わります。

起始と停止の位置がわかれば、筋肉の働きはおのずとわかります。大胸筋は体幹の前面から始まり、上腕骨の上部に終わる。したがって、大胸筋が収縮すると脇を閉じる、すなわち上腕を内転する。あるいは上腕を前に突き出す。そのような働きをしています。

大胸筋を取り除くと、その深部に**小胸筋**《しょうきょうきん》が見えます。小胸筋は肋骨から起こって、行き先は肩甲骨の烏《う》口《こう》突起です。**鎖骨下筋**《さこつかきん》も肋骨から起こります。行き先は鎖骨の下面です。

1. 胸部浅層の筋

大胸筋	体幹 → 上腕（上腕骨の大結節稜）
小胸筋	体幹 → 上肢帯（肩甲骨の烏口突起）
鎖骨下筋	体幹 → 上肢帯（鎖骨）

背部浅層の筋

体幹の背中側から起こり、上肢に向かう筋群です。

僧帽筋《そうぼうきん》は大きな筋肉で、脊柱の広い範囲から起こり、肩甲骨に向かっていきます。大部分は肩甲棘《きょく》で終わり、一部は鎖骨で終わります。「僧帽」という名前は、修道士のかぶるフードに由来します。

僧帽筋の主な働きは、肩甲骨を引っ張り上げることです。僧帽筋の上半分と下半分を比べると、上半分のほうが圧倒的に立派です。なぜかというと、上半分はいつも上肢をぶら下げているからです。上肢はそれ自身がかなり重い物体です。それを支えるために上半分のほうが立派でなくてはいけないのです。

物を手前に引き寄せるような力仕事をやっている人は、僧帽筋の上部がよく発達しています。例えば、まわしをつかんでグッと引き寄せる動作。お相撲さんの肩の内側のところにある筋肉の盛り上がりは、僧帽筋です。

広背筋《こうはいきん》は僧帽筋よりも下の腰のあたりから起こり、上腕骨で終わります。したがって、その働きは上腕を内転することです。

僧帽筋を取り除くと、その深部に肩甲骨の位置を変える筋肉たちが見えてきます。脊柱の上のほうから下りてきて、肩甲骨の上縁に付くのが**肩甲挙筋**《けんこうきょきん》。同じく脊柱からやってきて、肩甲骨の内側縁に付くのが**菱形筋**《りょうけいきん》。どちらも肩甲骨を脊柱のほうに引き寄せる働きをします。

2. 背部浅層の筋

僧帽筋	体幹 → 上肢帯（肩甲骨の肩甲棘）
肩甲挙筋	体幹 → 上肢帯（肩甲骨の上縁）
大・小菱形筋	体幹 → 上肢帯（肩甲骨の内側縁）
前鋸筋	体幹 → 上肢帯（肩甲骨の内側縁）
広背筋	体幹 → 上腕（上腕骨の小結節稜）

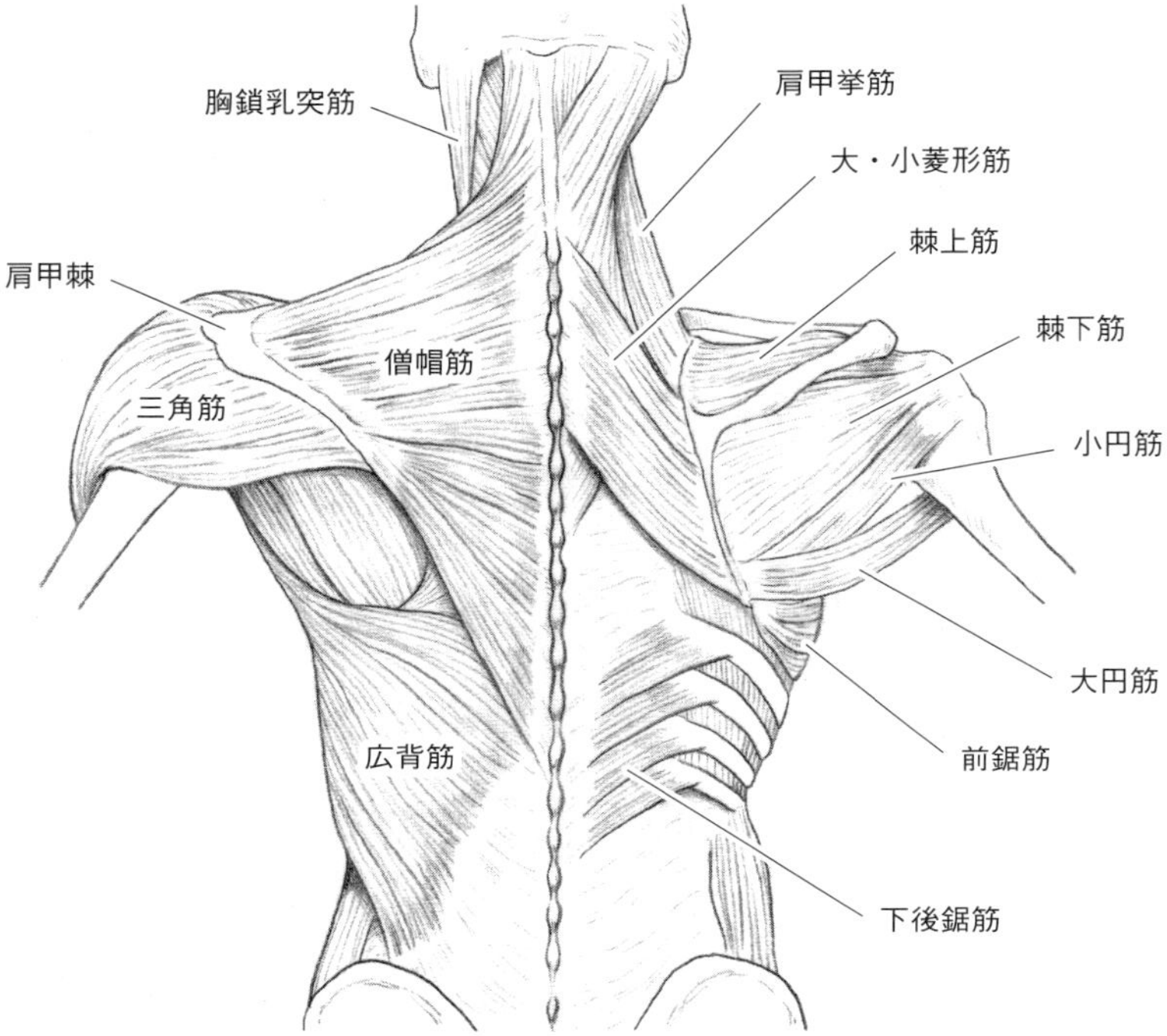

肩甲骨の内側縁に終わる筋がもう1つあります。ちょっと見にくい場所にあるのですが、わかりますか？　それは**前鋸筋**《ぜんきょきん》で、肋骨から起こり、胸郭に沿って後方にまわり、胸郭と肩甲骨の間に入って肩甲骨の内側縁に終わります。背中側から見たとき、肩甲骨の裏に隠れていく筋肉です。

「鋸」はノコギリという字ですね。起始部の形を見ると、なぜノコギリなのかわかります。

前鋸筋と菱形筋はどちらも肩甲骨の内側縁に終わるのですが、やってくる方向が違う。脊柱からやってくる菱形筋と、肋骨からやってくる前鋸筋がちょうど綱引きのような関係になっている。

肩甲骨を脊柱に向かって引っ張るのが菱形筋。それに対して肩甲骨を脊柱から遠ざけてより前方に移すのが前鋸筋。そして、名前の通り肩甲骨を引き上げるのが肩甲挙筋。この3つの筋肉が肩甲骨の位置を決める働きをしています。

肩甲骨周辺の筋

肩甲骨ないし鎖骨から起こり、肩関節を覆って上腕骨に至る筋群です。

三角筋《さんかくきん》は体表からはっきり見える筋肉です。肩関節を包み込んで、丸いふくらみをつくっています。

三角筋は肩甲骨と鎖骨から起こります。行き先は、上腕骨のほぼ中央の外側でザラザラしているところ、三角筋粗面《そめん》と呼ばれるところです。起始部が幅広く、停止部が一ヵ所に集中している。横から見ると、頂点を下に向けた三角形をしています。

いま説明した起始と停止の位置関係から、三角筋の働きは想像がつきますね。三角筋が収縮すると、どんな運動が起こりますか？

――【学生】　上腕の外転。

その通り。三角筋の起始部は肩甲棘《きょく》から肩峰、さらに鎖骨にかけて広い範囲にまたがっています。そのため、起始の場所によって作用が少しずつ異なりますが、上腕を外転する作用が最も強力です。

三角筋は医療を行う上でも役に立ちます。外から見えて、ボリュームがあるので、筋肉注射をやりやすい場所なのです。

3. 肩甲骨周辺の筋

三角筋	上肢帯 → 上腕（上腕骨の三角筋粗面）
棘上筋・棘下筋	上肢帯 → 上腕（上腕骨の大結節）
小円筋	上肢帯 → 上腕（上腕骨の大結節）
大円筋	上肢帯 → 上腕（上腕骨の小結節稜）
肩甲下筋	上肢帯 → 上腕（上腕骨の小結節）

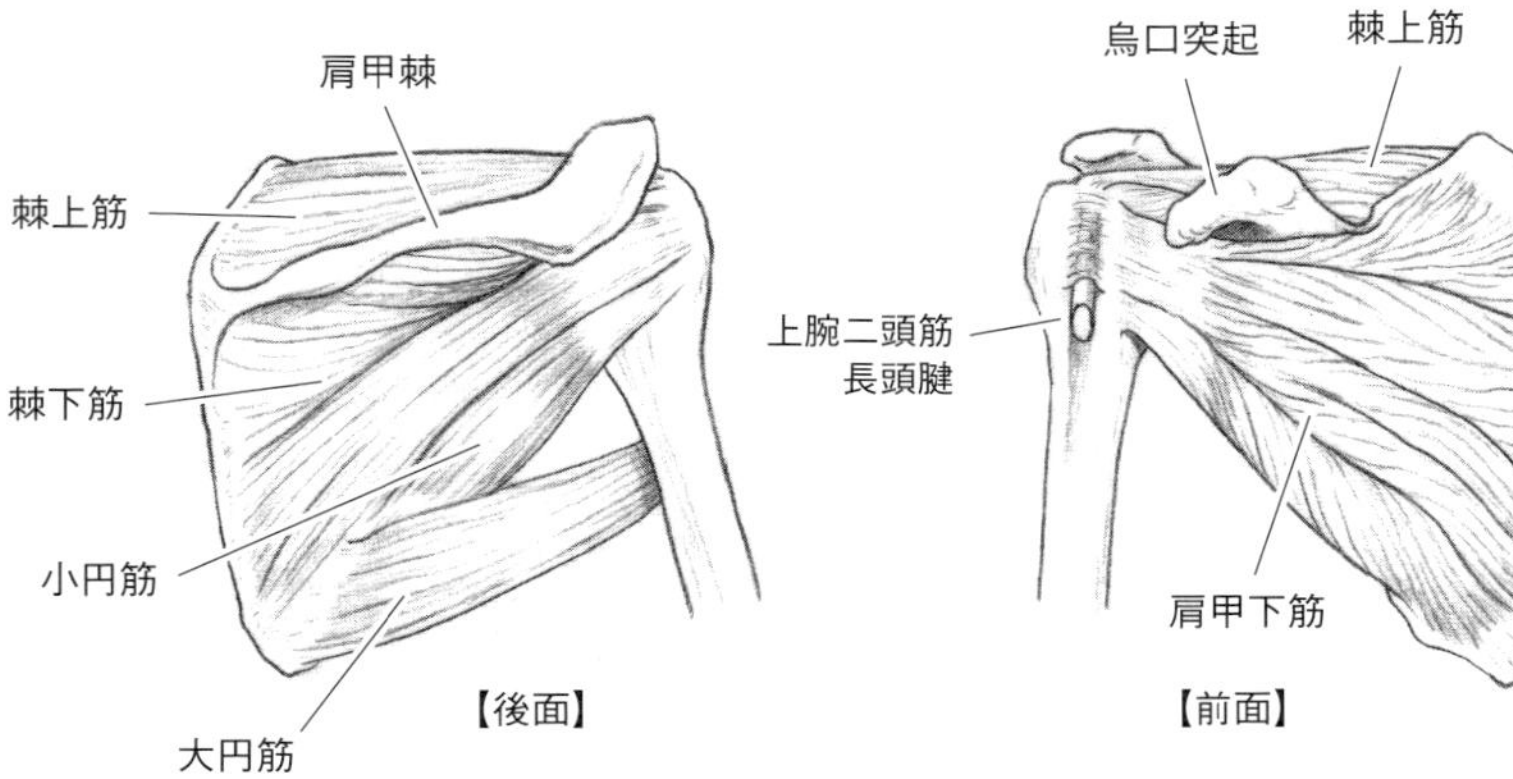

肩甲骨と上腕骨上部をつなぐ筋肉は5つあります。

そのうち肩甲骨の前面から起こるのは**肩甲下筋**《けんこうかきん》だけで、あとは肩甲骨の後面から起こります。

すなわち、肩甲棘をはさんで上のくぼみから**棘上筋**《きょくじょうきん》が起こり、下のくぼみから**棘下筋**《きょくかきん》が起こります。さらにその下の外側寄りから**小円筋**《しょうえんきん》が起こり、いちばん下の下角と呼ばれるところから**大円筋**《だいえんきん》が起こります。

これらの筋肉はすべて上腕骨の上部に終わります。

筋の停止部を注意して見てください。5つの筋肉のうち、大円筋だけはやや離れた場所に停止しています。残りの4つ、棘上筋、棘下筋、小円筋、肩甲下筋は、肩関節のまわりを囲むように上腕骨に付いています。

これを**回旋筋腱板**《かいせんきんけんばん》（rotator《ローテーター》 cuff《カフ》）と言います。ローテーター、回旋筋というのは、これらの筋肉が上腕骨をねじる作用があるからです。カフは袖口の意味です。カフスボタンのカフですね。4つの筋の停止腱が上腕骨頭のまわりをちょうど袖口のように取り囲んで、しっかりと抱きしめています。その結果、上腕骨を肩甲骨に引き寄せて、肩関節を安定化させる役割をしています。

あとでまたお話ししますが、肩関節は運動の自由度と引き替えに、関節そのものは不安定になっています。そのため回旋筋腱板が必要になるのです。

上腕の筋

上腕の屈筋は3つあります。

その中でいちばん大きいのは**上腕《じょうわん》二《に》頭筋《とうきん》**です。力こぶをつくる筋肉ですね。二頭筋ですから起始部は2ヵ所、肩甲骨の関節上結節と烏口《うこう》突起です。行き先は橈骨《とうこつ》粗面《そめん》です。

上腕二頭筋は肘の屈曲に加えて、前腕の回外も行います。

力こぶをつくるとき、必ず手のひらを手前に向けませんか。試しに、手のひらを向こうに向けて力こぶをつくって。そして触ってみて。フニャフニャでしょう。その状態で、今度は手のひらを手前に向けてください。すると、硬くなるでしょう。

つまり、肘を曲げつつ、同時に手のひらを手前に向ける回外の働きもしているのです。

201ページの図を見てもらえばわかりやすいですが、前腕が回内の位置にあるとき、橈骨粗面は後ろを向いています。上腕二頭筋が引っ張ると、橈骨がグルッと回って橈骨粗面が前面に出てくるのです。

ビンの蓋は左に回すと開き、右に回すと締まる。これは万国共通です。

なぜ、そう決まっているのだろう?

——【学生】　力が入りやすいから……?

4a. 上腕の屈筋

上腕二頭筋	上肢帯 → 前腕（橈骨粗面）
烏口腕筋	上肢帯 → 上腕（上腕骨体）
上腕筋	上腕 → 前腕（尺骨の上端）

4b. 上腕の伸筋

上腕三頭筋	上肢帯・上腕 → 前腕（尺骨肘頭）

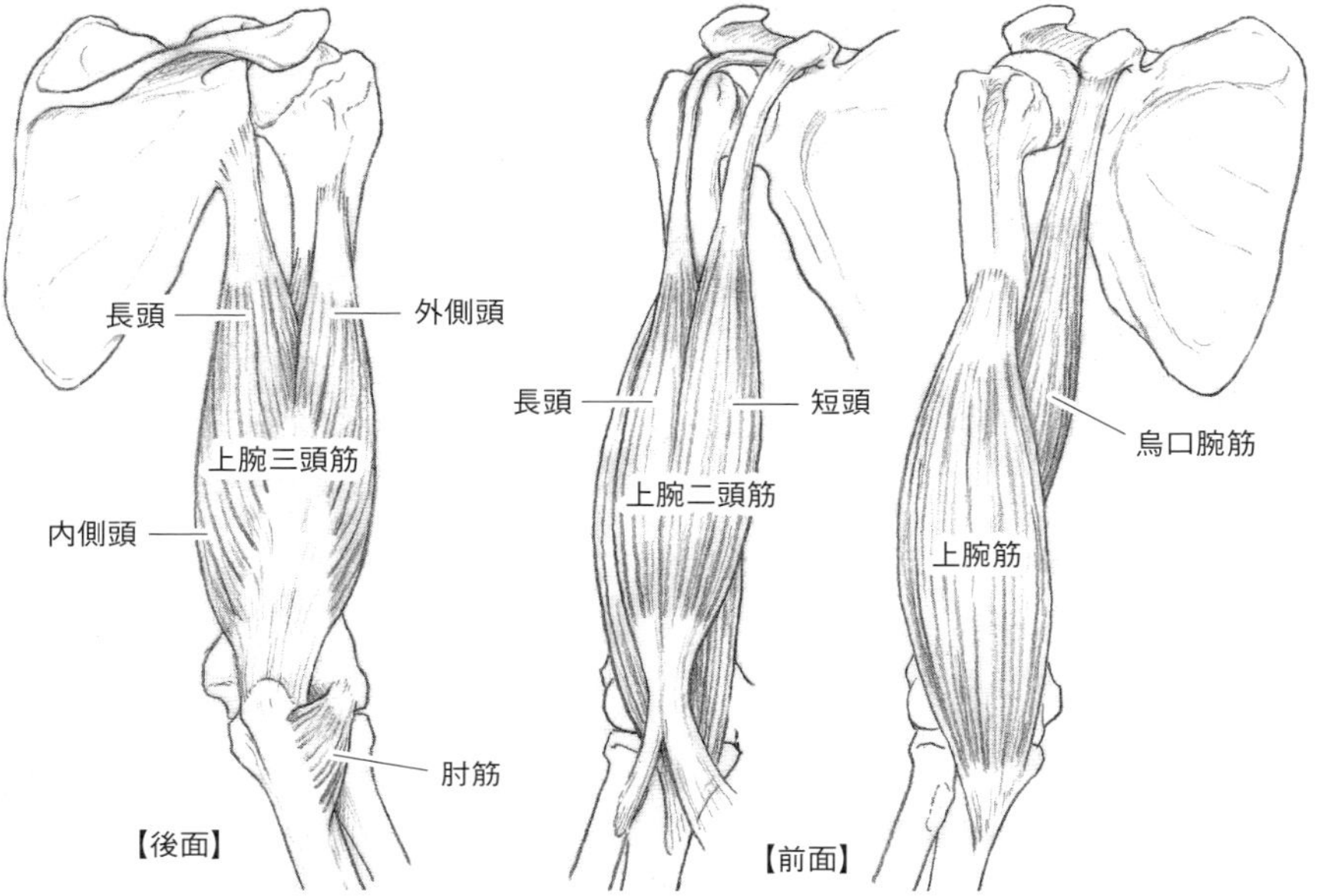

これはずばり、上腕二頭筋のせいです。上腕二頭筋の力が強いので、回内よりも回外のほうが力が出る。ネジは緩めるより締めるほうが力がいりますから、右手で回外をするとネジが締まるように向きが決めてあるのです。左利きの人にとっては不便な決まりですね。

上腕二頭筋は肘の屈曲に加えて、前腕の回外の働きを持っていることがわかりました。

それに対して**上腕筋**《じょうわんきん》はどうか。上腕筋は上腕骨の前面から起こり、尺骨の上端で終わっています。回外、回内、どちらの作用を持つか、いままでの話から推理してください。

――【学生】　どちらの作用もないと思います。

その通り。回外も回内もしません。橈骨で終わる筋肉であれば回外・回内の働きをするのだけれども、上腕筋は尺骨に終わっているから純粋に肘の屈曲の働きだけです。

烏口腕筋《うこうわんきん》はその名の通り、烏口《うこう》突起から起こり、上腕骨で終わっています。上腕骨で終わってしまっているので、肘に対する作用はありません。上腕の屈曲が主な作用となります。

肘を曲げる筋肉は、実はもう1つあります。それは前腕の親指側にある**腕橈骨筋**《わんとうこつきん》です。分類上は前腕の筋に含まれますが、上腕骨から出発して肘関節をまたぎ、橈骨の下端に終わっています。この筋肉も橈骨で終わっていますから、肘の屈曲に加えて回外・回内の作用も持っているはずです。しかし、腕橈骨筋がいちばん力を発揮するのは、回外でもなければ回内でもなくて、ちょうど中間のポジションにあるときです。つまり、回外と回内の中間の位置で肘を曲げるとき、例えばビールジョッキを持つときに力を発揮します。「ビールジョッキ筋」と覚えてください。

上腕の伸筋は**上腕三頭筋**《じょうわんさんとうきん》が一手に引き受けています。起始部は肩甲骨に1ヵ所と上腕骨に2ヵ所あり、肘関節をまたいで肘の後ろの肘頭《ちゅうとう》に終わります。肘を伸ばす筋肉です。

前腕の屈筋

前腕には多くの筋肉があります。ひとつひとつ取り上げていくと、とても今日中には終わりません。そこで、働きによっていくつかの筋群に区別して、概略をつかむというやり方で授業を進めます。筋肉の働きはその行き先によって決まりますので、行き先によって3つのグループに分けます。

⑴ **前腕筋群**。前腕の中で終わってしまう筋肉。主に前腕の回内・回外運動にかかわっています。

⑵ **手根筋群**。手首を通り越して、手根骨や中手骨まで行く筋肉。手首の屈伸、内転・外転といった運動を行います。

⑶ **指筋群**。細長い腱が指の中に入り込んで指骨に終わる筋。主に指を動かします。

親切なことに、筋肉の名前はたいてい「行き先+動き」という名前がついています。したがって、名前を見れば、どのグループの筋であるかというのがわかるわけです。

ただし、前腕に終わる筋は、名前に行き先が書いてありません。**円回内筋**《えんかいないきん》の「円」は形が丸っこい、**方形回内筋**《ほうけいかいないきん》の「方形」は四角っぽいということを表しています。働きはいずれも前腕の回内です。

これらの筋肉の行き先は、尺骨か橈骨のどちらかです。回内運動では尺骨は動かずに橈骨が動くので、橈骨が停止になります。

次に手根筋群を見ていきます。

橈側手根屈筋《とうそくしゅこんくっきん》は親指側にあって、手首を曲げるとともに、手首を親指側に傾ける働きを持っています。逆に**尺側手根屈筋**《しゃくそくしゅこんくっきん》は手首の小指側で終わっているので、手首を曲げるとともに小指側に傾ける働きを持っています。手首を親指側に傾けることを、外転または橈屈と言います。その逆の動きは内転または尺屈です。

指に行く屈筋は3つあります。

浅指屈筋《せんしくっきん》と**深指屈筋**《しんしくっきん》は、第2指から第5指の4本の指に腱を送っています。浅指屈筋の4本の腱は、先端が二股になって中節骨で終わっている。その二股の間から出てきて、さらに先の末節骨まで行っているのが深指屈筋です。つまり、浅指屈筋と深指屈筋の腱が立体交差になっているのです。

浅指屈筋は中節骨を動かす。ということは、中節骨の手前の関節が曲がります。深指屈筋は末節骨を

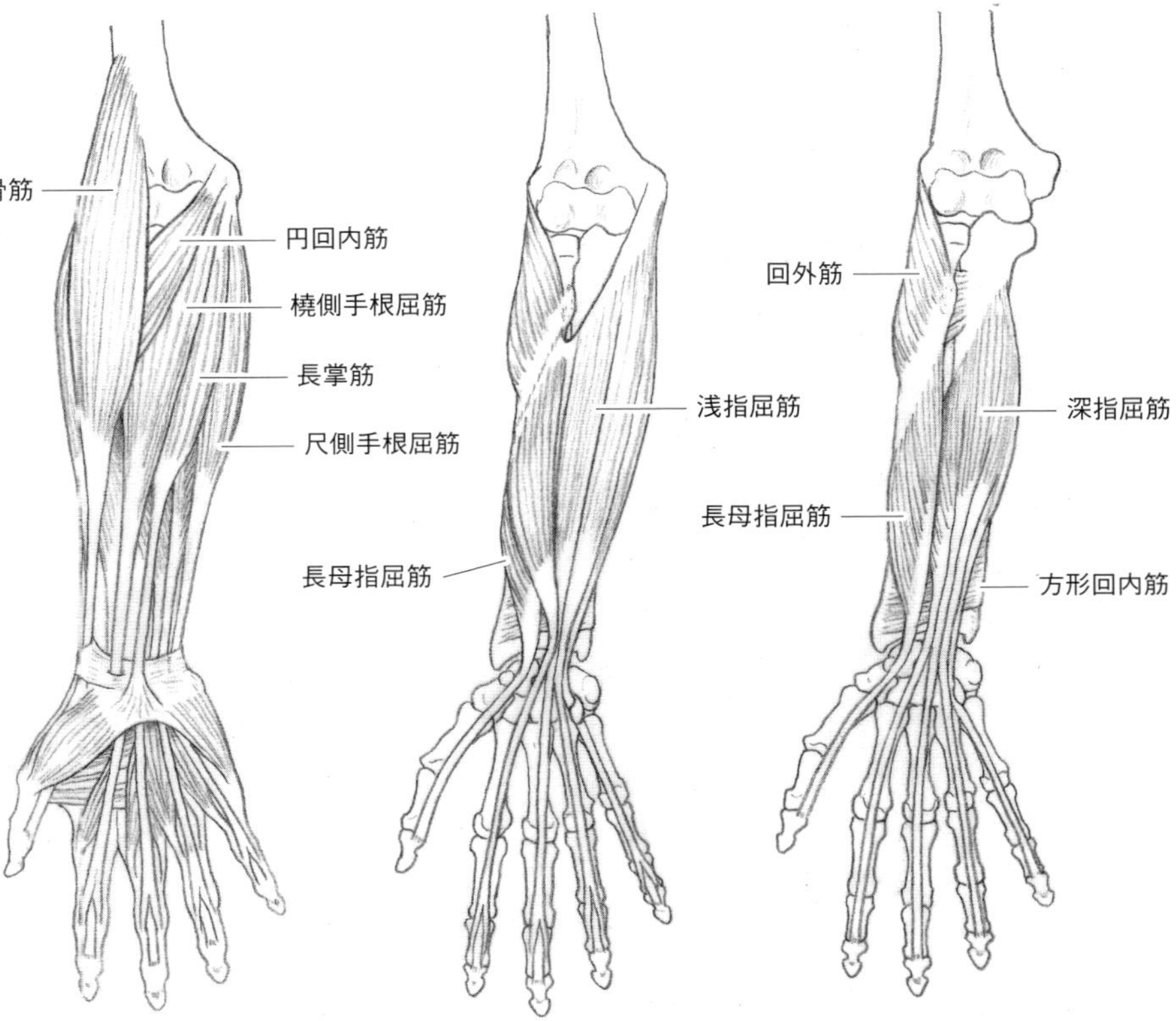

動かす。ということは、末節骨の手前の関節が曲がります。

長《ちょう》母《ぼ》指《し》屈筋《くっきん》は親指に行く筋です。物をつかむには親指の働きが重要ですから、専用の屈筋が備わっているのです。

5. 前腕の屈筋

前腕筋群	腕橈骨筋	→ 橈骨
	円回内筋	→ 橈骨体
	方形回内筋	尺骨 → 橈骨
手根筋群	橈側手根屈筋	→ 第２中手骨
	尺側手根屈筋	→ 手根骨
	長掌筋	→ 手掌腱膜
指筋群	浅指屈筋	→ 第２～５指の中節骨
	深指屈筋	→ 第２～５指の末節骨
	長母指屈筋	→ 第１指の末節骨

前腕の伸筋

同じように前腕の伸筋を見ていきます。

前腕に終わる筋は**回外筋**《かいがいきん》だけです。作用は読んで字のごとしです。

手首を伸ばす筋は、親指側に長短2本の**橈側手根伸筋**《とうそくしゅこんしんきん》があり、小指側に**尺側手根伸筋**《しゃくそくしゅこんしんきん》があります。手首を伸ばすとともに、手首を外転（橈屈）、内転（尺屈）する点は屈筋群と同様です。

指を伸ばす筋は、親指を除く4本の指を**総指伸筋**《そうししんきん》が担当しています。それに加えて、人さし指に行く**示指伸筋**《じししんきん》と、小指に行く**小指伸筋**《しょうししんきん》があります。

それ以外の**長母指外転筋**《ちょうぼしがいてんきん》、**長母指伸筋**《ちょうぼししんきん》、**短母指伸筋**《たんぼししんきん》はすべて親指に行きます。やはり他の指に比べて親指には筋肉が多く備わっているのです。

親指に行く筋肉を体表から見ることができます。親指をグッと開くと、手の甲に2すじの腱が浮き上がって見えます。内側が長母指伸筋の腱、外側が短母指伸筋と長母指外転筋の腱です。この2すじの腱にはさまれたくぼみを解剖学的かぎタバコ入れと言います。昔の人は、かぎタバコをこのくぼみに乗せて嗅いだそうです。

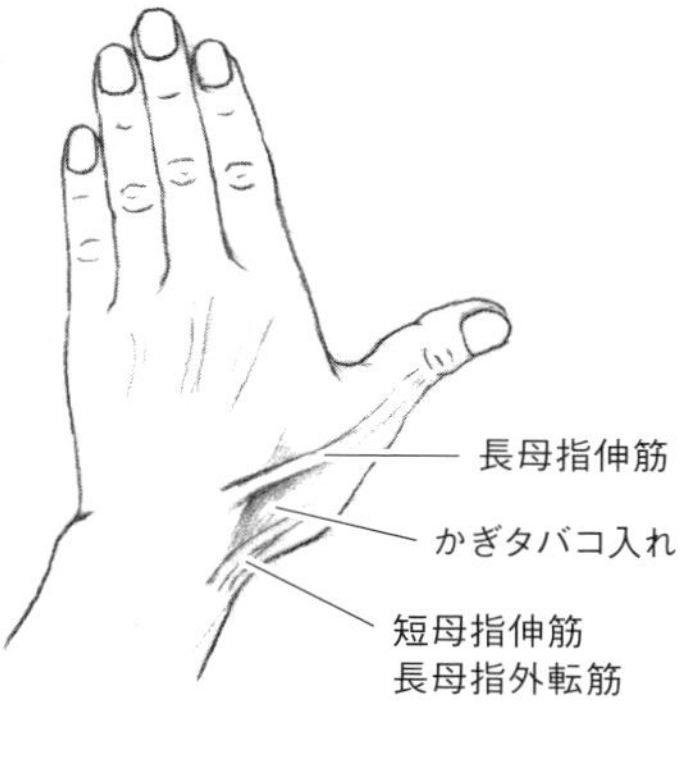

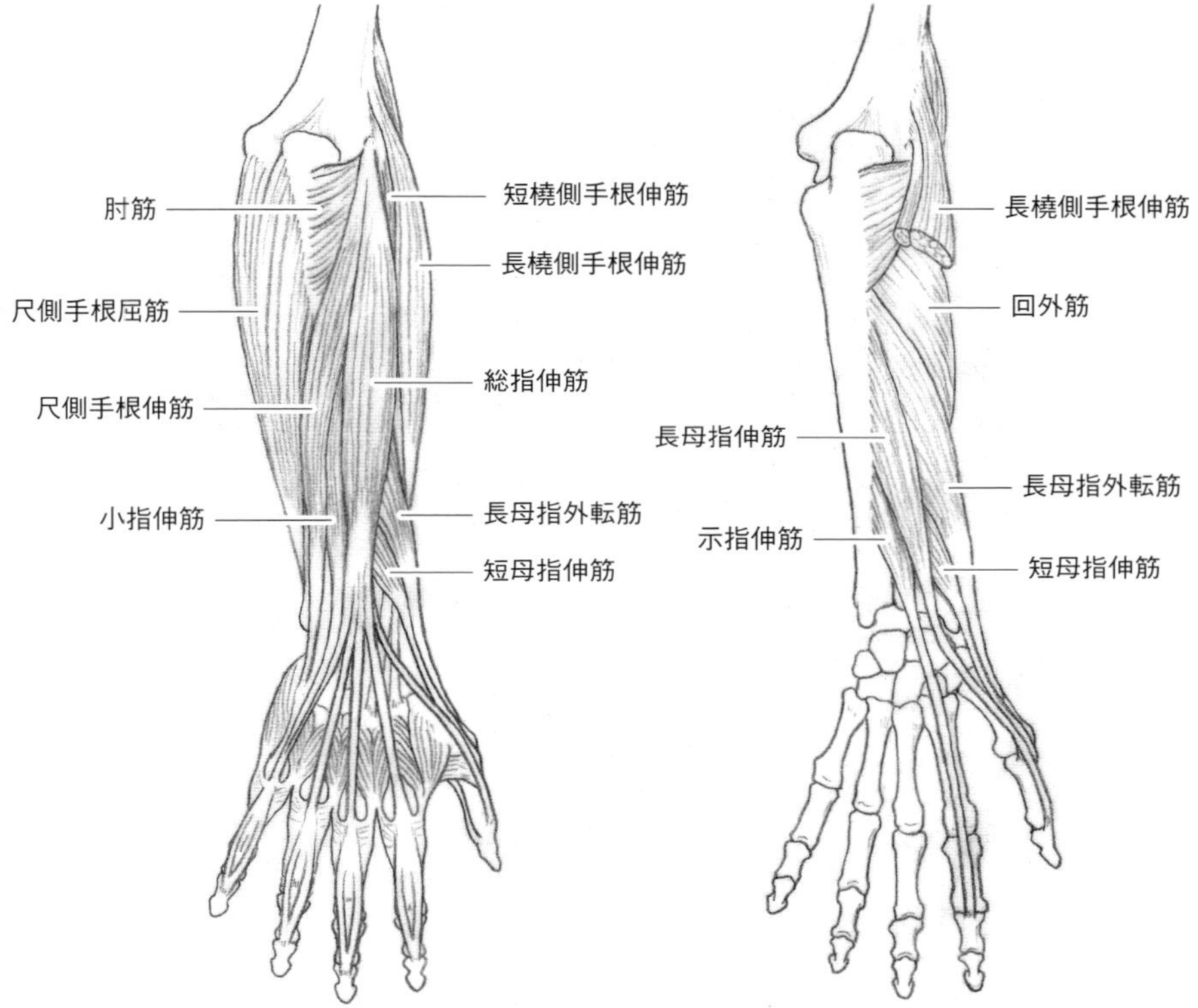

6. 前腕の伸筋

前腕筋群	回外筋	→ 橈骨の上部
手根筋群	長橈側手根伸筋	→ 第 2 中手骨
	短橈側手根伸筋	→ 第 3 中手骨
	尺側手根伸筋	→ 第 5 中手骨
指筋群	総指伸筋	→ 第 2 ~ 5 指の指背腱膜
	示指伸筋	→ 第 2 指の指背腱膜
	小指伸筋	→ 第 5 指の指背腱膜
	長母指外転筋	→ 第 1 中手骨
	長母指伸筋	→ 第 1 指の末節骨
	短母指伸筋	→ 第 1 指の基節骨

手内筋

手の中の筋肉は、３つのグループに分けることができます。

親指の付け根のふくらみを**母指球**《ぼしきゅう》と言います。ここには**短母指外転筋**《たんぼしがいてんきん》、**短母指屈筋**《たんぼしくっきん》、**母指内転筋**《ぼしないてんきん》、**母**《ぼ》**指対立筋**《したいりつきん》があり、いずれも親指を動かします。

小指の付け根のふくらみを**小指球**《しょうしきゅう》と言います。ここには**小指外転筋**《しょうしがいてんきん》、**短小指屈筋**《たんしょうしくっきん》、**小指対立筋**《しょうしたいりつきん》があり、いずれも小指を動かします。

7. 手内筋

母指球筋	短母指外転筋	→ 第１指の基節骨
	短母指屈筋	→ 第１指の基節骨の橈側
	母指内転筋	→ 第１指の基節骨の尺側
	母指対立筋	→ 第１中手骨
小指球筋	短掌筋	→ 手掌の皮膚
	小指外転筋	→ 第５指の基節骨の尺側
	短小指屈筋	→ 第５指の基節骨の掌側面
	小指対立筋	→ 第５中手骨
中手筋群	掌側骨間筋	中手骨 → 第2, 4, 5 指の基節骨
	背側骨間筋	中手骨 → 第2, 3, 4 指の基節骨
	虫様筋	深指屈筋の腱 → 指背腱膜

あとはすべて**中手筋群**と言って、手のひらの深いところにある筋群です。中手骨の間にはさまっているのが骨間筋で、**掌側骨間筋**《しょうそくこつかんきん》と**背側骨間筋**《はいそくこつかんきん》の2層に分かれています。いずれも行き先は指の付け根の基節骨《きせっこつ》です。したがって、中手骨と基節骨の間の中手指節関節《ちゅうしゅしせつかんせつ》を曲げる働きをします。手を固く握り締めてこぶしをつくるときに働く筋肉です。

なぜ掌側と背側の2層になっているかというと、こぶしを握る以外に、それぞれ別の役割を担っているからです。中手指節関節は指の屈伸のほかに、指を開いたり閉じたりする動きができます。指の股を開くのが背側骨間筋、閉じるのが掌側骨間筋です。

虫様筋《ちゅうようきん》は、骨ではなくて、深指屈筋の腱から出発しているところが変わっています。指先で物をつまむような繊細な運動に関わっています。

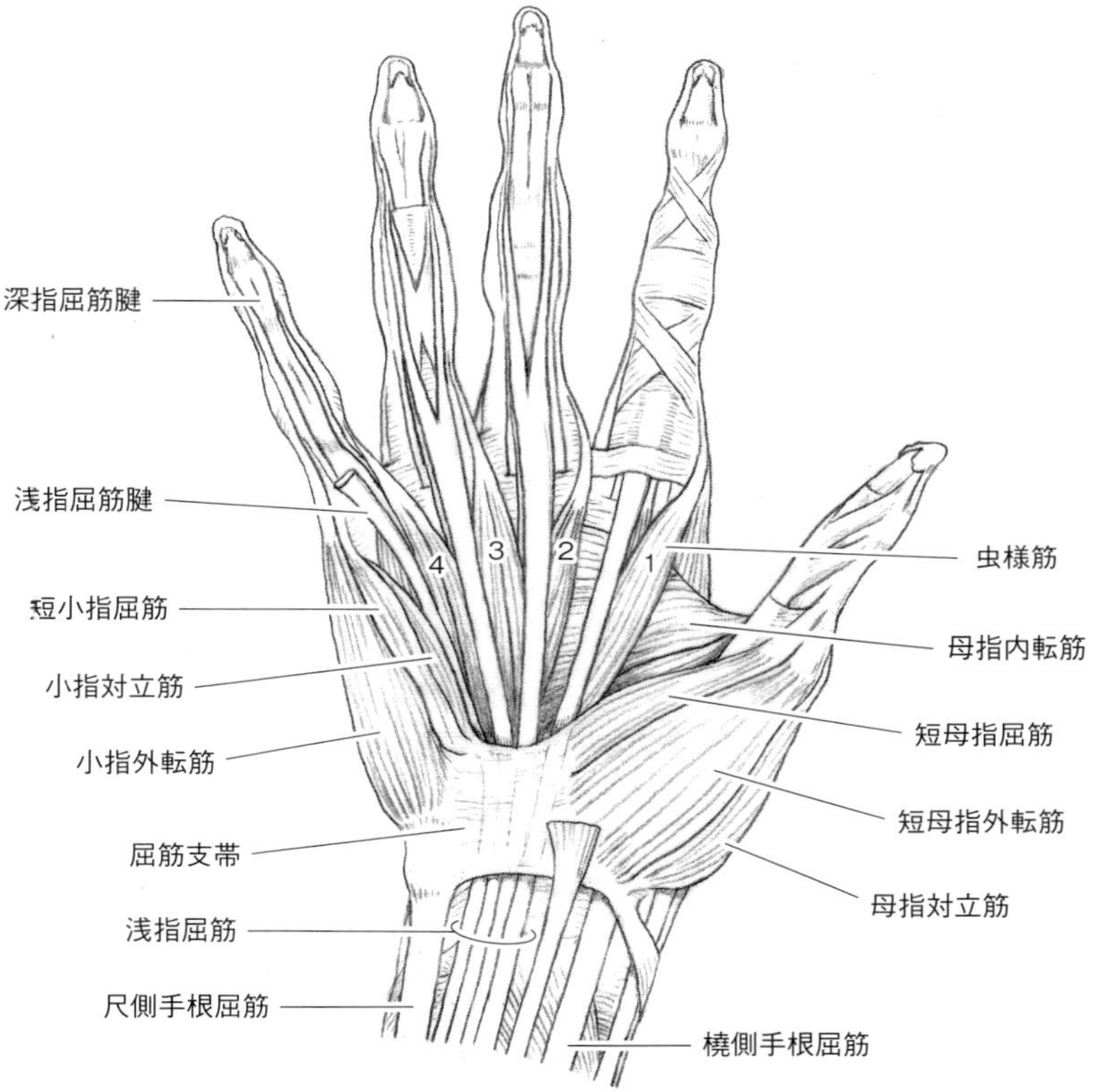

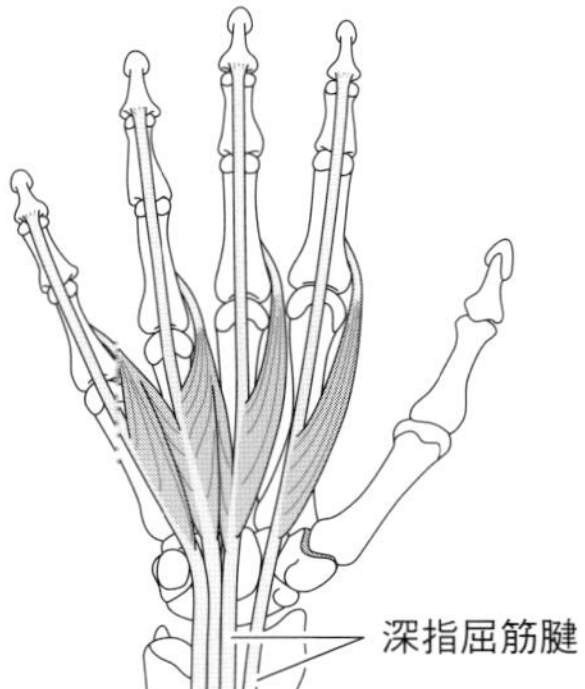

虫様筋

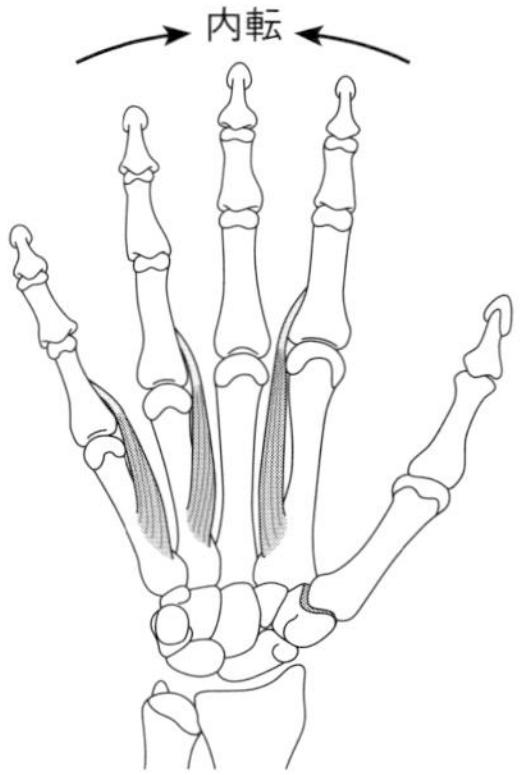

掌側骨間筋

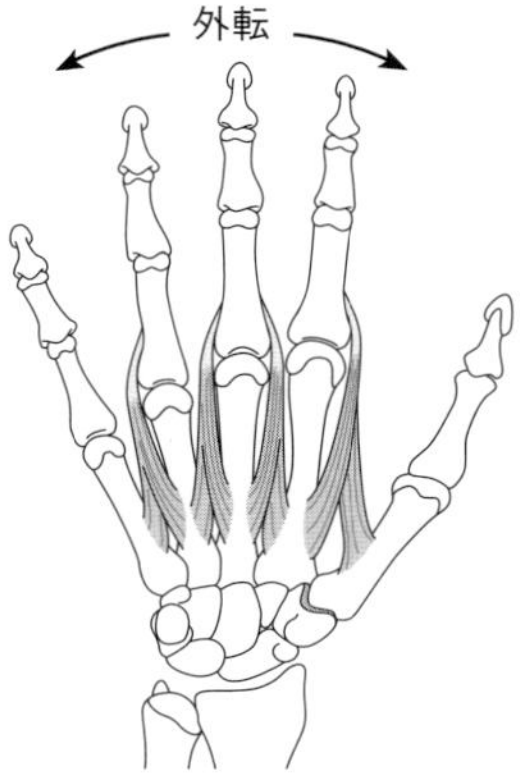

背側骨間筋

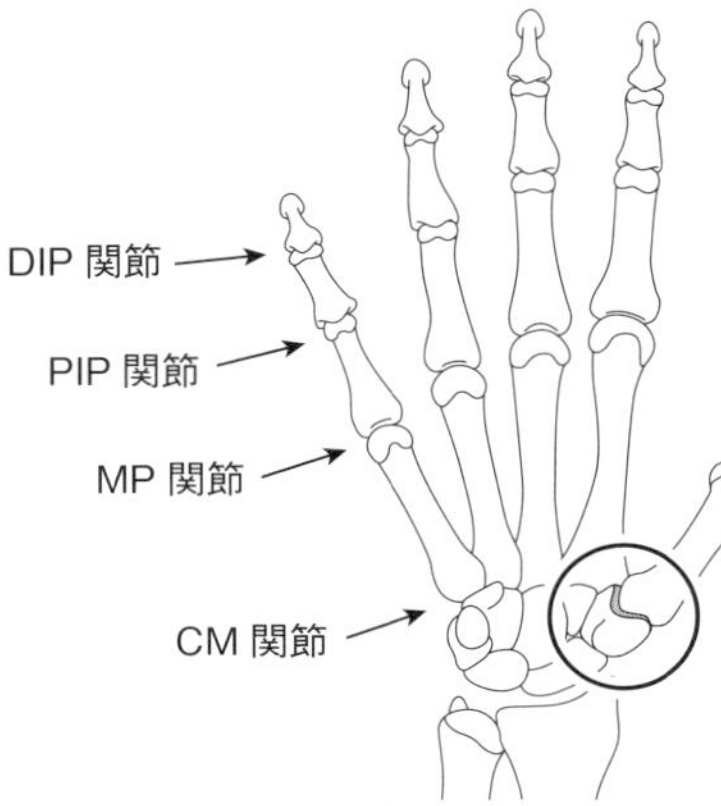

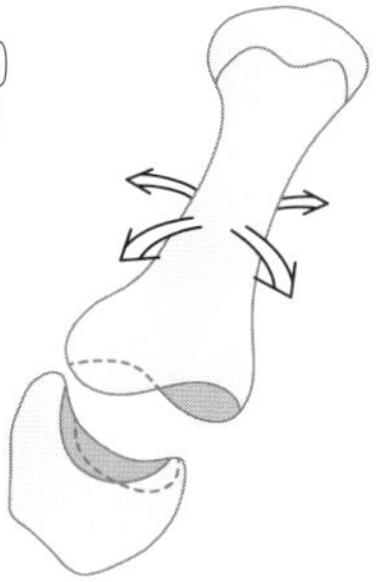

親指の配置が器用な手を生み出した

物をつかむとき、われわれは親指とほかの指を向かい合わせて握ります。何気なくやっている動作ですが、実はすごいことなのです。母指対向性と言って、これができるのは霊長類だけです。

親指がほかの指と向かい合うことで、強い力で握れます。しかも手のひらには指紋があって、滑り止めになっています。だから物がつかみやすいわけです。

親指がほかの指と向かい合うのは、親指のＣＭ関節が２軸性の関節だからできることです。この関節は馬の鞍のような形をしています。指の股を開く、閉じるという動きのほかに、グルッとまわって手のひらに近づける動きができます。

いまＣＭ関節という言葉が出てきましたが、手の関節はこのような略語で呼ぶことが多いので、覚えてください。何の頭文字かわかっていれば、覚えるのは難しくありません。

ＣＭ関節はcarpalとmetacarpalの間、すなわち**手根**《しゅこん》**中手**《ちゅうしゅ》**関節**《かんせつ》のことです。

ＭＰ関節はmetacarpalとphalanxの間、すなわち**中手**《ちゅうしゅ》**指節**《しせつ》**関節**《かんせつ》のことです。

ＩＰ関節はinterphalangeal《インターファランジアル》、指骨の間の**指節間関節**《しせつかんかんせつ》です。基節骨と中節骨の間は**近位**《きんい》**指節間関節**、proximal《プロキシマル》 interphalangeal（ＰＩＰ）と言います。中節骨と末節骨の間は**遠位**《えんい》**指節間関節**、distal《ディスタル》 interphalangeal（ＤＩＰ）です。

親指は筋肉についても特別扱いとなっています。親指を動かす筋肉がいくつあるか、数えてみましょう。まず、母指球の筋肉が4つ。これに加えて、前腕の屈筋として長母指屈筋があり、伸筋として長母指伸筋、短母指伸筋、長母指外転筋があります。合わせて8つの筋肉で親指を動かしているという、非常に贅沢なつくりになっています。

親指以外の4本の指も、前腕からくる筋肉と手の中の筋肉が連携して動かしています。DIP関節を曲げるのは深指屈筋で、PIP関節を曲げるのは浅指屈筋です。これらは前腕からやってきます。MP関節を曲げるのは手の骨間筋です。

一方、指を伸ばすのは総指伸筋で、全部の関節を十把ひとからげに伸ばします。

自由な運動を可能にしているものは何か

こうして器用に動く手ができました。ただ、その手は、体の近くや遠くの自由な場所に置くことができ、自由な方向に向けることができなければ、実際の役には立ちません。

例えば、テーブルの上のコップを手にとって、口に運ぶ動作を考えてみましょう。肩と肘を同時に動かして腕を前に伸ばし、コップをつかむ。前腕を内転させて手を体に近づける。肘を曲げて口元までコップを運ぶ。前腕を回内させてコップを傾け、水を飲む。

一連の動作のように見えて、上肢の各パーツがいろいろな角度に動いているのです。このような自由度の高い運動を行うために、どれだけの関節が必要になるでしょうか。

上肢の関節は全部でいくつですか？　手首から先は数えなくていいです。

――【学生】　肩、肘、橈骨と尺骨の関節、あと手首。

上肢帯の関節が抜けているね。

体幹と鎖骨の間にある**胸鎖関節**《きょうさかんせつ》、そして鎖骨と肩甲骨の間の**肩鎖関節**《けんさかんせつ》。この2つの関節を隔てて、肩甲骨は体幹とつながっているので、非常に自由度が大きいわけです。いくらでも自由に動いてしまう。それではあまりにも不安定なので、筋肉でつなぎとめて安定させなくてはならない。そのための筋肉が、先ほど紹介した僧帽筋であったり、肩甲骨の位置を変える肩甲挙筋、前鋸筋、菱形筋であったりするわけです。

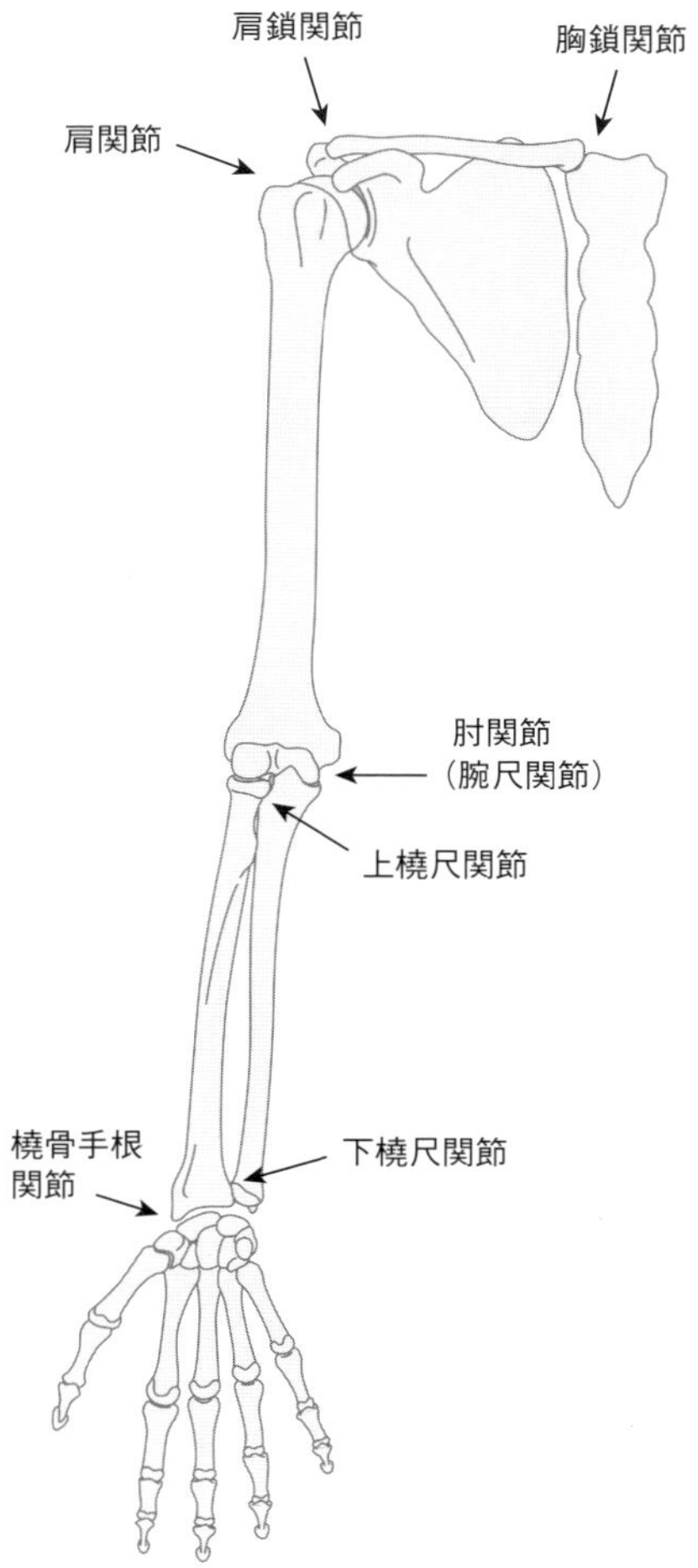

自由上肢の関節は、肩甲骨と上腕骨の間の**肩関節《けんかんせつ》**、上腕骨と尺骨の間の**肘関節《ちゅうかんせつ》**、尺骨と橈骨の間の**橈《とう》尺関節《しゃくかんせつ》**。

最後が**橈骨手根関節《とうこつしゅこんかんせつ》**。手根骨と関節をつくるのは橈骨で、尺骨は関係がありません。

以上6つの関節が体幹から手首までの間にあって、自由度の高い運動を可能にしています。

肩関節は最大の可動域をもつ

上腕の動きの大部分は肩関節がやっているように見えますが、実はそうではありません。肩鎖関節と胸鎖関節も動いています。

例えば腕を上に挙げるときには、肩甲骨も角度を変えて上を向いています。肩甲骨を固定して腕を挙げると、せいぜい水平までしか上がらないですね。やってみてください。大体2／3が上腕骨の動き、1／3が肩甲骨の動きと言われています。

それにしても肩関節の可動域は大きい。それは一方ではデメリットも伴っていて、関節窩《か》が浅いために不安定になっている。脱臼しやすい。

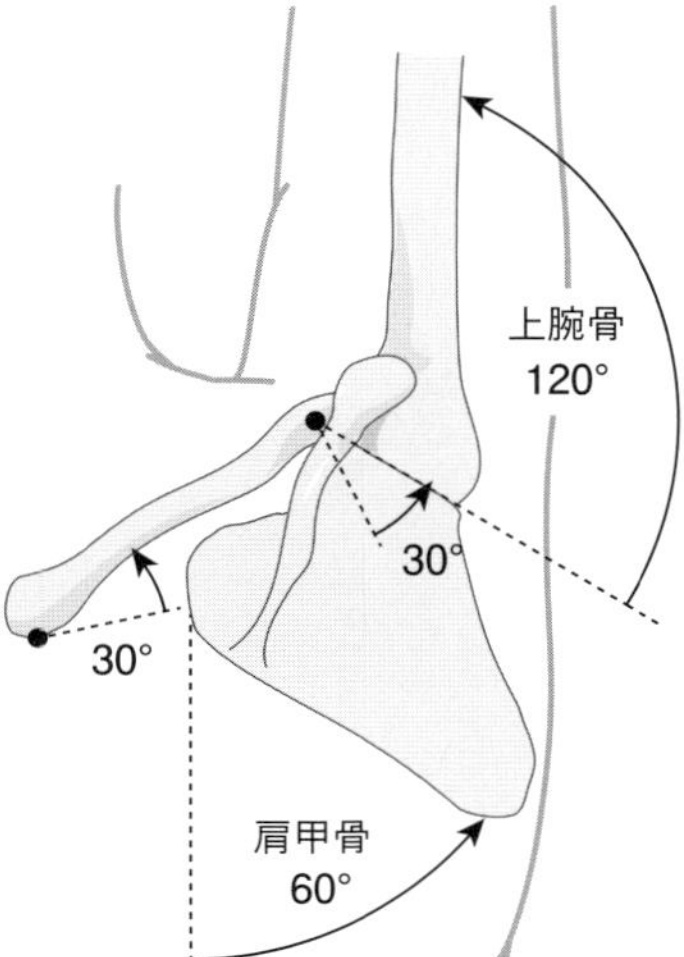

脱臼を防ぐための構造が、先ほど紹介した回旋筋腱板《かいせんきんけんばん》（rotator cuff）です。回旋運動を行う筋肉そのものが、関節の保持機構の一部になっているわけです。

とても優れた構造と言えますが、肩関節という狭い領域に押し込まれているので、年をとると腱板が弱くなって、損傷を起こしやすい。こういう狭い場所で炎症が起こると、腫れて、ちょっと動かしても痛いのです。

加齢によって頻発するこの病気。病名はなんというでしょう。

――【学生】　五十肩。

そう。正式な病名は肩関節周囲炎と言います。その元凶は rotator cuff の損傷によって起こった炎症です。痛いからといって動かさないと、それも困る。関節の可動域が狭くなってしまいます。そこで、炎症が治まってきたら、少々痛くても可動域を広げるような運動を勧められます。例えばアイロン体操といって、アイロンぐらいの重さのものを持って、肩関節を動かします。

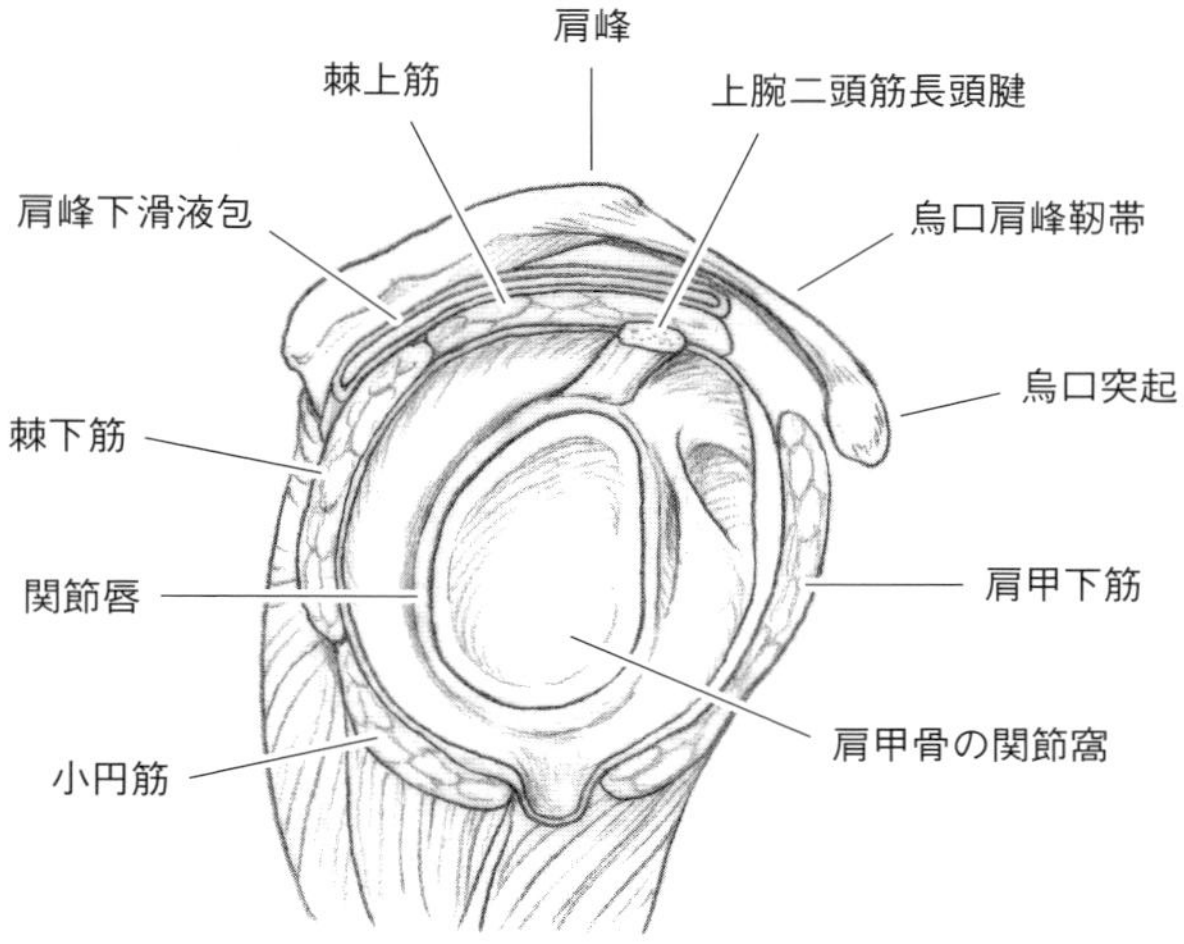

東大解剖学講義◉第10回

下肢の解剖

東大解剖学講義◉第10回

「下肢の解剖」

前回の授業でみたように、上肢の役割は「物をつかんで操る」ということでした。

では、下肢の役割は何だろう？

――【学生】　立って、歩く。

そう。体重を支えること、体を移動させることが下肢の役割です。上肢ほどの自由な動きは要求されないかわり、頑丈さと力強さが要求されます。それを実現するために、人体はどのような構造を用意しているのでしょうか。

下肢帯の骨

下肢帯の骨を**寛骨**《かんこつ》と言います。もともとは3つの骨が結合して1つの寛骨になることは、この授業ですでにお話ししました（13ページ）。

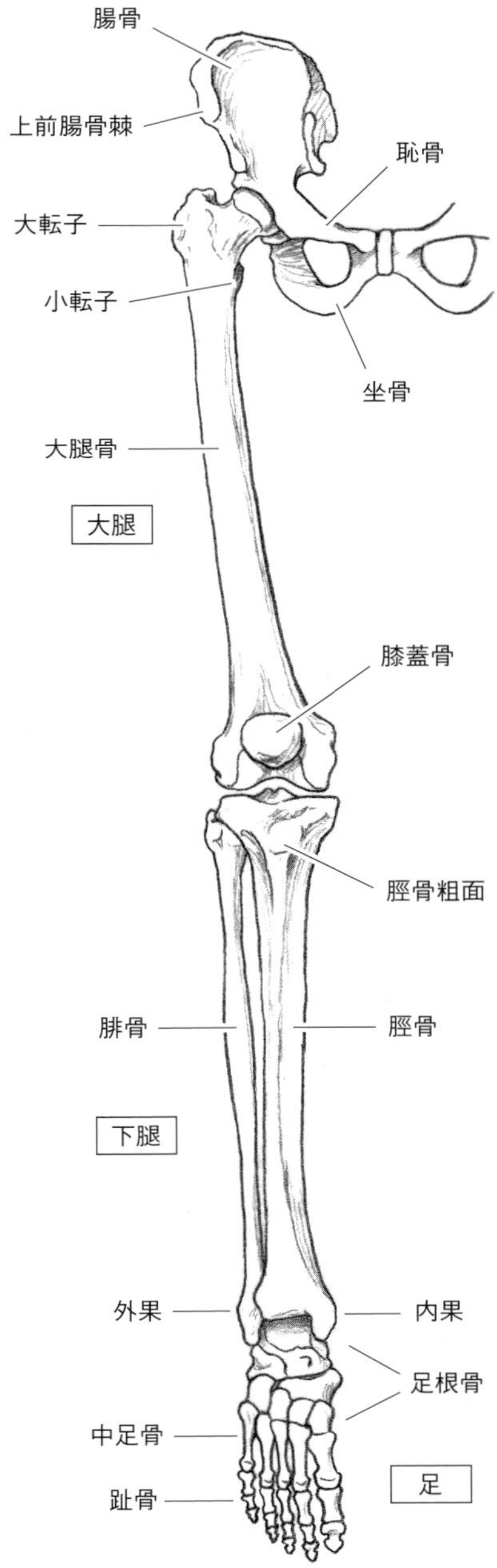

寛骨の外側に臼《うす》のような深いくぼみがあり、大腿骨とつながっています。この関節面を**寛骨臼**《かんこつきゅう》と言います。そのあたりを体表から探ると、大腿骨の出っ張りに触れます。これは大転子《だいてんし》という塊で、多くの筋肉が付くところです。

大転子の頂点からまっすぐ水平な線を引くと、寛骨臼の中心に達します。そこを中心に上が**腸骨**《ちょうこつ》、前が**恥骨**《ちこつ》、後ろが**坐骨**《ざこつ》と考えてもらうと大体位置がわかると思います。

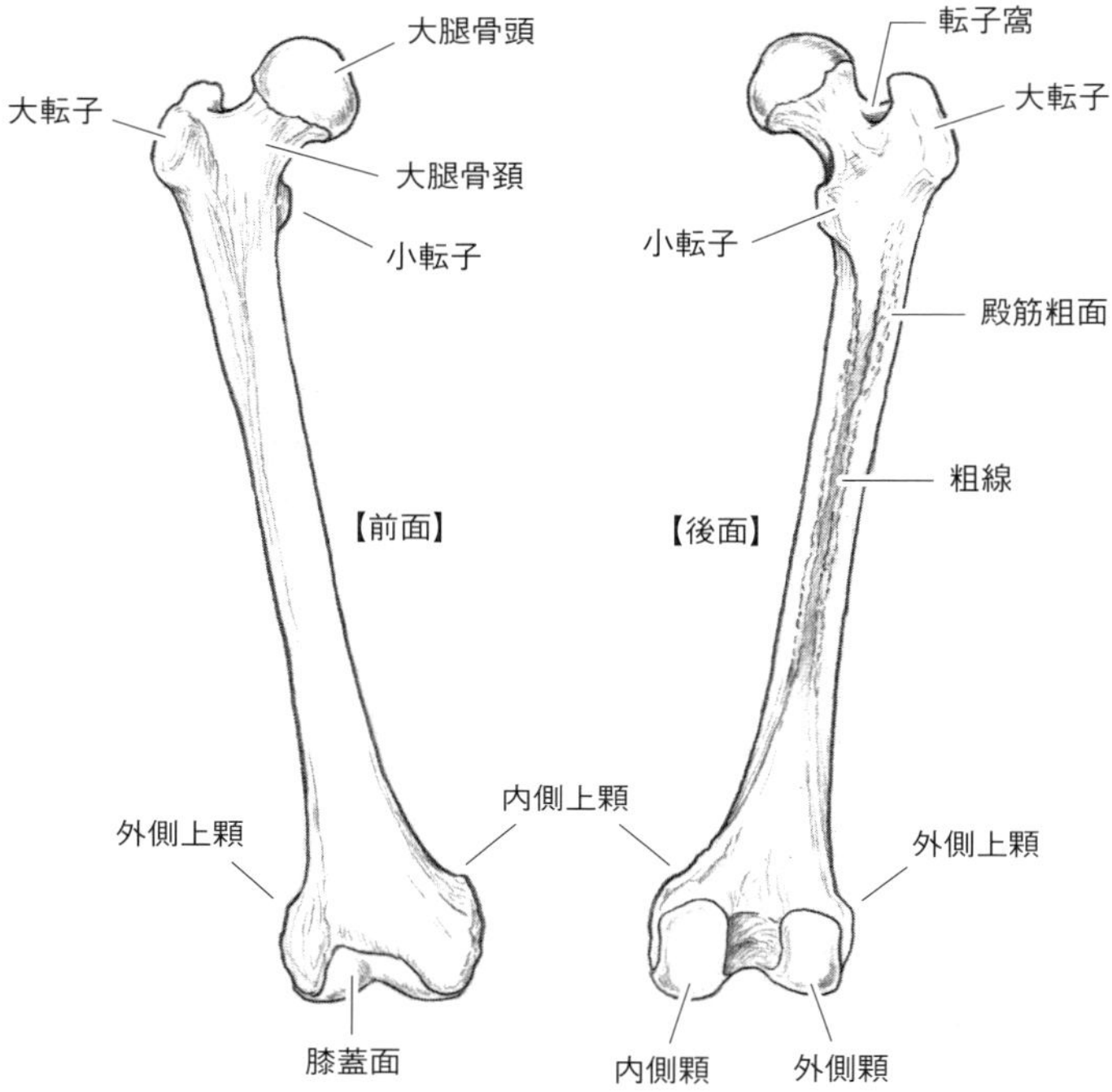

大腿骨

大腿骨は人体で最大の骨で、上端に丸い**大腿骨頭**《だいたいこっとう》があります。**大腿骨頚**《だいたいこっけい》は細く折れやすいところです。骨折によって骨幹からの血管が途絶えると、骨頭が壊死《えし》を起こす危険があります。そうなってしまうと、人工関節に置き換えなければなりません。

上部の外側には**大転子**《だいてんし》、内側には**小転子**《しょうてんし》という2つの出っ張りがあります。これらは大腿骨を動かす筋肉が停止する場所です。

大腿骨の前面はツルツルですが、後面はザラザラしています。大殿筋が付くところを**殿筋粗面**《でんきんそめん》と言います。そこからさらに下へ続くザラザラの線を**粗線**《そせん》と言い、下腿を動かす筋肉が付きます。

下端はふくらんでいて、そのふくらみは後ろのほうで外側と内側に分かれています。これを**外側顆**《がいそくか》、**内側顆**《ないそくか》と言って、脛骨との関節面になります。

外側顆、内側顆の上方で少し張り出している部分を**外側上顆**《がいそくじょうか》、**内側上顆**《ないそくじょうか》と言います。ここは下腿を動かす筋肉が起こる場所です。

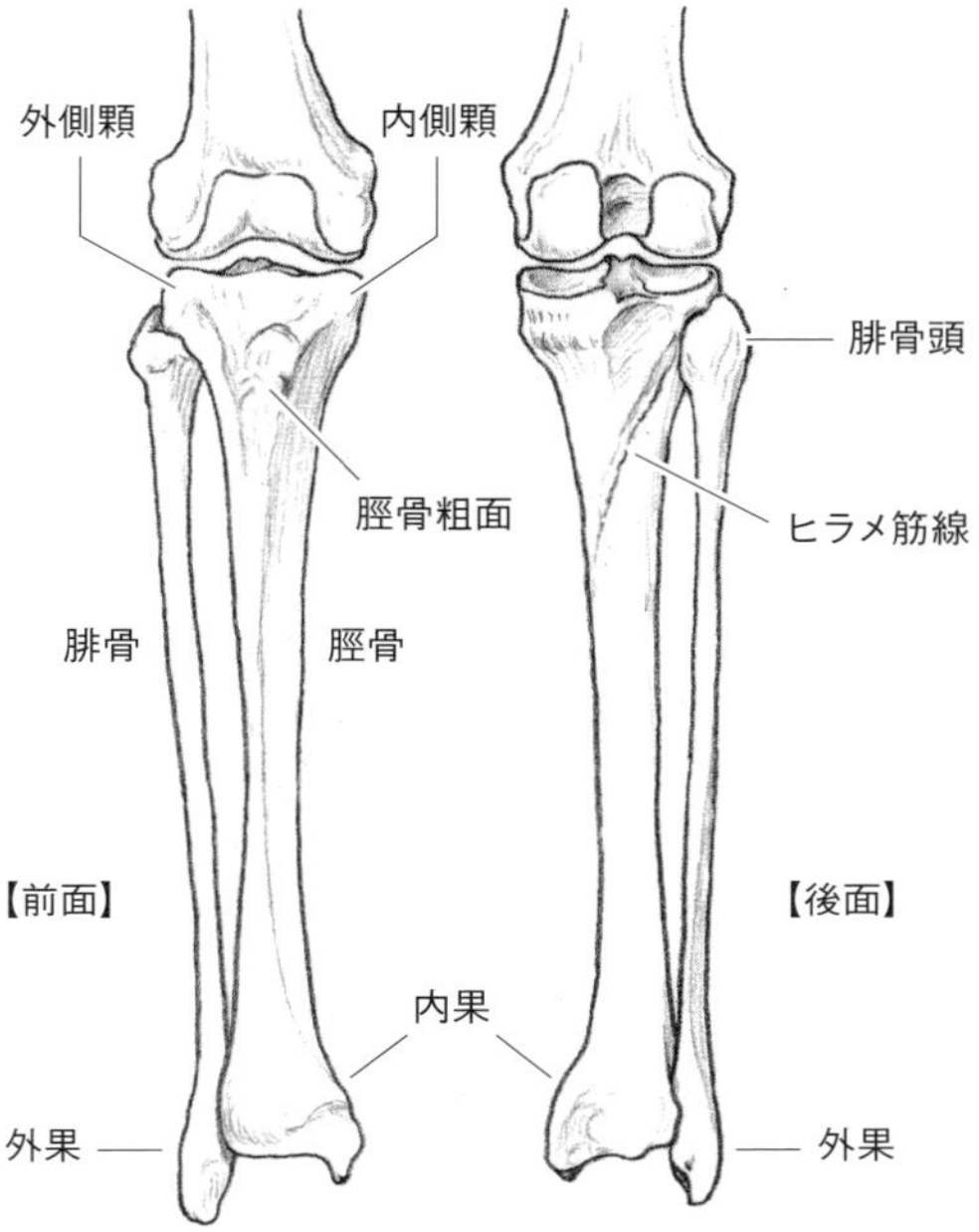

下腿の骨

下腿には2本の骨があり、太いほうが下腿の本体を作るすねの骨、**脛骨**《けいこつ》です。横に付いている細い骨が**腓骨**《ひこつ》です。体重を支える働きをしているのはもっぱら脛骨です。腓骨の働きは、足首の関節の一部を構成することと、筋肉の付着部を提供することです。

前回の授業で「親の時計」という語呂合わせを紹介しました。親指側にあるのは、前腕では橈骨、下腿では脛骨と覚えてください。

脛骨の上端は上へ行くほど幅が広くなり、大腿骨を支える土台になっています。ここを**外側顆**《がいそくか》、**内側顆**《ないそくか》と言います。

脛骨の下端は内くるぶし、**内果**《ないか》になっています。腓骨の下端は外くるぶし、**外果**《がいか》になっています。内果と外果が合わさって、足首の関節窩を作ります。

足の骨

足の骨は手と同じように**足根骨**《そくこんこつ》、**中足骨**《ちゅうそくこつ》、**趾骨**《しこつ》で構成されています。

足根骨のうち、特に大きい重要な骨を2つ紹介します。1つは下腿のすぐ下に接している骨で、**距骨**《きょこつ》

と言います。ラテン語ではtalus《テイラス》といい、サイコロという意味です。シカの距骨はサイコロ状なので、古代ローマ人はこれでサイコロ遊びをしたそうです。

距骨は、内果と外果の間にはまり込んで、下腿の骨と関節を作る唯一の骨です。そのため、全体重が下腿の骨を通して距骨にかかります。距骨の上面は半円筒形の**距骨滑車**《きょこつかっしゃ》になっていて、下腿の骨との間で蝶番《ちょうつがい》のように動きます。ですから、足首の運動は底屈と背屈がメインで、それ以外の運動はかなり制限されます。

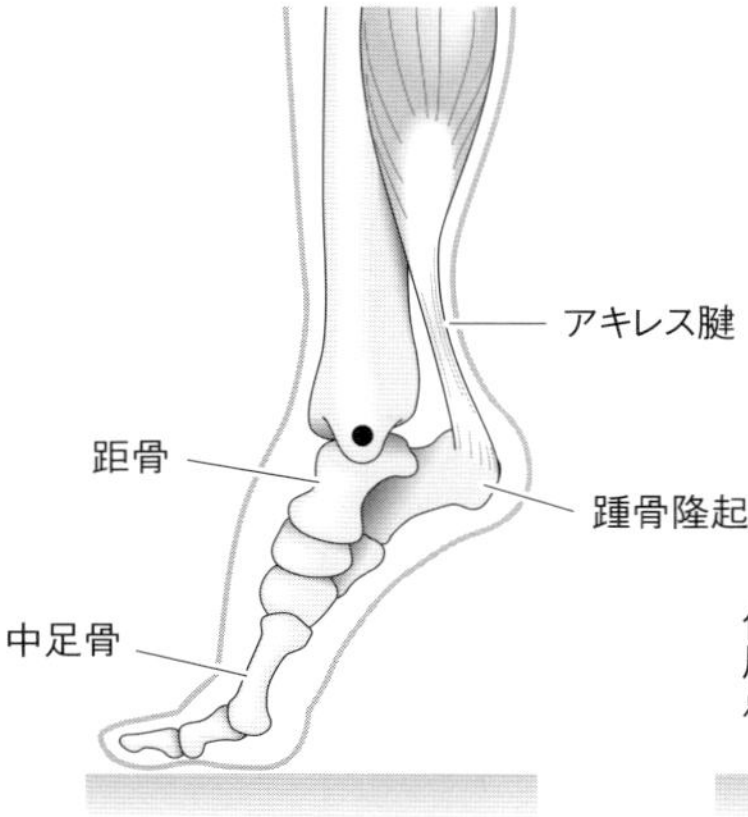

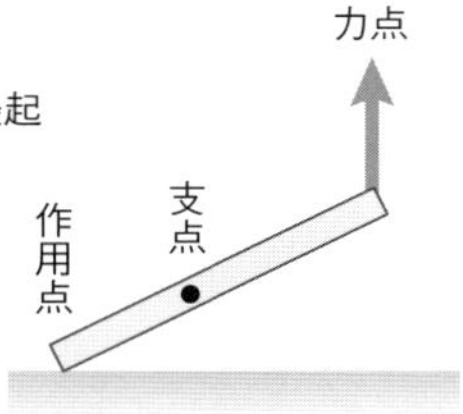

距骨の下にあって、後ろに大きく張り出してカカトを形づくる骨を、**踵**《しょう》**骨**《こつ》と言います。後方への張り出しを**踵骨隆起**《しょうこつりゅうき》といい、アキレス腱が付いています。アキレス腱のことを、解剖学用語では**踵骨腱**《しょうこつけん》と言います。腓腹筋とヒラメ筋という、ふくらはぎの立派な筋肉が1本のアキレス腱に集まって、踵骨に付いています。

カカトは哺乳類の足の大きな特徴といえます。カカトが後ろに張り出していると、大きなメリットがあります。どういうことかというと、足首の関節は距骨の上にある。それに対してアキレス腱が引っ張るカカトは後ろにずれている。力点を遠くに置くことで、てこの原理で大きな力を発揮するのです。

哺乳類は、カカトを強力に引っ張り、つま先立ちで地面を蹴ることが可能になりました。体を前に進める推進力は、ふくらはぎの筋肉がアキレス腱を通してカカトを引っ張ることによって成り立っています。その力を十分に発揮するために後ろに張り出しているのが踵骨なのです。

下肢の筋を9つのグループに整理する

いまから、下肢の筋肉を9つのグループに分けて説明していきます。この9つのグループの関係を一覧表にしてみましょう。

分類の仕方は上肢の場合と同じです。タテの欄は、体幹に近いほうから順に、下肢帯、大腿、下腿、そして足と4つのグループに分けます。さらに、全体を前面と後面に分けます。

上肢の場合と違うのは、4と7です。大腿の内転筋、下腿の腓骨筋、この2つのグループは前面でも後面でもなく、中間に置いてあります。その事情はあとで説明します。

上肢との違いはもうひとつあります。

カンのいい人はもう気がついたのではないですか。上肢では前面に屈筋、後面に伸筋がありました。その関係が下肢では逆になっていて、前面に伸筋、後面に屈筋があります。なぜ逆になってしまったかは、あとでわかります。

	前面の筋（伸筋）		後面の筋（屈筋）
下肢帯の筋	1. 内骨盤筋		2. 外骨盤筋
大腿の筋	3. 大腿の伸筋	4. 大腿の内転筋	5. 大腿の屈筋
下腿の筋	6. 下腿の伸筋	7. 腓骨筋	8. 下腿の屈筋
足の筋	9a. 足背の伸筋		9b. 足底の屈筋

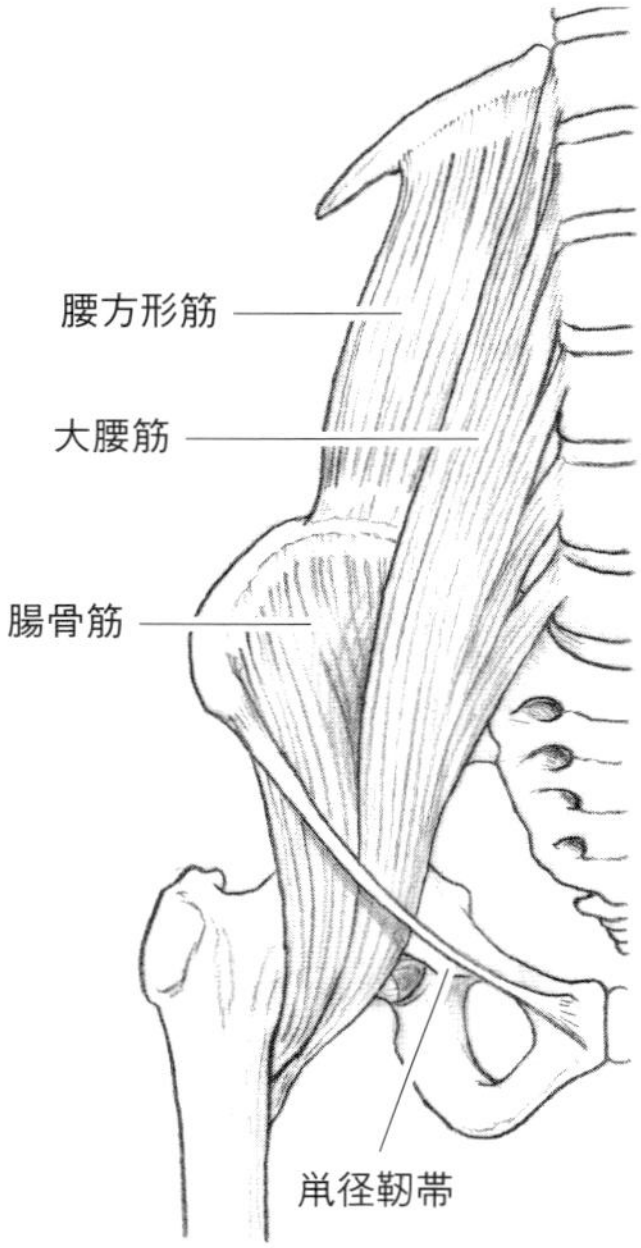

内骨盤筋

骨盤の内側にある筋群で、2つの筋肉が合わさったものです。1つは腸骨筋《ちょうこつきん》と言って腸骨の内面から起こる筋、もう1つは大《だい》腰筋《ようきん》と言って腰椎から起こる筋です。

両者は骨盤の前で合わさって、大腿骨の前面に出て小転子に終わります。大腰筋と腸骨筋を合わせて腸腰筋《ちょうようきん》と呼ぶこともあります。その働きは股関節を曲げ、大腿骨を前に振り上げることです。

1. 内骨盤筋

大腰筋	腰椎 → 大腿骨の小転子
腸骨筋	腸骨窩 → 大腿骨の小転子

外骨盤筋

骨盤の外側にある筋群です。最も目立つのはお尻のふくらみを作る筋肉で、大殿筋《だいでんきん》と言います。大殿筋は骨盤の後面から起こって、大腿骨の後面の殿筋粗面に向かっていきます。この位置関係からわかるように、股関節を伸ばし、大腿骨を後ろに引っ張る筋です。

中殿筋《ちゅうでんきん》と小殿筋《しょうでんきん》は、形は大殿筋に似ていますが、行き先が違います。大腿骨の後面ではなくて、大転子に行っているのです。そのため、大殿筋と違って股関節を伸ばす働きはありません。股関節と大転子の位置関係からわかるように、大腿骨を外側に振り上げる、すなわち外転の働きをしています。

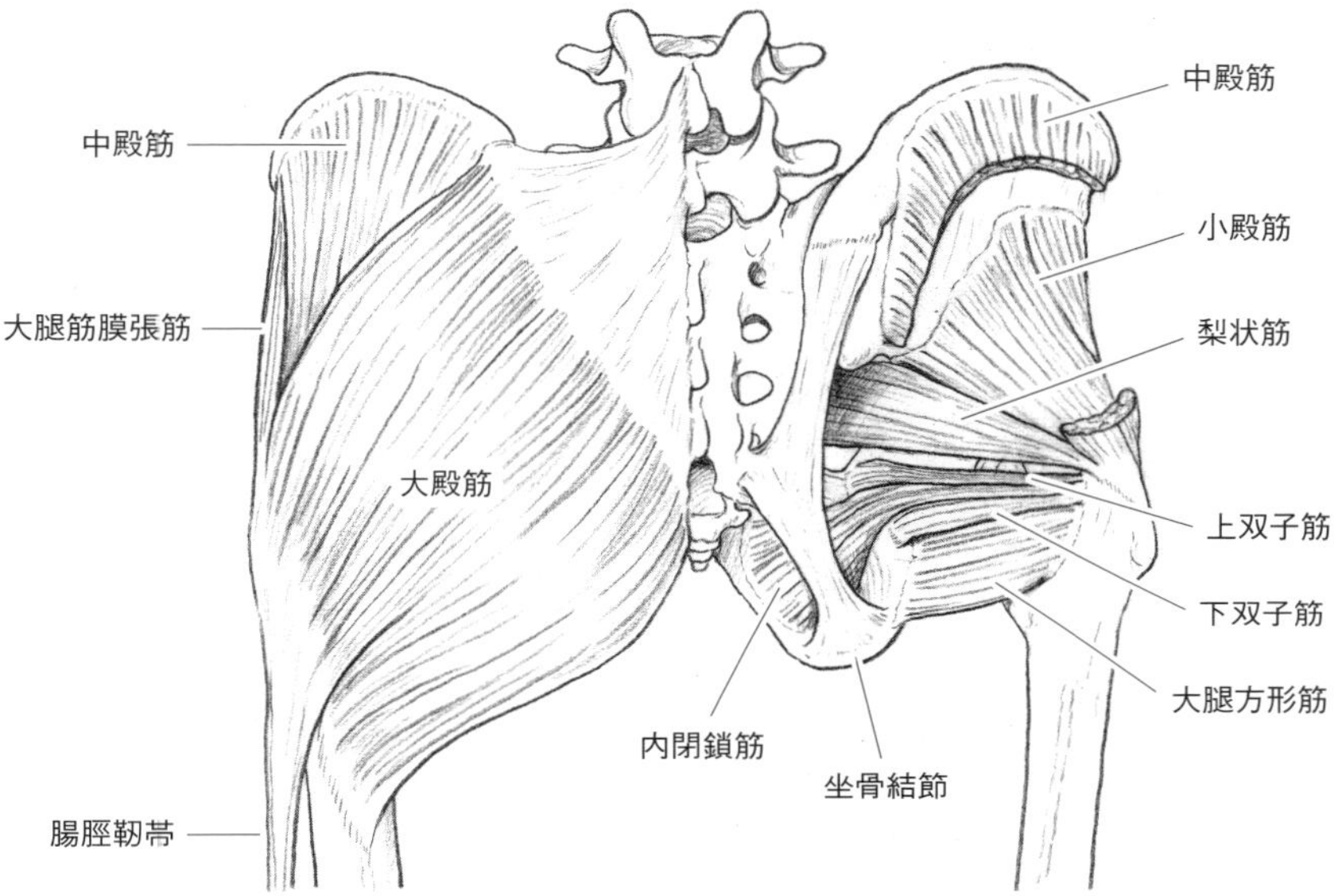

大殿筋の下に隠れるように、小さな筋肉がいくつかあります。梨状筋《りじょうきん》は仙骨から起こります。内閉鎖筋《ないへいさきん》、双子筋《そうしきん》、大腿《だいたい》方形筋《ほうけいきん》は主に坐骨から起こります。

これらの小さな筋肉はどれも股関節の後ろを横切って、大転子かその近くの転子窩《か》に終わります。したがって、その働きは大腿骨を外向きにねじる外旋ということになります。

お尻は筋肉注射の部位としてよく用いられます。でも、大殿筋に針を刺してはいけません。大殿筋のほうが立派だから、ついつい針を刺したくなりますが、その下には坐骨神経などが通っていて危険です。大殿筋を避けて、上部の中殿筋が顔を出

2. 外骨盤筋

大殿筋	仙骨・腸骨の後面 → 大腿骨の殿筋粗面、腸脛靭帯
中殿筋・小殿筋	腸骨の後面 → 大腿骨の大転子
梨状筋	仙骨の前面 → 大転子
内閉鎖筋	閉鎖膜の内面 → 大腿骨の転子窩
上・下双子筋	坐骨棘・坐骨結節 → 転子窩
大腿方形筋	坐骨結節 → 大腿骨の転子間稜
大腿筋膜張筋	上前腸骨棘 → 腸脛靭帯

しているところで針を刺すようにしてください。ここなら筋肉の下にあるのは骨だけなので、血管や神経を痛めることはありません。

大腿の伸筋

太ももの前面の大部分は、**大腿四頭筋**《だいたいしとうきん》という筋肉で覆われています。

大腿四頭筋は4つの筋頭に分かれています。**大腿直筋**《だいたいちょくきん》、**外側広筋**《がいそくこうきん》、**内側広筋**《ないそくこうきん》、**中間広筋**《ちゅうかんこうきん》です。

4つの筋の停止腱は膝蓋骨に集まり、さらに脛骨の前面の脛骨粗面につながっています。膝蓋骨から脛骨までつながっている部分を**膝蓋靭帯**《しつがいじんたい》、あるいは**膝蓋腱**《しつがいけん》と言います。

大腿四頭筋は、膝関節を伸ばす強力な筋肉です。サッカーボールを蹴り飛ばすような力強い働きを、この筋肉がやっています。

大腿四頭筋のうち大腿直筋だけは骨盤から起こり、他の3つは大腿骨から起こります。自分の腸骨稜《りょう》、いわゆる「こしぼね」を前に向かってたどってみてください。前端に大きな出っ張りを触れますね。ここが上前腸骨棘《きょく》で、縫工筋が起こる場所です。そこから少し下がったところにある小さな出っ張りが下前腸骨棘《きょく》で、大腿直筋はここから起こります。

大腿直筋は股関節と膝関節、2つの関節を乗り越える二関節筋です。両方の関節に作用するため、大腿を屈曲し膝を伸ばす働きとなります。大腿を固定した場合は、骨盤を起こす働きをします。それに対し、他の3つの筋は膝の伸展だけです。

縫工筋《ほうこうきん》は大腿の前面を斜めに下り、脛骨の上部の内側に停止します。二関節筋で、しかも走行が斜めになっているため、その作用はより複雑になります。大腿を屈曲・外転・外旋し、膝を曲げる。これは、あぐらをかく動作そのものです。「あぐらの筋」と覚えてください。

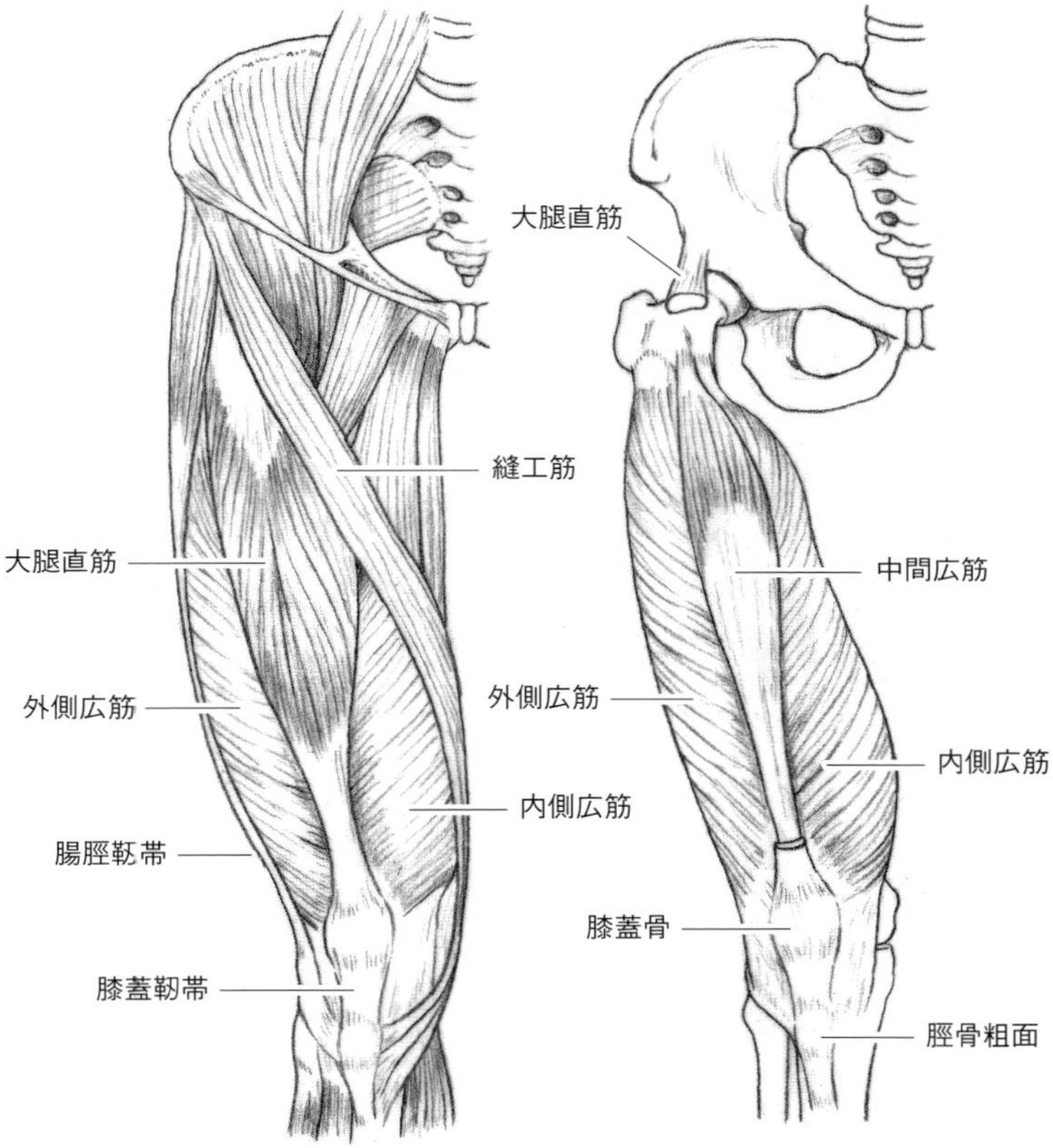

3. 大腿の伸筋

縫工筋		上前腸骨棘 → 脛骨の上内側部
大腿四頭筋	大腿直筋	下前腸骨棘 → 脛骨粗面
	外側広筋	大腿骨の粗線 → 脛骨粗面
	内側広筋	大腿骨の粗線 → 脛骨粗面
	中間広筋	大腿骨の前面 → 脛骨粗面

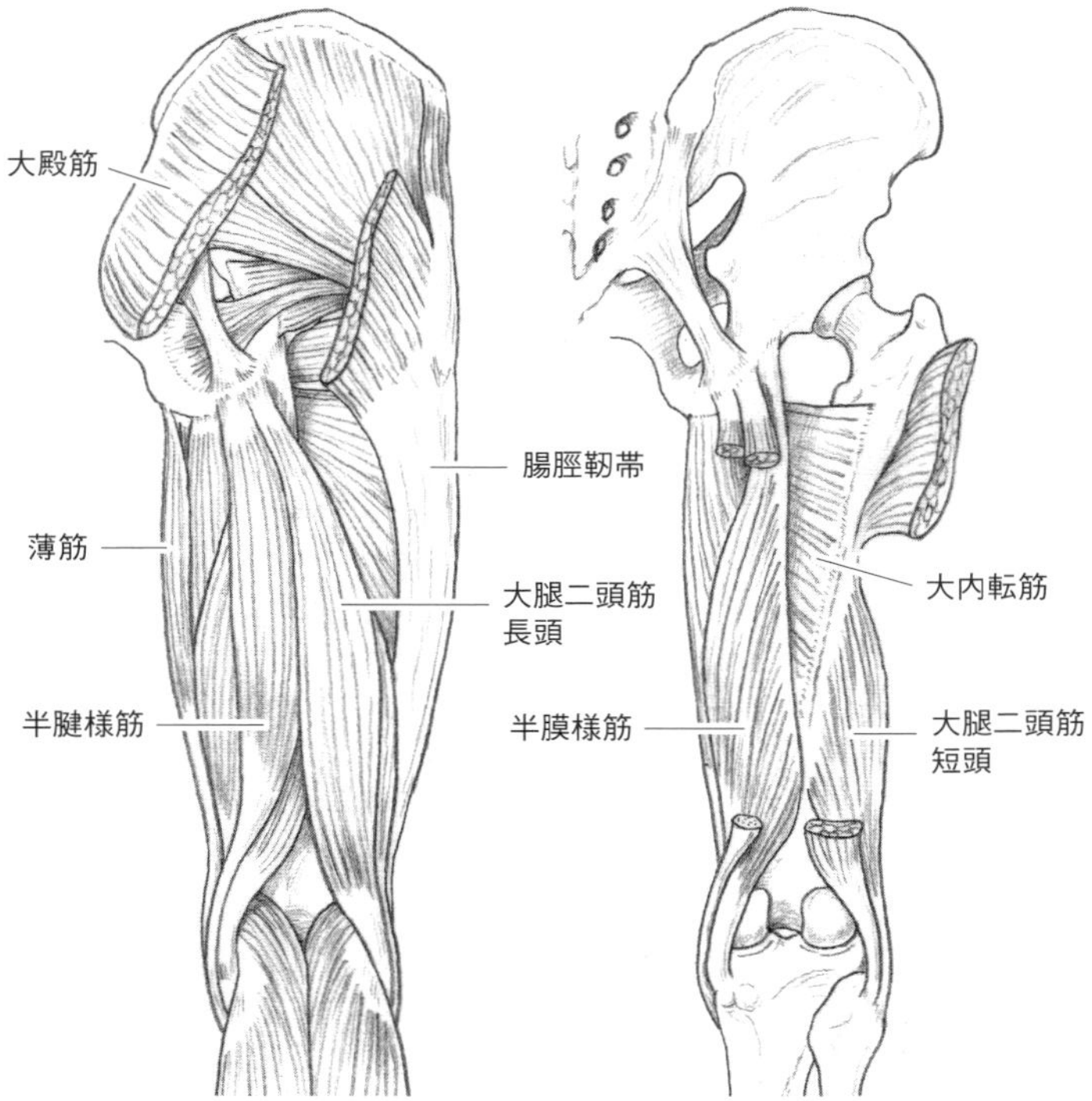

大腿の屈筋

内転筋は後回しにして、先に大腿の屈筋をやります。

大腿の屈筋は坐骨結節から起こり、大腿の後面を下り、二手に分かれます。外側の腓骨に向かうのが**大腿二頭筋**《だいたいにとうきん》、内側の脛骨に向かうのが**半腱様筋**《はんけんようきん》と**半**《はん》**膜様筋**《まくようきん》です。この中で、大腿二頭筋の短頭だけは大腿骨から起こります。

３つの筋肉をまとめてハムストリングと呼んでいます。ham は太ももの肉、string はヒモという意味です。膝の裏を触ると、ヒモ状の腱が内側と外側の二手に分かれているのがわかると思います。

ハムストリングは膝を曲げる強力な筋肉です。しばしば肉離れを起こすことでも知られています。

5. 大腿の屈筋

大腿二頭筋	短頭	大腿骨の粗線 → 腓骨頭
	長頭	坐骨結節 → 腓骨頭
半腱様筋		坐骨結節 → 脛骨の上内側部
半膜様筋		坐骨結節 → 脛骨の上内側部

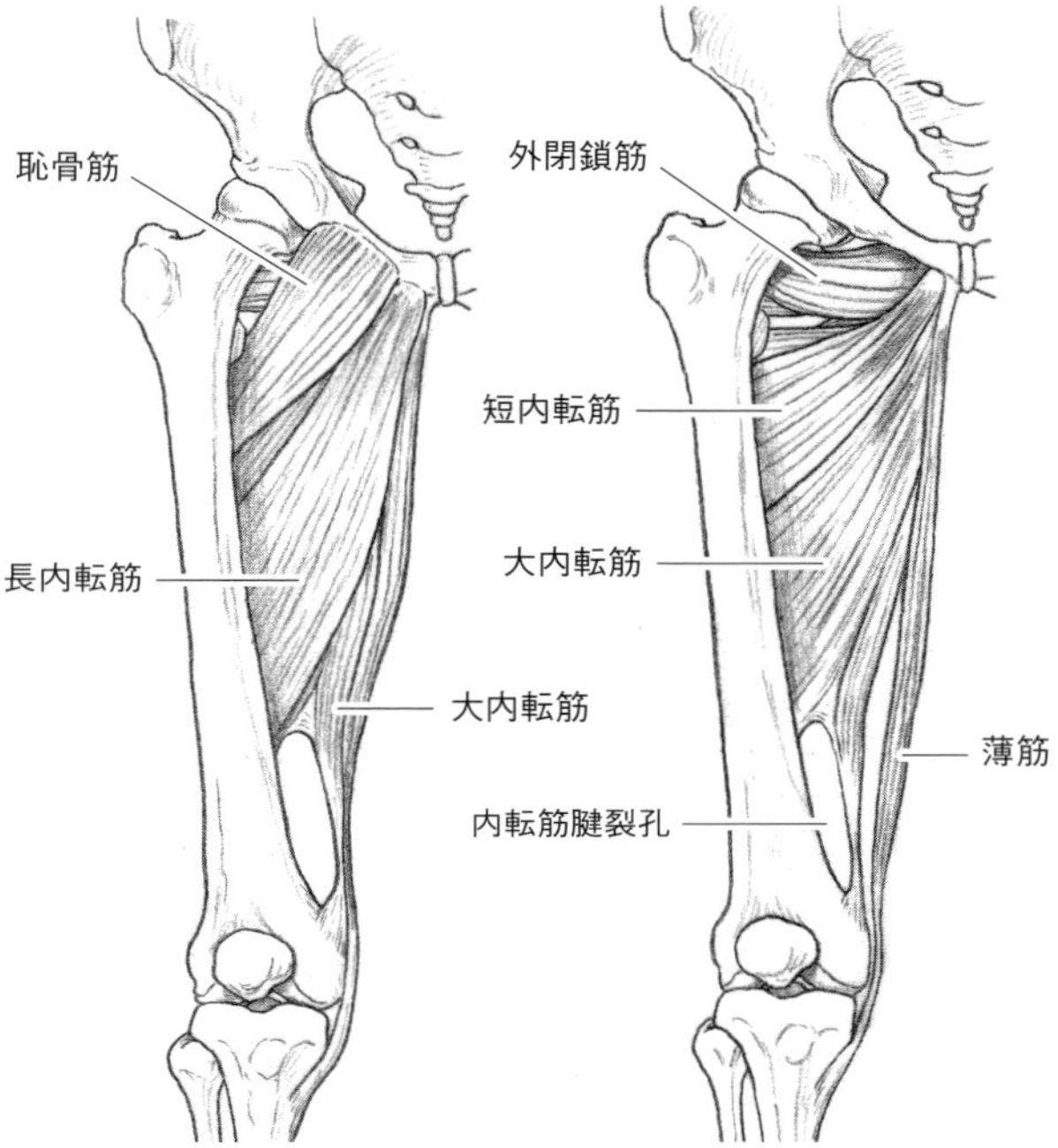

大腿の内転筋

内転筋というのは、太ももの内側にある筋群です。**大内転筋**《だいないてんきん》、**長内転筋**《ちょうないてんきん》などが代表的です。

これらの筋肉は恥骨から起こって、大腿骨に行きます。その働きは股関節を内転させ、膝を閉じることです。

いままで見てきた筋肉たちは、股関節の手前にある筋肉が股関節を動かし、膝関節の手前にある筋肉が膝を動かすというルールに従っていました。内転筋は、股関節より先にありながら股関節を動かすという意味で、へそ曲がりの連中です。

しかし、この連中がいるお陰で釣り合いがとれているのです。中殿筋による股関節の外転と、内転筋の作用とが釣り合うことで、体が左右にぶれずにまっすぐ歩くことができます。

4. 大腿の内転筋

恥骨筋	恥骨 → 大腿骨の上部後面
薄筋	恥骨 → 脛骨の上内側部
長内転筋	恥骨 → 大腿骨の粗線
短内転筋	恥骨 → 大腿骨の粗線
大内転筋	恥骨・坐骨 → 大腿骨の粗線
外閉鎖筋	閉鎖膜の外面 → 大腿骨の転子窩

下腿の屈筋

下腿の後面にある筋群で、足首と指を屈曲する働きをします。浅層の筋肉と深層の筋肉に分けますが、両者の働きはかなり違います。

ふくらはぎの大部分を作っているのが浅層の筋肉です。表面にある2つの塊は**腓腹筋**《ひふくきん》の外側頭と内側頭で、それぞれ大腿骨の外側顆・内側顆から起こります。腓腹筋を取り除くと、その下に**ヒラメ筋**があります。

腓腹筋の外側頭と内側頭、そしてヒラメ筋は、アキレス腱に集まって踵《しょう》骨に向かいます。この3つを合わせて**下腿三頭筋**《かたいさんとうきん》と呼んでいます。つま先で地面を蹴る強力な筋肉です。

下腿三頭筋を取り除くと、その深層に**長母趾屈筋**《ちょうぼしくっきん》、**長趾屈筋**《ちょうしくっきん》、**後脛骨筋**《こうけいこつきん》が現れてきます。これらは下腿三頭筋と行き先が違います。カカトには止まらずに、内くるぶしの後ろを通りすぎて足底に入り、足の指に向かいます。だから、地面を蹴る力は弱い。そのかわり、足の裏を内側に向ける内反の働きと、足の指を曲げる働きを持っています。

8. 下腿の屈筋

浅層	下腿三頭筋	腓腹筋	外側頭	大腿骨の外側顆 → 踵骨
			内側頭	大腿骨の内側顆 → 踵骨
		ヒラメ筋		脛骨と腓骨の後面 → 踵骨
	足底筋			大腿骨の外側顆 → 踵骨腱
深層	膝窩筋			大腿骨の外側顆 → 脛骨の上内側部
	長母趾屈筋			腓骨の後面 → 第1趾
	長趾屈筋			脛骨の後面 → 第2～5趾
	後脛骨筋			下腿の後面 → 足根骨と中足骨の下面

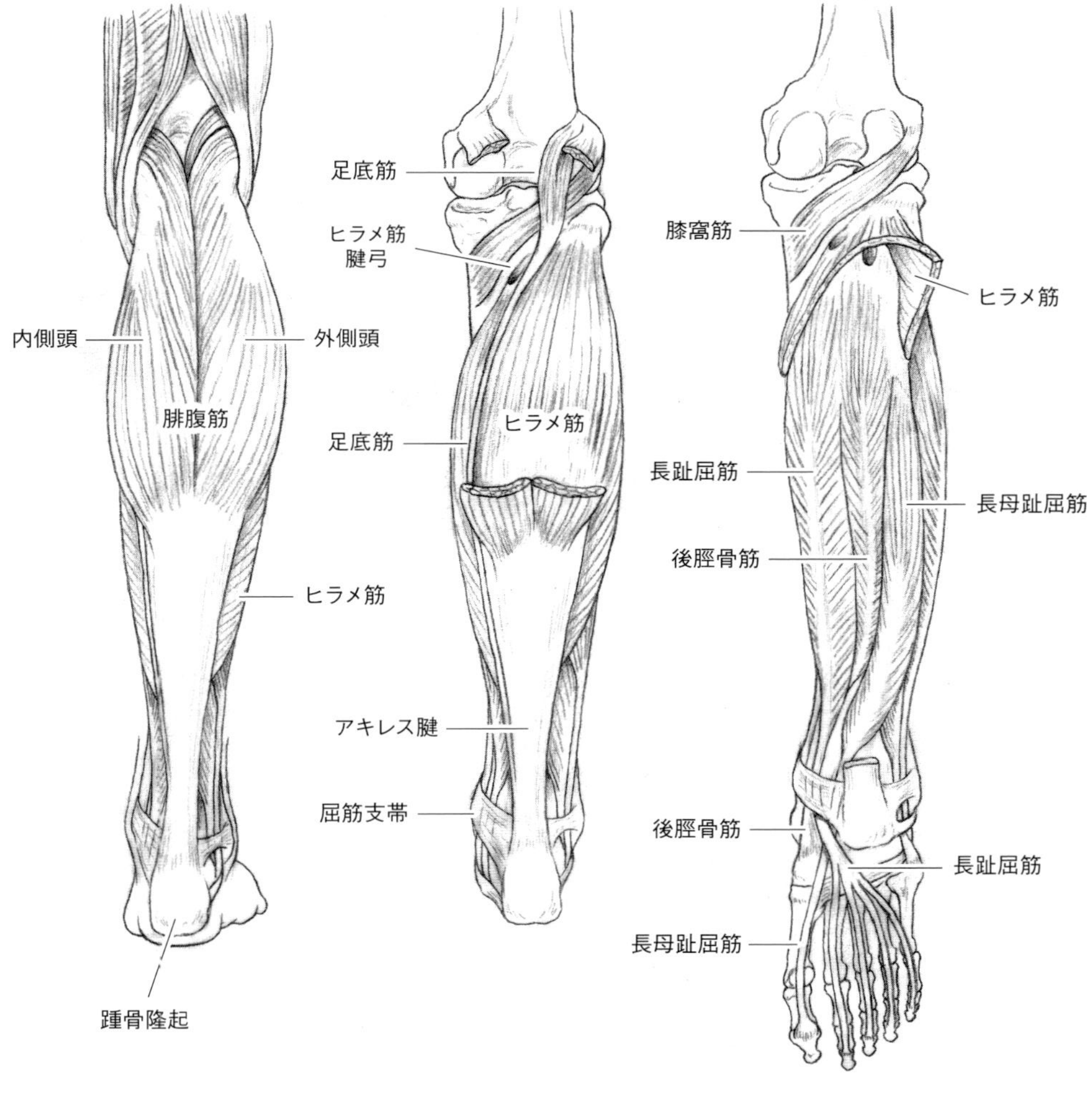
内側頭
外側頭
腓腹筋
ヒラメ筋
踵骨隆起
足底筋
ヒラメ筋
腱弓
ヒラメ筋
足底筋
アキレス腱
屈筋支帯
膝窩筋
ヒラメ筋
長趾屈筋
長母趾屈筋
後脛骨筋
後脛骨筋
長趾屈筋
長母趾屈筋

下腿の伸筋

下腿の前面にある筋群です。「前面」とはいっても、すねを触ってみればわかるように、真正面には弁慶の泣き所である脛骨しかありません。脛骨と腓骨の間の外側寄りのところにこの筋群があります。

長母趾伸筋《ちょうぼししんきん》、**長趾伸筋**《ちょうししんきん》、**第三腓骨筋**《だいさんひこつきん》は足首の前を下り、足の甲で終わります。足首を背屈したり、足の指を伸ばす働きをします。

前脛骨筋《ぜんけいこつきん》は内くるぶしの前を通過して、土踏まずのほうから足の裏に回り込みます。そのため足首を背屈するだけでなく、足の裏を内側に向ける内反の働きもあります。

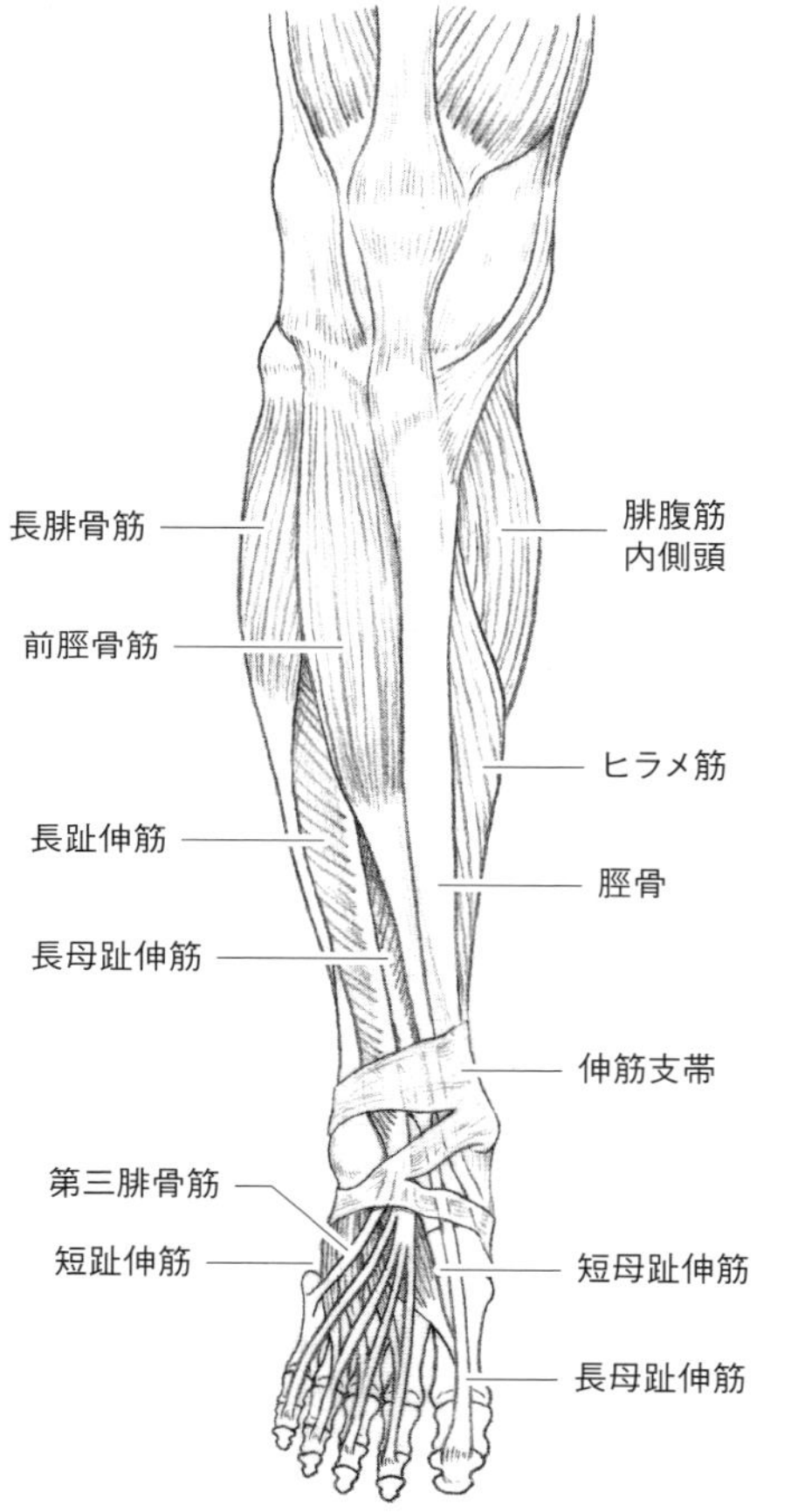

6. 下腿の伸筋

前脛骨筋	脛骨と下腿骨間膜の前面 → 内側楔状骨と第１中足骨の下面
長母趾伸筋	下腿骨間膜と腓骨の前面 → 第１趾
長趾伸筋	下腿骨間膜と腓骨の前面 → 第２～５趾
第三腓骨筋	下腿骨間膜と腓骨の前面 → 第５中足骨

腓骨筋

足首を背屈・内反する筋肉があるならば、底屈・外反する筋肉もなければ釣り合いがとれません。それをやってくれるのが腓骨筋です。

腓骨筋は下腿の外側で、腓骨に接して走っています。その腱は外くるぶしの後ろを通過して、**短腓骨《たんひこつ》筋《きん》**は小指の中足骨に終わり、**長腓骨筋《ちょうひこつきん》**はそこからさらに足の裏に回り込みます。

足の内反・外反は、二足歩行する人類にとっては欠かせない機能です。地面の傾きや姿勢の変化に対応して、足底にかかる荷重を調節し、バランスを保つのです。

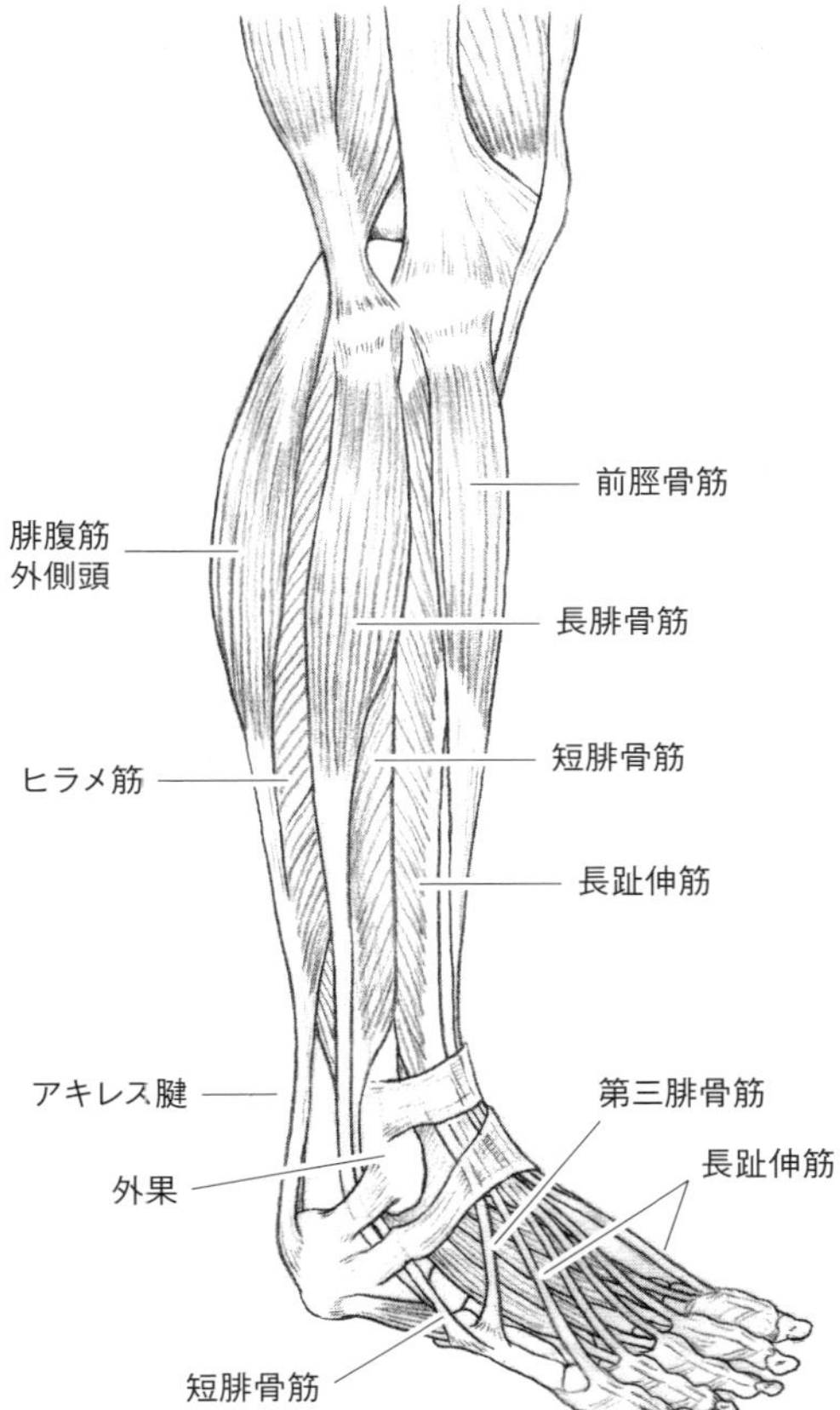

7. 下腿の腓骨筋

長腓骨筋	腓骨 → 内側楔状骨・第1中足骨
短腓骨筋	腓骨 → 第5中足骨

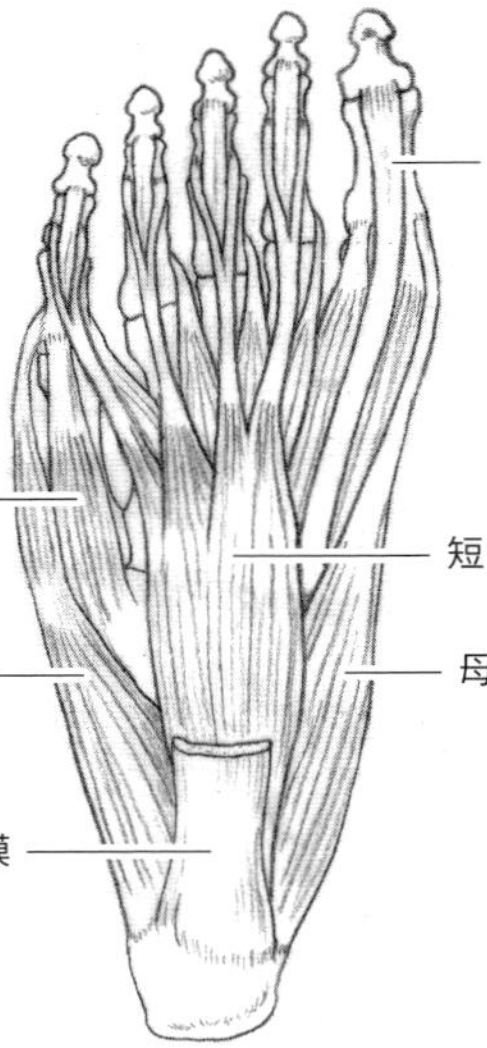

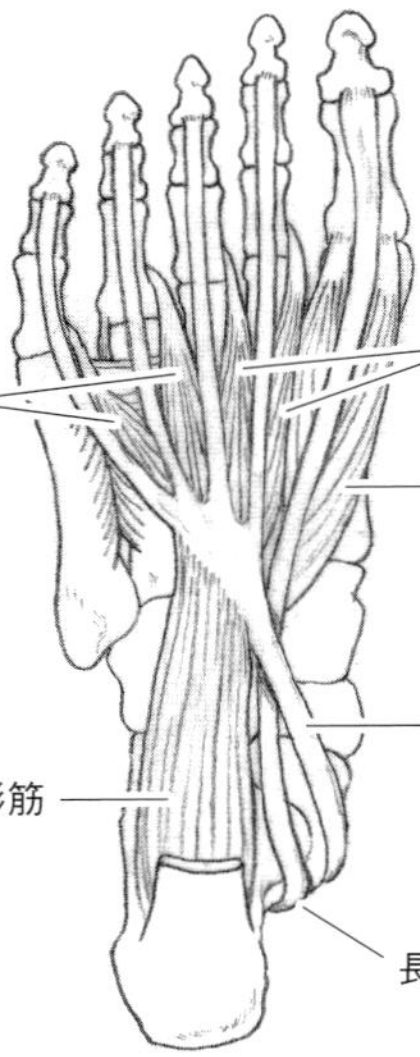

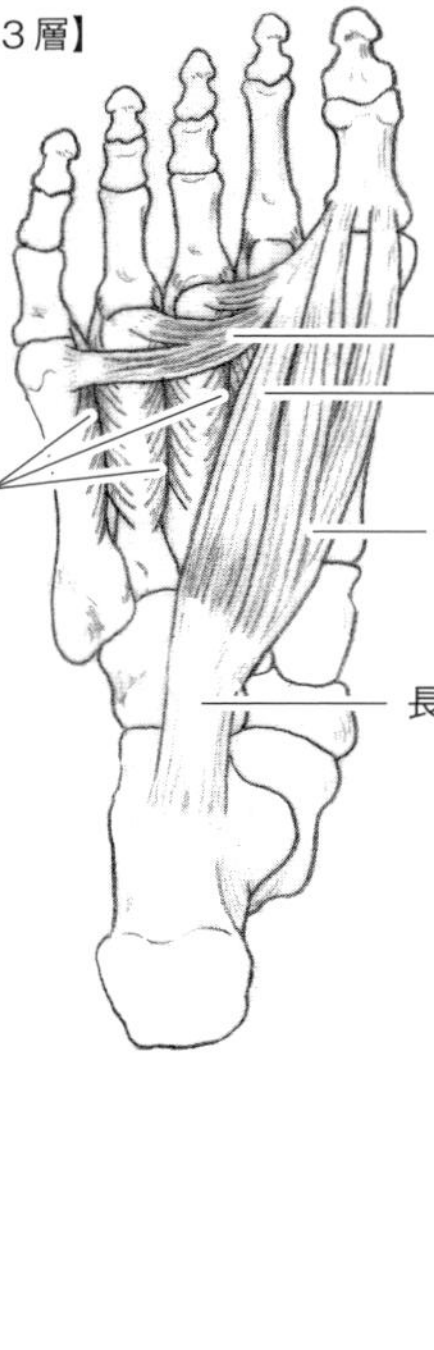

足の筋

足裏の筋肉は、手のひらの筋肉とほぼ対応します。手と同じように母趾球、小趾球があり、中足骨の間には骨間筋があります。ただ、足の指は、屈伸以外に目立った運動はありません。

手の甲には筋肉がないのに対し、足の甲には**短母趾伸筋**《たんぼししんきん》、**短趾伸筋**《たんししんきん》があります。上肢ではこれに相当する筋肉は前腕にあります。

9. 足の筋

屈側	第１層	母趾外転筋、短趾屈筋、小趾外転筋
	第２層	足底方形筋、虫様筋
	第３層	短母趾屈筋、母趾内転筋、短小趾屈筋
	第４層	底側骨間筋、背側骨間筋
伸側		短母趾伸筋、短趾伸筋

進化の過程で下肢の前面と後面が入れ替わった

下肢の前面には伸筋があり、後面には屈筋があります。これは本来、上肢と同じように前面に屈筋、後面に伸筋という配置になっていたはずです。

なぜ前後が入れ替わってしまったのか。それを知るために進化の歴史をたどってみましょう。

爬虫類は、上肢も下肢も胴体の真横に出ていて、腹を地面にこすりつけながら移動していました。哺乳類に進化したとき、上肢と下肢を胴体の下に持ってきて、胴体を地面から持ち上げました。その際、胴体の下に持ってくる向きが、上肢と下肢とで逆向きだったのです。

上肢は、肘の出っ張りが後ろを向くように配置されました。そのままだと指先が後ろを向いてしまうので、前腕の２本の骨を180度ねじることによって指先を前に向けたのです。それに対して、下肢では膝の出っ張りが前を向くように配置されたので、つま先は自然に前を向きました。

このとき、太ももの前面は背中と同じ方向を向いていています。つまり、伸筋が背側にある。ところが、人類は二本足で直立してしまった。そのため、それまで屈曲していた股関節が伸ばされ、背側を向いていた伸筋群が腹側に向いてしまったわけです。

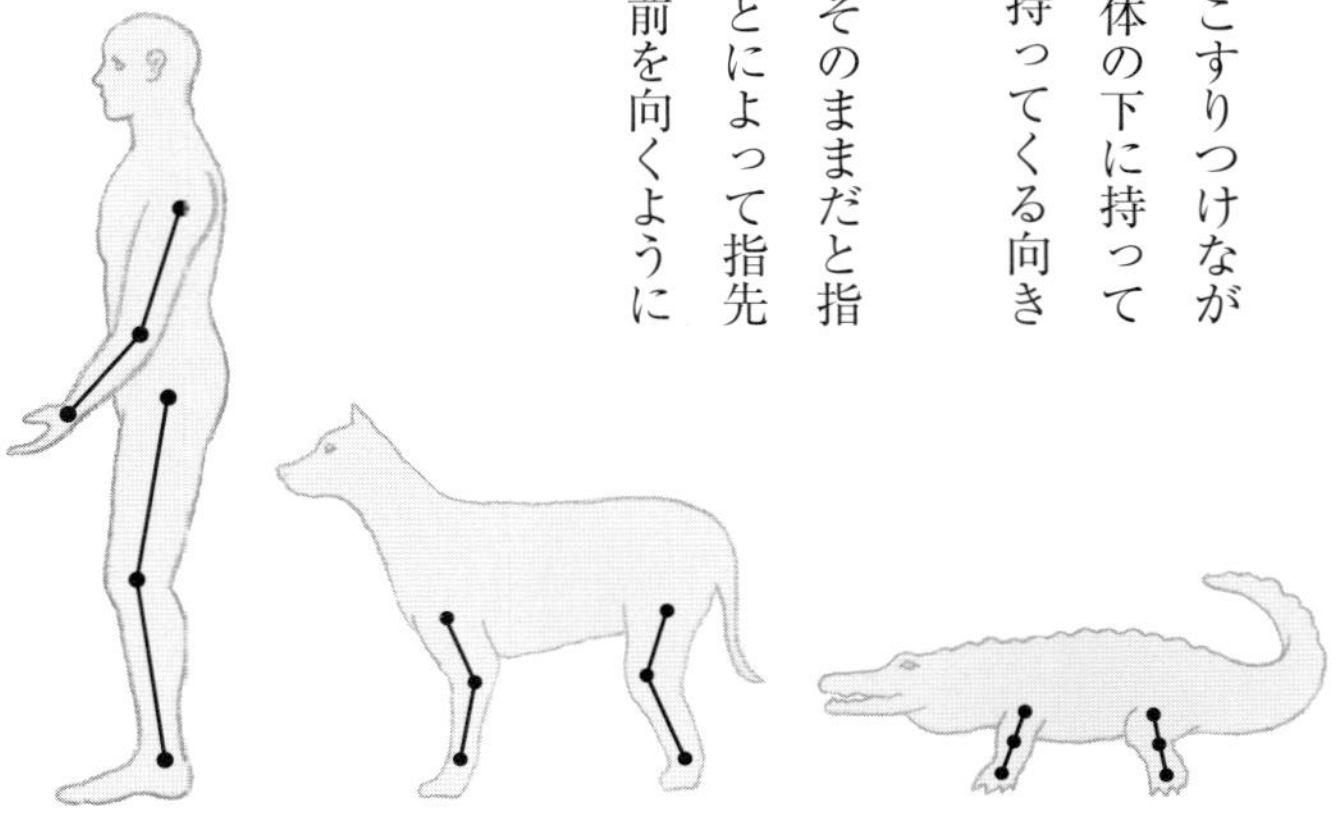

大殿筋と中殿筋が直立二足歩行を可能にした

寛骨は、骨盤の中に組み込まれて頑丈に固定されています。上肢帯と違い、自由な運動はできません。したがって、大腿の運動はもっぱら股関節だけで行われます。股関節は多軸性の球関節であらゆる方向に動きますが、肩関節に比べると可動域は小さいです。

人類は直立するようになったために、内臓を支える受け皿として、骨盤が横に広がって発達しています。この話は、第1回の授業でしましたね（10ページ）。お尻の筋肉が発達していることも、人類の大きな特徴です。ほかの動物、例えばゴリラと人間を比べると、どちらがたくましく見えますか？

——【学生】　ゴリラ。

ゴリラがたくましく見えるのは、上半身が発達しているからです。それに比べ下半身はすごく弱々しい。一方、人間は下半身のほうが相対的に発達している。特に殿部が大きい。大殿筋と中殿筋が発達しているからです。これらの筋肉は、直立二足歩行において大きな働きをしています。

大殿筋は大腿骨を後ろに引っ張り、股関節を伸展します。要するに大腿骨を下にふり下げる働きです。この働きは普通

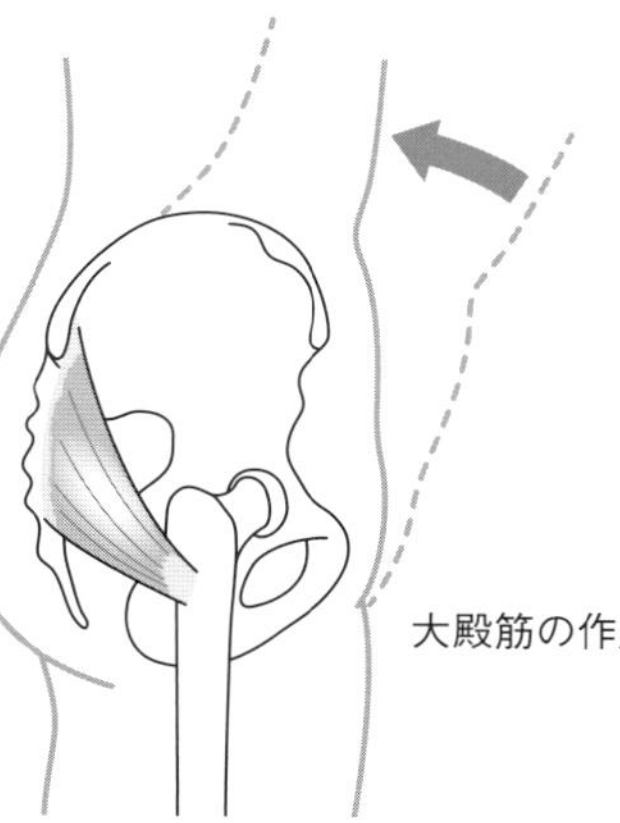

大殿筋の作用

に歩いているときは使いませんし、大して役に立っていないように思えます。

しかし、ちょっと見方を変えてみましょう。大腿骨が固定されていると考えてください。すると大殿筋は、大腿骨に対して骨盤を後ろに引っ張ることになります。つまり、前に倒れようとする上半身を、後ろに引っ張って起こすのが大殿筋の働きです。この筋肉が発達したから、人類は立ち上がることができたのです。

中殿筋は大腿骨を外側に振り上げ、股関節を外転します。大腿骨が固定されていれば、股関節を支点として骨盤を持ち上げる運動になります。

この運動は、歩行にとって重要な意味を持っています。二足歩行では、両足が着地している時間と、片足が着地している時間が交互にやってきます。問題は、片足で立っているときです。一方の支えを失った骨盤は、軸足と反対側に傾こうとします。このとき、軸足側の中殿筋が収縮して骨盤を水平に持ち上げることで、上半身が安定するのです。

中殿筋が麻痺すると、片足で立ったときに骨盤が傾いてしまいます。そのため体の重心が偏って、うまく歩けなくなります。

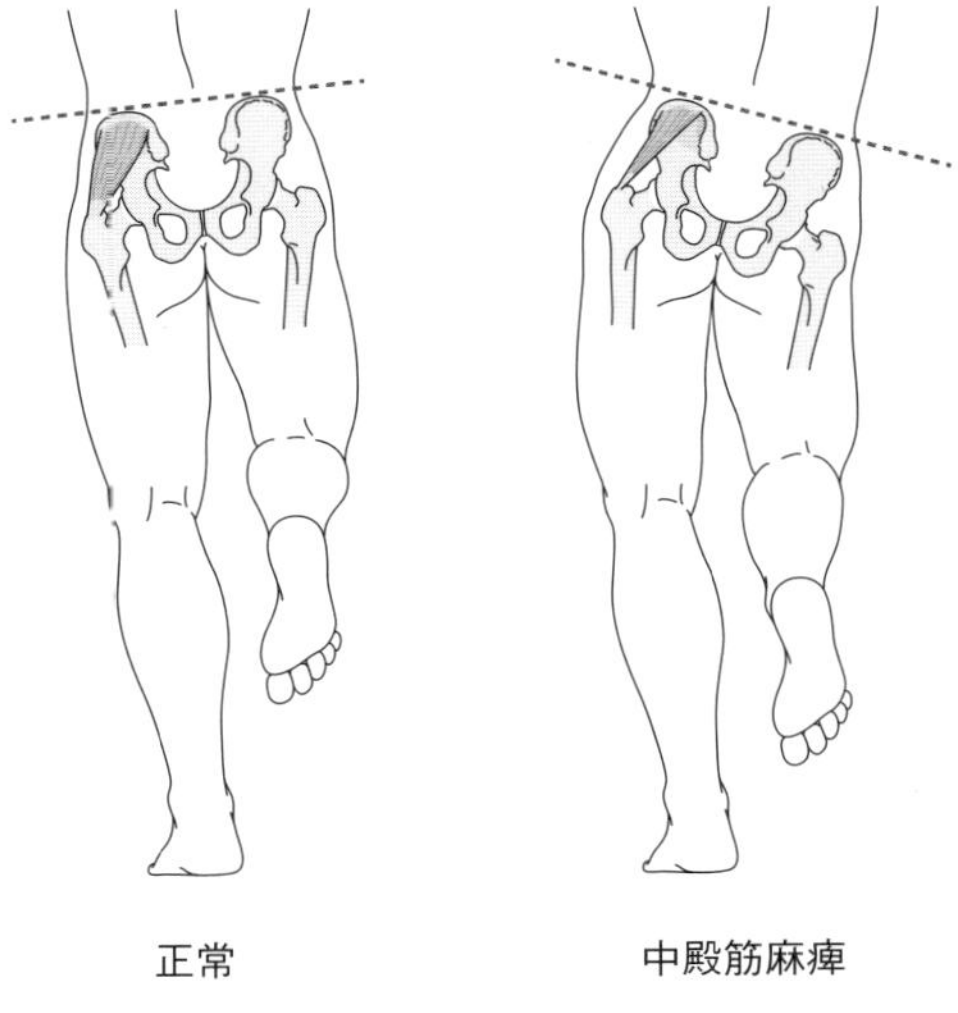

膝関節には体重の何倍もの荷重がかかる

膝はあらゆる関節の中で最もケガが多いところです。なぜだろう？

――【学生】　力がかかるところだから。

そう。大腿骨を通して、体重が脛骨の上に乗っかってきます。それを支えるためにガチガチに固めてしまえば楽ですが、一方では可動域を広くとって十分な運動性を確保しなければならない。矛盾する要求を満たすために、ほかの関節よりも無理をしているわけです。

実際にどれぐらいの力がかかっているか、考えたことはありますか。

普通に歩いているときに膝関節にかかる荷重は、どれぐらいだと思う？

――【学生】　体重と同じくらい。

驚いたことに、体重の5倍ぐらいといわれています。跳んだりはねたりして衝撃が加わって5倍になったのではありません。普通に歩いているときでも、膝関節を安定させるために、周囲の筋肉が収縮して密着させるのです。そういう力も加わって、体重の5倍ぐらいの荷重が膝にかかっているのです。

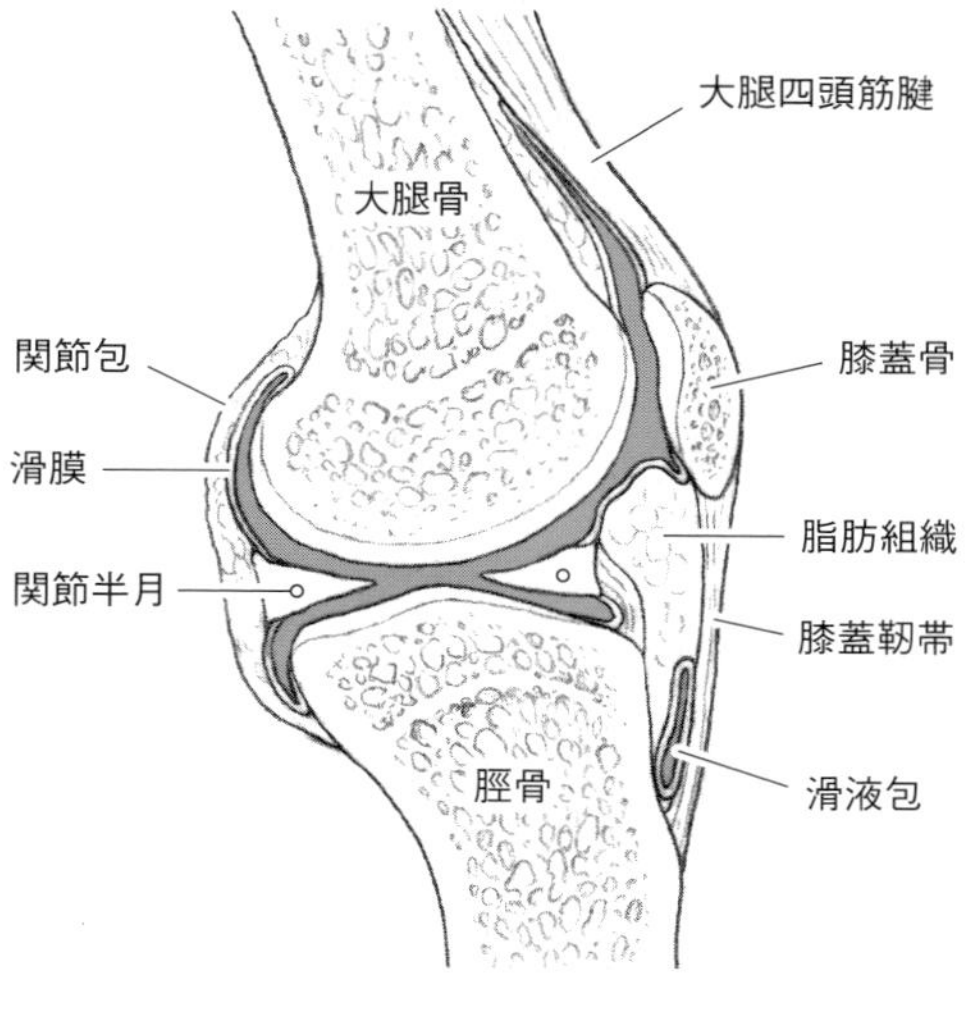

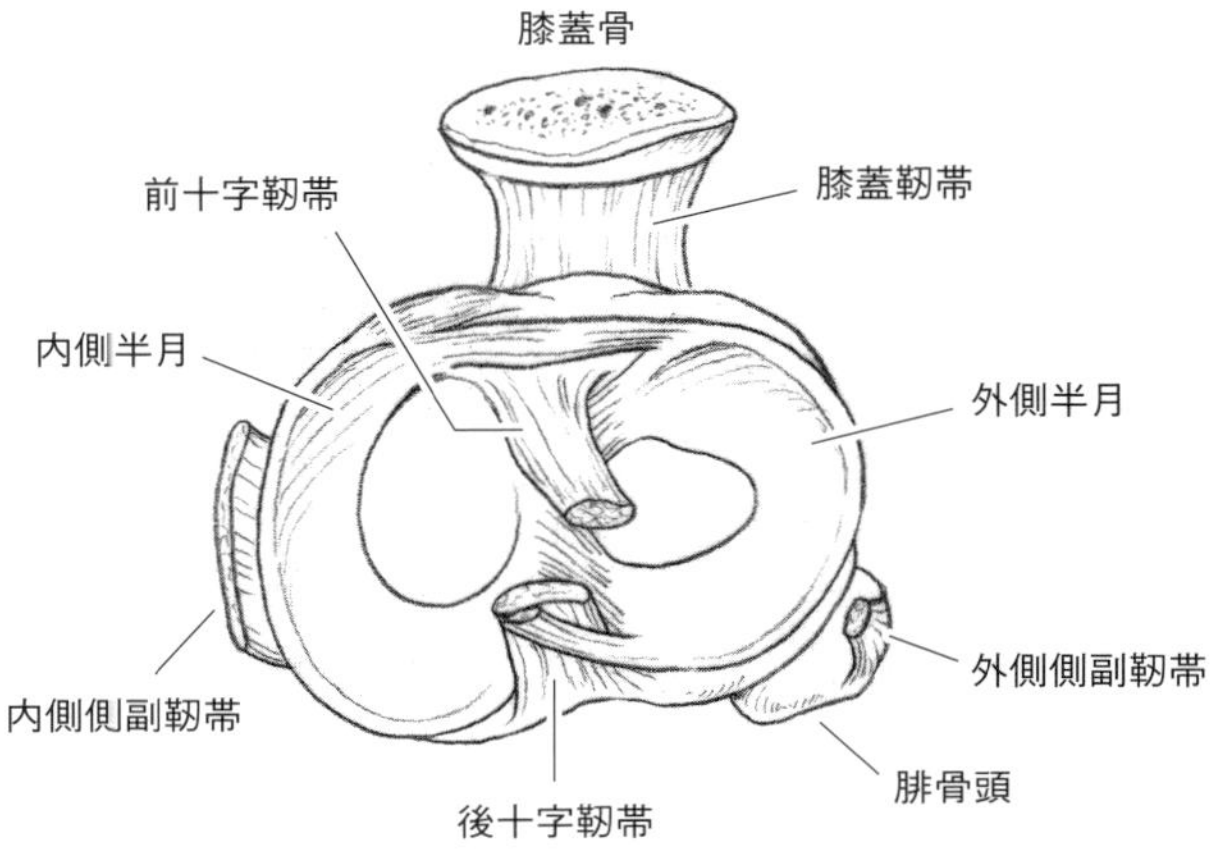

膝関節の特殊性は、関節面の形状にも原因があります。大腿骨の外側顆・内側顆は丸く、脛骨の上面は平らです。そのため2つの骨の接触面積はとても小さく、ほぼ一点で接していると言っていいほどです。これによって大きな可動域を確保しているのですが、荷重が集中するので、そのままでは関節軟骨が壊れてしまいます。

そうならないように、まわりの関節包から軟骨のヒサシが突き出て、大腿骨と脛骨の間に入って接触面を広げています。これが膝関節に特有の**関《かん》節《せつ》半月《はんげつ》**という構造です。単に半月、あるいは**半月板**《はんげつばん》とも言います。

膝関節を切り開いて上から見ると、C字型の円座クッションのような半月板が2つ並んでいます。大腿骨の内側顆に対応する**内側半月**《ないそくはんげつ》と、外側顆に対応する**外側半月**《がいそくはんげつ》です。C字型の中央付近は薄く、外周部にいくにつれて厚くなっていて、大腿骨の外側顆・内側顆とフィットする形になっています。こうして荷重を分散させ、関節の負担を軽減するクッションの役割を果たしています。

よくあるケガのひとつが半月板損傷です。半月が傷ついて、体重がかかると痛い。困ったことに半月は軟骨で出来ているため、放っておいても治

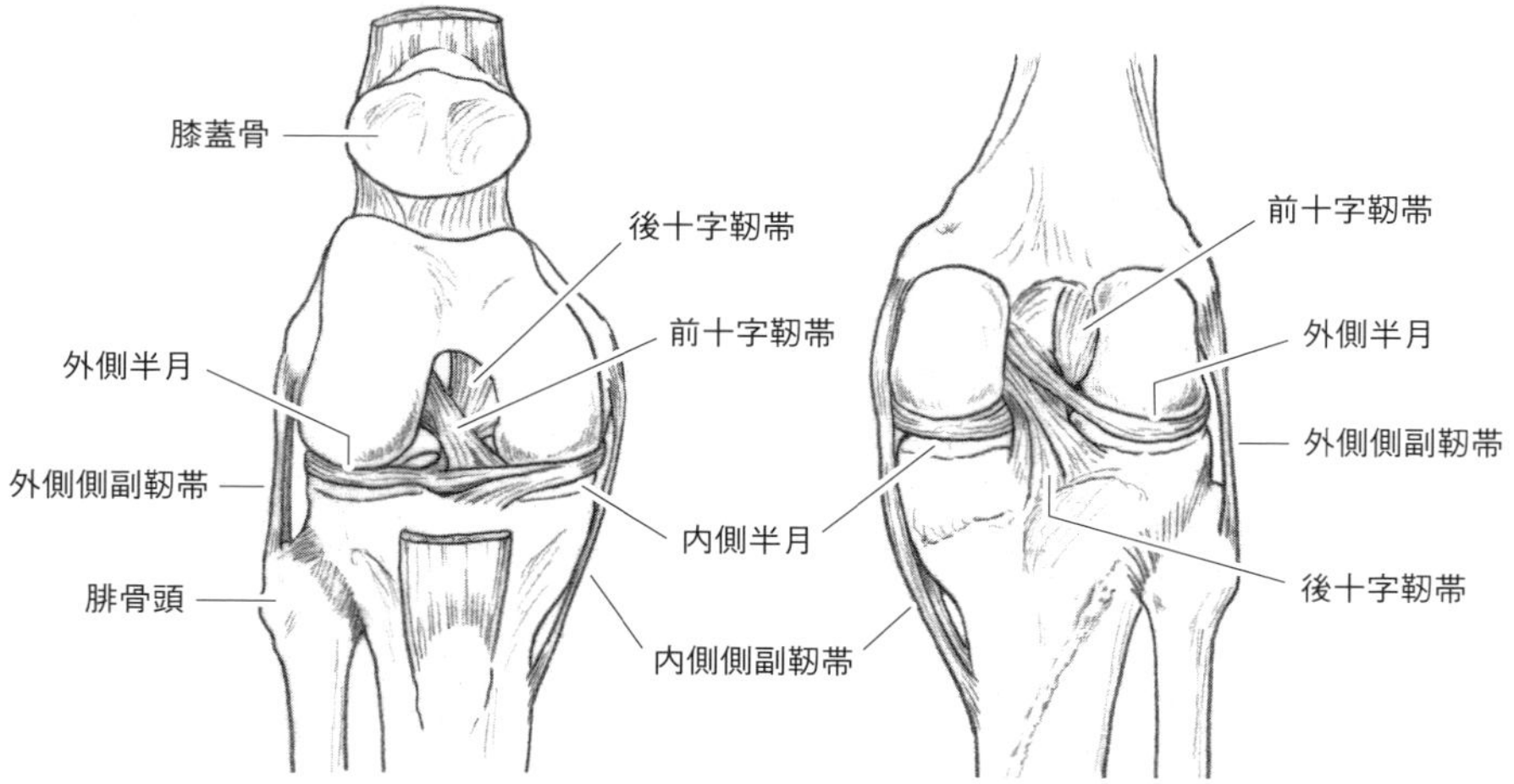

りません。軟骨は血管が入っていないので、再生しないのです。

そこで、半月の傷ついた部分を取り除く手術が行われます。これで一時的に痛みはなくなります。ただ、荷重を分散してくれるクッションが部分的にせよ無くなるわけですから、やがて関節軟骨がすり減って痛むようになります。

傷ついた半月を縫い合わせる手術も行われています。軟骨そのものは再生しないのですが、周辺の関節包に接するところは血流があり、傷が修復されやすいのです。この部分のちょっとした傷は、縫い合わせて治すことができます。

膝関節は内部に十字靭帯を備えている

膝関節の両側には、**外側側副靭帯《がいそくそくふくじんたい》**と**内側側副靭帯《ないそくそくふくじんたい》**が縦に走っています。

膝関節に特徴的なのは、関節の内部にも靭帯があることです。**前《ぜん》十字靭帯《じゅうじじんたい》**と**後十字靭帯《こうじゅうじじんたい》**、2本の靭帯が十字にクロスしているのですが、どの向きでクロスしているのか、ちょっとわかりにくい。簡単な覚え方を紹介しますので、ぜひ覚えていってください。

右手の指で「えんがちょ」をすると、右膝の十字靭帯の形になりま

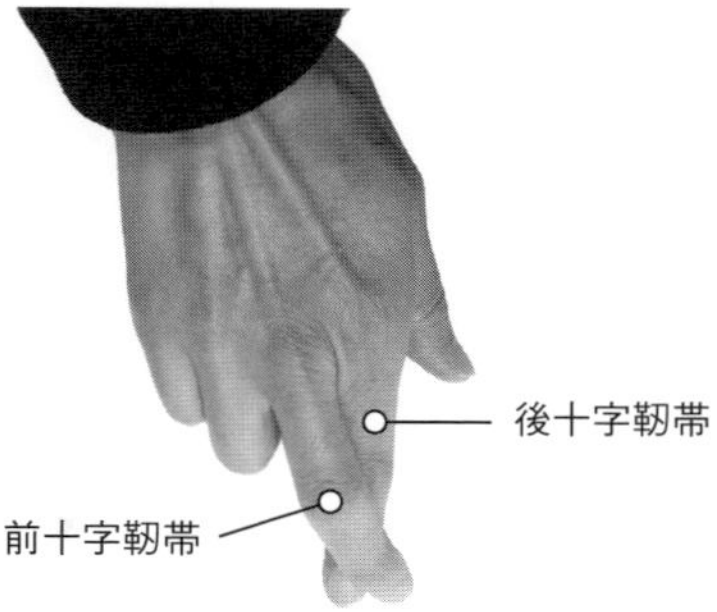

す。中指が前十字靭帯で、外側から内側へ、後ろ上から前下へと向かいます。人さし指が後十字靭帯で、逆向きに前上から後ろ下へとクロスしています。

この4つの靭帯が膝の不必要な動きを制限し、安定した動きができるようになっています。

側副靭帯は、大腿骨と脛骨が左右に傾いたりねじれたりしないように、しっかりと両側で連結しています。その結果、曲げ伸ばしの運動だけが起こるようになります。

十字靭帯は、大腿骨と脛骨が前後にずれるのを防いでいます。前十字靭帯は大腿骨に対して脛骨が前方にずれるのを防ぎ、後十字靭帯は大腿骨に対して脛骨が後ろにずれるのを防ぐ働きをしています。

十字靭帯の損傷もよく起こります。特にスポーツで着地の際に前十字靭帯を痛めることが多い。前十字靭帯は脛骨が前にずれるのを抑える役割があります。そのため、着地の時に大きな負荷が加わりやすいのです。

前十字靭帯が切れると、大腿骨に対して脛骨が前にずれ、関節が不安定になります。普段の生活はなんとかなりますが、いざ膝に力を入れようと思ったときに力が入らず、こけてしまいます。

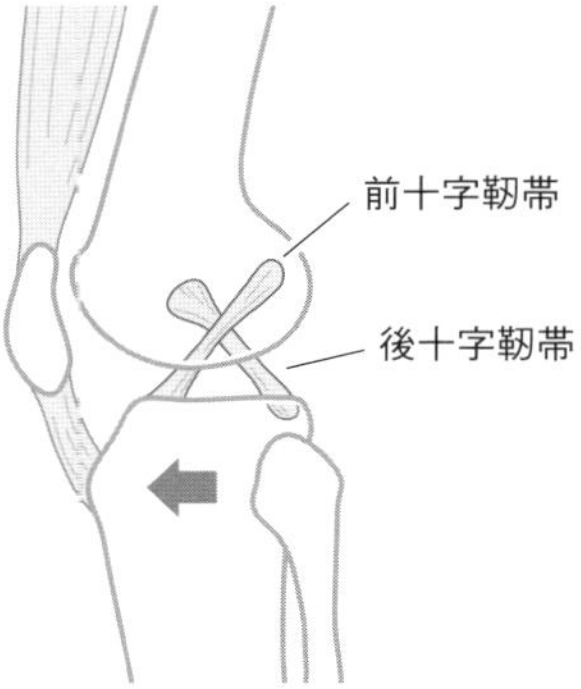

十字靭帯は関節内にあるため血流が乏しく、いったん断裂すると再生することはありません。そこで、靭帯を別のところから持ってきて移植します。よく使われるのが、半腱様筋の腱や膝蓋腱の一部です。

足首は主に屈伸運動を行う

足首の運動はもっぱら底屈と背屈です。それを行っているのは、距《きょ》骨と下腿の骨の間の**距腿《きょたい》関節《かんせつ》**です。下腿三頭筋がアキレス腱を通して踵を引っ張る、その力によって底屈が行われます。

それ以外の動きは制限されていますが、若干の運動性があります。足の裏を内側に向ける内反、足の裏を外側に向ける外反、つま先を内側に向ける内転、つま先を外側に向ける外転です。これらの運動は、距骨と踵骨の間の**距骨《きょこつ》下《か》関節《かんせつ》**、あるいは距骨と足根骨の間の関節で行われます。

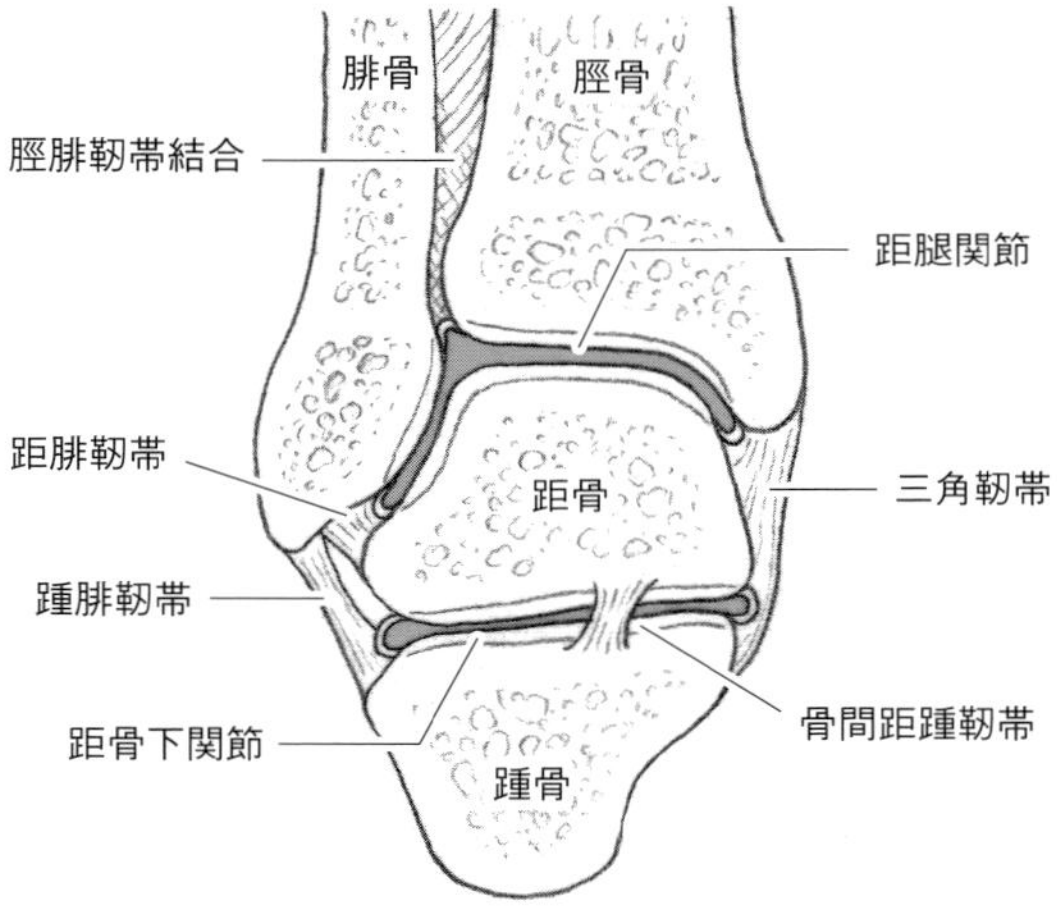

東大解剖学講義◉第11回

頭と感覚器

東大解剖学講義◉第11回

「頭と感覚器」

頭は、体の中でも特別な場所です。それは大事なものを入れているからです。大事なものって何だろう?

真っ先に思い浮かぶのが脳ですね。でも、それだけではないのです。解剖学で「頭」と言ったら、顔の部分も含みます。顔には眼、耳、鼻といった感覚器や口がある。それらを収める容器として、頭の構造を見る必要があります。

容器としての頭の骨格

解剖学では、頭の骨格を**神経頭蓋**《しんけいとうがい》と**顔面頭蓋**《がんめんとうがい》に分けて考えます。

神経頭蓋というのは脳を収めている骨格です。脳が収まっている空間を**頭蓋腔**《とうがいくう》と言い、その天井を**頭**《とう》

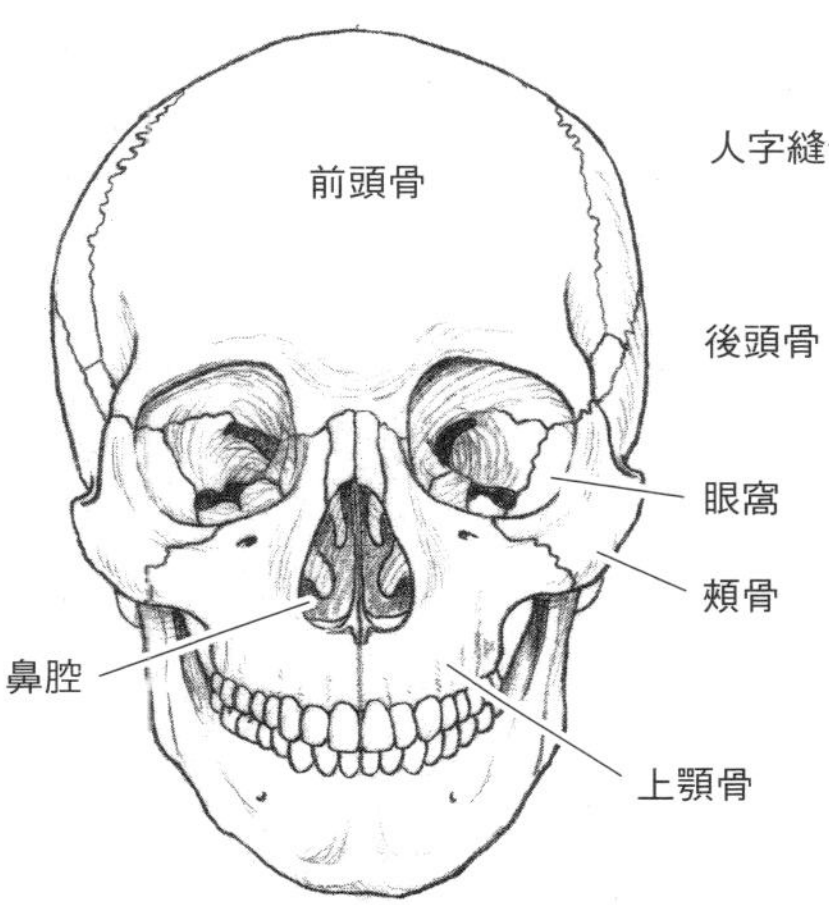

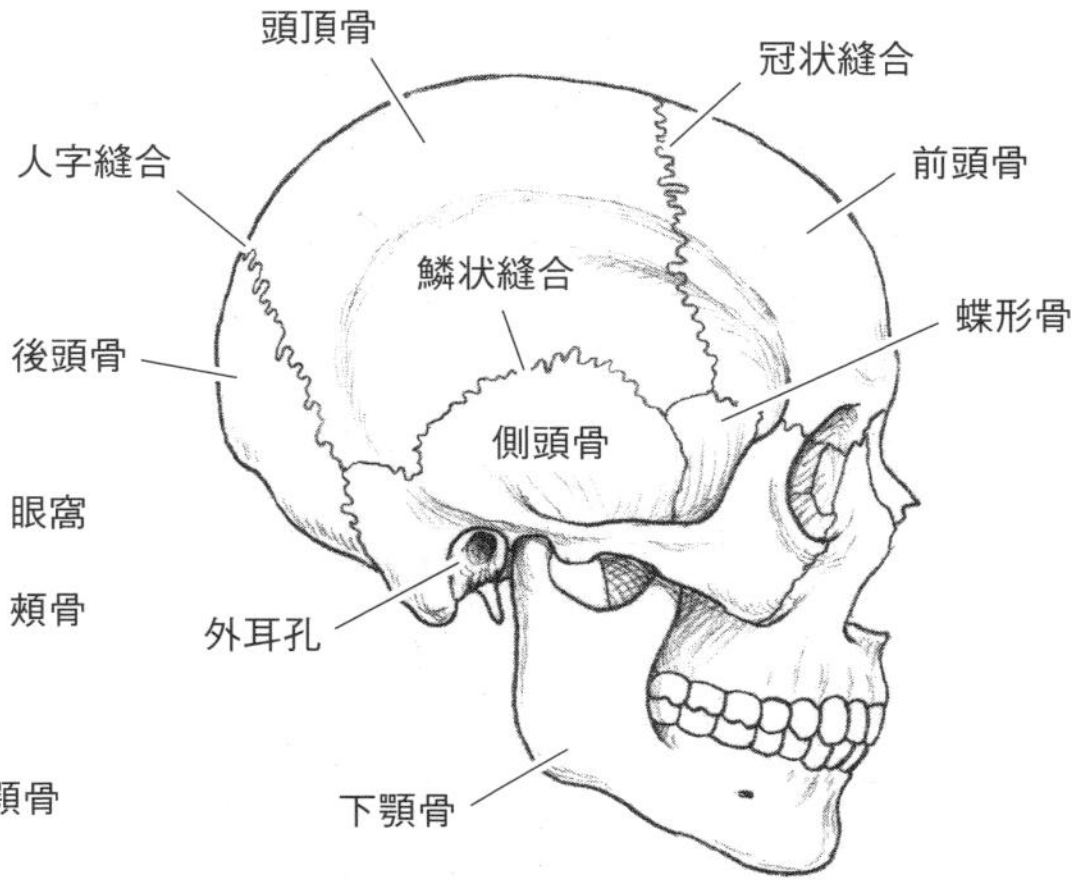

蓋冠《がいかん》と言います。頭蓋冠は4種6個の骨で出来ています。前頭骨《ぜんとうこつ》と後頭《こうとう》骨《こつ》は1個ずつ、頭頂骨《とうちょうこつ》と側頭骨《そくとうこつ》は左右が対になっています。

神経頭蓋以外の骨格を顔面頭蓋と言います。ここには眼窩《がんか》、鼻腔《びくう》、口《こう》腔《くう》、外耳孔《がいじこう》といったくぼみがあって、顔の構成要素を収めています。

神経頭蓋と顔面頭蓋の比率は、動物によって変わってきます。左の図で黒く塗ってあるところは神経頭蓋、斜線で示してあるところが顔面頭蓋です。高等な動物になるほど、神経頭蓋が発達しているのがわかると思います。

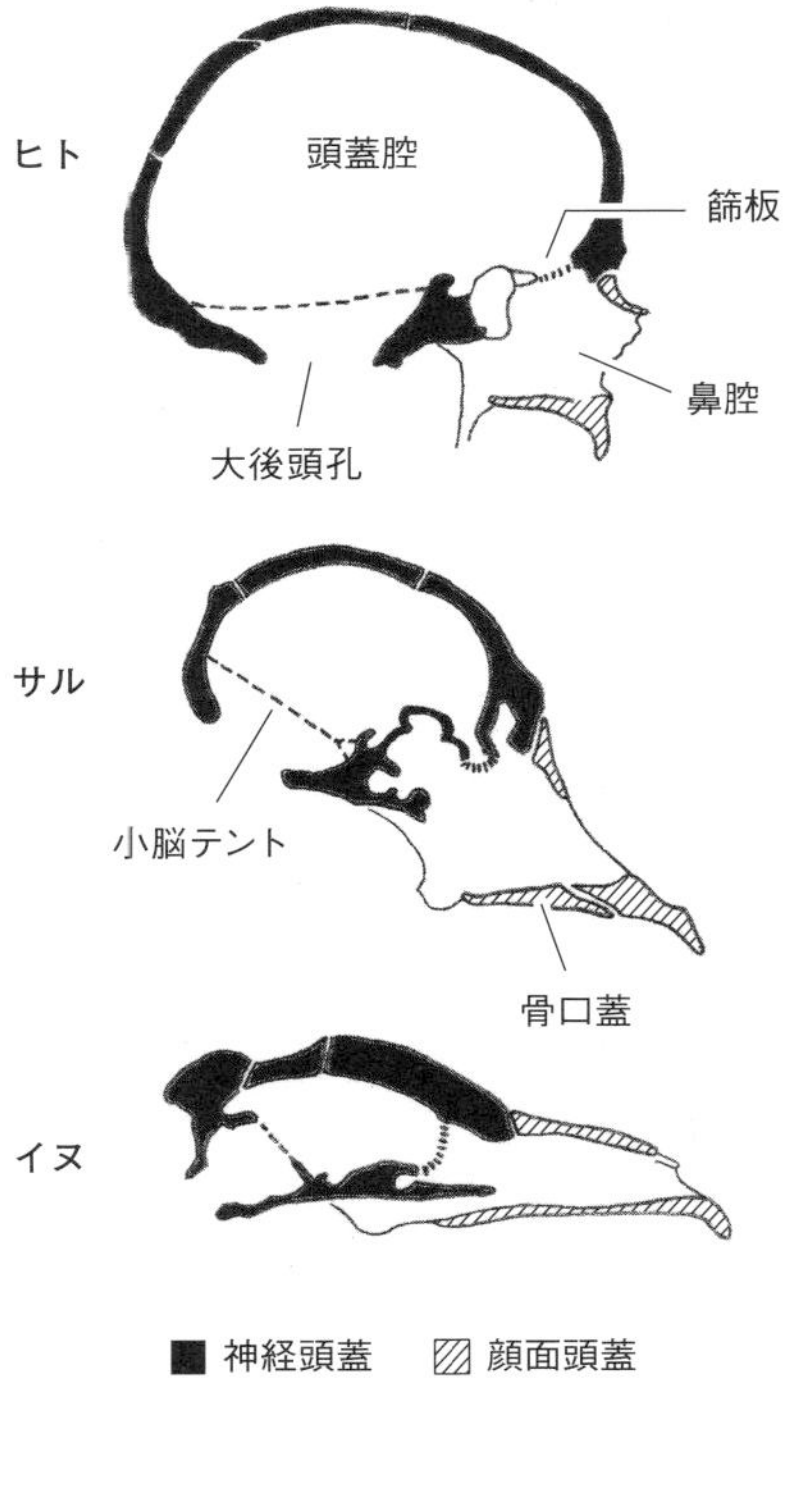

顔とは何か

顔の役割は「窓」だと私は考えています。それには2つの意味があります。

1つは情報の窓。外から感覚情報を取り入れる窓です。そのために眼、耳、鼻という感覚器を収めているわけです。

もう1つは物質の窓。生きていくために必要な物質を取り入れる窓です。空気を取り入れる鼻、食物を取り入れる口がそれです。

こういう窓の存在は、すべての脊椎動物に共通しています。哺乳類はもちろん、魚類や鳥類、爬虫類から両生類まで、背骨のある動物はすべて頭と顔を持っています。われわれは魚や鳥を見て、どこが顔かはすぐにわかるわけです。眼や口があって、そこが顔だと認識できるからです。

眼・耳・鼻は古い歴史を持つ

5億5千万年前に現れた最初の脊椎動物は無顎類《むがくるい》と言って、顎のない魚のような姿をしていました。そういった原始的な連中ですら、すでに頭があり、眼、耳、鼻を備えていました。この3つの感覚器が当時から備わっていたことを示す解剖学的な事実があります。

脳神経の一覧表を見てください。脳神経は脳から出ている12本の末梢神経で、それぞれが全く個性の異なる神経です。そのうちの3本が、眼、耳、鼻の感覚に割り当てられています。

1番の**嗅神経**《きゅうしんけい》は、鼻腔の天井からやってくる嗅覚の神経です。2番の**視神経**《ししんけい》は、眼球の網膜からやってくる視覚の神経です。8番の**内耳神経**《ないじしんけい》は内耳からやってきて、聴覚と平衡感覚を担当します。

これらの感覚は、全身の皮膚の感覚などと違い、頭部の特別な器官だけで感じることのできる感覚です。これを**特殊感覚**《とくしゅかんかく》と言います。特殊感覚にはそのほかに味覚がありますが、味覚は進化の過程で加わったものです。脊椎動物の祖先からずっと保たれているのは、嗅覚、視覚、そして聴覚と平衡覚です。

このように歴史の古い特殊感覚器のなかでも、特に眼と耳について話をしていきます。

白目と黒目の正体

眼球は直径が2.5cmぐらい、ピンポン玉ほどの球体です。壁はかなり硬く丈夫にできています。

壁は3層構造で、いちばん外側の壁を作っている丈夫な結合組織の層を**線維膜**《せんいまく》と言います。線維膜の大部分は真っ白な、いかにも丈夫な壁になっていて、その部分を**強膜**《きょうまく》と言います。しかし、全部が真っ白で不透明だと役に立たないので、前方

脳神経	分布（作用）
Ⅰ　嗅神経	嗅上皮（嗅覚）
Ⅱ　視神経	網膜（視覚）
Ⅲ　動眼神経	4眼筋（眼球運動）、上眼瞼挙筋（開眼）、眼球の副交感支配
Ⅳ　滑車神経	1眼筋（眼球運動）
Ⅴ　三叉神経	顔面の皮膚・粘膜・歯（顔の一般感覚）、咀嚼筋（下顎の運動）
Ⅵ　外転神経	1眼筋（眼球運動）
Ⅶ　顔面神経	表情筋（顔の皮膚の運動）、舌の味覚、顎下腺・舌下腺の副交感支配
Ⅷ　内耳神経	内耳（聴覚と平衡覚）
Ⅸ　舌咽神経	舌の後1/3（一般感覚と味覚）、咽頭（運動と感覚）、耳下腺の副交感支配
Ⅹ　迷走神経	胸腹部内臓の副交感支配、喉頭（運動と感覚）
Ⅺ　副神経	胸鎖乳突筋、僧帽筋
Ⅻ　舌下神経	内舌筋・外舌筋（舌の運動）

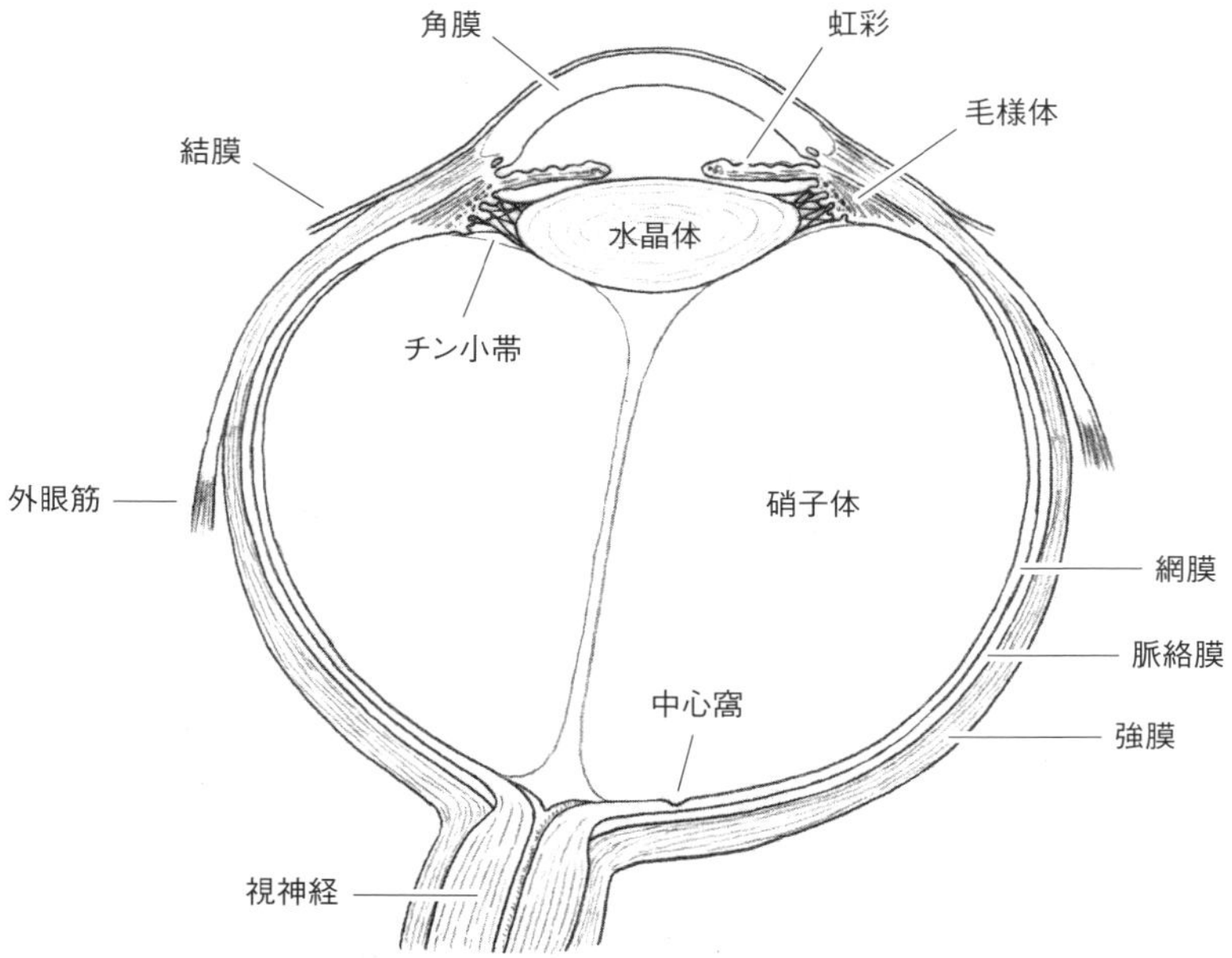

の光を取り入れる部分は透明になっています。この部分を**角膜**《かくまく》と言います。

眼球を前から見ると、白目と黒目が見えます。白目の部分は強膜です。黒目の部分は、透明な角膜を通して、奥の黒い部分が見えているのです。

毛様体はピントの働きをする

線維膜の内側に張り付いている層を**ブドウ膜**と言います。ぶどうの皮のような黒い色をしていて、その正体はメラニン色素です。網膜を通過した光は、この黒い膜によって吸収されます。ブドウ膜はまた、血管が豊富なため**血管膜**《けっかんまく》とも呼ばれます。

ブドウ膜は、前のほうで2つの突出部を作っています。1つは**毛様体**《もうようたい》、もう1つは**虹彩**《こうさい》です。それ以外の部分は薄い**脈絡膜**《みゃくらくまく》となって、網膜に栄養を送る役目をしています。

毛様体は、**チン小帯**《しょうたい》という糸で**水晶体**《すいしょうたい》をつないで支えています。遠くを見るとき、毛様体は弛緩して引っ込んでいます。そのためチン小帯が引っ張られ、水晶体は薄くなります。近くを見るときは、毛様体が収縮して水晶体に近づきます。そのためチン小帯がゆるみ、水晶体は弾性によって元の厚みに戻ります。

このように毛様体はレンズの厚さを変えることで、焦点距離を調節する働きをしています。

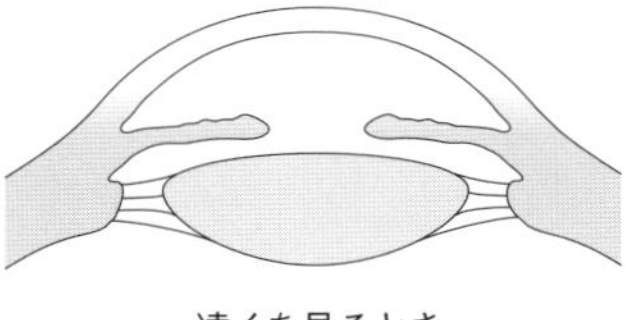

遠くを見るとき

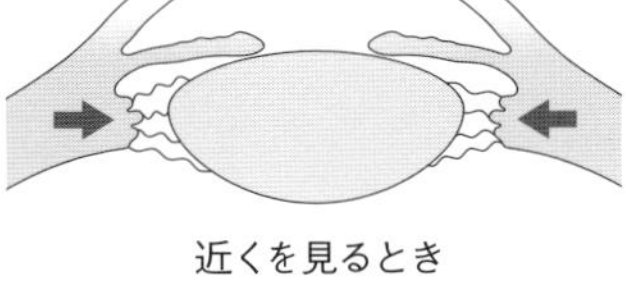

近くを見るとき

虹彩は絞りの働きをする

黒目をよく見ると、真ん中の真っ黒い部分と、そのまわりの放射状に模様のある部分があります。模様のあるところが虹彩、真ん中の穴が**瞳孔**《どうこう》です。虹彩はまわりに退いたり、真ん中に張り出したりして、瞳孔の大きさを変え、眼の中に届く光の量を加減する働きをしています。カメラの絞りにあたる働きです。

毛様体も虹彩も、その内部に平滑筋を備えています。**毛様体筋**《もうようたいきん》、**瞳孔括約筋**《どうこうかつやくきん》、**瞳孔散大筋**《どうこうさんだいきん》がそれです。これらの平滑筋は自律神経によって支配されています。

暗い所では瞳孔は大きく、明るい所に出ると瞳孔は小さくなります。この調節は光の量に応じて反射的に行われるので、**対光反射**《たいこうはんしゃ》と言います。対光反射は脳死の判定基準の1つに採用されています。脳幹が生きていると、光に対して瞳孔が反応するからです。

明暗の差に順応する仕組み

急に暗い所に入ると、すぐには見えないけれども、だんだん慣れて見えるようになる。そこから明るい所に出ると、初めはまぶしくて見えないけれども、少しするとまた見えるようになる。

このような現象を**明暗順応**《めいあんじゅんのう》と言います。人間の眼は、約100万倍の明るさの変化に順応できます。そのため星明かりの夜でも、真昼の直射日光でも、ものを見ることができるのです。

ところが、瞳孔のサイズはどれぐらい変えられるかというと、直径で2～3倍といったところです。これでは、網膜に届く光の量を100万倍も加減することはできません。

では、明暗順応は誰がやっているのでしょうか。それは網膜の光を感じる細胞、視細胞が調節しているのです。視細胞の感受性が変わることによって、明るさの変化に順応しています。

光を感じる細胞は網膜の深部にある

3層の壁のうち、いちばん内側の層が**網膜**《もうまく》です。網膜は数種類の神経細胞が作る層で、光を感じる細胞は最深部にあります。眼球内に入ってきた光は、網膜を通過して、最深部でキャッチされます。

光を感じる細胞を**視細胞**《しさいぼう》と言います。視細胞は**外節**《がいせつ》という細長い突起を持っていて、そこで光を感じています。外節は細胞膜が折りたたまれて重なったもの

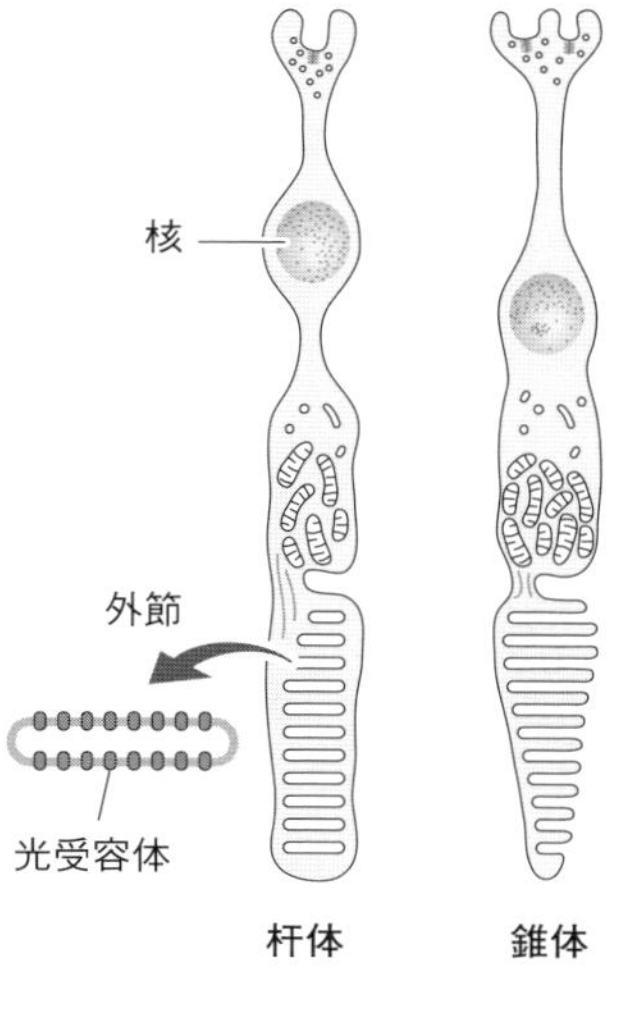

で、その膜上に光の受容体があります。

視細胞は2種類あります。円錐形の外節を持つ**錐体**《すいたい》と、円筒形の外節を持つ**杆体**《かんたい》です。この2種類は性質が大きく違います。

錐体は色を感じる細胞です。3種類の色を区別する、3種類の錐体があります。ただ、錐体は光が十分にないと働かないのが弱点です。暗いところでは色がわからない。洋服の色を選ぶときは、必ず明るいところでやりましょう。

それに対し、杆体は白黒だけを感じる細胞です。すごく敏感で、弱い光にも反応するという特徴があります。

視野の中心部は視力が良い

錐体と杆体は分布がかたよっています。

視野の中心にあたる部分の網膜は少しへこんでいて、**中**《ちゅう》**心窩**《しんか》と言います。中心窩とそのまわりの網膜は黄色の色素を持っていることから、**黄斑**《おうはん》と言います。黄斑部には錐体が非常に高い密度で集まっています。ですから解像度がすごく良いのです。

視野の中心からちょっとずれると、とたんに解像度が悪くなります。本を読んでいるとき、視点を変えずに周囲の

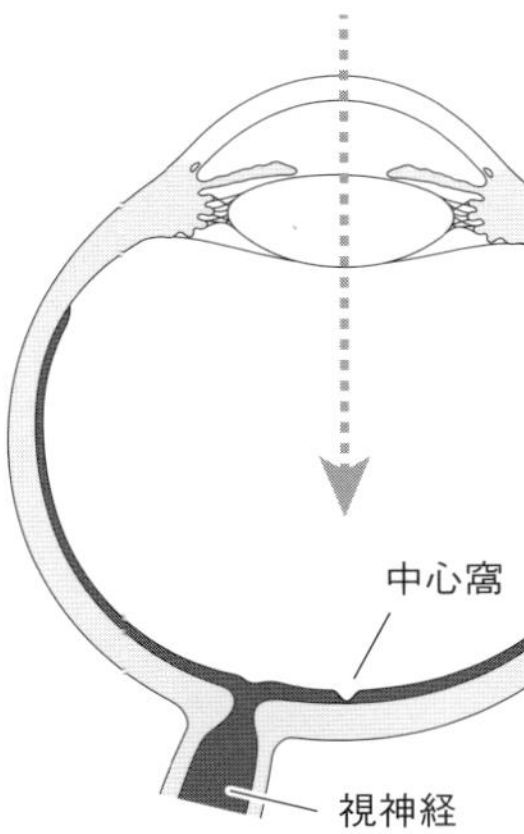

文字がどこまで読めるか、やってみてください。いま注目している文字から3行となりの字が読めますか。3行なら読めるかもしれない。10行ずれたら、字として全く認識できないでしょう。

つまり、視力の良い部分は、黄斑部に限られています。ただし、ここは錐体が集まっているので、十分に光がないと識別ができません。暗い所では、視野の中心部が十分に働かないので、とたんに視力が落ちてしまう。「暗い所で本を読んじゃいけないよ」と言われたのはそういうことです。

それに対し、杆体は視野の周辺部にほぼ一様に広がっています。

視細胞がキャッチした光の情報は、網膜内の神経細胞を経由して、表層にある**神経節細胞**《しんけいせつさいぼう》に伝えられます。神経節細胞から出た軸索は表層を通って眼球の後部に集まり、**視神経**《ししんけい》となって脳に向かいます。

視細胞と神経節細胞の間にある数種類の細胞は、神経回路を構成して情報処理を行っています。**双極細胞**《そうきょくさいぼう》は両側に突起を出して視細胞からの信号を神経節細胞に伝えます。その際、**水平細胞**《すいへいさいぼう》や**アマクリン細胞**による調節を受け、コントラストが向上します。

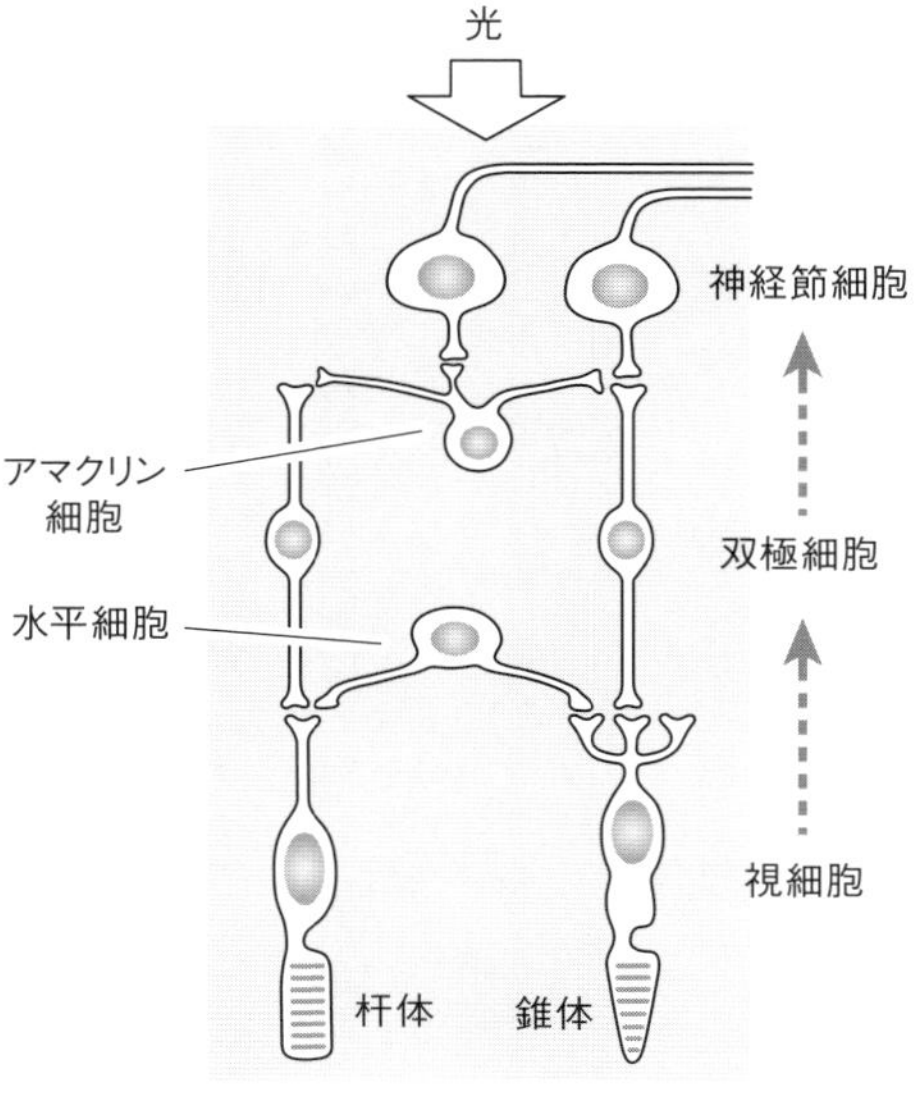

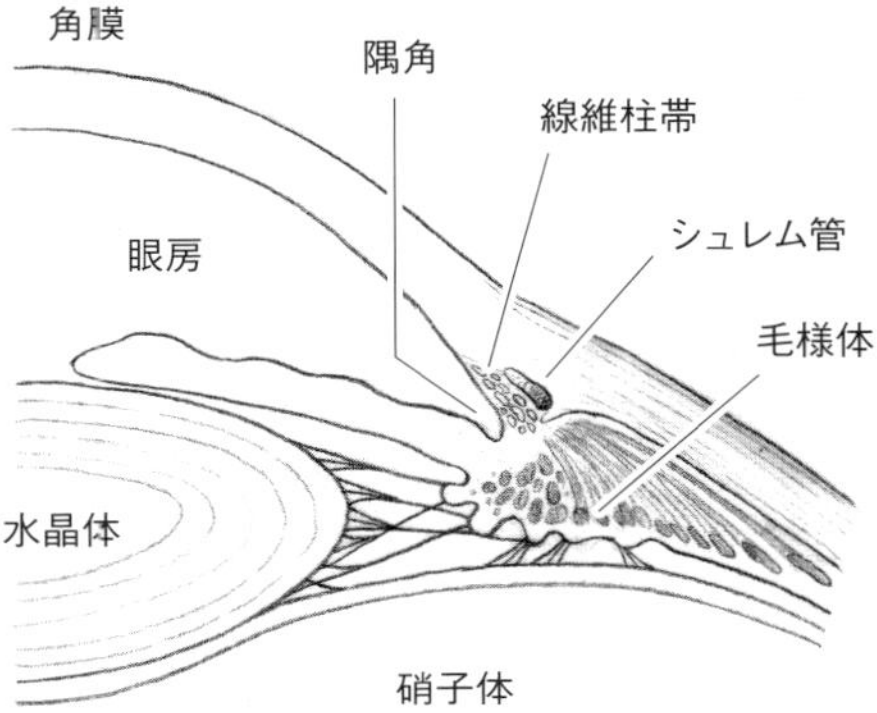

光の通路

光が網膜に達するまでの経路を見てみましょう。

眼球のいちばん前に角膜があり、その次に水晶体があります。水晶体より前の空間を**眼房**《がんぼう》と言い、**眼**《がん》**房水**《ぼうすい》という水がたたえられています。この水はそのまま停滞していると腐ってしまいますので、循環しているはずです。さて、どこから流れてきて、どこへ出て行くのでしょうか？

眼房水を作っているのは毛様体の上皮細胞です。ブドウ膜が血管に富むことを思い出してください。流れ出た水は、回り回って虹彩と角膜の境界部分で吸収されます。ここは**隅角**《ぐうかく》と呼ばれ、**線維柱帯**《せんいちゅうたい》という網目状の構造があります。眼房水は網目を通って**シュレム管**に流れ、静脈へと運ばれます。

眼房水の循環がトラブルを起こすことがあります。隅角のところで排出できなくなると、眼球の内圧が高くなってきます。最悪の場合、網膜が圧迫されて変性し、失明することもあります。これが緑内障《りょくないしょう》という病気です。

網膜が変性してしまったら、元に戻すことは困難です。しかし、そうなる前に手を打つことはできます。まずは、毛様体での眼房水の産生を薬で抑えます。それがうまくいかない場合は、眼房をちょっと切り開いて眼房水の排出路を作り、眼圧が上がるのを防ぎます。

水晶体の後ろには、ゼリーのような透明な物質が詰まっています。**硝子体**《しょうしたい》と言います。硝子体は光を通し、眼球の形を保つのに役立っています。

屈折の主役は角膜

光は、空気と水のように異なる媒質を通過するとき、その境界面で屈折します。眼球の場合、光は角膜、眼房水、水晶体、硝子体を通過して、網膜に像を結びます。それぞれの境界面で屈折が起こりますが、最も強く光を曲げる場所はどこだと思いますか?

――【学生】　水晶体。

残念。実は角膜の表面なのです。ここは空気と水・固体との境目だから、密度の差が大きく、光は大きく屈折します。水晶体は立派な凸レンズですが、眼球内にあるために密度の差が小さく、屈折の度合いはさほどでもありません。水晶体はレンズの厚みを変えて、ピントを微調整するのが主な役目です。

眼の光学系がうまく機能しないと、像がぼけたり、ぶれたりします。

近視は、網膜の手前に像を結んでしまう状態です。原因は、角膜の表面が曲がりすぎているとも言えますし、眼球の奥行きが長すぎるとも言えます。この場合、遠くはよく見えないけれども、近くを見るときには像が適切に結んでくれるわけです。

遠視は逆に、遠くはよく見えるのだけれども、近くに焦点が合わない状態です。

乱視は、角膜の形状がいびつなために起こります。例えば角膜が完全な球面ではなくて、ラグビーボールのようにひしゃげていると、向

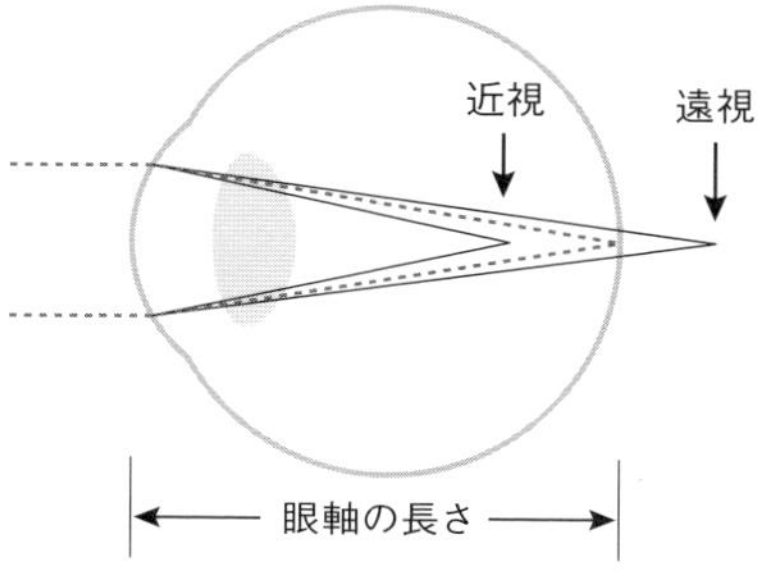

きによってカーブが変わってしまいます。この場合、円柱形のレンズを使うことで矯正できます。

このように角膜の形状や眼球の奥行きといった要因によって、網膜に正しく像を結べない状態を屈折異常と言います。いずれもメガネやコンタクトレンズを使えばよく見えるようになります。

老眼と白内障

水晶体の調節力は40歳ぐらいから徐々に低下し、50代に入るとてきめんに見えづらくなります。これが老眼です。原因は、水晶体の弾力性が低下して硬くなり、遠近調節ができなくなるためです。弾力性を失った水晶体は、毛様体筋が収縮しても元の厚さには戻りません。そのため、まず手元が見えにくくなることで老眼に気づくのですが、実際には遠くにも焦点が合わなくなっています。その点が遠視と違います。

さらに年齢が進むと、今度は水晶体が白く濁りはじめます。白内障《はくないしょう》と言います。こうなるとメガネでは対応できません。手術で濁った水晶体を取り出して、人工的な眼内レンズを入れます。ただし、いまの技術では眼内レンズに遠近調節力をもたせることはできません。そのため調節力はゼロとなり、極端な老眼になってしまいます。

眼科で普通に治療ができるのはここまでです。最近は硝子体の手術も行われていますが、まだまだ一般的ではないようです。網膜は直接メスを入れるのが難しいため、レーザーを照射して網膜剥離を抑える治療が行われています。

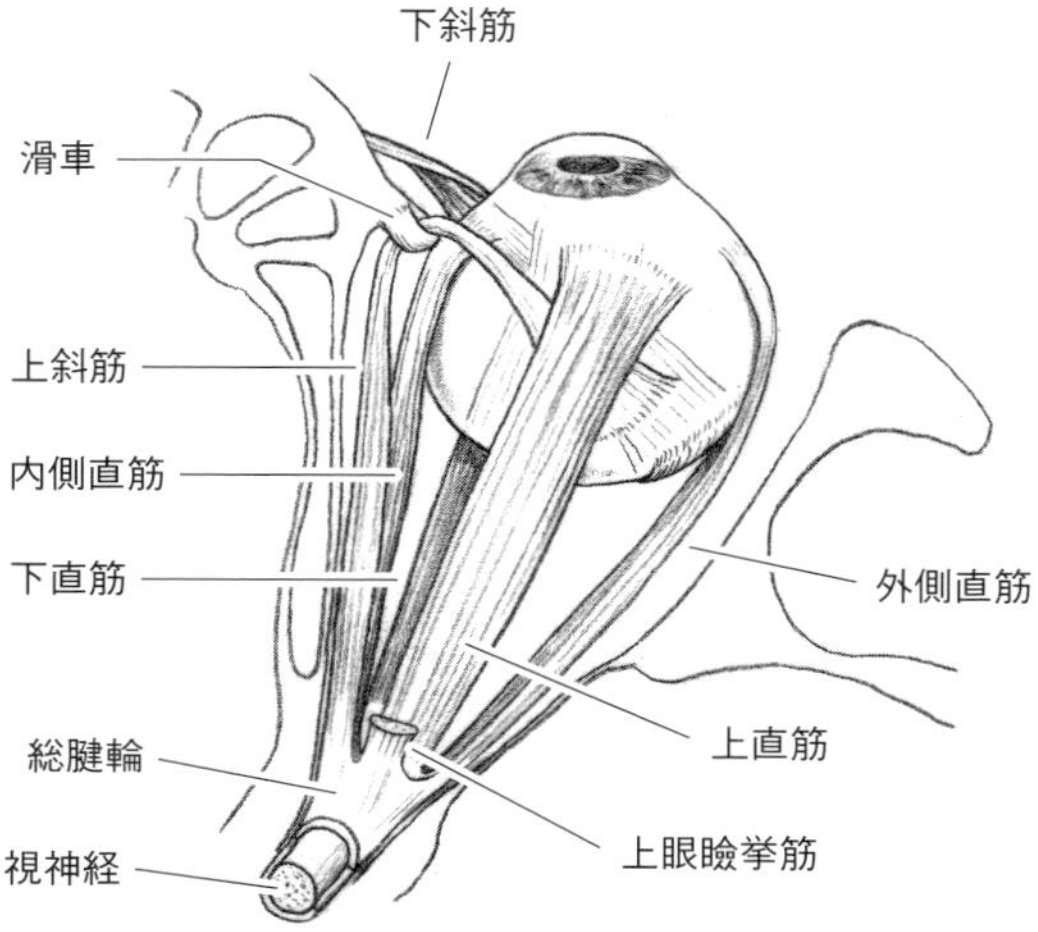

外眼筋とそれを支配する脳神経

眼球を動かす筋肉を**外眼筋**《がいがんきん》と言い、全部で6個あります。上・下・外側・内側の直筋と、上・下の斜筋です。

この6個の筋肉を動かすために、3本の脳神経が使われます。脳神経の一覧表（253ページ）を見るとわかるように、3番の**動眼神経**《どうがんしんけい》、4番の**滑車神経**《かっしゃしんけい》、6番の**外転神経**《がいてんしんけい》が外眼筋のために割り当てられています。

そのような贅沢な作りになっているからには、外眼筋の運動に特別な意味があるはずです。実は外眼筋は意識的に眼球を動かすほかに、気づかないところで大いに役に立っているのです。

こういう実験をしてみましょう。

本の一点を見つめながら、頭を動かしてください。一点を読み続けることができます。今度は頭を固定して、本を動かしてみましょう。すると一点を追い続けるのは難しいですね。これが外眼筋の働きなのです。

頭が動くと、反射的に眼球を反対方向に動かして視点を一定に保とうとする運動が起こります。内耳の平衡感覚からの入力によって、反射的に外眼筋が動くのです。これを**前庭動眼反射**《ぜんていどうがんはんしゃ》と言います。

この外眼筋の働きを普段は意識することはありません。しかし、もしこの働きがないとひどいことになります。カメラを動かしながら撮影すると画面がブレますよね。外眼筋の働きがなければ、われわれの視野も同じようにブレてしまいます。眼球には優れた手ブレ防止装置が付いているので、頭が急に動いても安定した視野を得ることができるのです。

まぶたは何のためにあるか

われわれは眼を閉じたり開いたりします。それは**眼瞼**《がんけん》、まぶたの働きによるものです。まぶたは何のためにあるのでしょうか。2世紀のガレノスという人は「まぶたは時々眼を閉じて眼を休める。それによってよく眠ることができる」ということを言っています。たしかに眼を閉じると眠りやすくなりますが、まぶたにはもっと大切な働きがあります。

それは角膜の表面を保護する働きです。

角膜は乾燥すると、傷ついて白く濁ってしまいます。そこで、角膜の表面は涙の層で覆われています。それが乾かないように、たえず**涙腺**《るいせん》から涙が分泌されています。そして、まぶたは、まばたきをすることによって涙を角膜の表面に広げ、角膜の透明性を維持しています。

まぶたの開閉は2種類の筋肉によって行われます。まぶたを閉じる筋肉は、眼のまわりを取り巻く皮膚に付いている**眼輪筋**《がんりんきん》です。まぶたを開く筋肉は、まぶたを上に引っ張る**上眼瞼挙筋**《じょうがんけんきょきん》です。

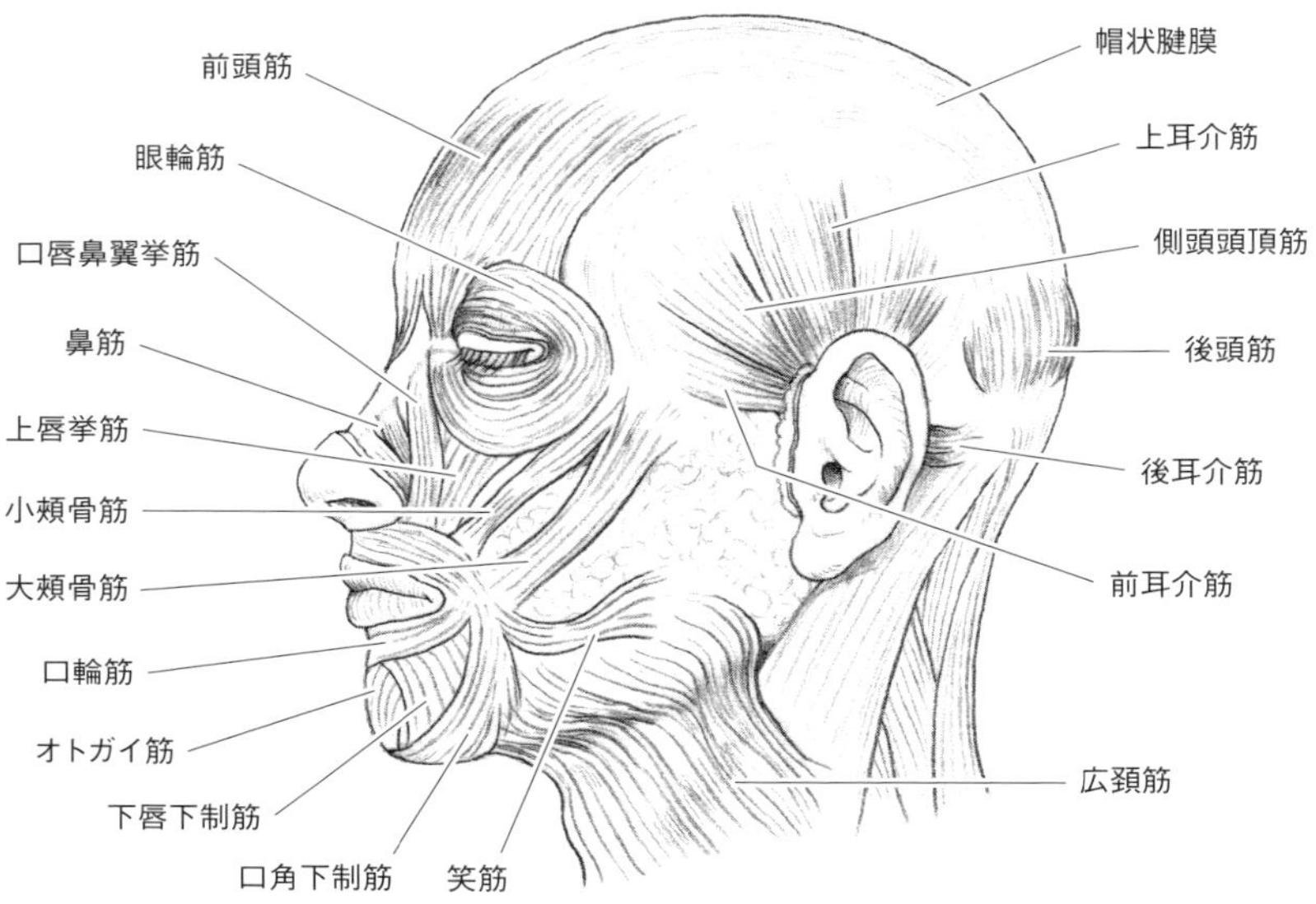

上眼瞼挙筋は、外眼筋と同じように動眼神経が支配しています。眼輪筋は、顔の皮膚を動かす表情筋と同じで、第7脳神経の**顔面神経**《がんめんしんけい》が支配しています。

表情筋《ひょうじょうきん》とは、顔の皮膚を動かす筋肉のことです。骨格筋の大部分は骨と骨をつないでいますが、表情筋は頭の骨から起こり、皮膚に停止するのが特徴です。

表情筋は、笑顔やしかめっ面を作るだけでなく、もっと重要な役割を持っています。

それは、顔面神経が麻痺して表情筋が動かなくなったときによくわかります。表情筋が動かないと、唇を閉じることができないので、よだれが流れっぱなしになります。また、まぶたを閉じることができないので、角膜が乾燥して傷つい

頭部の骨格筋

表情筋	顔の皮膚を動かす筋
外眼筋	眼球を動かす筋（6） 上眼瞼挙筋
咀嚼筋	下顎を閉じる筋（4）
舌筋	内舌筋と外舌筋
その他	耳小骨を動かす筋 口蓋帆を動かす筋 舌骨から下顎骨などに向かう筋 咽頭壁の筋

てしまいます。それで患者には眼帯をして、まぶたを強制的に閉じておきます。

涙の表面には油の層がある

角膜を覆う涙の表面を、薄い油の層が覆っています。その油を作っているのは、まぶたの中にある**マイボーム腺《せん》**という分泌腺です。

若い女性にドライアイが多いという話を聞いたことがありますか。アイラインをまぶたのギリギリのところに塗ってしまうと、マイボーム腺の導管の出口がふさがれて油分が出なくなる。そうすると、涙が蒸発して角膜が乾燥しやすくなります。

角膜は敏感なところなので、ドライアイになると眼がチカチカしてつらいのです。ひどくなると角膜が傷つきます。

涙を作る**涙腺《るいせん》**は、眼球の上外方にあります。出てきた涙の大部分は蒸発してしまいますが、残りはめがしらのところに開口している細い管から排出され、**鼻涙管《びるいかん》**を通って鼻の中へ流れ落ちます。涙がたくさん出ると鼻水も増えるのはこのためです。

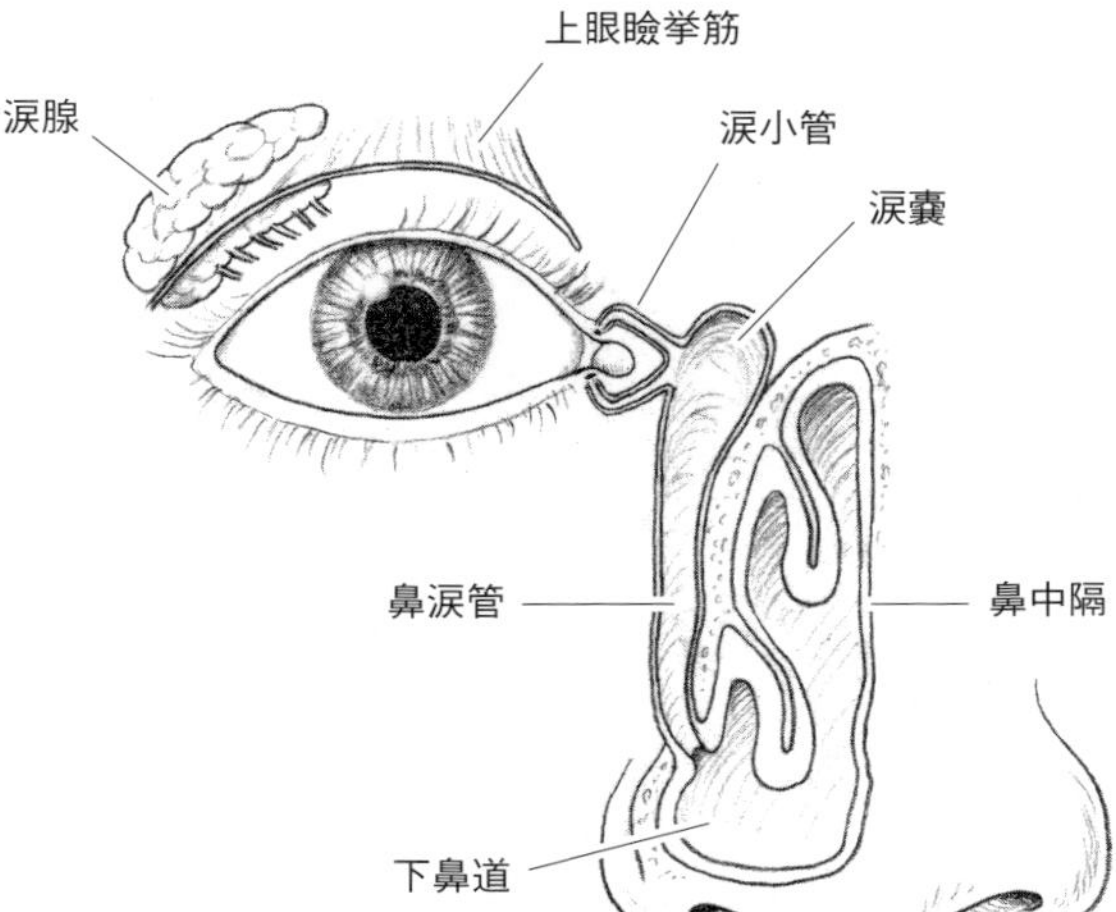

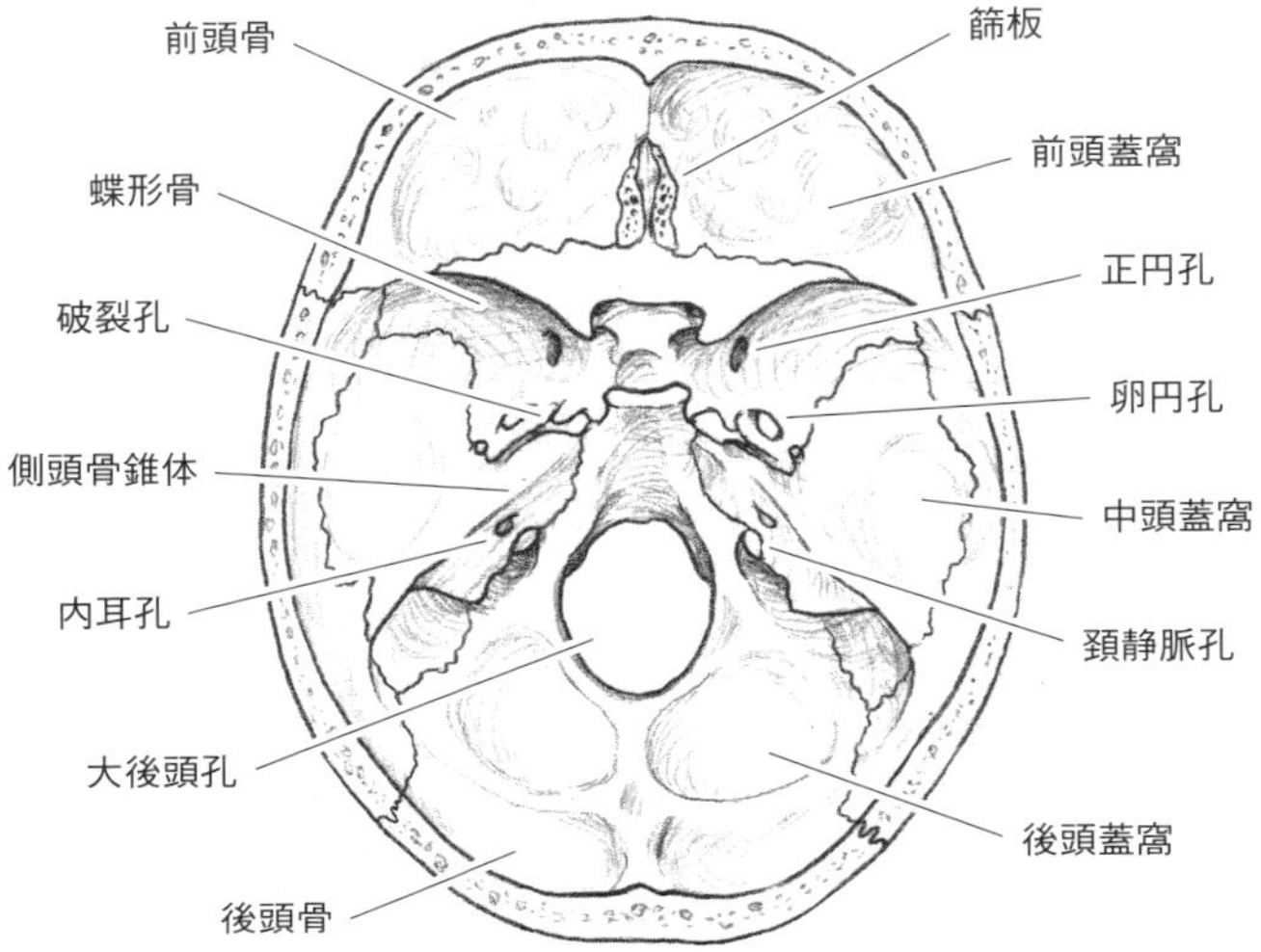

耳の大部分は側頭骨の中にある

耳は、外から見える部分はごくわずかで、大部分が頭の中に隠れています。外から見える部分を**外耳**《がいじ》と言い、中に隠れている部分を**中耳**《ちゅうじ》と**内耳**《ないじ》に分けます。

外耳は耳たぶ、耳の穴、その突き当たりにある**鼓膜**《こまく》を含みます。中耳は、鼓膜の奥にある空間です。内耳は複雑な管状の構造で、側頭骨の中に埋まっています。どこに埋まっているか、骨格標本で確かめてみましょう。

頭蓋腔の床には、3ヵ所の大きなくぼみがあります。前から**前**《ぜん》**頭蓋窩**《とうがいか》、**中頭蓋窩**《ちゅうとうがいか》、**後頭蓋窩**《こうとうがいか》と言い、それぞれ前頭葉、側頭葉、小脳をのせています。中頭蓋窩と後頭蓋窩の境目は、側頭骨が山の尾根のように盛り上がっていて、ここを**錐体**《すいたい》と言います。錐体の中に中耳と内耳があります。

ちなみに錐体は英語でpyramidと言います。破裂孔を頂点としてピラミッドが横たわっているように見えませんか。

外耳道は皮膚の続きである

耳たぶは**耳介**《じかい》、耳の穴は**外耳道**《がいじどう》と言います。

外耳道は皮膚の続きなので、垢《あか》が出ます。耳垢が乾いている人と湿っている人がいますが、なぜだと思いますか?

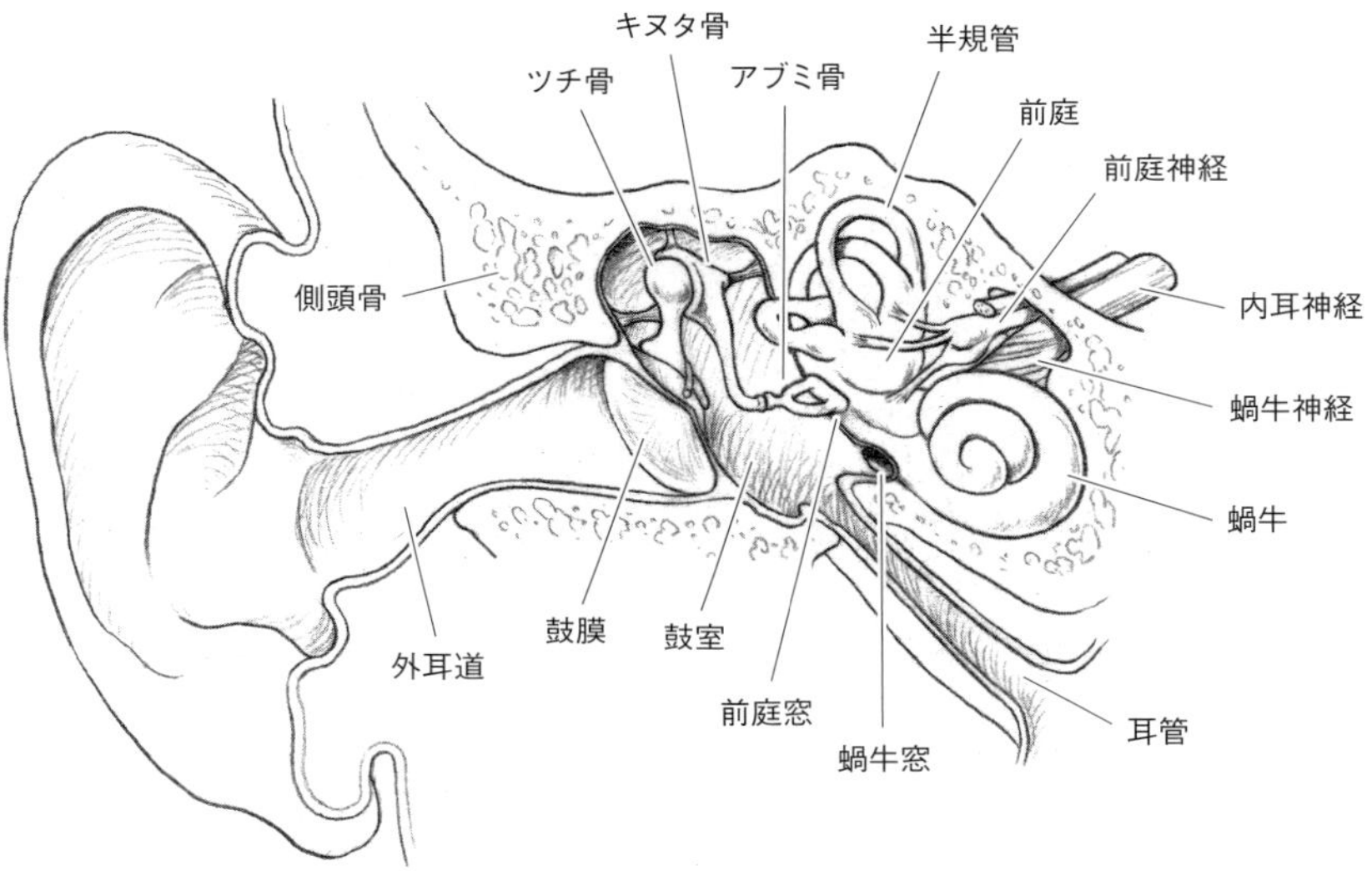

外耳道にはアポクリン汗腺があって、それが発達している人は耳垢が湿っています。アポクリン汗腺はわきの下にもありますので、耳垢が湿っている人はわきの匂いに気をつけた方がいいですね。アポクリン汗腺の分泌物はバクテリアに分解されて、匂いの元になるからです。

中耳は空気の振動を水の振動に変換する

中耳は3つの小さな骨、**耳小骨**《じしょうこつ》によって鼓膜の振動を内耳に伝えます。鼓膜の振動は**ツチ骨**から**キヌタ骨**を介して**アブミ骨**に伝わります。アブミ骨の末端をアブミ骨底《てい》と言い、内耳の開口部である**前庭窓**《ぜんていそう》に蓋をするようにはまっていて、内部の水に振動を伝えます。

耳小骨の働きがないと、音のエネルギーは十分に内耳に伝わりません。というのは、空気中を伝わってくる音波を、内耳は水の中の振動として感じているので、空気の振動を水の振動に変えなくてはいけない。これが至難の業なのです。

なぜなら、空気中の音波は99％以上が水で反射され、水中にはほとんど伝わりません。空気という密度の低い分子の動きによって、密度の高い水を動かすことは困難だからです。

それを耳小骨は効率よく変換しています。その仕組みは実に巧妙です。

まず、鼓膜とアブミ骨底の面積の比率が17対1なので、鼓膜に加わった圧力は17倍に増強されます。さらに、テコの原理によって振幅が小さくなります。振幅を小さくすることによってエネルギーが集中し、より大きな力を発揮します。このような仕組みによって、音波のエネルギーの50%以上を水中に伝えることができるのです。

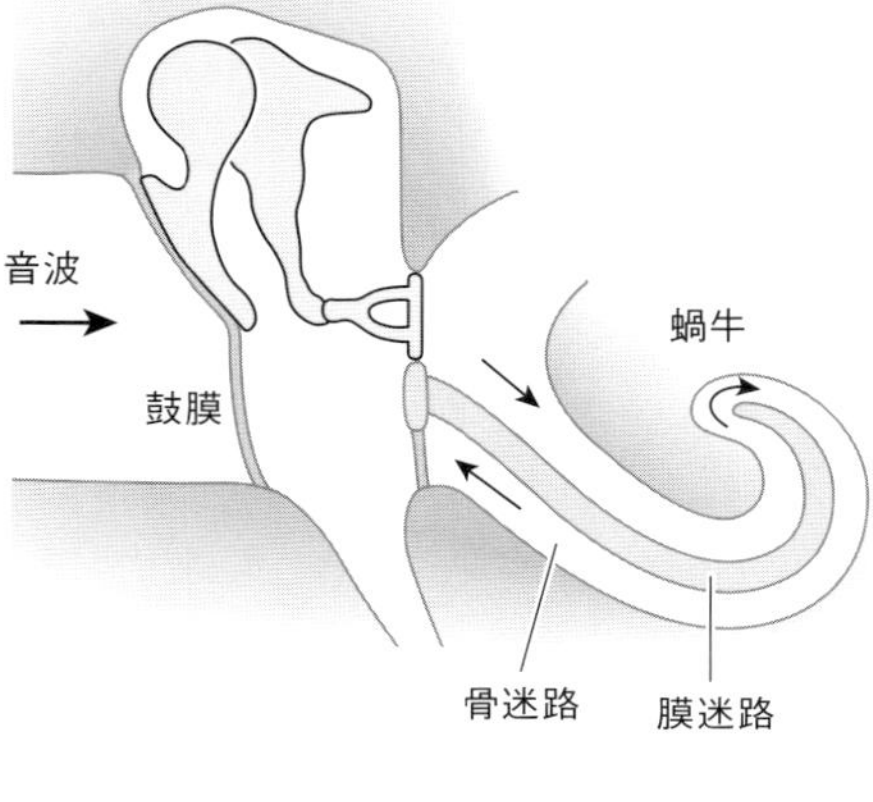

耳管は鼓室の気圧を調整する

耳小骨を収めている空間を鼓室《こしつ》と言います。耳小骨がうまく働くためには、鼓室が空気の部屋になっている必要があります。しかし、このことは危険をはらんでいます。

なぜなら、空気は圧力によって膨張したり縮んだりするので、外界の気圧が変わると、鼓膜が中に押し込まれたり、外にはみ出てしまいます。例えば、エレベーターで高層ビルにのぼると急に気圧が変わるので、耳がツーンとします。新幹線がトンネルに入るときにも、同じ現象が起こります。気圧の差がもっと大きくなると、鼓膜が破れてしまいます。

したがって、鼓室の中の気圧を外界と同じになるように調整しなければなりません。そのための装置が鼓室と咽頭をつなぐ**耳管**《じかん》です。耳管の出口は咽頭の上部にあって、普段は閉じています。咽頭が飲み込む動きをすると、一時的に出口が開いて、鼓室の気圧が調節されます。耳がツーンとしたときに、つばを飲み込むと治るのはそのためです。

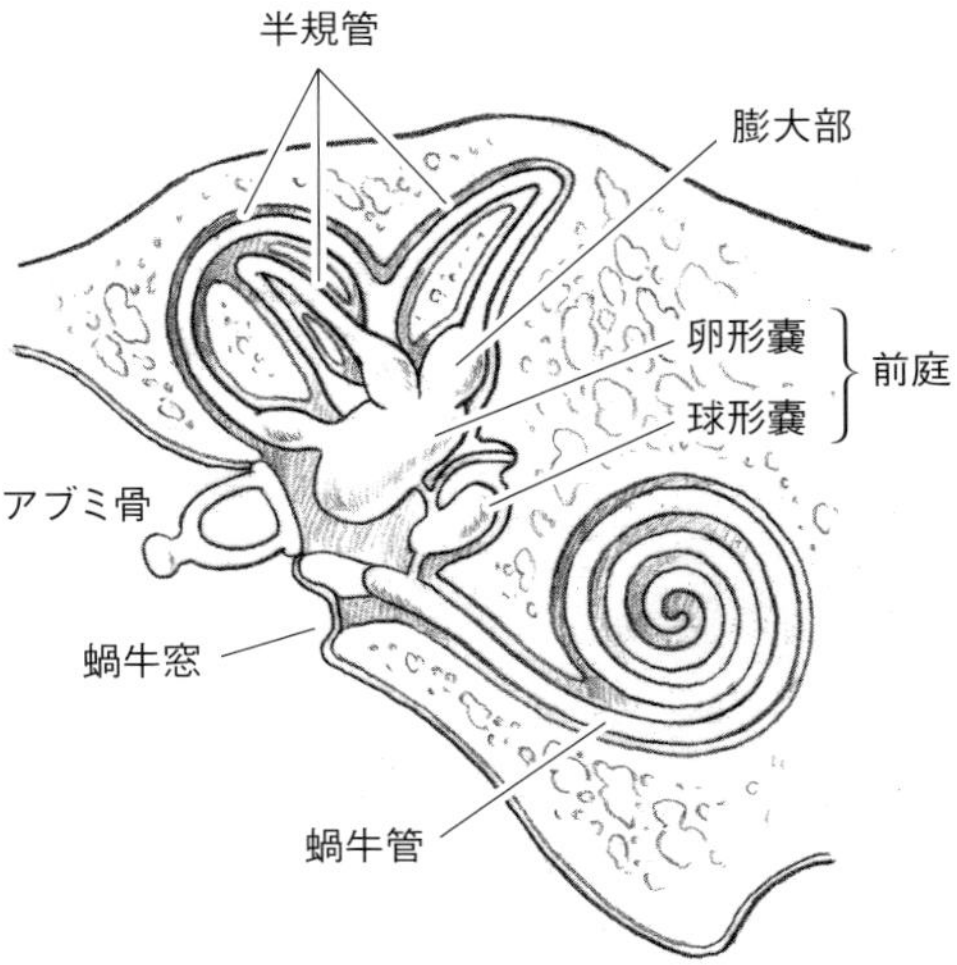

内耳は骨迷路と膜迷路で出来ている

内耳の構造をできるだけ簡単に言うと、骨の中にできた洞窟です。ただ、その形が非常に複雑なので「迷路」という名前が付いています。骨の内部にある複雑な形の空間、これを**骨迷路**《こつめいろ》と言います。骨迷路の内部に、ほとんど同じ形をした膜の袋が入っています。これを**膜迷**《まくめい》**路**《ろ》と言います。

骨迷路と膜迷路の間には外リンパという、血漿《しょう》の成分によく似たナトリウムの多い液が含まれています。それに対し、膜迷路の内部には内リンパという、細胞内液の成分に近いカリウムの多い液が含まれています。

膜迷路の内外で成分の違う液が存在することは、耳の感覚にとって重要な意味があります。聴覚や平衡感覚を司る感覚細胞はすべて、カリウム濃度の高い内リンパの中に浸かっています。感覚細胞は頭に毛の生えた**有毛細胞**《ゆうもうさいぼう》で、毛が傾くと内リンパのカリウムが細胞内に流入し、興奮します。これは内耳の感覚細胞に共通する感覚受容の仕組みです。

骨迷路と膜迷路という区分は、トポロジカルな空間の違いによる区分です。

形の違いで見ていくと、内耳は3つの領域に分けられます。前のほうはカタツムリのような形をしているので、**蝸牛**《かぎゅう》と言います。後ろのほうは半円形の管が3つ組み合わさっているので**三半規管**《さんはんきかん》と言います。「規」はコンパスのことで、「半規」は半円という意味になります。そして、中間に**前庭**《ぜんてい》という両者をつなぐ部分があります。

蝸牛は音を感じるところです。三半規管と前庭は加速度を感じるところです。

半規管は回転加速度を感じる

半規管を1本取り出して描くと、こんなふうになっています。半規管は、両端が前庭の袋につながっていて、一方の根元がふくらんでいます。このふくらみを**膨大部**《ぼうだいぶ》と言います。膨大部の壁には感覚細胞が集まっていて、その毛が管の内部に突き出しています。

こういう仕組みでなぜ加速度を感じるか、説明しましょう。

水を張ったバケツの壁に虫が一匹張り付いているところを想像してください。この虫が感覚細胞です。バケツをグルグルと回転させると、バケツの壁は動くけれども、中の水は動かない。このとき虫は、自分が動いているにもかかわらず、あたかも水が動いているように感じます。水の流れを感じるわけです。

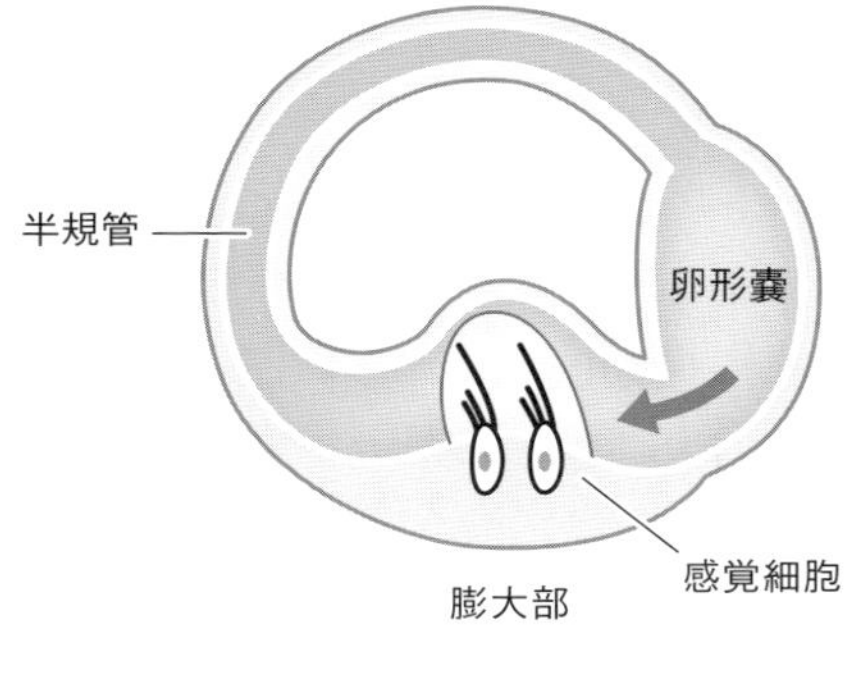

それと同じように、半規管に対して円周方向の回転加速度が生じると、内リンパは動かずに壁が動くのです。その結果、半規管の中に相対的な内リンパの流れが生じます。その流れによって有毛細胞の毛が傾き、回転加速度を検出しているのです。

３つの半規管は互いに垂直に交わる平面上に配置されています。そのため、あらゆる方向の回転加速度を感じることができます。

前庭器は直線加速度を感じる

前庭には**球形嚢**《きゅうけいのう》と**卵形嚢**《らんけいのう》という袋があります。それぞれの袋の壁に感覚細胞が集まっている場所があり、**平衡斑**《へいこうはん》と言います。感覚細胞の毛はやはり内リンパの中に突き出しているのですが、半規管の膨大部とは仕組みが少し違うようですね。どこが違うかわかりますか？

――【学生】　毛の頭に小さな石ころが乗っています。

その通り。この石は**耳石**《じせき》あるいは**平衡砂**《へいこうさ》と呼ばれます。直線加速度の代表的なものとして重力があります。頭が傾くと、石が重しとなって、感覚細胞の毛が重力の方向に倒れます。その度合いで重力の方向を検出しているわけです。

球形嚢の平衡斑と卵形嚢の平衡斑は互いに垂直に位置しているので、あらゆる方向の重力を感じることができます。

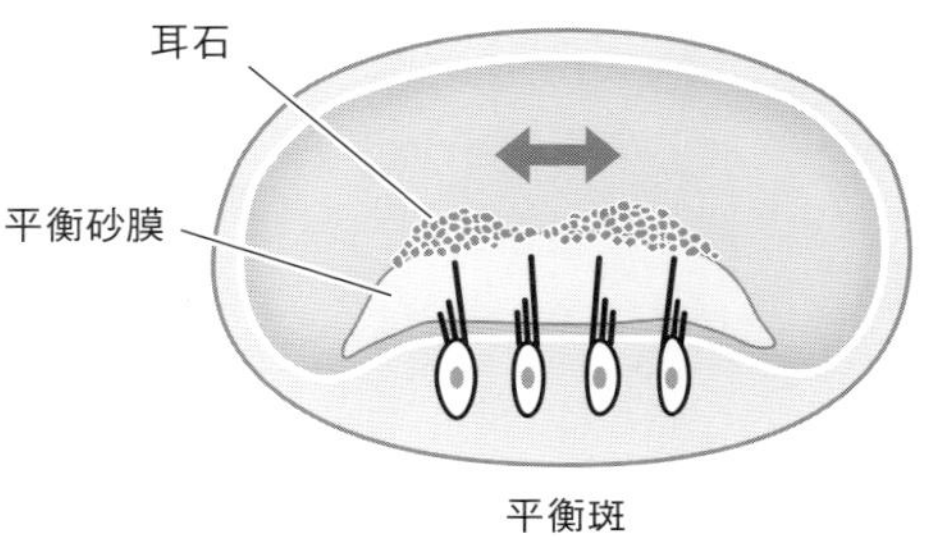

蝸牛は音を感じる

蝸牛はカタツムリの殻のようにうずを巻いています。断面を見ると、らせん状の骨迷路の内部が2階建てになっています。1階は**鼓室階**《こしつかい》、2階は**前庭階**《ぜんていかい》と言い、中二階に膜迷路の**蝸牛管**《かぎゅうかん》がはさまっています。

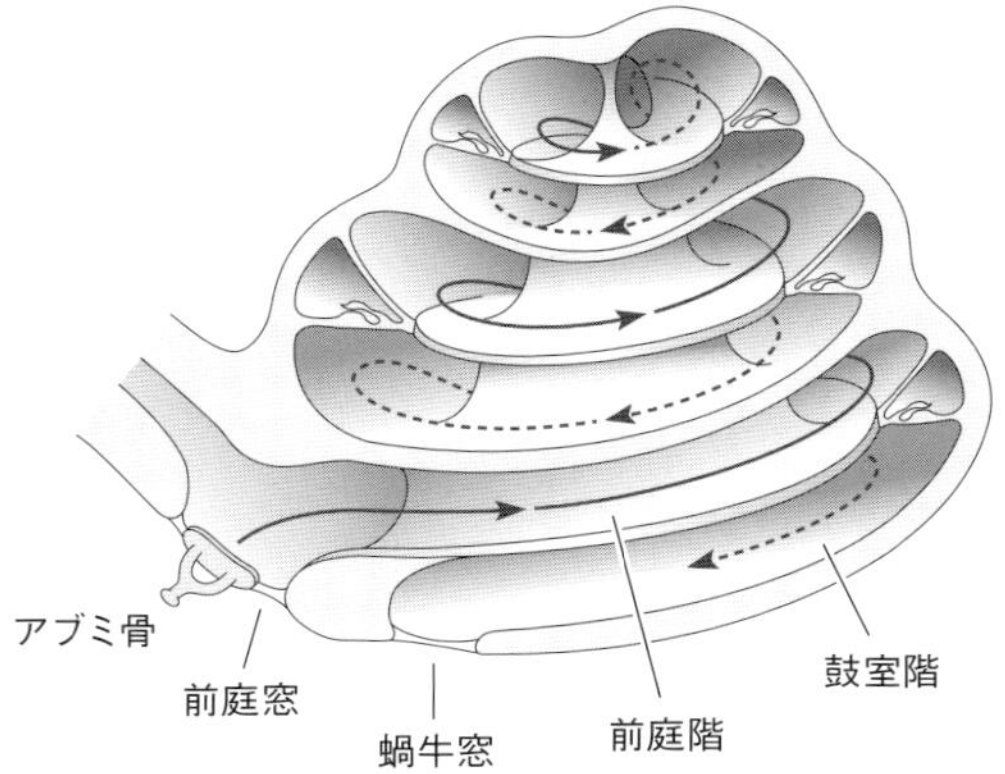

鼓室階と前庭階には外リンパ、蝸牛管には内リンパが入っています。アブミ骨の振動は外リンパに伝わり、さらに蝸牛管へと伝わります。蝸牛管の床に音の受容器があって、床が振動することで音を感じるわけです。

その際に、音の強弱や音の高低はどのように識別しているのでしょうか?

蝸牛管の床はコラーゲン線維でできていて、**基底板**《きていばん》と呼ばれます。その上に感覚細胞を含む**コルチ器**という音の受容器が乗っています。

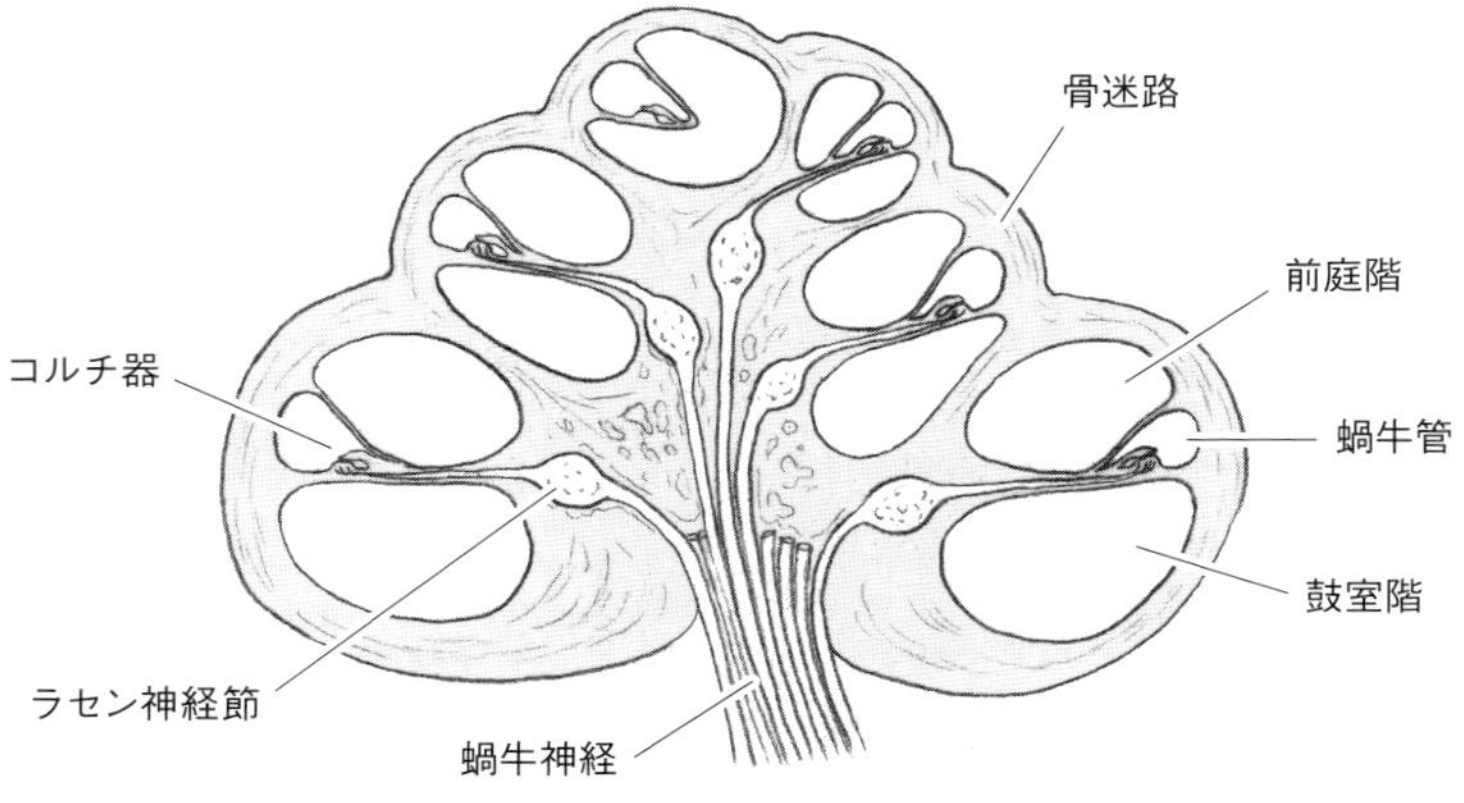

音の振動はリンパの波動となって基底板をふるわせ、コルチ器の感覚細胞を刺激します。基底板は、場所によって振動の特性が異なります。さまざまな音がやってきたときに、音の高さすなわち周波数によってどの場所の蝸牛管が最も強く振動するかという特性が決まっているのです。

らせんの底のほうは基底板の幅が狭く、高い周波数に反応します。らせんの頂点にゆくほど基底板の幅が広くなり、低い周波数に反応します。これが、音の高さを識別する仕組みです。

コルチ器で発生した興奮は、**蝸牛《かぎゅう》神経《しんけい》**によって脳に伝えられます。膨大部と平衡斑からの平衡感覚は、**前庭神《ぜんていしん》経《けい》**によって伝えられます。蝸牛神経と前庭神経が見た目上1本にまとまったものが、第8脳神経の**内耳神経《ないじしんけい》**です。

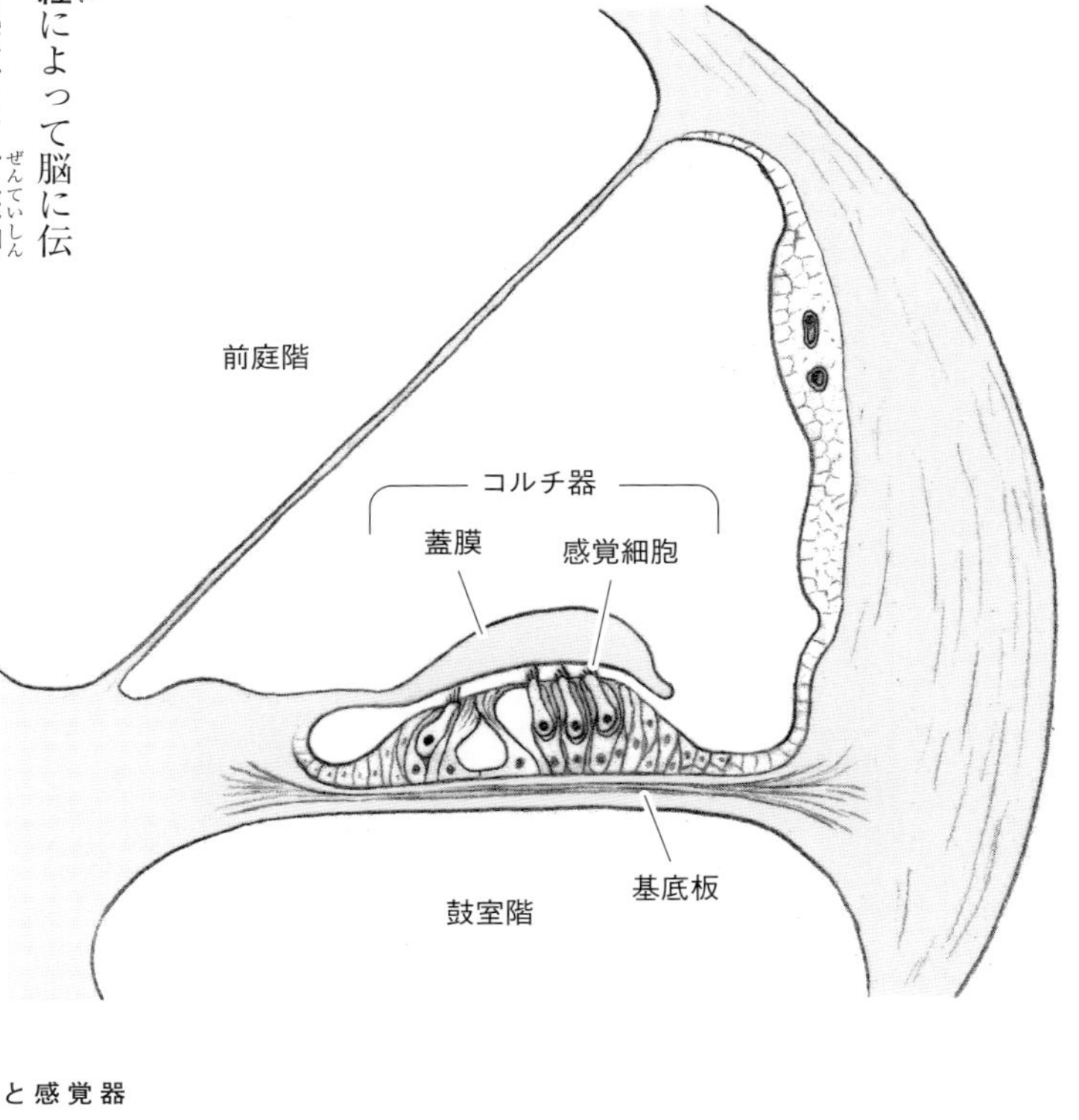

東大解剖学講義◉第12回

鰓弓器官

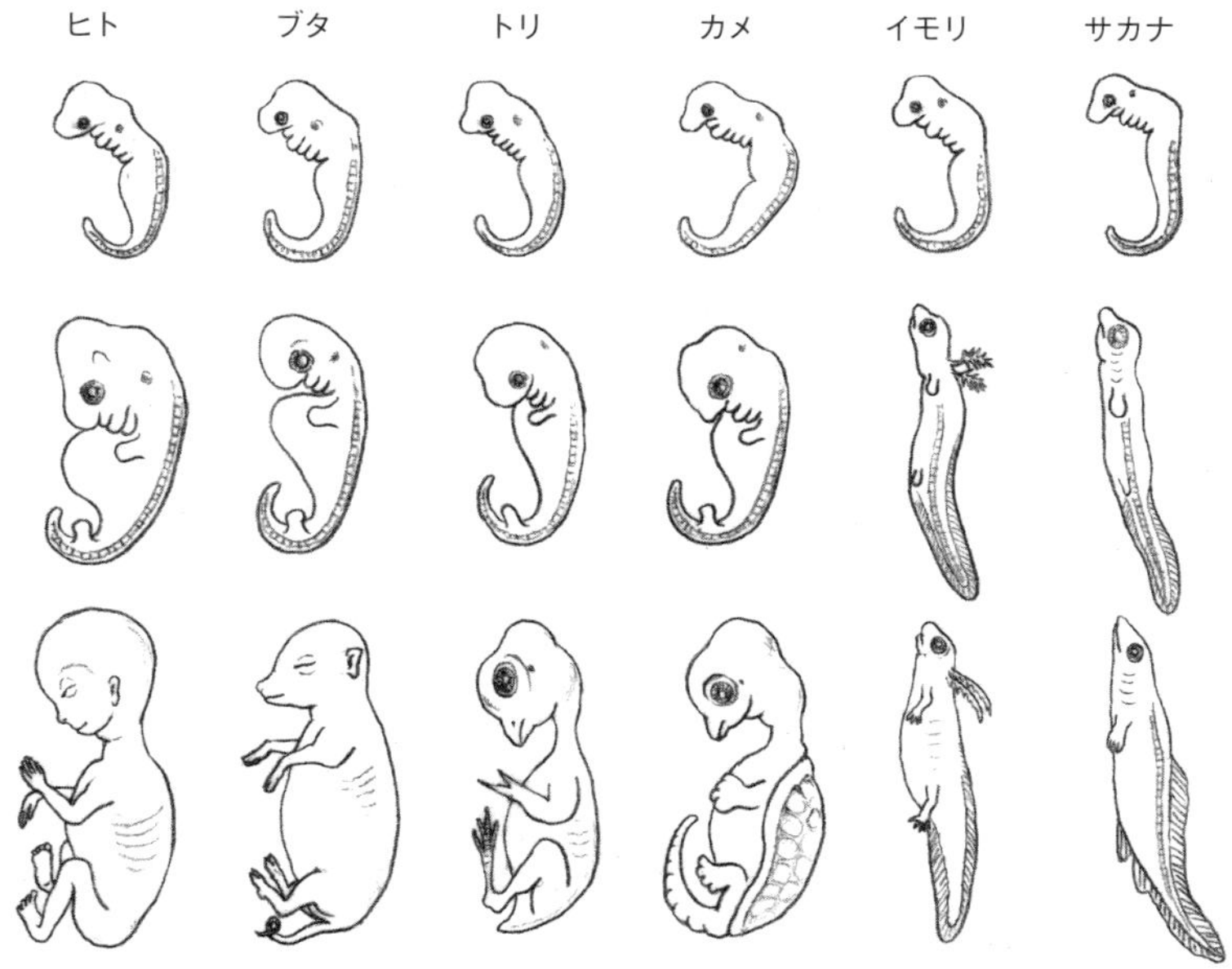

東大解剖学講義◉第12回

「鰓弓器官」

われわれ人間は進化の産物です。

いま地球上には、魚類、両生類、爬《は》虫類、鳥類、哺乳類といったさまざまな種類の脊椎動物が生きています。これらの動物はすべて、5億5千万年前に生まれた最初の脊椎動物から枝分かれした子孫です。その進化の痕跡が、われわれの体に刻まれています。

上の図は代表的な脊椎動物の発生の過程を比較したものです。これを見て何か気がつきませんか？

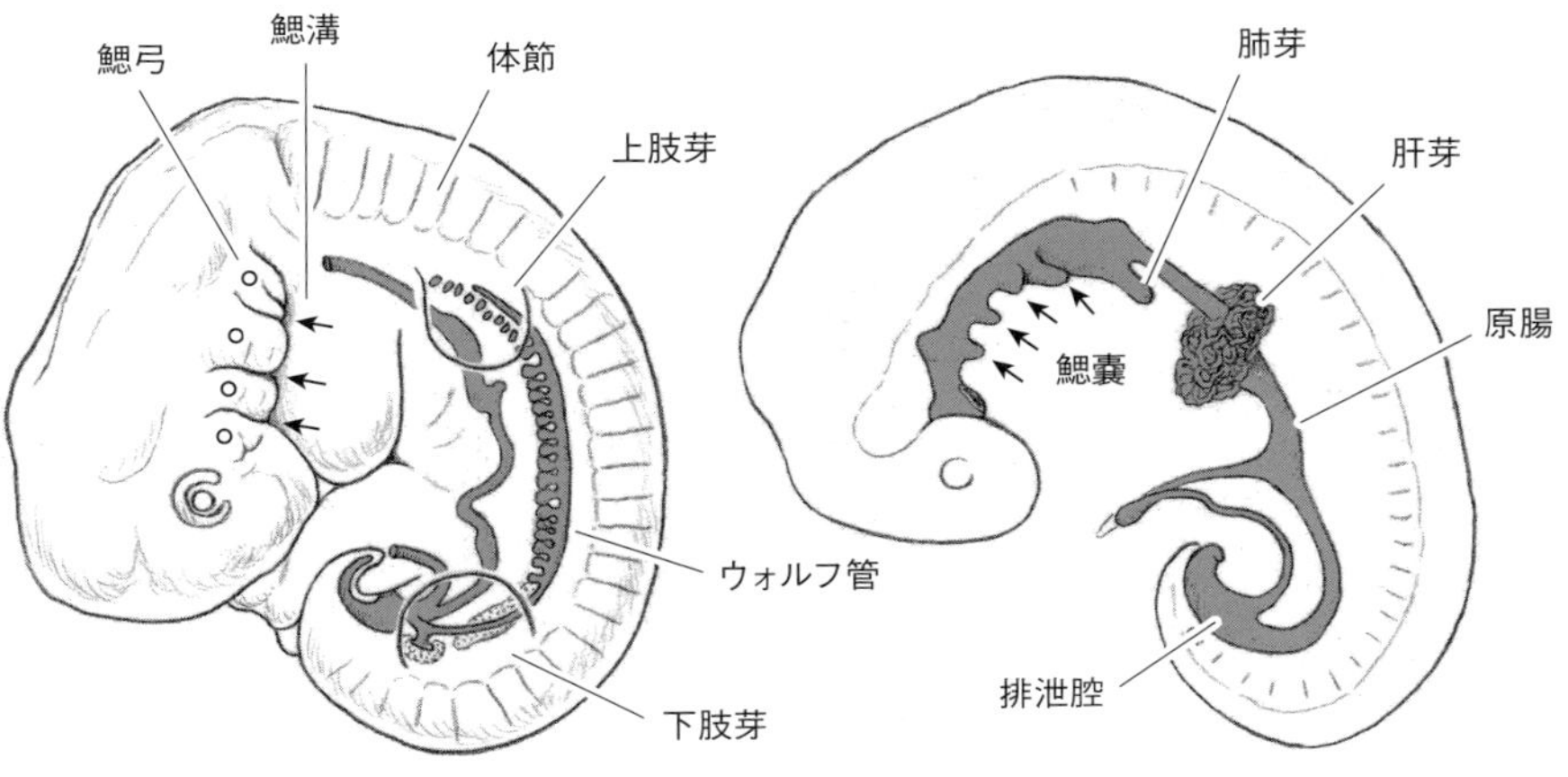

脊椎動物の胎児の初期の姿を比べてみると、驚くなかれ、実によく似ているのです。どこが似ているかというと、首の両側にデコボコがある。これはいったい何だろう、というわけです。

このデコボコは、魚ではエラになります。

では、人間では何になるのか、それが今日のテーマです。

頭にエラのなごりがある

初期の胎児の首の両側にある左右対称のふくらみを**鰓弓**《さいきゅう》と言います。

正確に言うと、外から見えるふくらんでいるところが鰓弓で、魚ではエラ穴とエラ穴の間の柱になる部分です。ふくらみの間の溝は、**鰓溝**《さいこう》と呼ばれます。

外から見えるところだけではなくて、内部の消化管にも袋状の出っ張りがあり、**鰓嚢**《さいのう》と言います。魚であれば、鰓嚢と鰓溝とがくっついて、貫通してエラ穴になるわけです。

もちろん人間では貫通はしません。人間の鰓弓や鰓嚢はこのあとどうなると思いますか?

――【学生】　退化して……。

退化して消えてしまうのではないのです。いったん作られた鰓弓や鰓嚢は、体のいろいろな構造に転用されます。本来エラになるべきだったものが転用されてできたものを鰓弓器官《さいきゅうきかん》と呼んでいます。どんなものがエラからできてくるか、ちょっと気になりませんか。

表に示したように、鰓弓からは頭部の骨格、筋肉、神経や、太い動脈などが作られます。そのほかに、消化管の出っ張りである鰓嚢から作られるものもあります。

このように鰓弓器官の大部分は顔から首にかけて、一部は胸の中の構造物として残っています。

これらを順次見ていくことにしましょう。

鰓弓器官にはどんなものがあるか

骨格	頭頸部の軟骨と軟骨性骨
筋肉	咀嚼筋、表情筋、喉頭の筋
神経	三叉神経、顔面神経、舌咽神経、迷走神経
血管	大動脈弓とその枝、肺動脈の基部
鰓嚢の派生物	耳管・鼓室、口蓋扁桃、副甲状腺、胸腺

鰓弓由来の骨格

はじめに、鰓弓から作られる骨格を見ていきます。

第1鰓弓からはメッケル軟骨とツチ骨、キヌタ骨が作られます。ツチ骨とキヌタ骨は、前回の授業で習いましたね。鼓室の中にある耳小骨です。

メッケル軟骨《なんこつ》というのは、胎児の下顎骨の中心部に一時的に発生する軟骨です。下顎骨の大部分は膜性骨、すなわち結合組織が直接骨になることで形づくられます。中心部のメッケル軟骨の部分だけが、軟骨から作られるのです。

第2鰓弓からはアブミ骨、茎状突起、舌骨の上半分が作られます。

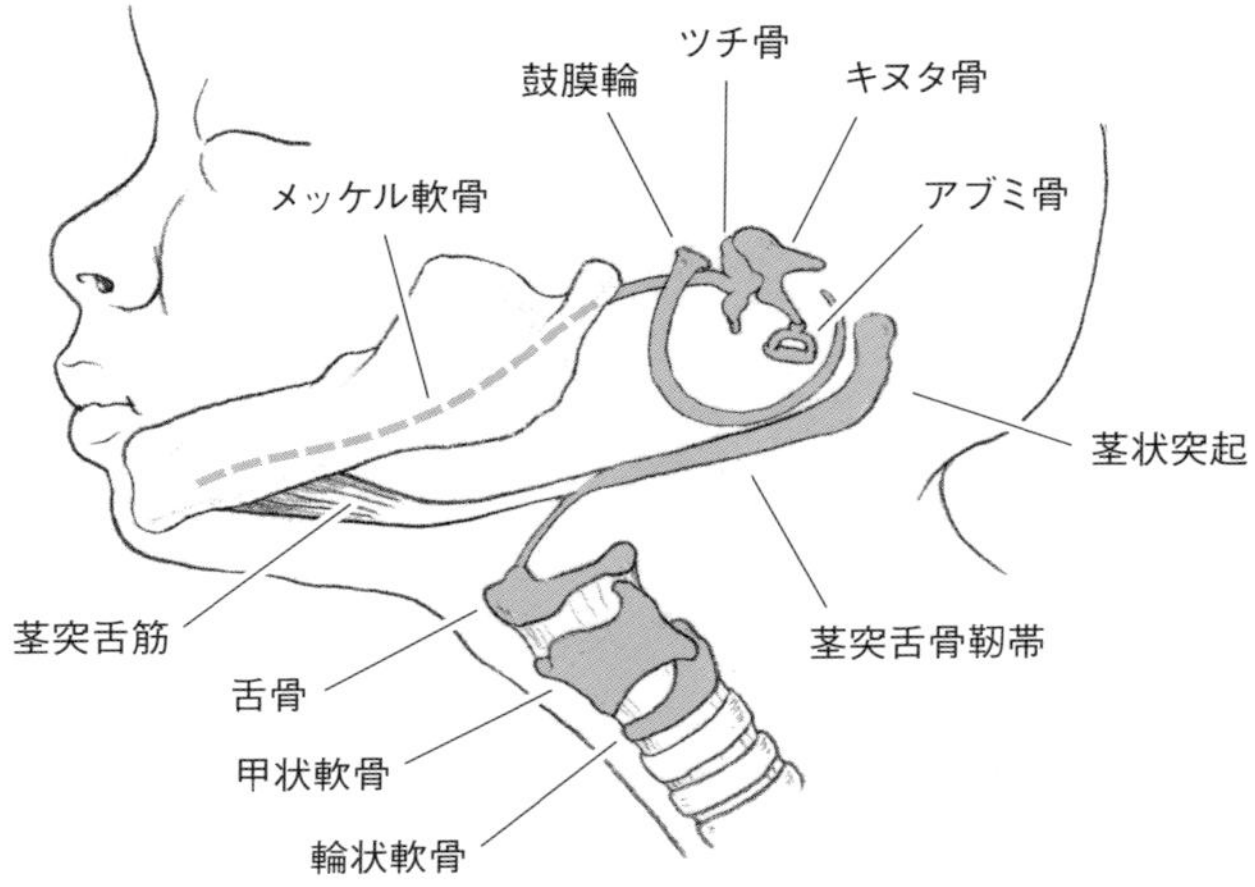

茎状突起《けいじょうとっき》は、側頭骨の外耳孔のすぐ下に突き出た細い突起です。顎関節の奥に隠れているので、体表から触れるのは難しいです。茎状突起、**舌骨**《ぜっこつ》の上半分、さらに両者をつなぐ靭帯も第2鰓弓に由来します。

第3鰓弓からは舌骨の下半分が作られます。

第4鰓弓から第6鰓弓は喉頭の軟骨を作ります。

鰓弓由来の骨格

第1鰓弓	メッケル軟骨、ツチ骨、キヌタ骨
第2鰓弓	アブミ骨、茎状突起、茎突舌骨靭帯、舌骨の上半分
第3鰓弓	舌骨の下半分
第4～6鰓弓	喉頭の軟骨

ここで**膜性骨**《まくせいこつ》と**軟骨性骨**《なんこつせいこつ》について復習しておきましょう。

骨格の授業（183ページ）でお話ししたように、骨の発生様式には2種類あります。膜状の結合組織から生じるか、一度軟骨のひな形ができてそれが骨に置き換わるかのどちらかです。

頭蓋の骨は膜性骨として作られる、というのが原則でした。ところが、メッケル軟骨をはじめとして、鰓弓由来の骨格はすべて軟骨性骨ないし軟骨そのものです。

実はもう1つ例外があります。頭蓋の床を構成する骨は、一部が軟骨性骨でできています。

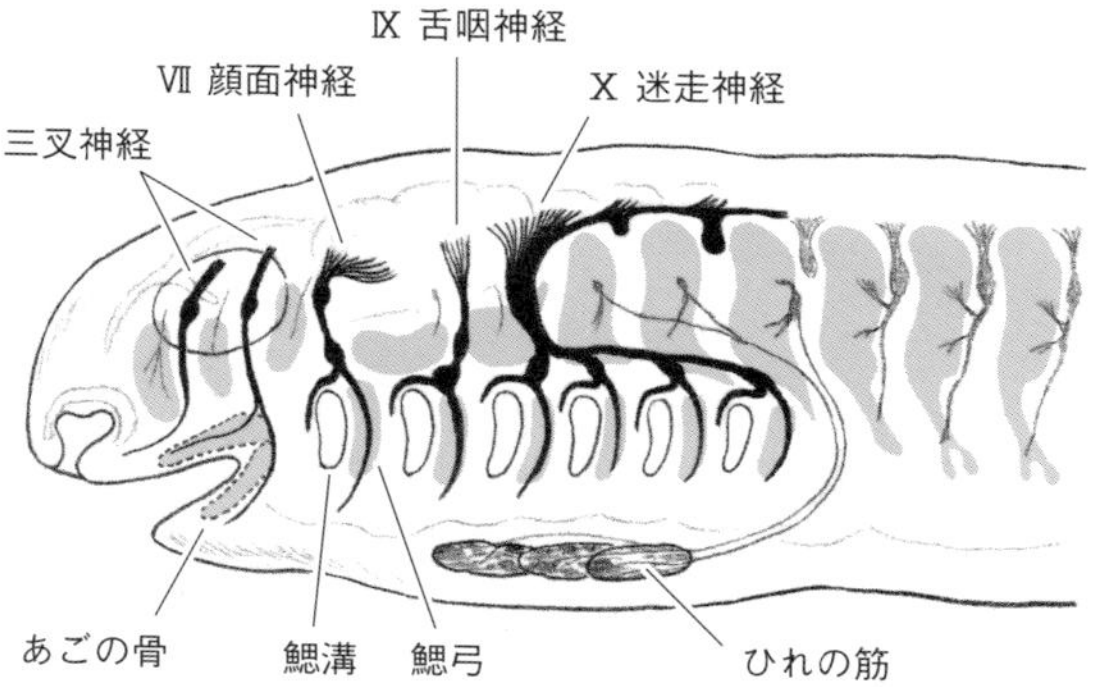

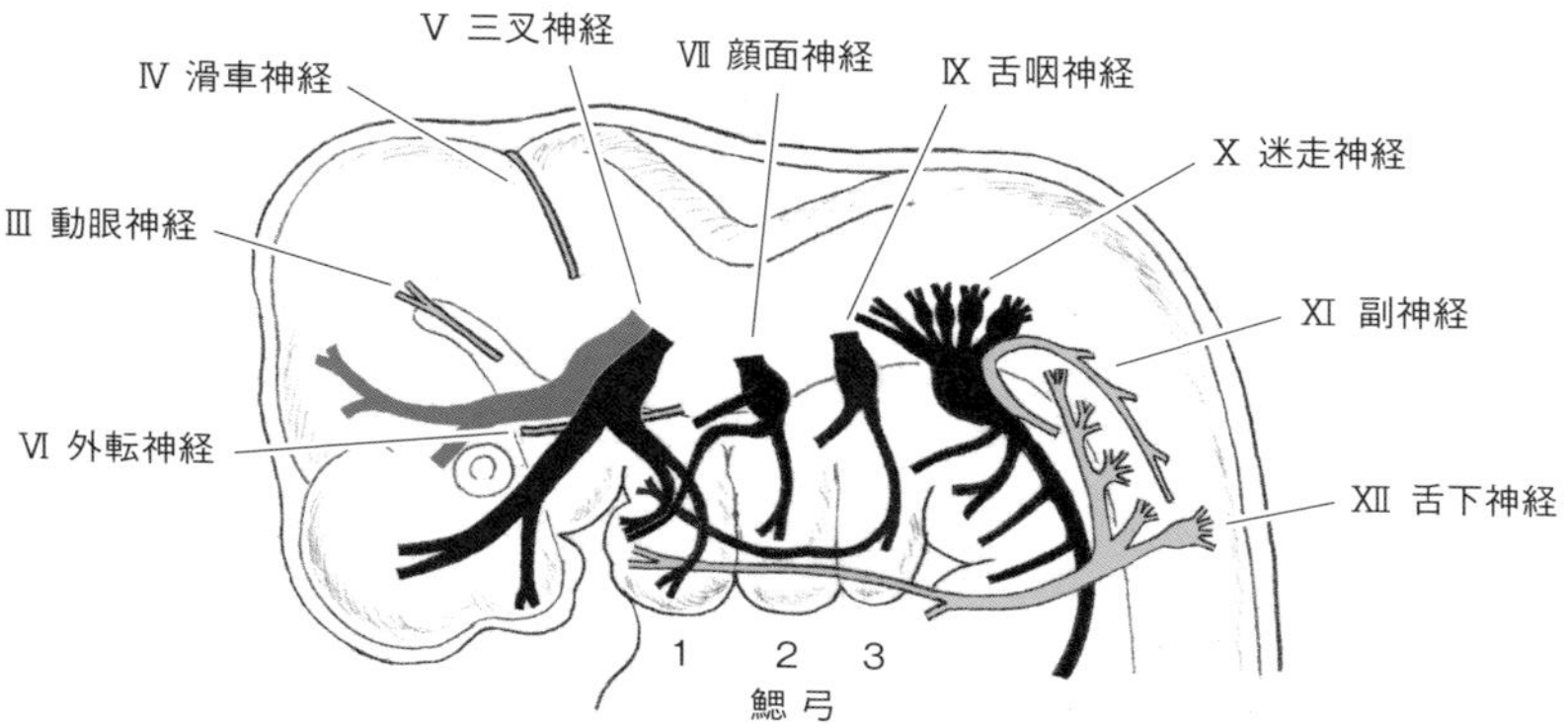

鰓弓由来の筋肉と神経の関係

次に鰓弓から作られる筋肉について見ていきます。

骨の場合と同様に、筋肉の発生過程をさかのぼっていくこともできますが、そのやり方ではちょっとわかりにくい。

そこで、別の方法で筋肉の起源を見極めるようにしています。それは、支配する神経によって筋肉の起源を確かめるという方法です。

そのためにはまず、筋肉を支配している神経のうち、どれが鰓弓に由来するものであるかを調べる必要があります。

上の図は人間の胎児とサメの胎児を比べたものです。この段階で、それぞれの鰓弓に分布している神経が明らかになってきます。

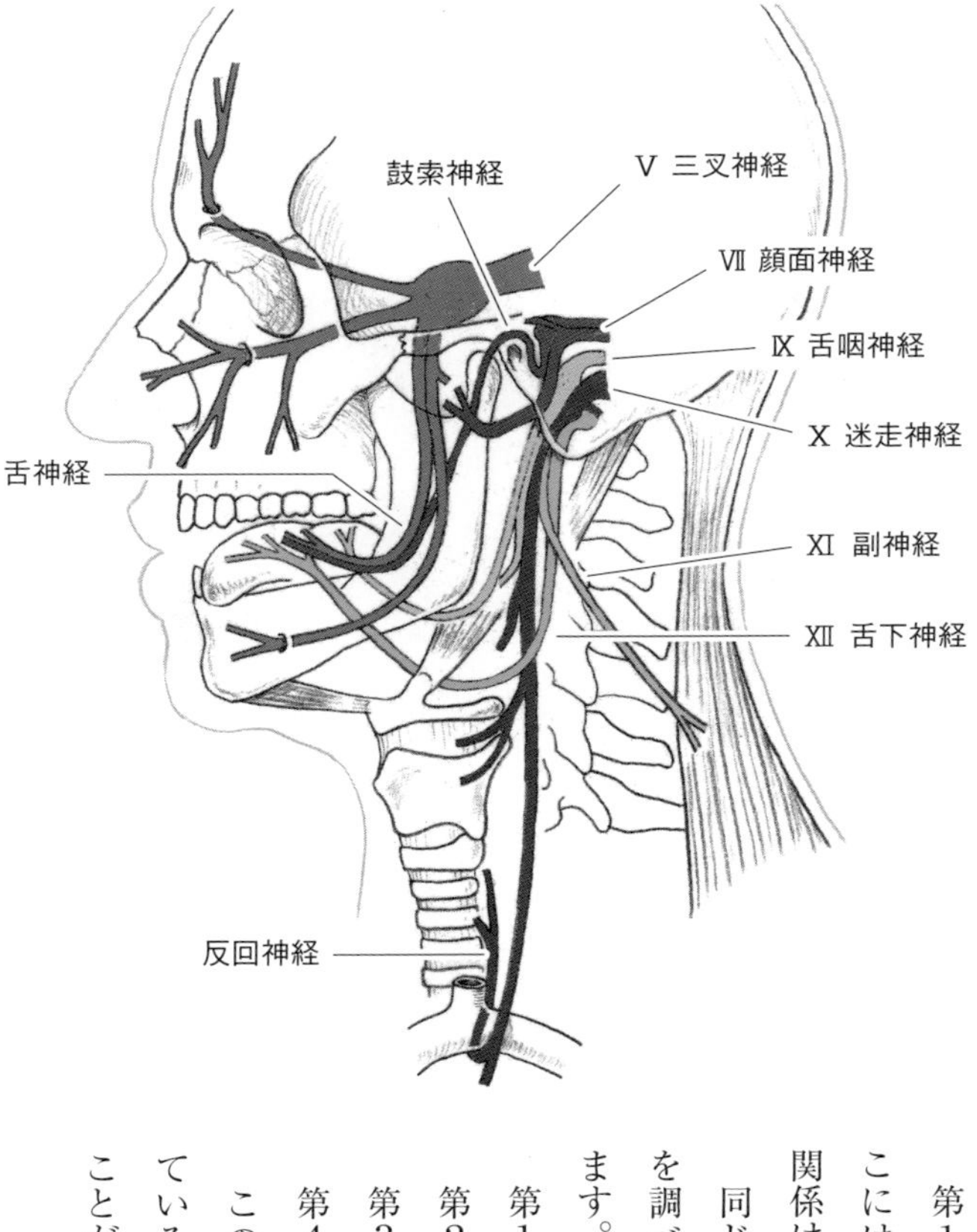

第1鰓弓は将来、顎になるところです。ここには三叉神経が分布しています。この対応関係は、サメと人間でぴたりと一致します。同じように、サメと人間で鰓弓神経の分布を調べていくと、次のような関係になっています。

第1鰓弓には**三叉神経**《さんさしんけい》
第2鰓弓には**顔面神経**《がんめんしんけい》
第3鰓弓には**舌咽神経**《ぜついんしんけい》
第4鰓弓から第6鰓弓には**迷走神経**《めいそうしんけい》

このように、頭部から頸部にかけて分布している4本の脳神経が鰓弓由来であるということがわかりました。

この4本の神経は、サメと人間が共通の祖先から受け継いで、ずっと持っていたものです。進化の過程で外見は大きく変わっても、体の内部構造を見ると、サメと人間は同じ祖先を持つ脊椎動物の仲間なんだ、ということがわかります。

この4本の神経と、それによって支配される筋肉について、ここからくわしく見ていきましょう。

三叉神経が支配する第1鰓弓の筋

三叉神経は3本の枝に分かれることから、その名前がつきました。1番目の枝を**眼神経**《がんしんけい》、2番目の枝を**上顎神経**《じょうがくしんけい》、3番目の枝を**下顎神経**《かがくしんけい》と言います。

3本の枝はそれぞれ顔の皮膚と粘膜に分布して、顔面の感覚を伝えるのが主な役目です。それに加えて、3番目の下顎神経は咀嚼筋を支配して、下顎の運動を行っています。

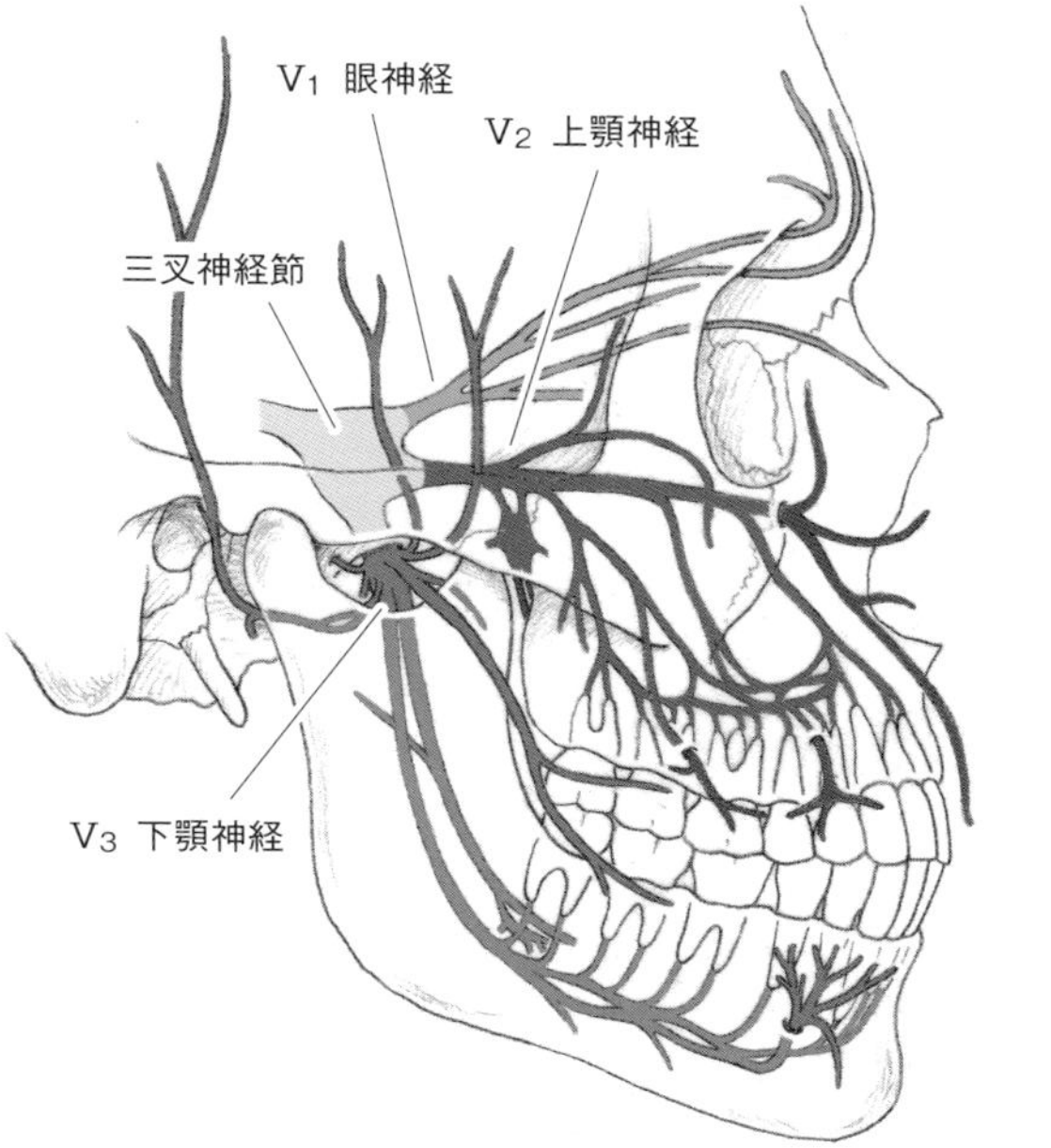

咀嚼筋《そしゃくきん》とは、下顎骨を動かす筋肉の総称です。全部で4つありますが、そのうち2つは体表から触れることができます。

こめかみに手を当てて、ぐっと歯を噛み締めてみてください。**側頭筋**《そくとうきん》が収縮して固くなるのがわかります。

また、顎のえらのところに触れながら噛み締めると、**咬筋**《こうきん》が固くなるの

三叉神経が支配する筋

咀嚼筋	側頭筋 → 下顎骨
	咬筋 → 下顎骨
	外側翼突筋 → 下顎骨
	内側翼突筋 → 下顎骨
その他の筋	顎舌骨筋 ← 下顎骨
	顎二腹筋前腹 ← 下顎骨
	鼓膜張筋 → ツチ骨
	口蓋帆張筋 → 軟口蓋

がわかります。
外側翼突筋《がいそくよくとつきん》と**内側翼突筋**《ないそくよくとつきん》は下顎骨の内側にあるので、外から触れることはできません。

そのほかに三叉神経に支配される筋肉として、**顎舌骨筋**《がくぜっこつきん》、**顎二腹筋**《がくにふくきん》の**前腹**《ぜんぷく》があります。どちらも下顎骨から起こります。**鼓膜張筋**《こまくちょうきん》はツチ骨に停止します。

これらの筋肉の起始と停止に注目してください。下顎骨の中心部のメッケル軟骨は第1鰓弓の軟骨でしたね。同じく耳小骨のツチ骨も第1鰓弓の骨格です。つまり、第1鰓弓の神経に支配されている筋肉は第1鰓弓の骨格に付いているのです。スッキリつながりませんか。

口蓋帆張筋《こうがいはんちょうきん》はちょっと変わっていて、行き先が軟口蓋《なんこうがい》です。この筋肉は鼓膜張筋の兄弟と思ってください。

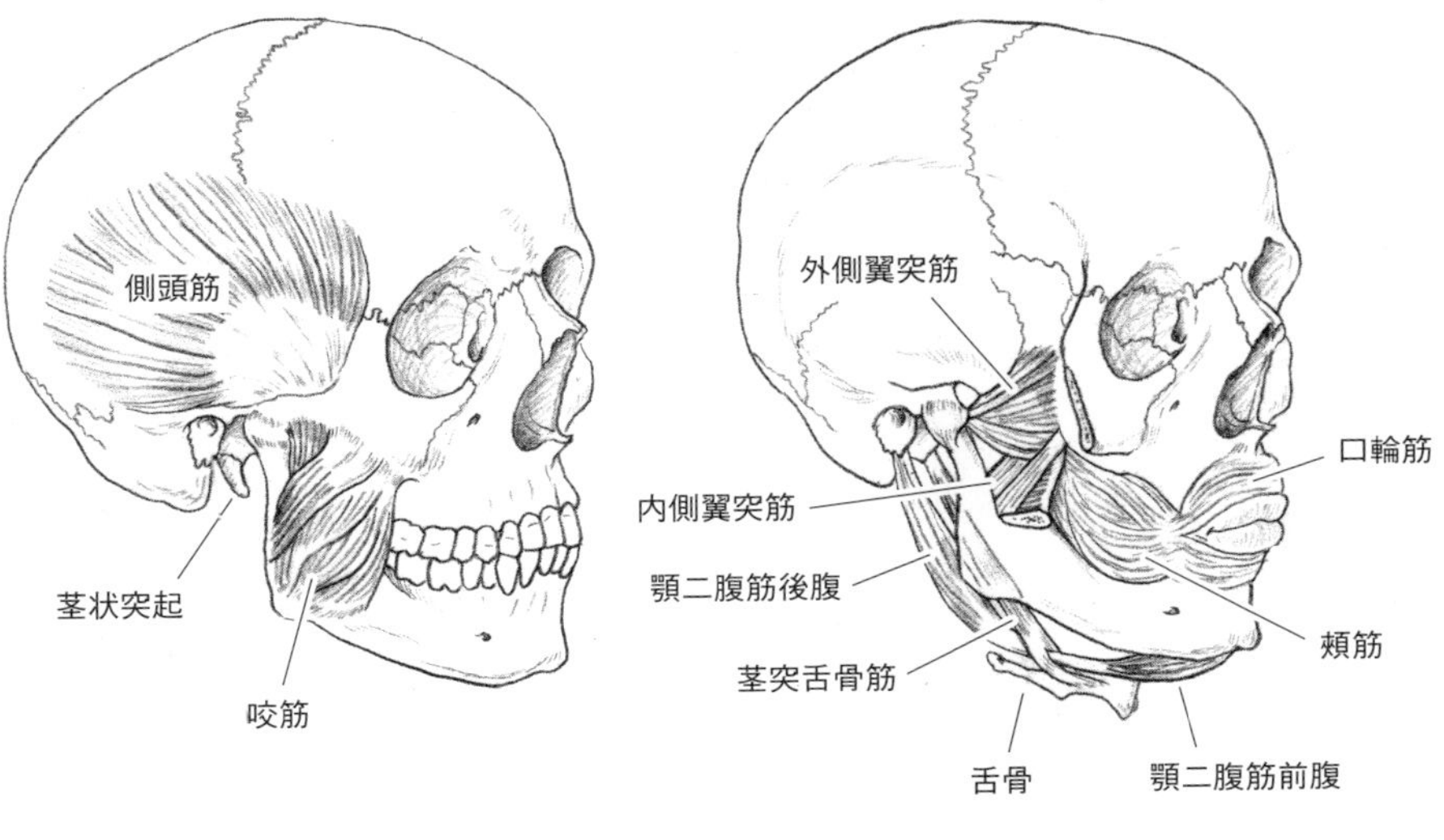

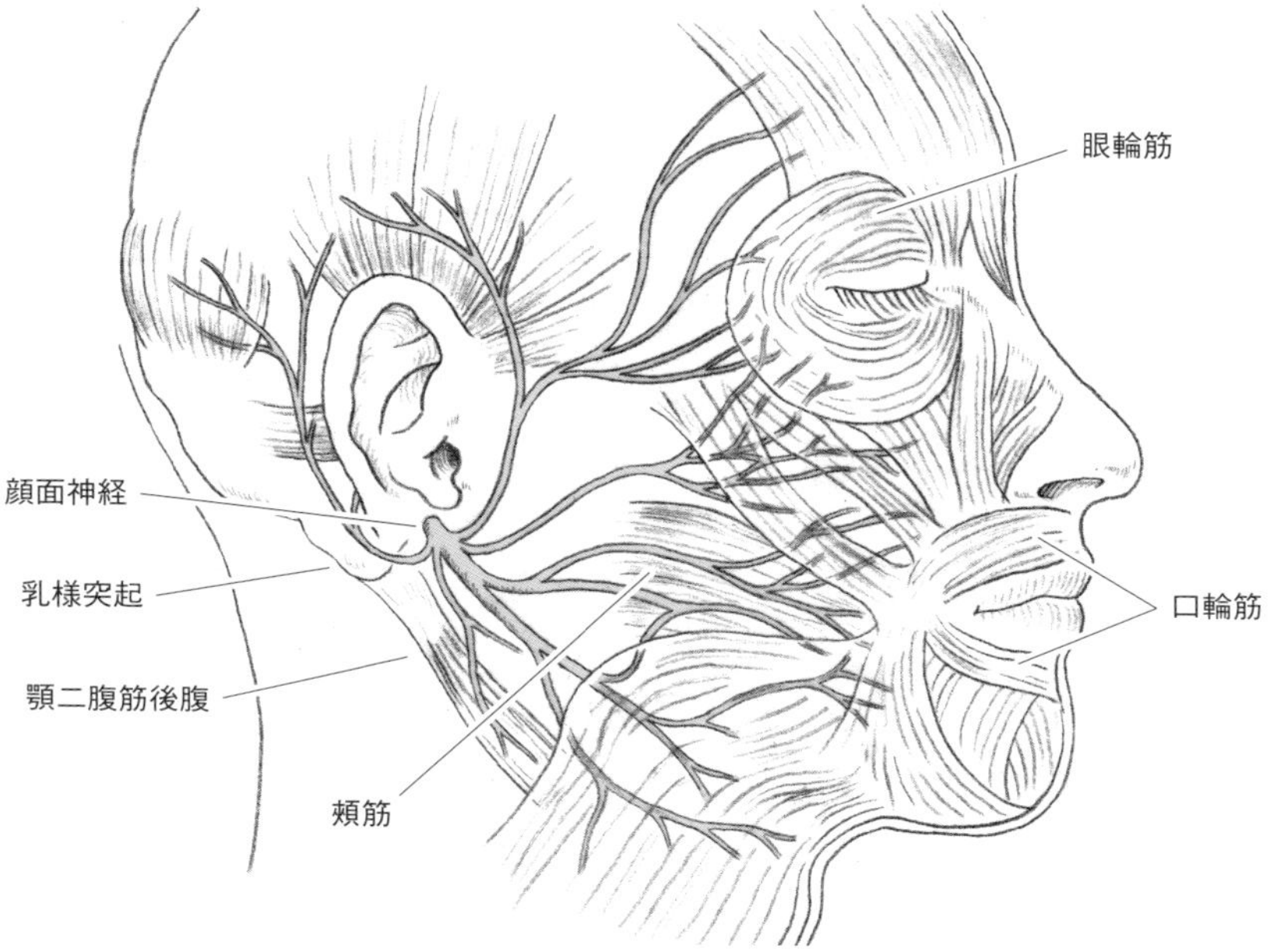

顔面神経が支配する第2鰓弓の筋

顔面神経の主な働きは、表情筋を支配して顔の皮膚の運動を行うことです。それ以外の働きとして、**顎下神経節**《がくかしんけいせつ》に行って唾液腺の分泌を支配したり、**翼口蓋神経節**《よくこうがいしんけいせつ》を経由して鼻粘膜を支配する副交感神経を持っています。さらに、舌神経に合流して、舌の前半の味覚を伝える感覚神経も含んでいます。

表情筋《ひょうじょうきん》は、顔面の皮膚の直下にある小さな筋肉で、すべて顔面神経に支配されます。頭部の授業（264ページ）でもお話ししたように、骨ではなく皮膚に停止するのが特徴で、顔の皮膚を動かします。

特に重要な表情筋として、次の3つを覚えていってください。まぶたを閉じる**眼輪筋**《がんりんきん》、唇を閉じる**口輪筋**《こうりんきん》、頬の壁を作る**頬筋**《きょうきん》です。頬筋というのは、ほっぺたをふくらませたときに、頬の壁に緊張を作る筋です。

そのほかに**顎二腹筋**《がくにふくきん》の**後腹**《こうふく》、**茎突舌骨筋**《けいとつぜっこつきん》、**アブミ骨筋**《こつきん》も顔面神経に支配されます。これらの筋肉の起始と停止に注目してみましょう。

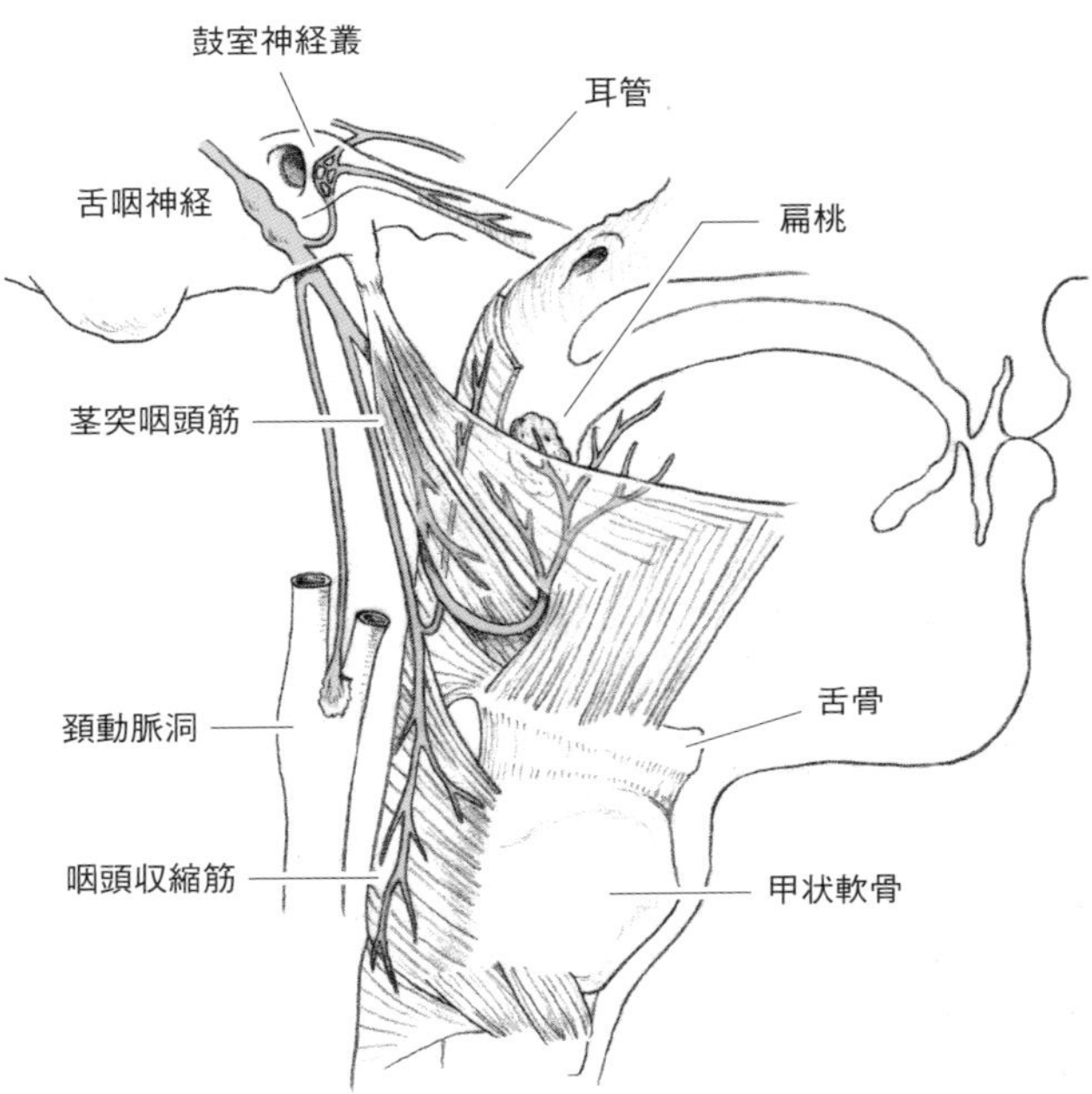

茎突舌骨筋は**茎状突起**《けいじょうとっき》から起こり、アブミ骨筋はアブミ骨に停止します。茎状突起もアブミ骨も第2鰓弓の骨格でしたね。

顎二腹筋の後腹は**乳様突起**《にゅうようとっき》から起こります。乳様突起は茎状突起のすぐ横にありますから、位置としてはそうハズレではない。

という具合に、第2鰓弓に由来する脳神経、筋肉、骨格の3者の間に密接な関係があります。

顔面神経が支配する筋

表情筋	眼輪筋
	頬筋
	口輪筋など
その他の筋	顎二腹筋後腹 ← 乳様突起
	茎突舌骨筋 ← 茎状突起
	アブミ骨筋 → アブミ骨

舌咽神経が支配する第3鰓弓の筋

舌咽神経は、名前からして、舌と咽頭を支配している神経だとわかります。この神経は、舌の後半の感覚を伝えるとともに、咽頭の運動と感覚を支配しています。

舌咽神経が支配する咽頭の筋肉は、大きく2つのグループに分けられます。

上部からやってきて咽頭を引っ張り上げる筋肉を**咽頭**《いんとう》**挙筋**《きょきん》と言います。**茎突咽頭筋**《けいとついんとうきん》、**口蓋咽頭筋**《こうがいいんとうきん》、**耳管咽頭筋**《じかんいんとうきん》といった筋肉がこのグループに含まれます。これらの筋肉の位置は、第3鰓弓の支配する領域に一致します。

咽頭の壁を取り囲む筋肉を**咽頭収縮筋**《いんとうしゅうしゅくきん》と言い、上・中・下の3部に分けます。咽頭収縮筋は咽頭神経叢《そう》に支配されています。この神経叢は、さかのぼっていくと舌咽神経と迷走神経の両方から枝を受けています。

迷走神経が支配する第4～第6鰓弓の筋

迷走神経は頸部を飛び出して、その名のとおり迷走して胸部と腹部の内臓まで行ってしまいます。内臓に向かう途中で、迷走神経は喉頭にも枝を送っています。首のところで分かれる**上喉頭神経**《じょうこうとうしんけい》と、いったん胸部まで下ってから、右は鎖骨下動脈、左は大動脈弓のところで反転して喉頭に向かう**反回神経**《はんかいしんけい》です。喉頭の運動と感覚が、迷走神経のもう1つの仕事なのです。

表に示したように、喉頭には小さな筋肉がたくさんありますが、迷走神経はこれらすべてを支配します。例えば、声帯の筋肉も迷走神経支配です。

ここで思い出してください。甲状軟骨とか輪状軟骨といった喉頭の軟骨は、第4～第6鰓弓から作られる軟骨でしたね。ここでも、骨格の由来と筋肉の位置がぴたりと一致しました。

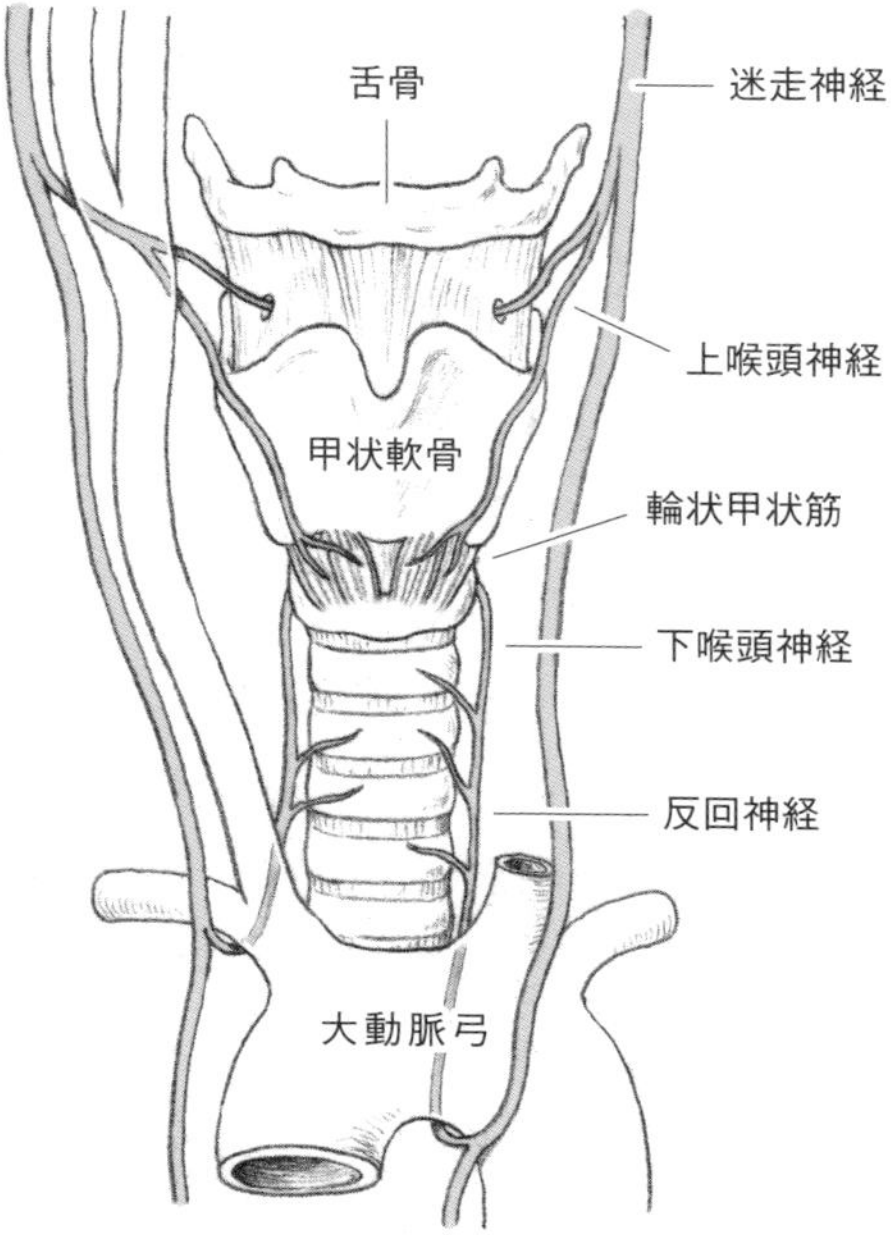

以上、鰓弓由来の神経と筋肉の関係をおさらいすると、次のようになります。

第1鰓弓：三叉神経が咀嚼筋、そのほか下顎骨やツチ骨と関連する小さな筋肉を支配する。

第2鰓弓：顔面神経が表情筋、そのほか茎状突起やアブミ骨と関連する小さな筋肉を支配する。

第3鰓弓：舌咽神経が咽頭壁の筋肉を支配する。

第4～第6鰓弓：迷走神経が喉頭の筋肉を支配する。

迷走神経が支配する筋

喉頭の筋	輪状甲状筋
	後輪状披裂筋
	外側輪状披裂筋
	声帯筋
	甲状披裂筋
	斜・横披裂筋
	披裂喉頭蓋筋

副神経は迷走神経の付属物

実はまだ登場していない鰓弓神経が1つ残っています。それは脳神経の11番、**副神経**《ふくしんけい》です。

副神経は英語ではaccessory《アクセサリー》 nerve《ナーブ》と言います。その意味するところは、迷走神経のアクセサリー、付属物なのです。したがって、副神経も鰓弓由来の神経の仲間に入れましょう。

副神経は、頚部の2つの筋肉を支配しています。

1つは**胸**《きょう》**鎖**《さ》**乳突筋**《にゅうとつきん》です。名前からわかるように、胸骨と鎖骨から起こり、側頭骨の乳様突起に停止する筋肉です。体表から見ると、この筋肉が首の後ろから斜め下に横切っているのがわかります。首を前に曲げたり、横に傾けたり、ねじったりする強力な筋肉です。

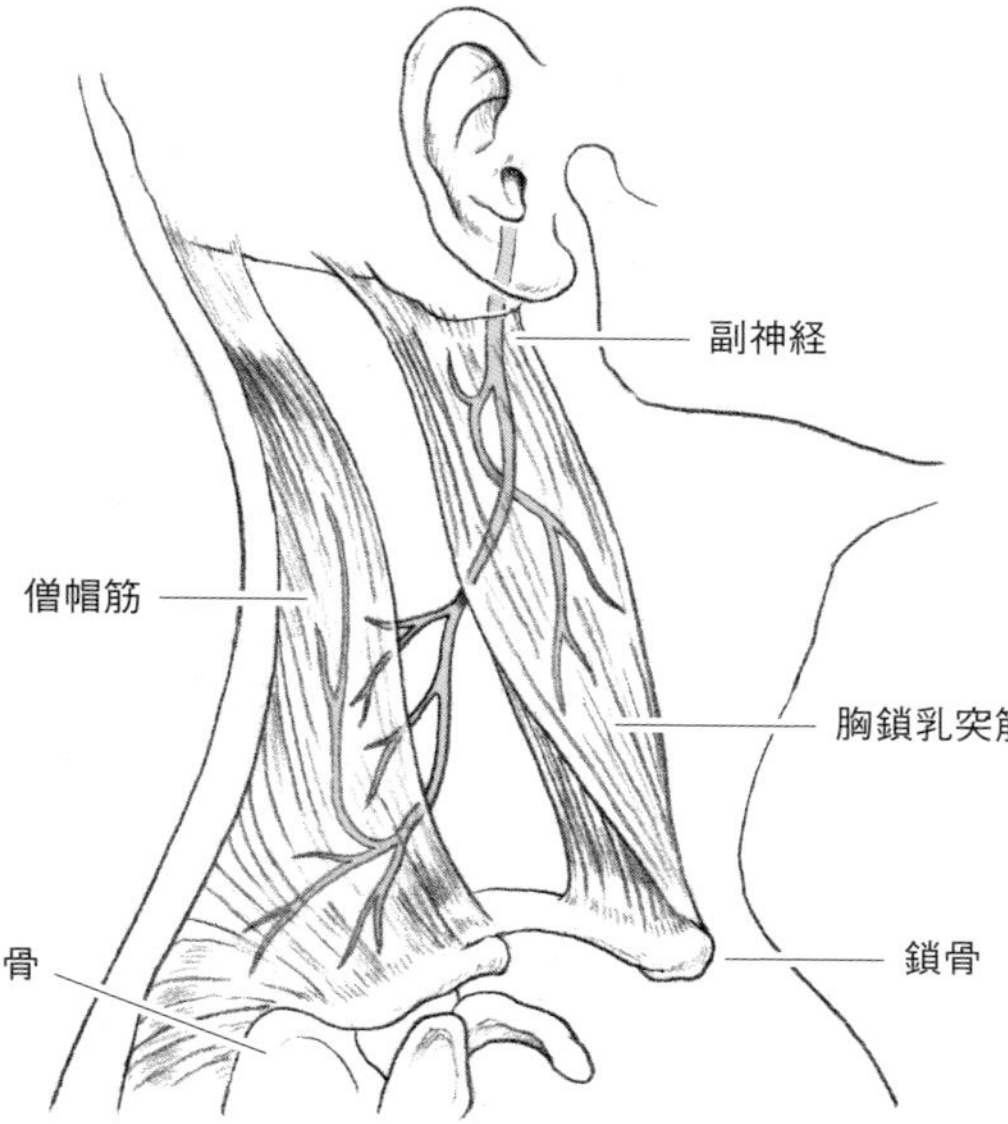

もう1つは僧帽筋《そうぼうきん》といって、体幹から肩甲骨に向かう大きな筋肉です。上肢帯の授業でお話ししたように（205ページ）、肩の盛り上がりを作る力強い筋肉です。

この2つの強力な筋肉は、副神経に支配されています。ということは、これらの筋肉も鰓弓由来と見なすことができるのではないか。実際そういう意見もあります。

しかし、別の意見もあります。こんな立派な筋肉は、ほかの鰓弓由来の筋肉とあまりにも性質が違うので、信じがたいという意見です。

実は、副神経には2つの根があります。延髄から出る延髄《えんずい》根《こん》と、脊髄から出る脊髄根《せきずいこん》です。

延髄根は迷走神経の一部が分かれたもので、本来の迷走神経に合流して咽頭神経叢に向かいます。したがって、これは鰓弓神経と言えます。

一方、脊髄根は、首から下の筋肉を支配する脊髄神経と同様の神経と考えられます。調べてみると、胸鎖乳突筋と僧帽筋に行っている神経線維は脊髄根から来ているので、これらの筋肉は鰓弓由来ではないという意見を述べる人もいます。

鰓弓由来の動脈

鰓弓器官のうち骨格、筋肉、神経の３つを見てきました。４つ目は血管です。

初期の胎児では、心臓から出てきた動脈は、左右に枝分かれしてそれぞれの鰓弓を通り、背側に向かいます。この鰓弓を通る枝を**鰓弓動脈**《さいきゅうどうみゃく》と言います。鰓弓動脈はアーチを描いて消化管の後ろにまわり、左右一対の**背側大動脈**《はいそくだいどうみゃく》につながっています。

鰓弓動脈は、魚のエラの動脈に相当するものです。はじめは左右対称の形をしていますが、心臓の発達に伴って、ダイナミックに姿を変え、大動脈弓とその枝を作り上げます。

第１鰓弓動脈と第２鰓弓動脈は初期に発達しますが、やがて退化していきます。また第５鰓弓動脈は姿を現しません。したがって、第３・４・６鰓弓動脈が残ります。それらがどのように変化していくか、見ていきましょう。

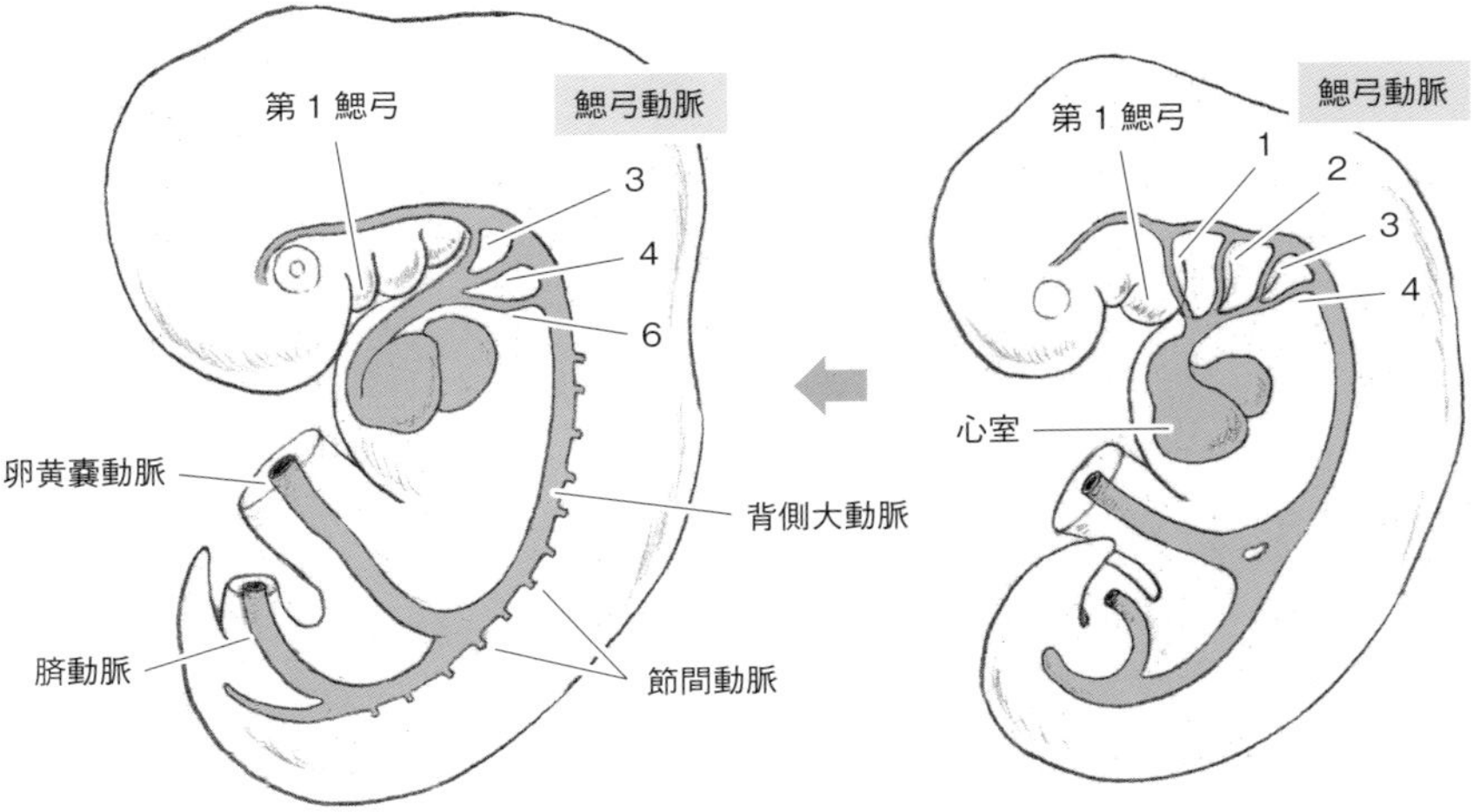

第3鰓弓動脈の先端部分は**内頸動脈**《ないけいどうみゃく》の起始部になり、根元の部分は**総頸動脈**《そうけいどうみゃく》になります。

第4鰓弓動脈は左右で運命が異なります。左は**大動脈弓**《だいどうみゃくきゅう》の一部に取り込まれ、右は**鎖骨下動脈**《さこつかどうみゃく》の起始部になります。

第6鰓弓動脈は**肺動脈**《はいどうみゃく》の起始部になります。胎児期に肺動脈と大動脈弓をつないでいる**動脈管**《どうみゃくかん》も第6鰓弓動脈に由来します。

迷走神経の走行が動かぬ証拠

鰓弓から作られた動脈は、いずれも心臓のすぐ近くにある動脈です。鰓弓由来の骨格や筋肉や神経は、顔から首にかけての構造を作っていました。しかし、鰓弓由来の動脈だけは、なぜか胸の中にある。大動脈弓や鎖骨下動脈は、首のあたりで生まれて、それが胸の中まで下がってきたことになります。不思議なことだと思いませんか？

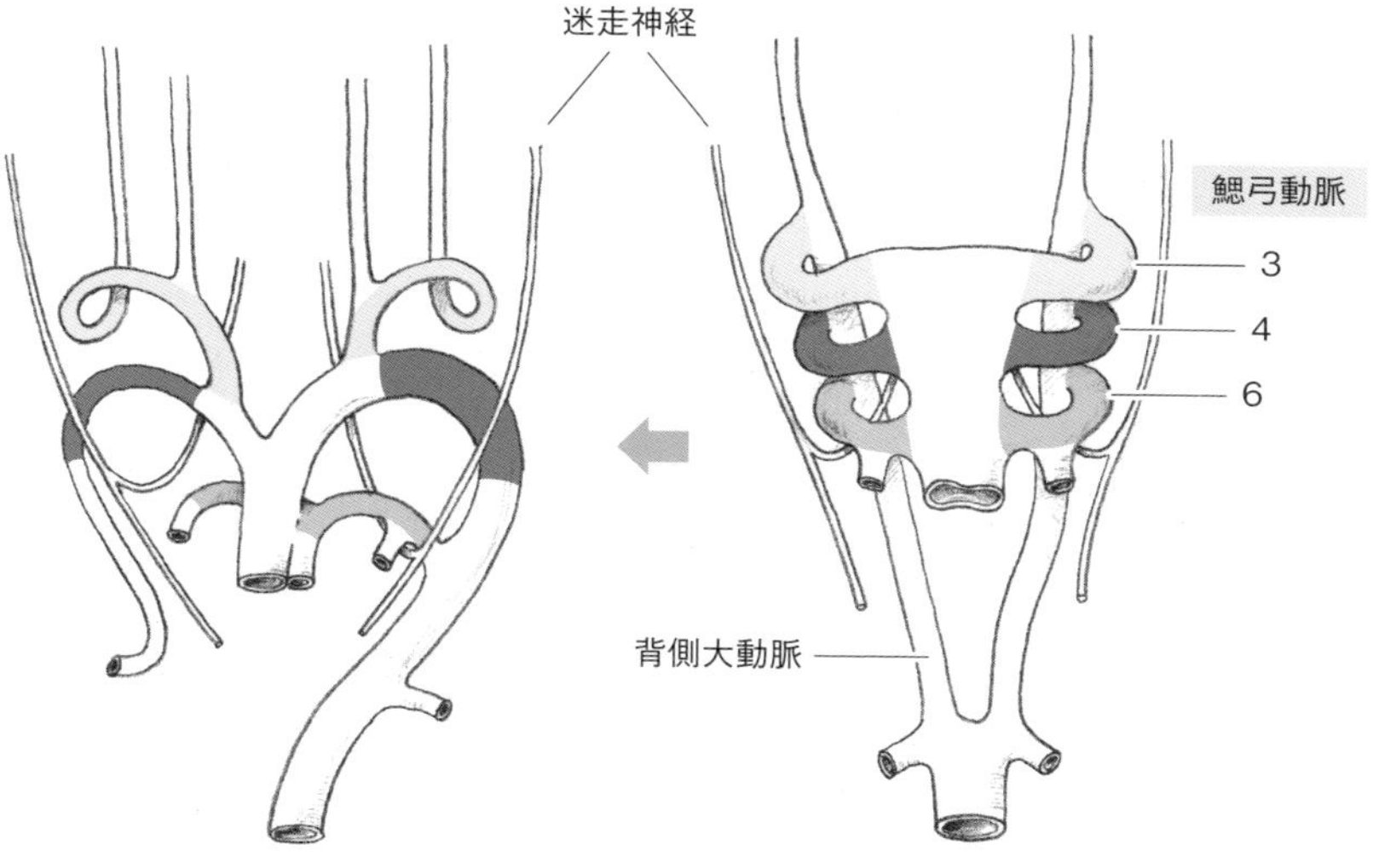

実は、成人の体の中にその証拠が残っているのです。それは、先ほど見た迷走神経の走り方です。

迷走神経は喉頭に枝を送るのですが、そのうちの上喉頭神経は、上から素直に喉頭に入っていきます。しかし、もう1本の反回神経は、胸の中までわざわざ下って、右は鎖骨下動脈、左は大動脈弓の下を通って、そこから反転して上昇し延々と首まで戻っています。

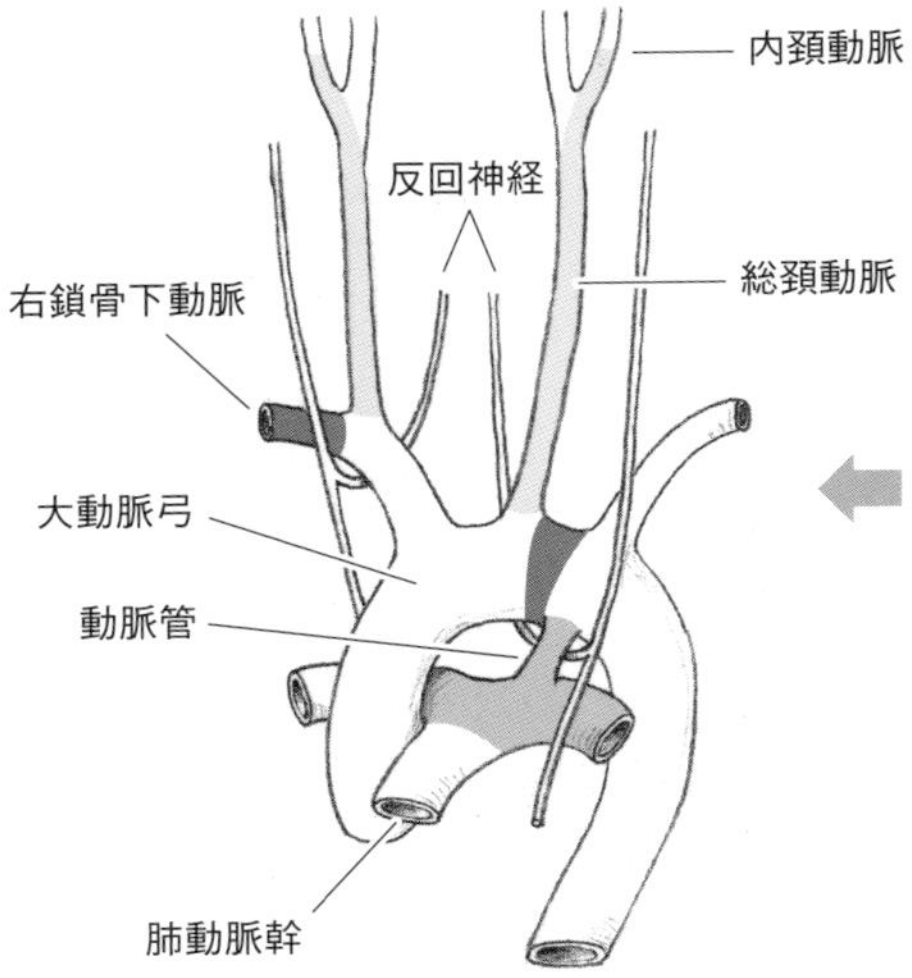

こんな面倒なコースをとる理由はこうです。

発生の初期には、迷走神経の一部は第6鰓弓動脈の下を通って、将来喉頭となる場所に枝を送っていました。ところが、その後、第6鰓弓動脈は肺動脈の起始部となり、心臓の発達に伴って胸の中まで下がってきてしまいます。その下を通っていた迷走神経の枝も、一緒に引きずられて胸まで下降し、Uターンして首に戻るコースをとるようになったのです。これが反回神経の成り立ちです。

その際に、右側では第6鰓弓動脈の遠位部が消失するために、反回神経の折り返しは一段繰り上がって、第4鰓弓動脈、すなわち鎖骨下動脈の下を通ることになりました。左側では第6鰓弓動脈の遠位部は動脈管として残りますので、反回神経は大動脈弓の下を通って折り返します。

鰓嚢からできるもの

最後に、**鰓嚢**《さいのう》から生じる器官を見ていきます。鰓嚢は、鰓溝の深部にあたる消化管の壁が左右に袋状に伸び出たものです。

第1鰓嚢は咽頭の上部にあり、細い管状に落ち込んでいって、**耳管**《じかん》と**鼓室**《こしつ》になります。中耳の鼓室が耳管を通して咽頭につながっているという話は前にしましたね。

第2鰓嚢は口腔と咽頭の境目に小さなくぼみを作ります。そこにリンパ組織が集まって**口蓋扁桃**《こうがいへんとう》になります。

第3鰓嚢より下の鰓嚢からできる器官は、もはや消化管とのつながりを失ってしまいます。

第3鰓嚢は消化管から突き出て、胸の前面に集まって**胸腺**《きょうせん》になります。また一部は、甲状腺の後面にくっついて**副甲状腺**《ふくこうじょうせん》になります。

第4鰓嚢も甲状腺にくっついて副甲状腺になります。完成した甲状腺の裏側を見ると、上下に二対の副甲状腺が付いています。上の一対は第4鰓

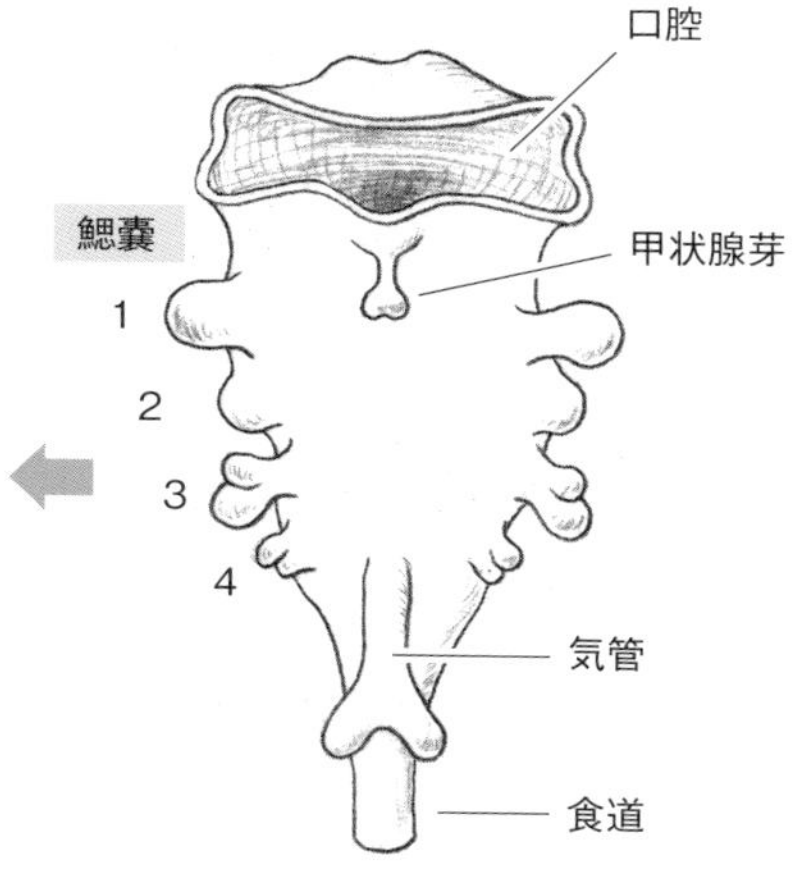

鰓嚢からの派生物

第1鰓嚢	耳管、鼓室
第2鰓嚢	口蓋扁桃
第3鰓嚢	胸腺、下副甲状腺
第4鰓嚢	上副甲状腺
第5鰓嚢	甲状腺の傍濾胞細胞

弓に由来し、下の一対は第３鰓弓に由来します。移動の過程で上下が逆転するわけです。

第５鰓嚢からは細胞がバラバラに飛び出していって、甲状腺の中に潜り込みます。この細胞は、カルシトニンというホルモンを分泌する内分泌細胞になります。甲状腺の濾胞の周辺にあるために、**傍濾胞《ぼうろほう》細胞《さいぼう》**という名前が付いています。

甲状腺《こうじょうせん》は鰓嚢とは関係がないのですが、同じように消化管から伸び出てきます。ただし鰓嚢とは違って、消化管の横ではなくて前に伸び出てきます。出発点は舌の付け根にあるのですが、そこから下に落ち込んでいって、消化管と切り離されて、最終的に首の前面におさまります。

というわけで、脊椎動物の胎児にはエラのなごりの構造があり、人間はそれを首から胸にかけてのいろいろな器官に転用していることがわかりました。

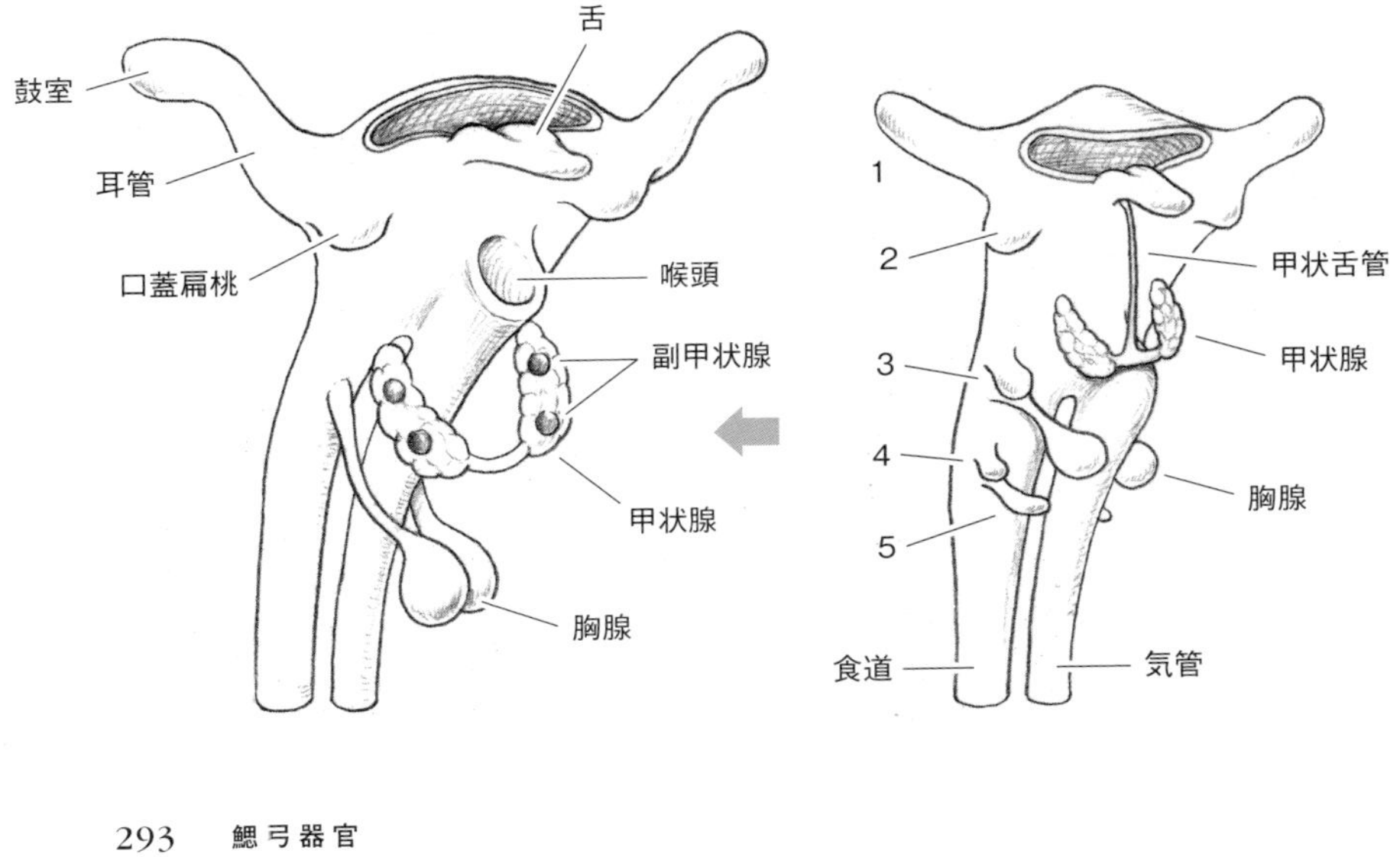

人体の発見の歴史

東大解剖学講義◉第13回

東大解剖学講義◉第13回

「人体の発見の歴史」

きょうは解剖学の歴史の話をしようと思います。

人体解剖が盛んに行われ、人体の構造と機能が活発に研究されるようになったのはルネサンス期、特に16世紀以降のことです。しかし、それ以前にも、もちろん医学・医療は行われていました。古代からルネサンス期までの医学がどんなものだったか、そこから話を始めましょう。

医学の元祖ヒポクラテス

紀元前4世紀に活躍したヒポクラテスは、医学の父、元祖と言われる人です。

ヒポクラテスは、地中海東部のエーゲ海に浮かぶコス島という島で生まれました。ここは古代ギリシア文明が発達した場所で、アスクレピオス神殿というヒポクラテスにゆかりの遺跡が残っています。

ヒポクラテスの名前を冠した『ヒポクラテス集典』という文書が現代まで残っています。その中にあるのが有名な「ヒポクラテスの誓い」です。

ヒポクラテスの誓いにはこんなことが書いてあります。

「これらの神々を証人として、誓いを立てます。そして私の能力と判断力の限りを尽くして、この誓いとこの約定を守ります。この術を私に授けた人を両親同様に思い、生計をともにし、この人に金銭が必要になった場合には私の金銭を分けて提供し、この人の師弟を私自身の兄弟同様とみなします。私の息子たち、私の師の息子たち、医師の掟による成約を行って契約書をしたためた生徒たちには、医師の心得と講義その他すべての学習を受けさせます。しかしその他の者には、だれにもこれを許しません」

現代の医師とはずいぶんイメージが違いますね。

ここに描かれた古代の医師の姿は、アスクレピオス神を理想としてあがめる医者のギルド、血縁によって結ばれた閉鎖的な集団であったということがわかります。

こんなことも書いてあります。「これは患者の福祉のためにするのであり、加害と不正のためにはしないようにつつしみます」。医療倫理についての誓いですね。

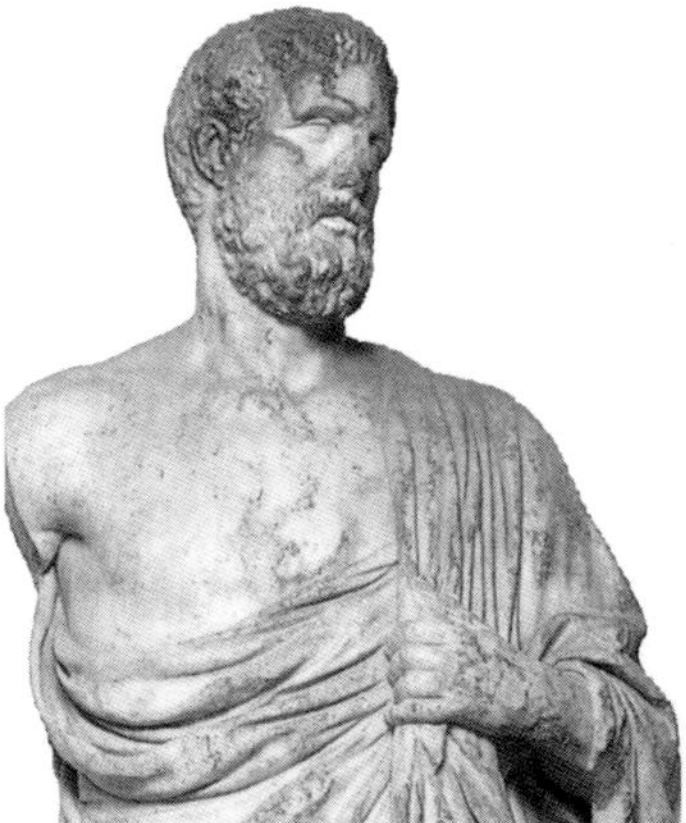

ヒポクラテス（紀元前460年頃～紀元前377年頃）

「あらゆる故意の不正と加害を避け、特に男女を問わず、自由民であると奴隷であるとを問わず、情交を結ぶようなことはしません」。現代風に言うと、医師の特権的な立場を利用してセクシャルハラスメントをやりませんということです。

「治療の機会に見聞きしたことや、治療と関係なくても他人の私生活についての漏らすべきでないことは、他言してはならないとの信念を持って、沈黙を守ります」。これは医師の守秘義務にあたるものです。

このように医師が守るべき倫理が、紀元前4世紀にすでに明記されていたのです。

では、当時の医療水準、医療技術はどの程度のものだったのでしょうか。

ヒポクラテスの誓いの中にも、医療に関する記述がみられます。例えば、食事療法を施す、致死薬は与えない、堕胎《だたい》の器具を与えない、膀胱結石の砕石術《さいせきじゅつ》は専門家に任せる、などと書いてあります。

しかし、その他のヒポクラテスの文章を見る限り、当時の医療は基本的には自然治癒力を助長する、といえば聞こえはよいのですが、要するに放っておくだけで何もしません。食事療法とか、湯たんぽで温めるとか、入浴、浣腸《かんちょう》、マッサージなどといった養生が中心で、積極的な治療はほとんど行われませんでした。薬としては、下剤とか、催吐薬、睡眠薬のようなものはあったと思います。外科的な治療といえば、骨折や脱臼の処置、傷の治療、包帯ぐらいです。

したがって、現在われわれがあずかっているような医療の恩恵は、当時はほとんど存在しなかったと言えるでしょう。

現在の医療技術はいつ頃発達してきたか

ヒポクラテスの時代から現代までの間に、医療水準はどのように進歩してきたと思いますか？

ずばり言ってしまうと、古代の医療水準は19世紀に入るまでほとんど進歩せずにそのままでした。現在われわれが持っている医療技術の大部分は、19世紀以降に急速に発達してきたものなのです。

例えば、最も基本的な診察技術である打診や聴診ですら、普及したのは19世紀に入ってからです。それ以前は、胸を叩いて音を聴くことも、聴診器で音を聴くことも行われていませんでした。

外科手術の分野でいうと、麻酔が開発されたのも19世紀です。麻酔がない時代、外科医はいかに早く手術をするかが勝負でした。５秒で手術が終わるのが名人だったのです。当然、胸や腹の深いところの手術はできませんでした。

消毒法が開発されたのは19世紀後半です。それ以前は消毒をしないで手術をしていたので、化膿するのが当たり前でした。それは傷が治る過程で仕方なく起こるものだと思われていました。当然、手術に伴う死亡率も高かったのです。

消毒法が普及する前、帝王切開をした母親の死亡率は何％ぐらいだったと思いますか？

――【学生】　50％くらいでしょうか……

なんと100％なのです。つまり、帝王切開は必ず母親が亡くなる手術でした。放っておけば母親も子供も亡くなる、子供だけでも助けようというのが帝王切開だったわけです。

ガレノスの解剖学

古代の解剖学について語るとき忘れてはならない人物がもう一人います。ガレノスです。

ガレノスは古代ローマ帝国時代に活躍した医師です。トルコのペルガモンで生まれ、コリント、スミュルナ、アレキサンドリアで医学を学び、最終的には世界の中心のローマで名声を博しました。

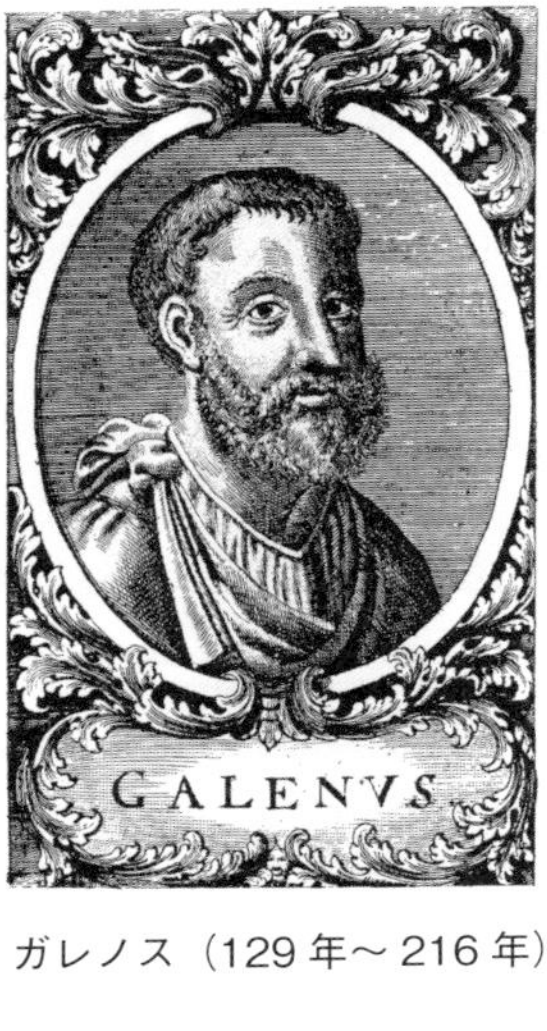

ガレノス（129年～216年）

ガレノスは人体解剖は行いませんでしたが、サルをはじめとした動物の解剖を行い、多くの著作を書き残しました。その著作は、のちに、中世後期からルネサンスにかけてヨーロッパで再び科学が盛んになったときに最高の権威とされ、大きな影響力を持ちました。

ガレノスの著作はもともとギリシア語で書かれたのですが、ラテン語に翻訳されて、15世紀から繰り返し全集が出版されました。現在よく用いられているのは19世紀初頭に出版されたキューン版のガレノス全集で、全21巻、2万ページ、新書判で200冊ぐらいの分量があります。それでもガレノスの著作のごく一部にすぎません。

彼の『自然の機能について』という著作に、当時の解剖の様子が描かれています。その一部を紹介しましょう。

「まず尿管の前面にある腹膜を切開し、次には、結紮《けっさつ》によって尿管を（膀胱から）遮断し、それから次に、動物を包帯で縛り付けた上で、放すようにすべきである――そうすれば、もう放尿することはないだろうからである。その後で、外側の包帯を解いて、膀胱は空であるが、尿管は尿で十分満たされて拡張し、流れ出しそうになっているのを見せ、その後、結紮を取り除くと、たちまち膀胱が尿で一杯になるのが明白に見てとれることになる。（中略）

それからもう一度、まず尿で一杯になっているほうの尿管を切開して、そこから尿が、ちょうど瀉血《しゃけつ》に際しての血液のように噴出するところを示し、その後、他方の尿管をも切開し、両方の尿管がともに切開された状態で、動物を外側から包帯し、これで十分（時間が経った）と思われるときに、包帯を解くのである。すると、膀胱は空になっているが、ちょうど腹膜の間の領域がすべて、まるでその動物が水腫にかかっているかのように、尿で一杯になっているのが見てとれるだろう」（種山恭子訳）

ガレノスは、生きた動物の泌尿器を解剖していたことがわかります。しかも、尿管を一時的に縛って閉鎖したのち開放し、さらに切開するという手順を踏んでいます。この手順の意図するところが何だかわかりますか？

彼は、膀胱が尿を一時的にためておく器官であることと、その尿は腎臓から送られてくることを実験的に証明しているのです。ガレノスは、動物の生体解剖を行うことで、たんに構造を観察するだけでなく、器官の機能を明らかにしようとしていたことがわかります。

ヴェサリウスによる人体の発見

16世紀にヴェサリウスという人物が登場します。彼は近代医学の出発点と言われる人で、ルネサンス期のヨーロッパで活躍しました。

ヴェサリウスはブリュッセルで生まれ、パリ大学で医学を学んだあと、北イタリアのパドヴァ大学で外科学と解剖学の教授になりました。

一五四三年に出版した『ファブリカ』と『エピトメー』は歴史的な大著と言われ、当時の人々に衝撃を与え、解剖学を最先端の科学に押し上げました。

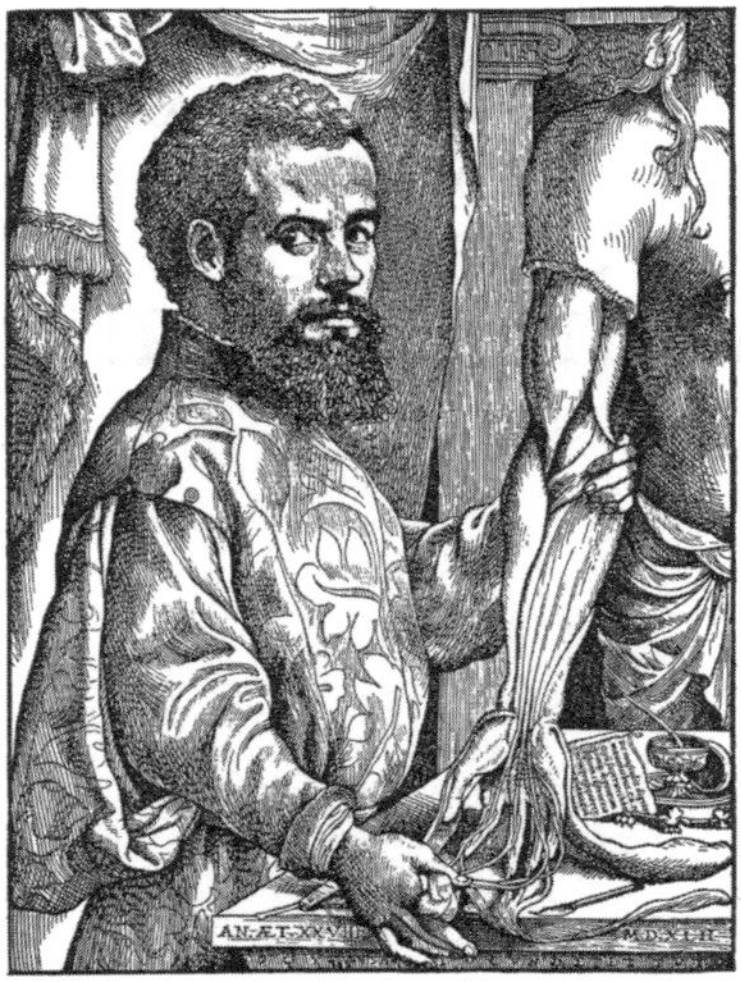
ヴェサリウス（1514年～1564年）

『ファブリカ』の扉ページをお見せしましょう。

上のほうにラテン語でタイトルがこう記されています。『ブリュッセルのアンドレアス・ヴェサリウス、パドヴァの医学校の教授、人体構造論7巻』。

扉絵の中央に、ヴェサリウス本人が描かれています。解剖体の左側に立って、内臓のあたりを指し示しながら説明をしている人物がそれです。この扉絵には象徴的な意味が込められていますが、その意味を理解するためには、当時一般的に行われていた解剖の様子を知る必要があります。

『ファブリカ』の扉

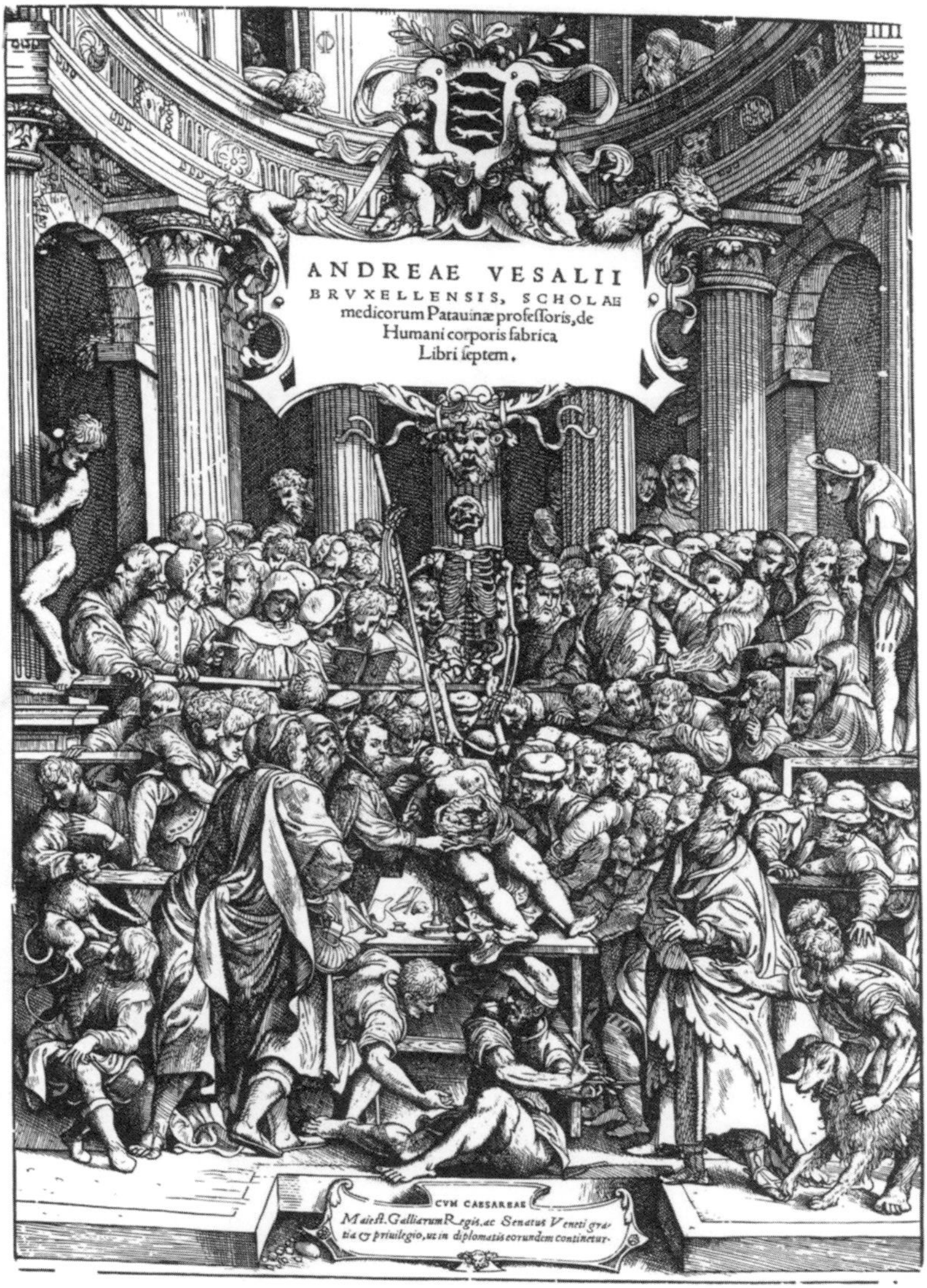
ANDREAE VESALII
BRVXELLENSIS, SCHOLAE
medicorum Patauinæ professoris, de
Humani corporis fabrica
Libri septem.
CVM CAESAREAE
Maiest. Galliarum Regis, ac Senatus Veneti gratia & priuilegio, ut in diplomatis eorundem continetur.
BASILEAE.

下の絵は、15世紀のドイツ人医師ケタムがまとめた『医学叢書』にのっている当時の解剖の様子です。この絵の中で解剖学者はどの人かわかりますか？

中央にメスを持って体を切り開いている人物がいますが、彼は「執刀者」といって、解剖学者ではありません。右隣にいるのは「示説者」といって、棒を持って指し示す人です。

解剖学者は高い所の椅子にふんぞりかえっています。何をするのかというと、書物を読むのです。「胸の中にはこれこれの内臓があるぞ」などと読み上げるわけです。そうすると執刀者が切り開いて、示説者がその場所を示す、という分業体制で解剖を行っていたのです。

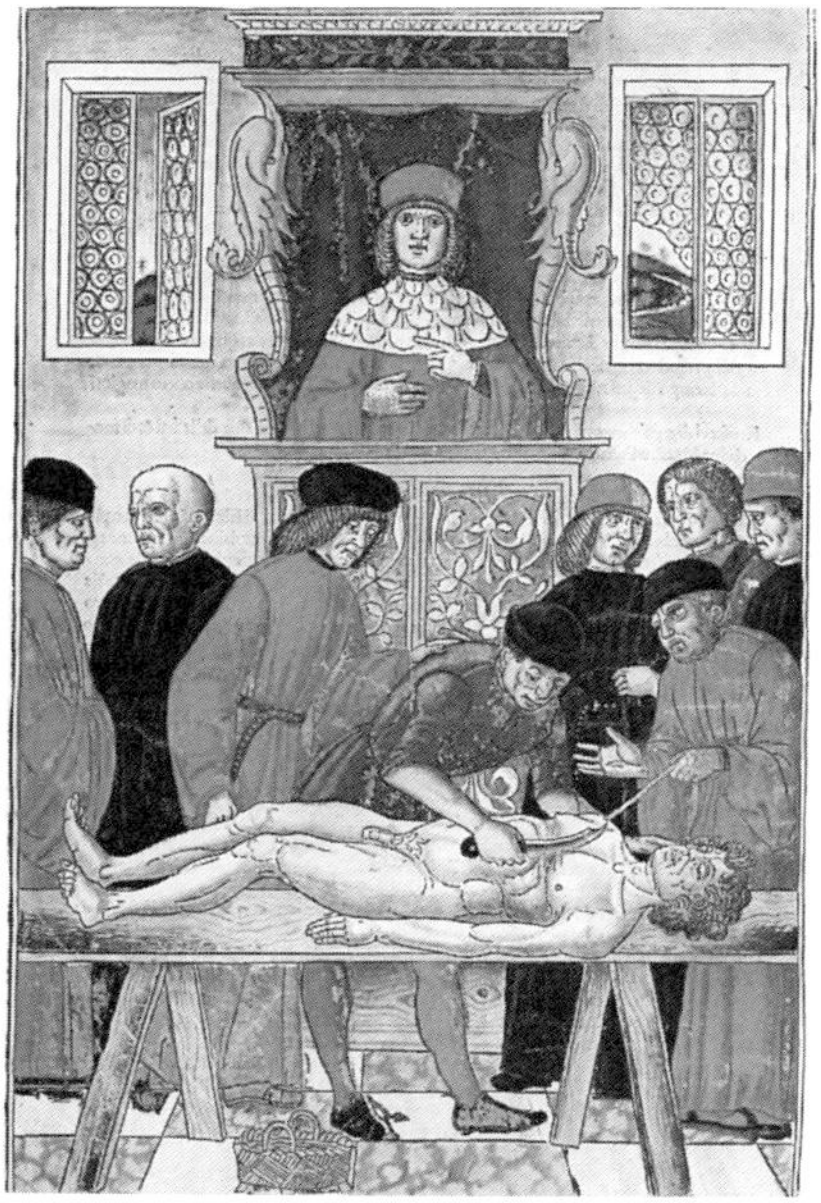

ここで解剖学者が読み上げる書物とはどんな書物か、そこが問題です。

ルネサンス期に解剖学の権威ある書物とされていたのは、先ほど紹介したガレノスの著作でした。ガレノスはサルの解剖しかしていません。著書にもサルの解剖をしたと、はっきり書いています。にもかかわらず、ルネサンスの人たちはガレノスを尊敬するあまり、人体のことが書かれていると思いこんでしまったらしいのです。その結果、実際の解剖所見と食い違うところが出てくるわけです。

例えば、胸骨は7個に分かれているとガレノスは書いていますが、本当は3個です。7個というのはサルの胸骨なのです。実際に解剖してみると、人間の体はガレノスの本とは違うことがわかります。

そのときルネサンスの解剖学者たちはどう対処したかというと、人間の体のほうが間違っていると考えたのです。ローマ時代の人は奴隷としてガレー船を漕いだので胸が発達した、だから胸骨が7個に分かれていた。現代の人間は退化して胸骨が3個になったのだと。そういう理屈をこねて、つじつまを合わせました。

人体こそ探究するべき対象であるという認識が、当時はなかったのでしょう。そのため人体解剖によって得られた情報がフィードバックされることなく、書物の間違った知識がそのまま温存されていました。

それをヴェサリウスは変えたのです。

『ファブリカ』の扉絵に描かれたヴェサリウスは自分で解剖をし、自分で解説をしています。書物ではなく、人体の中にこそ真実があるということを人々に示しているのです。

扉絵の中で、解剖台の手前に座ってメスを研いでいるのは、職を失った執刀者です。また、ガイコツの隣で書物に読みふけっている人物は、人体に眼をくれようともしない愚かな人を象徴しています。

ヴェサリウスは自然である人体を観察し、その中に真実を求めました。『ファブリカ』は人体そのものを指し示す書物として出版され、大きなインパクトを与えたのです。

『ファブリカ』の解剖図

『ファブリカ』全7巻の構成は次のようになっています。

第1巻　骨格　　第5巻　腹部内臓
第2巻　筋肉　　第6巻　胸部内臓
第3巻　血管　　第7巻　頭部の器官
第4巻　神経

この目次建ては、現代の解剖学書にも通じる構成です。第4巻までは系統解剖を扱い、第5巻以降は局所解剖を扱っています。このような組み合わせで人体を網羅するやり方は、ヴェサリウスが最初です。

『ファブリカ』はその内容もさることながら、すぐれた解剖図によって大きな影響を与えました。特に有名なのは、背景の中にすっくと立っている骨格人間を

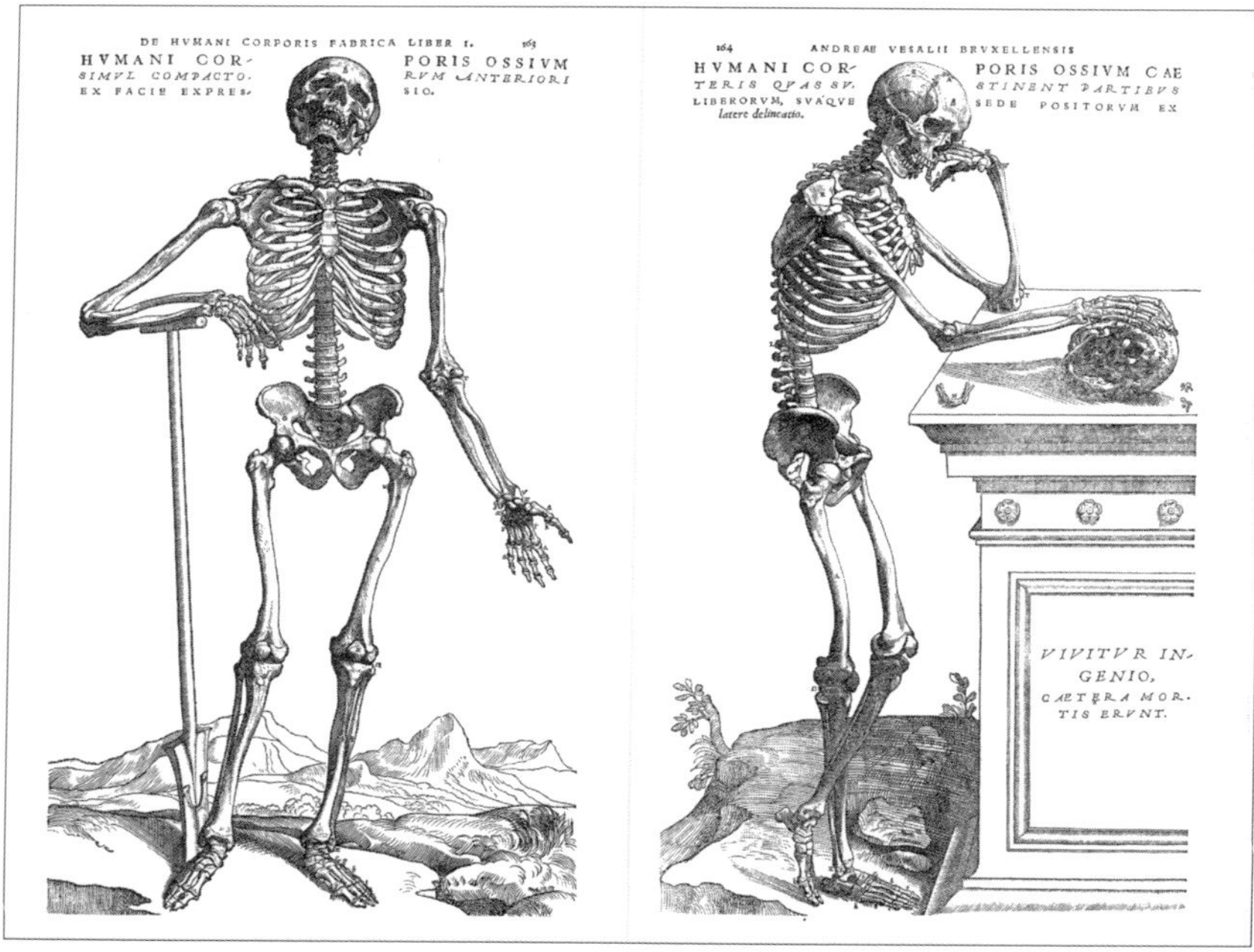

前と横から描いた図です。

第2巻の筋肉人間も、きわめて正確に描かれています。解剖を学んだ学生なら、例えばこの筋肉は大胸筋で、三角筋で、上腕二頭筋で、縫工筋でと、たちどころにわかります。

この解剖図の面白いところは、並べてみると、背景がつながってパノラマになっているのです。古代ローマの遺跡が残っている風景で、パドヴァ郊外の温泉地だと言われています。

こうして近代医学が出発しました。古代の書物を盲目的に尊重していた時代から、実際に人体を解剖してみて、人体の中の真実を求める時代へと変わったのです。

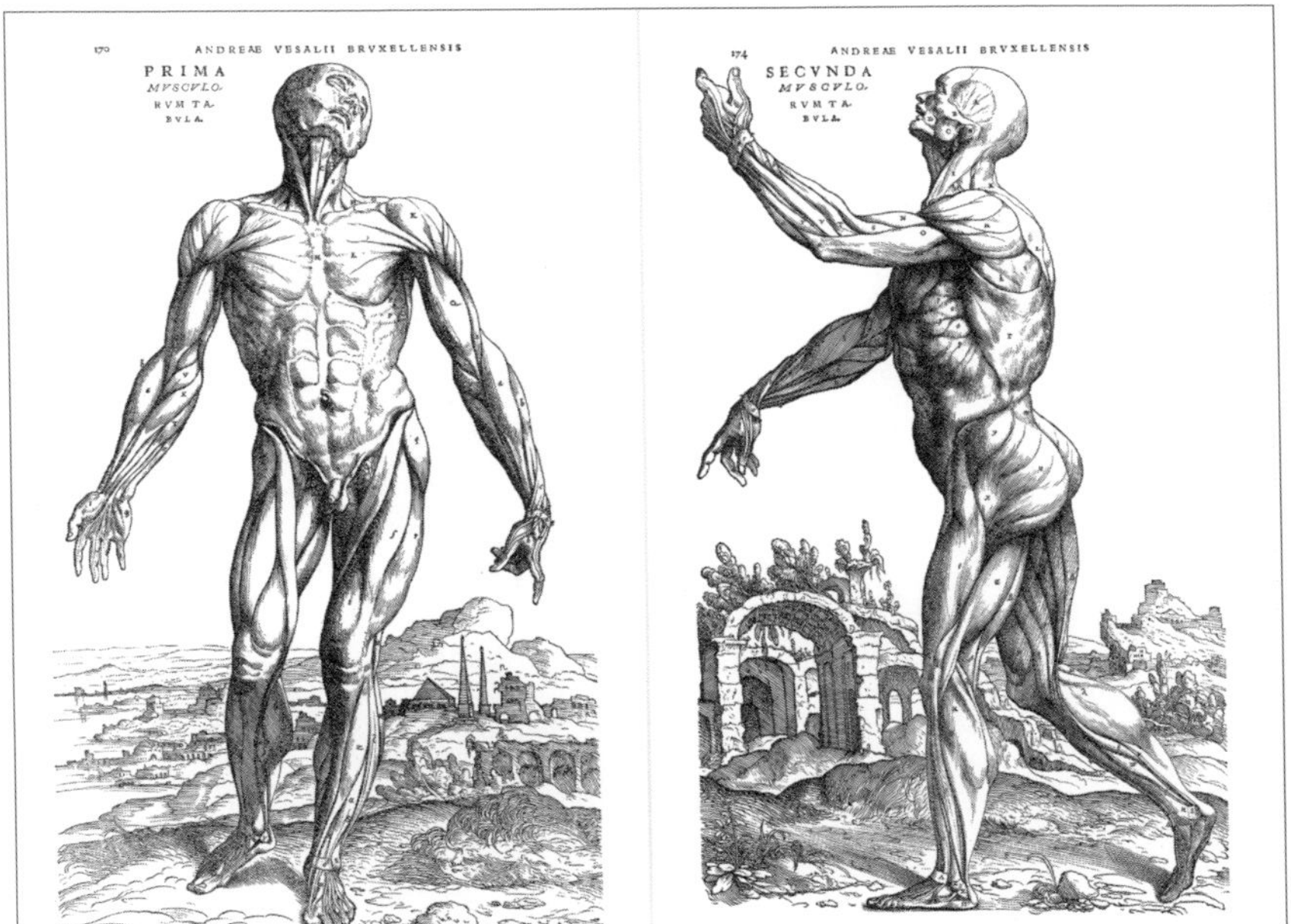

ハーヴィーの血液循環論

16世紀と17世紀は、解剖することによって新しい発見が次々にもたらされた時代です。人体解剖は、時代の最先端を行く科学になったのです。

なかでも大きな発見は、一六二八年にイギリス人ウィリアム・ハーヴィーが発表した血液循環論です。

現在、われわれは心臓と血管は血液を循環する装置だということを知っています。しかし、全く同じ構造を見ながら、ハーヴィー以前の人は血液が循環しているとは考えていませんでした。彼らは伝統的なガレノス説を信じていたからです。

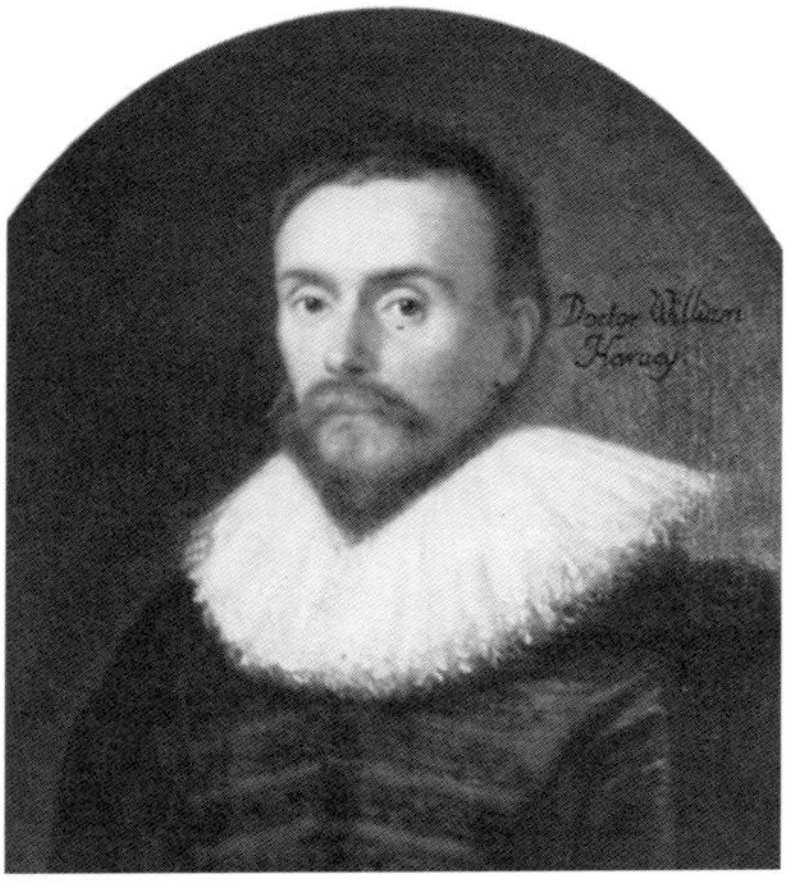

ウィリアム・ハーヴィー
（1578年〜1657年）

ガレノス説とはどういうものか、簡単に説明しましょう。

解剖してみると、全身に分布している静脈と動脈がしばしば神経と一緒に並んでいるのを見ます。そこでガレノスは、静脈と動脈と神経は、全身に何かを分配するパイプであると考えました。

ガレノス説によれば、静脈は栄養を運ぶパイプです。腸で吸収された栄養は、門脈を通って肝臓まで運ばれます。栄養は肝臓で静脈血に作りかえられて、静脈を通して全身に分配されるというわけです。

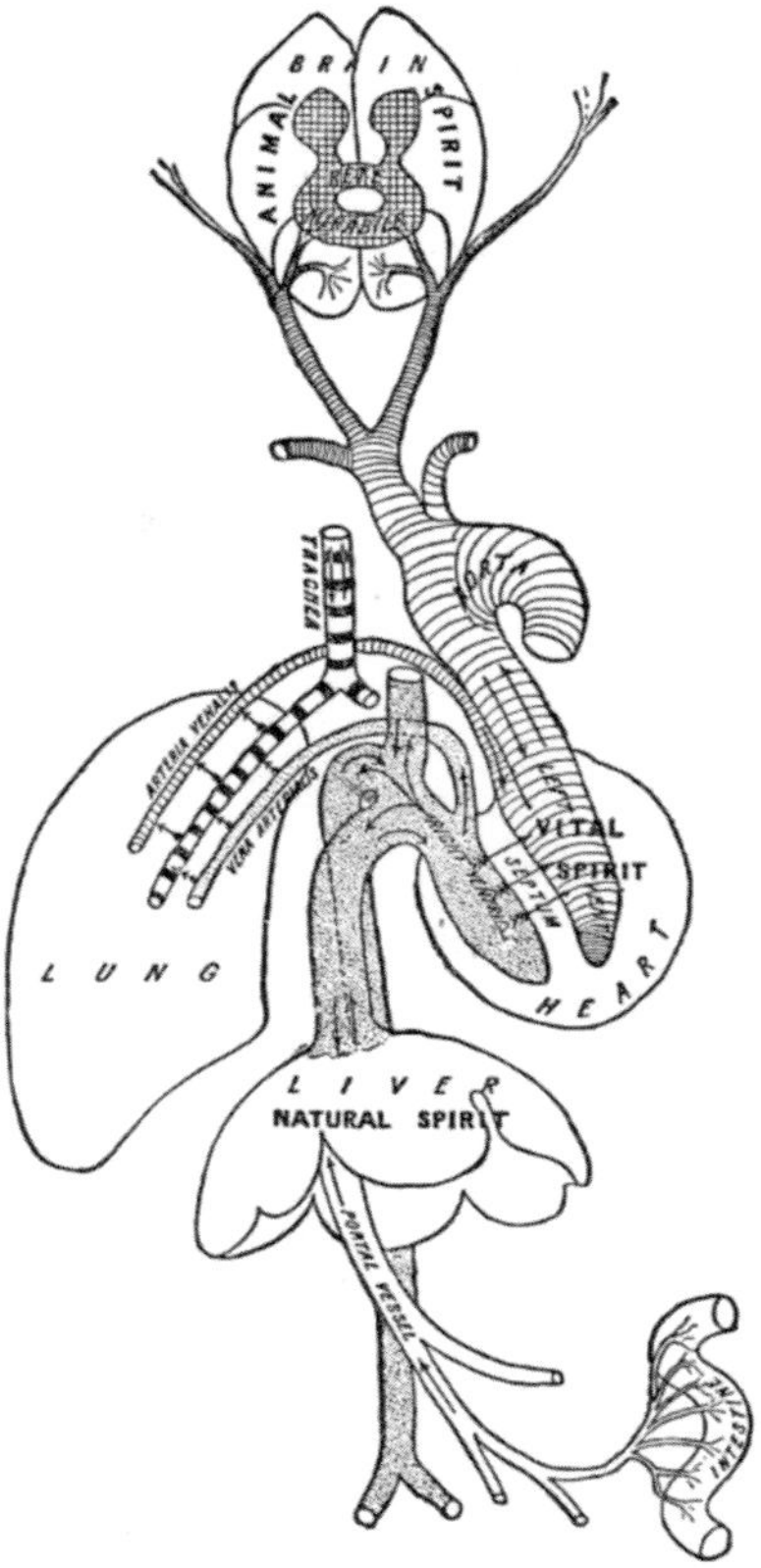

動脈は「生命のスピリット（精気）」を運ぶパイプです。右心室から左心室に血液がしたたり落ちます。そこへ外界から肺に取り入れたスピリットが肺静脈を通ってやってきて、左心室でスピリットに富んだ動脈血ができます。そのスピリットを全身に分配するのが動脈なのです。動脈血がスピリットを多量に含んでいる証拠に、動脈を見ると拍動しているではないか、これはスピリットの拍動なのだというわけです。

神経は、脳で作られた「神経液」を運ぶパイプです。動脈血の一部が脳底部に運ばれて、そこに鼻を通して外界から取り入れたスピリットが加わって神経液ができます。神経液は脳室の中で脳の働きを営むとともに、末梢神経を通して全身に運ばれ、運動や感覚の働きをするというわけです。

これは実によくできた理論体系で、古代からずっと信じられてきました。あのヴェサリウスでさえも、ガレノス説を信じて当然のことと考えていました。それをハーヴィーは、解剖による観察に基づいて、ひっくり返したのです。

ハーヴィー以後の解剖学者たち

ハーヴィーが血液循環の原理を証明したことで、ガレノス以来の伝統的な医学は権威を失いました。当時の医師たちはショックを受けたことでしょう。彼らは、新たな視点で解剖を行い、いろいろな器官をくわしく観察して、その構造と機能を探求するようになります。そのうちの何人かを紹介しましょう。

トマス・バルトリンはデンマークの解剖学者です。彼の大きな業績は、一六五二年にリンパ管を発見したことです。彼は腸間膜《ちょうかんまく》を観察し、小腸で吸収された脂肪を含むリンパ管を発見しました。その後の研究で、リンパ管は全身で体液を回収するシステムであることがわかりました。

イタリアでは、マルピギーが顕微鏡を使って多くの発見をしました。なかでもカエルの肺を顕微鏡で観察して、毛細血管を発見したのは大きな功績です。当時、ハーヴィーの血液循環論は多くの人に認められていたものの、動脈と静脈がどのようにつながっているかは、わからないままでした。毛細血管によってつながっているということを、マルピギーが見いだしたのです。

イギリス人のグリソンは、一六五四年に出版された『肝臓の解剖学』の著者として知られています。彼は肝臓の内部を細かく解剖して、血管や胆管の枝分かれを観察しました。グリソンの名前は現在も残っています。肝臓を作っている1㎜ぐらいの大きさの構造を肝小葉と言います。肝小葉の端に結合組織の領域があり、グリソン鞘《しょう》という名前が付いています。

一六六四年、ウィリスは『脳の解剖学』という本を出版しました。ルネサンス期の通説では、スピリットを含む神経液、いまで言う脳脊髄液が脳室の中で脳の働きを営んでいるとされていました。これに対しウィリスは、脳をくわしく解剖して、脳の働きは脳脊髄液ではなく脳の実質で営まれていると主張しました。彼の名前は脳の動脈に残っています。内頸動脈と椎骨動脈をつなぐ連絡路を、ウィリス動脈輪《りん》と言います。

『ファブリカ』以降の解剖図

肉眼解剖の時代、さまざまな解剖図が作られました。いくつか紹介しましょう。

ヴェサリウスとほぼ同時代の人で、ローマ大学で解剖学を教えていたエウスタキウスという人がいます。『ファブリカ』の解剖図は木版画でしたが、エウスタキウスは銅版画で解剖図を作りました。その銅版画は長らく埋もれていましたが、18世紀になってようやく出版され、特に血管と神経の描き方が『ファブリカ』よりも正確であると評価されました。また、絵のまわりに目盛りが描いてあって、いろいろな構造を文字で示さなくても、座標で示すことができるように工夫されています。

ただ、この解剖図はちょっとぎこちなく感じられます。『ファブリカ』の木版画の自然さに比べると、表現が硬いです。銅版画の技術水準がまだ低かったためかもしれません。

『ファブリカ』以降、似たような図柄の解剖図が多く作られ、オリジナルな解剖図はなかなか作られませんでした。一六二七年に出版されたカッセリウスの解剖図は、初めてオリジナルな図柄で描かれたものです。

風景の中に人体が描かれている点は『ファブリカ』と同じですが、自分の内臓を持ち上げて見せつけている、何だか不気味な図柄です。こういう解剖図をバロック解剖図と呼んでいます。

アムステルダムの医師ビドローは、一六八五年に出版した解剖図によって一躍有名になりました。彼の解剖図はきわめて写実的で、遺体を覆っている布や、横隔膜を止めて

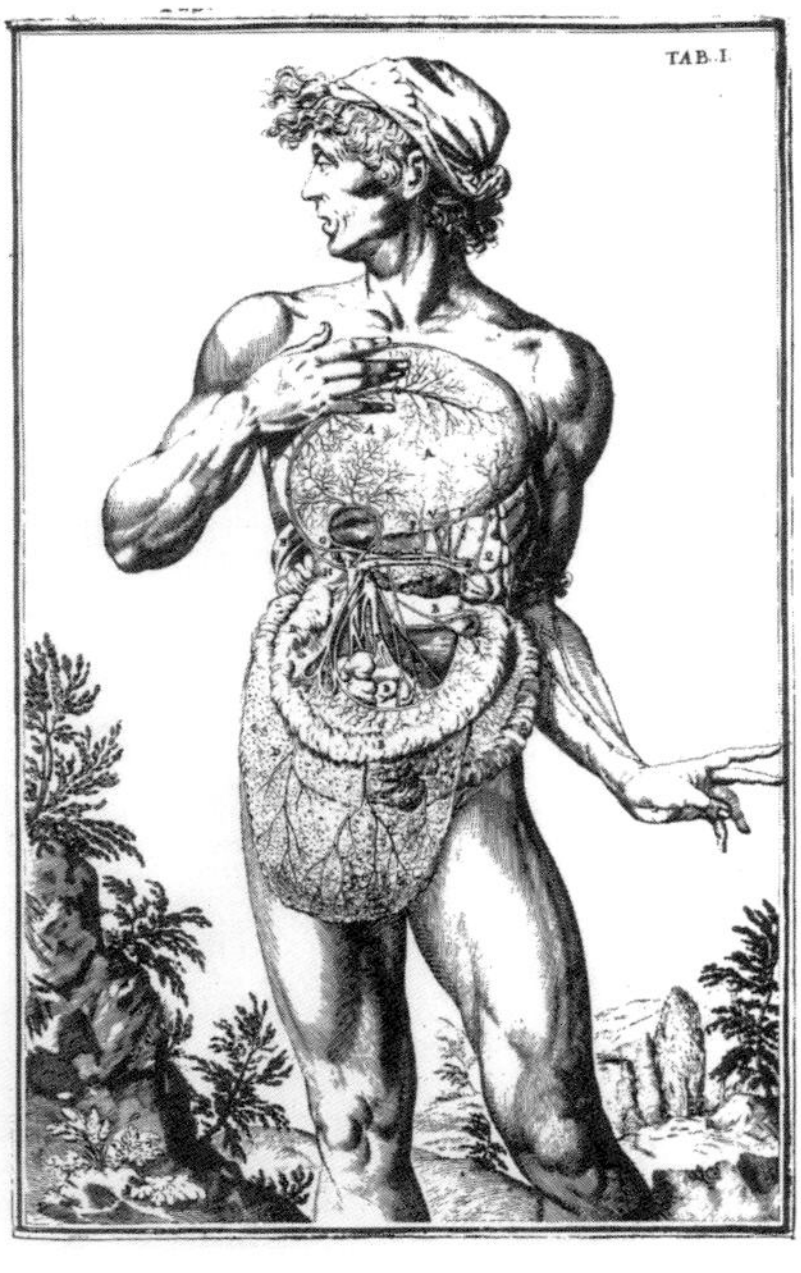

カッセリウス『解剖学図譜』1627年

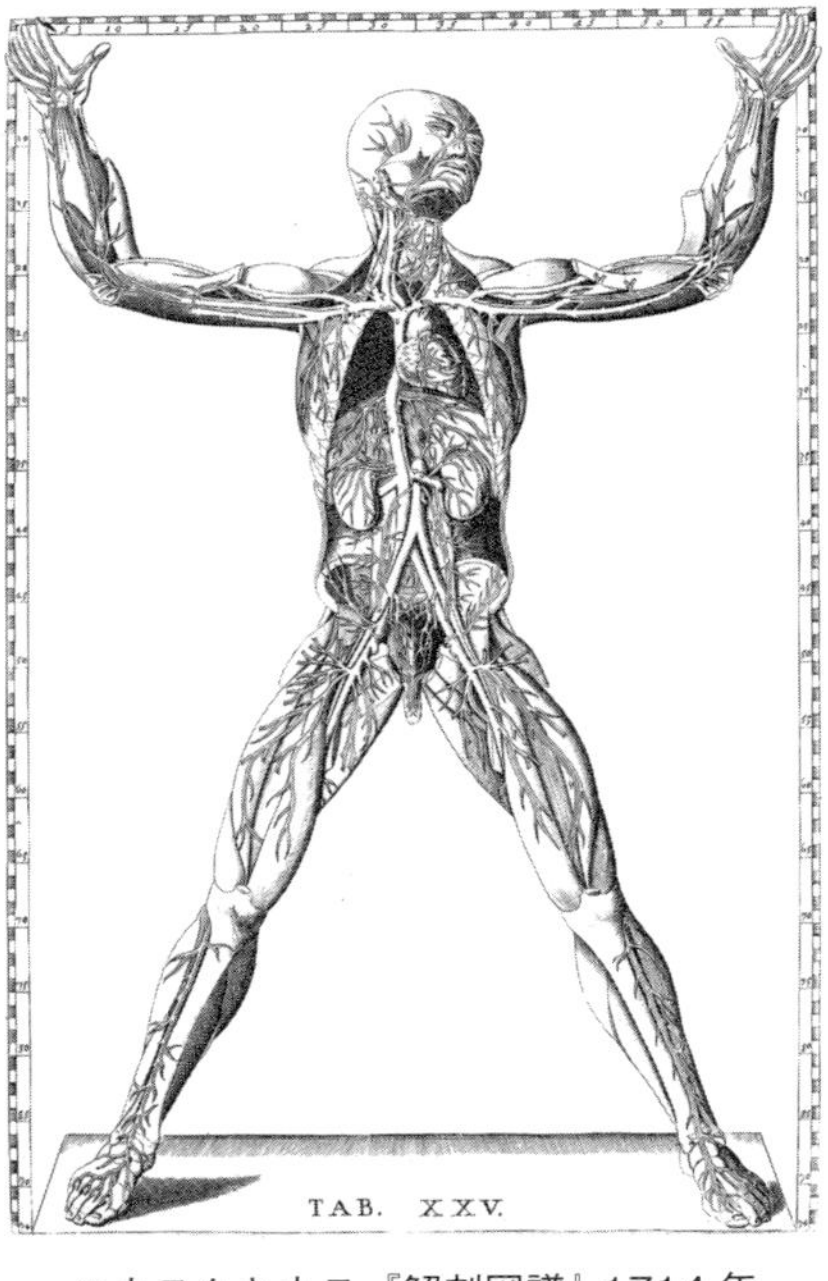

エウスタキウス『解剖図譜』1714年

いるピンまでが精緻に描かれています。銅版画の表現力が格段に豊かになっていることがわかります。

アルビヌスが一七四七年に出版した解剖図も、同じく精緻な描写が特徴です。ただ、全体の雰囲気がビドローとは違うと思いませんか?

ビドローの解剖図は、いま解剖している遺体をその場で見て描き写したという臨場感が伝わってきます。

それに対してアルビヌスの解剖図は、理想郷のような場所でポーズをとる人体を無限の遠方から見た構図になっているのです。アルビヌスは特定の人体ではなくて、時間を超越した普遍的な人体を描こうとしたのではないでしょうか。

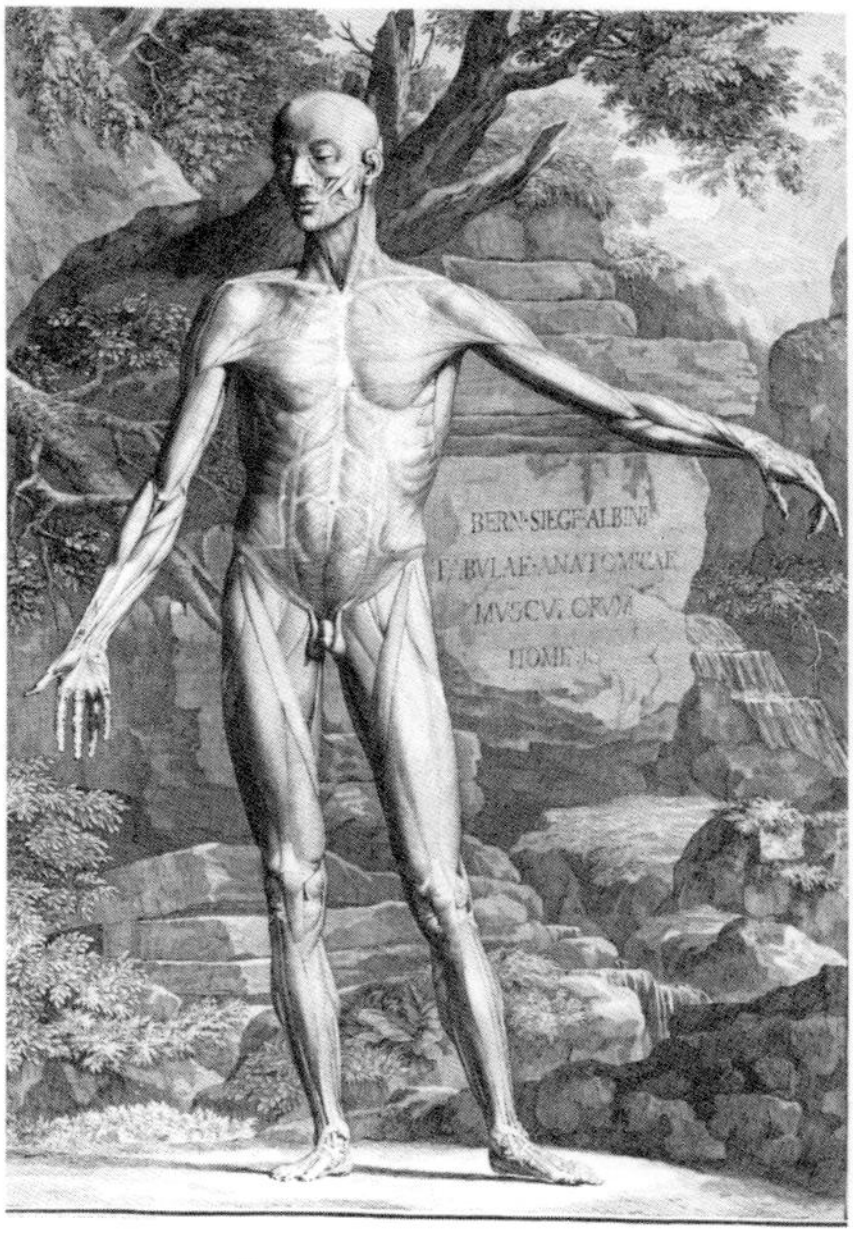

アルビヌス『人体骨格筋肉図譜』1747 年

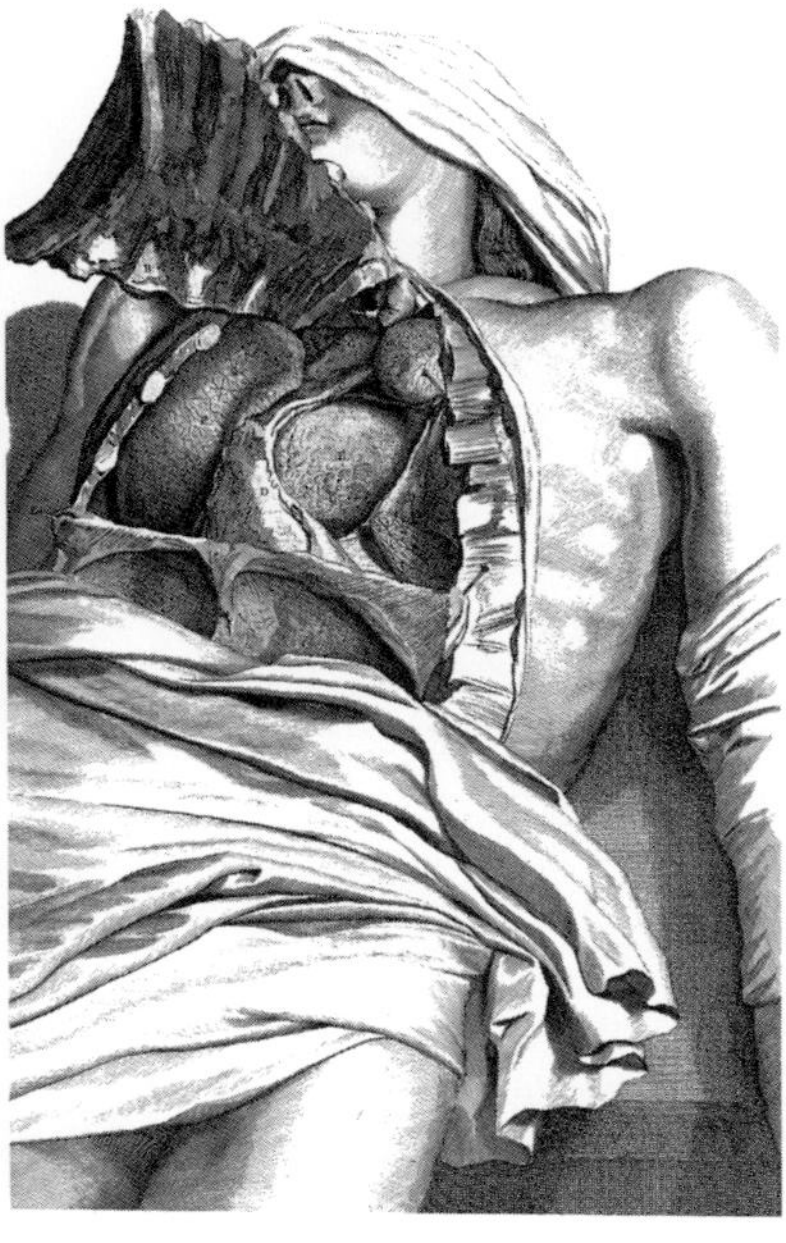
ビドロー『人体解剖学 105 図』1685 年

18世紀の解剖学書

18世紀に入ると、学習者向けの簡明な解剖学の教科書が出版されるようになりました。

クルムスの『解剖学表』はよく知られた教科書の1つです。一七二二年の初版はドイツ語で書かれましたが、その後、各国語に翻訳されました。

中身は28の表に分かれていて、それぞれ1ページの箇条書きと1ページの解剖図があって、そのあとに解説が続く、という構成になっています。

箇条書きのところをちょっと読んでみましょう。第15表、心臓について。

(1) 定義「心臓は中が中空の肉の塊で、胸の中央で、両方の肺の間にあり、特別の袋の中にぶら下がっていて、血液を動かす」

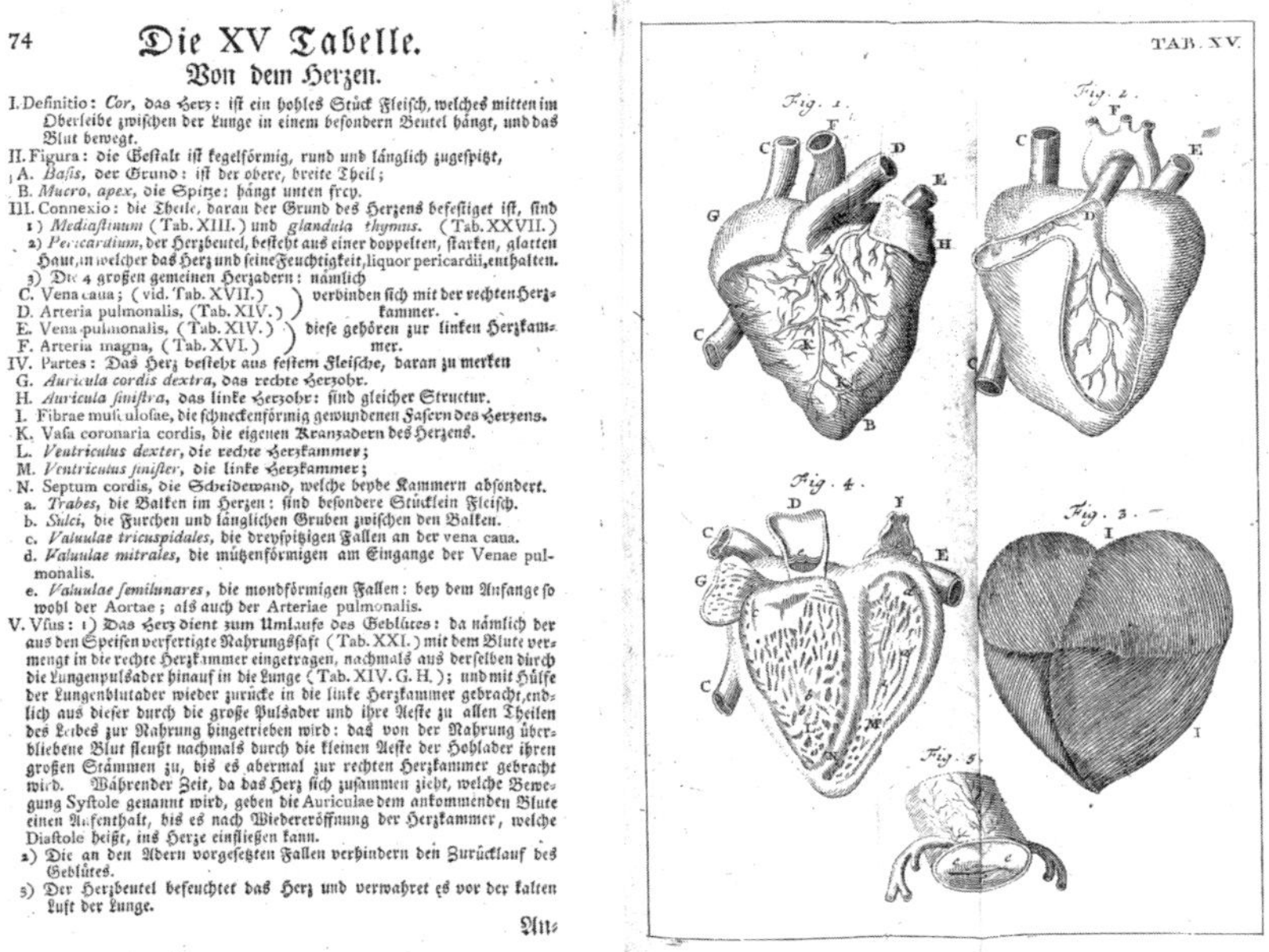

74

Die XV Tabelle.

Von dem Herzen.

I. Definitio: *Cor*, das Herz: ist ein hohles Stück Fleisch, welches mitten im Oberleibe zwischen der Lunge in einem besondern Beutel hängt, und das Blut bewegt.

II. Figura: die Gestalt ist kegelförmig, rund und länglich zugespitzt,

A. *Basis*, der Grund: ist der obere, breite Theil;

B. *Mucro, apex*, die Spitze: hängt unten frey.

III. Connexio: die Theile, daran der Grund des Herzens befestiget ist, sind

1) *Mediastinum* (Tab. XIII.) und *glandula thymus*. (Tab. XXVII.)

2) *Pericardium*, der Herzbeutel, besteht aus einer doppelten, starken, glatten Haut, in welcher das Herz und seine Feuchtigkeit, liquor pericardii, enthalten.

3) Die 4 großen gemeinen Herzadern: nämlich

C. Vena caua; (vid. Tab. XVII.) D. Arteria pulmonalis, (Tab. XIV.) } verbinden sich mit der rechten Herzkammer.

E. Vena pulmonalis, (Tab. XIV.) F. Arteria magna, (Tab. XVI.) } diese gehören zur linken Herzkammer.

IV. Partes: Das Herz besteht aus festem Fleische, daran zu merken

G. *Auricula cordis dextra*, das rechte Herzohr.

H. *Auricula sinistra*, das linke Herzohr: sind gleicher Structur.

I. Fibrae musculosae, die schneckenförmig gewundenen Fasern des Herzens.

K. Vasa coronaria cordis, die eigenen Kranzadern des Herzens.

L. *Ventriculus dexter*, die rechte Herzkammer;

M. *Ventriculus sinister*, die linke Herzkammer;

N. Septum cordis, die Scheidewand, welche beyde Kammern absondert.

a. *Trabes*, die Balken im Herzen: sind besondere Stücklein Fleisch.

b. *Sulci*, die Furchen und länglichen Gruben zwischen den Balken.

c. *Valuulae tricuspidales*, die dreyspitzigen Fallen an der vena caua.

d. *Valuulae mitrales*, die mützenförmigen am Eingange der Venae pulmonalis.

e. *Valuulae semilunares*, die mondförmigen Fallen: bey dem Anfange so wohl der Aortae; als auch der Arteriae pulmonalis.

V. Vsus: 1) Das Herz dient zum Umlaufe des Geblütes: da nämlich der aus den Speisen verfertigte Nahrungssaft (Tab. XXI.) mit dem Blute vermengt in die rechte Herzkammer eingetragen, nachmals aus derselben durch die Lungenpulsader hinauf in die Lunge (Tab. XIV. G. H.); und mit Hülfe der Lungenblutader wieder zurücke in die linke Herzkammer gebracht, endlich aus dieser durch die große Pulsader und ihre Aeste zu allen Theilen des Leibes zur Nahrung hingetrieben wird: das von der Nahrung überbliebene Blut fleußt nachmals durch die kleinen Aeste der Hohlader ihren großen Stämmen zu, bis es abermal zur rechten Herzkammer gebracht wird. Währender Zeit, da das Herz sich zusammen zieht, welche Bewegung Systole genannt wird, geben die Auriculae dem ankommenden Blute einen Aufenthalt, bis es nach Wiedereröffnung der Herzkammer, welche Diastole heißt, ins Herze einfließen kann.

2) Die an den Adern vorgesetzten Fallen verhindern den Zurücklauf des Geblütes.

3) Der Herzbeutel befeuchtet das Herz und verwahret es vor der kalten Luft der Lunge.

An=

クルムス『解剖学表』

以下、(2)形、(3)位置関係、(4)心臓の部分、(5)機能、と実に簡潔に箇条書きにまとめています。解剖図も非常に簡略化されたものです。

『解体新書』

『解体新書』は皆さん知っていますね。安永3年、一七七四年に出版され、わが国で西洋医学が広まっていくきっかけとなった本です。

杉田《すぎた》玄白《げんぱく》と前野《まえの》良沢《りょうたく》は小塚原の刑場で腑《ふ》分けを見学した際に、オランダの解剖学書と見比べて、その図の正確さに驚いて、翻訳を決意しました。その経緯は杉田玄白の『蘭学《らんがく》事始《ことはじめ》』に書かれています。

中身をちょっと見てみましょう。第17篇、心胞（心臓）。

よく見ると、この絵はクルムスの教科書の絵と同じですね。

実は、杉田玄白らが持っていた『ターヘル・アナトミア』とは、クルムスの『解剖学表（Anatomische《アナトーミッシェ》 Tabellen《ターベレン》）』のオランダ語版なのです。

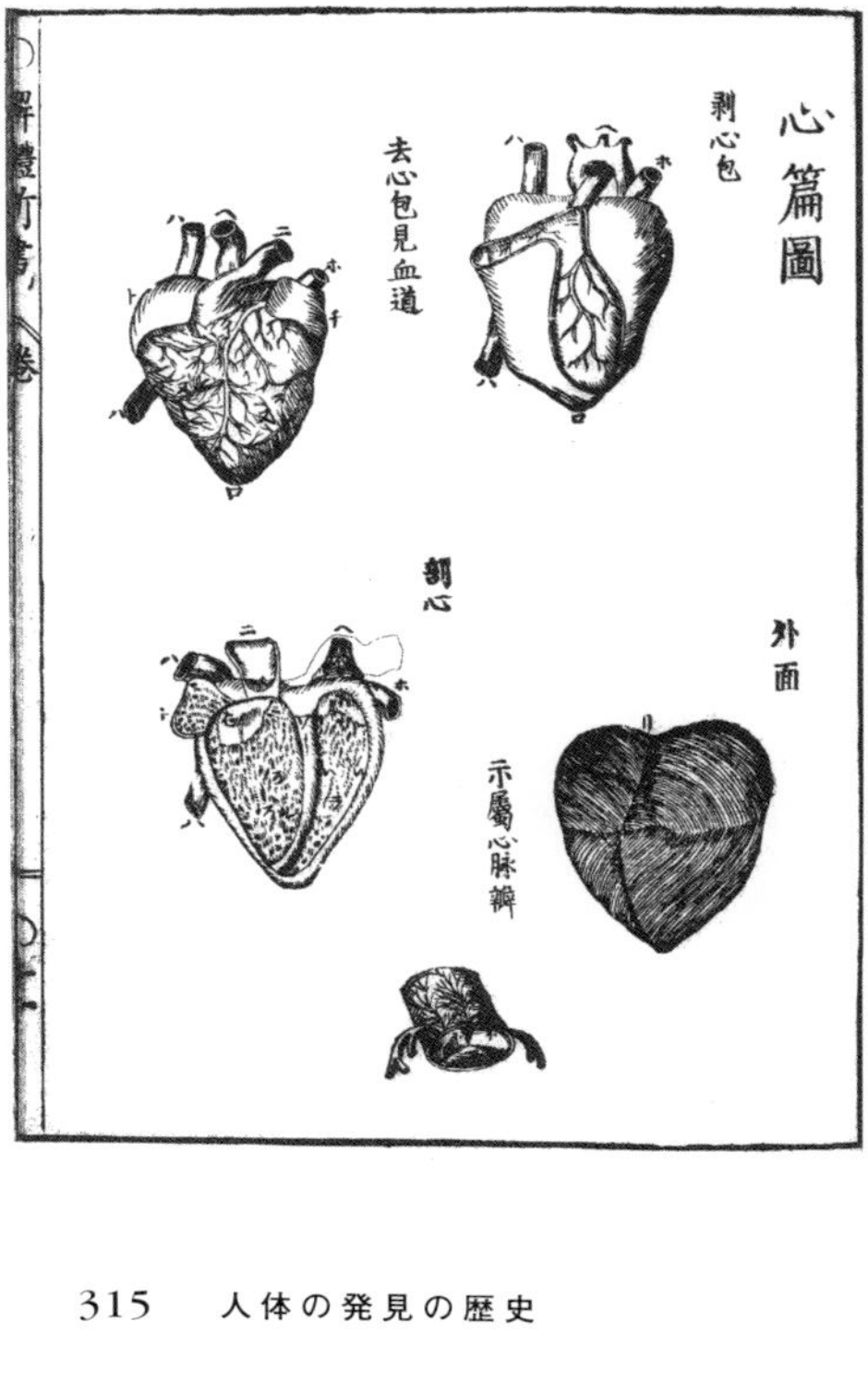

『解体新書』は、たんに『解剖学表』を翻訳しただけではなくて、ほかの解剖学書も参考にして取り入れています。例えば、手の腱を描いたこの図は、ビドローの解剖図が元になっています。ただし、ビドローの本そのものではなく、この図を転載した別の本の可能性が高いと言われています。

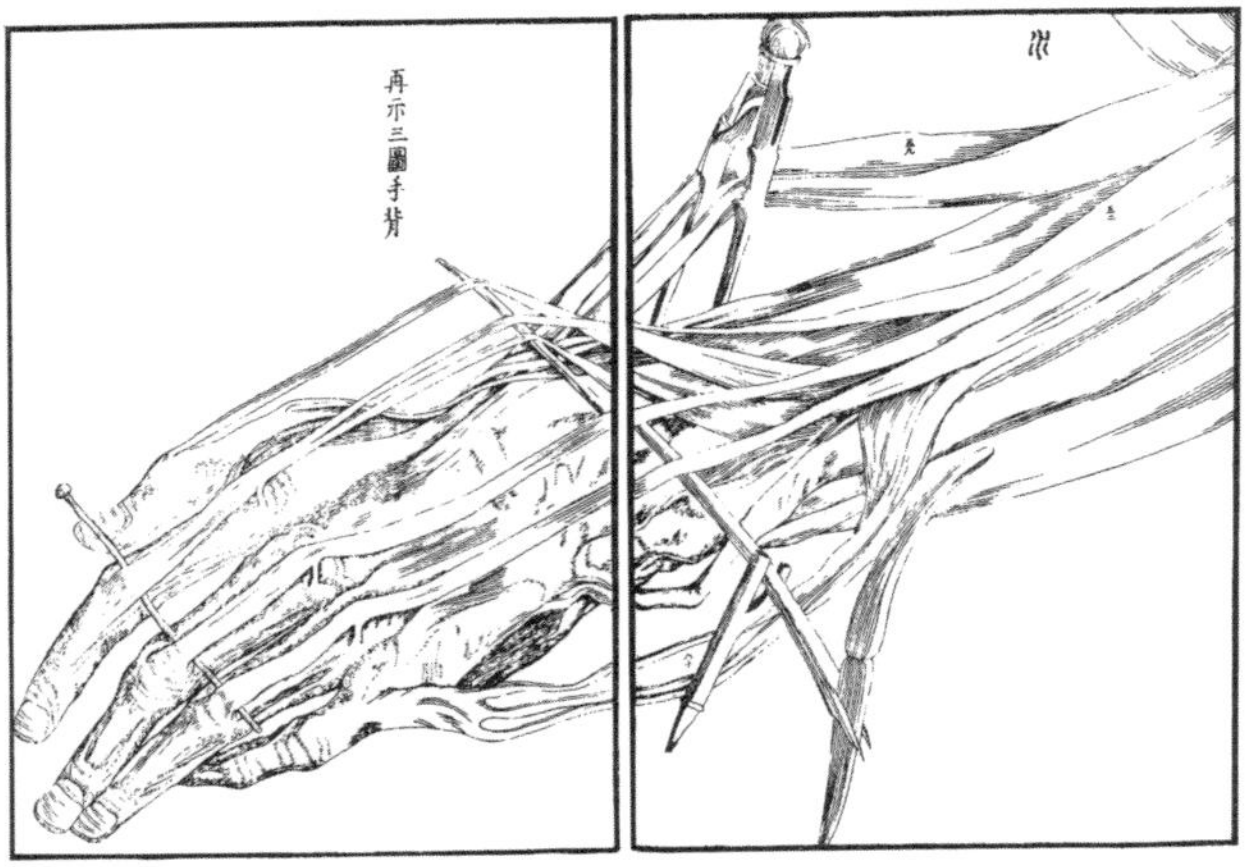

『解体新書』

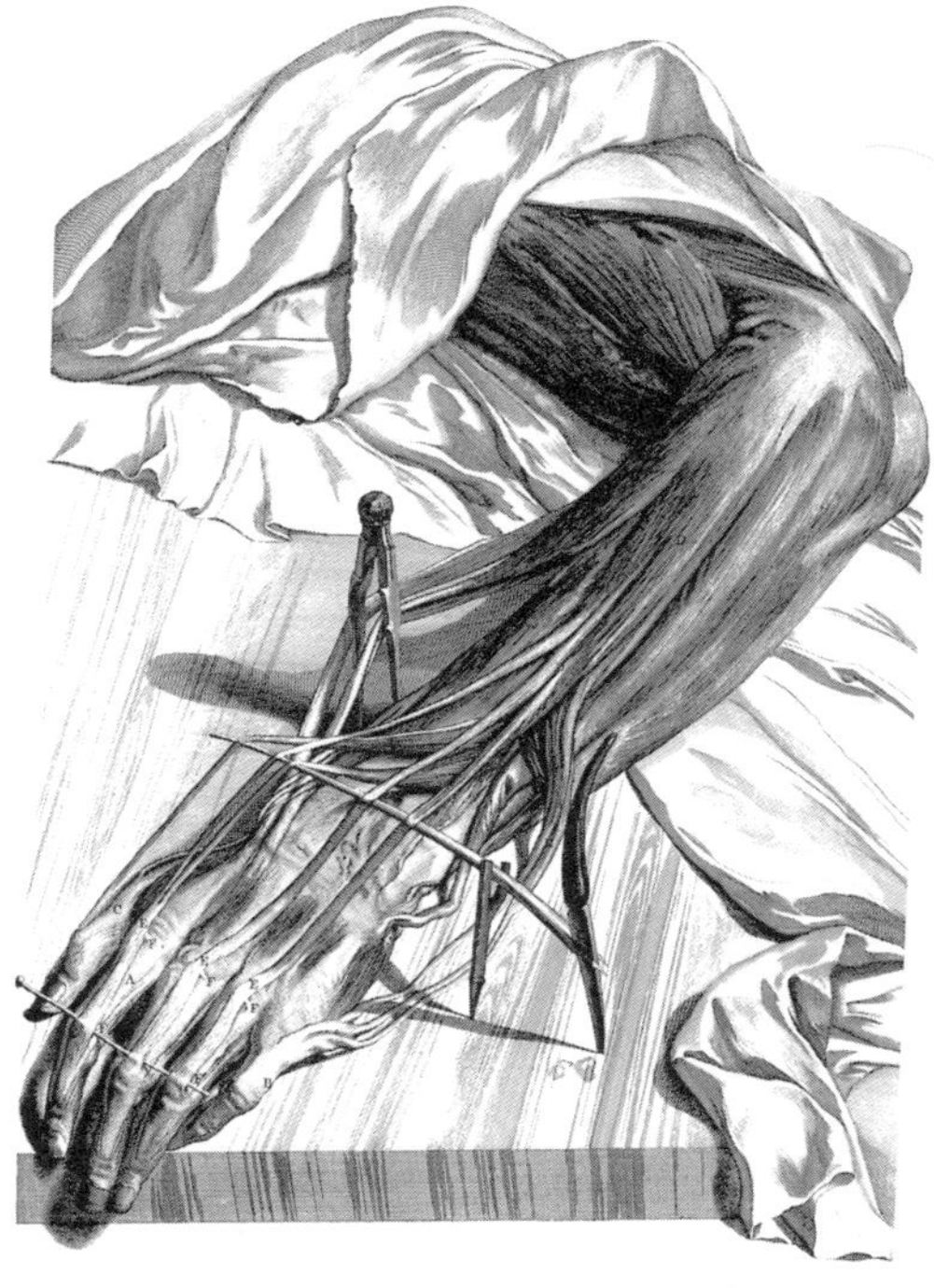

ビドロー『人体解剖学 105 図』

シーボルトとポンペ

こうして鎖国下の日本は西洋医学に目覚め、次々と西洋の医学書が翻訳されるようになりました。

しかし、医学は本を読むだけでは身につきません。診断にしろ治療にしろ、実地に手とり足とり技術を教えてもらう必要があります。日本にやってきて、その技術を伝えた人が2人います。

1人はドイツ人シーボルトです。彼は一八二三年、オランダ商館付き医師として長崎の出島に赴任し、診療と医学教育を行いました。しかし、幕府禁制の日本地図を持ち出そうとしたためにスパイの疑いをかけられて、国外追放となってしまいました。

もう1人は、幕末に日本にやってきたオランダ人軍医ポンペです。ポンペは、正式に幕府に招かれて長崎にやってきました。この頃、幕府は鎖国から開国に方針を転換して、西洋の科学技術を学ぶために長崎に伝習所を

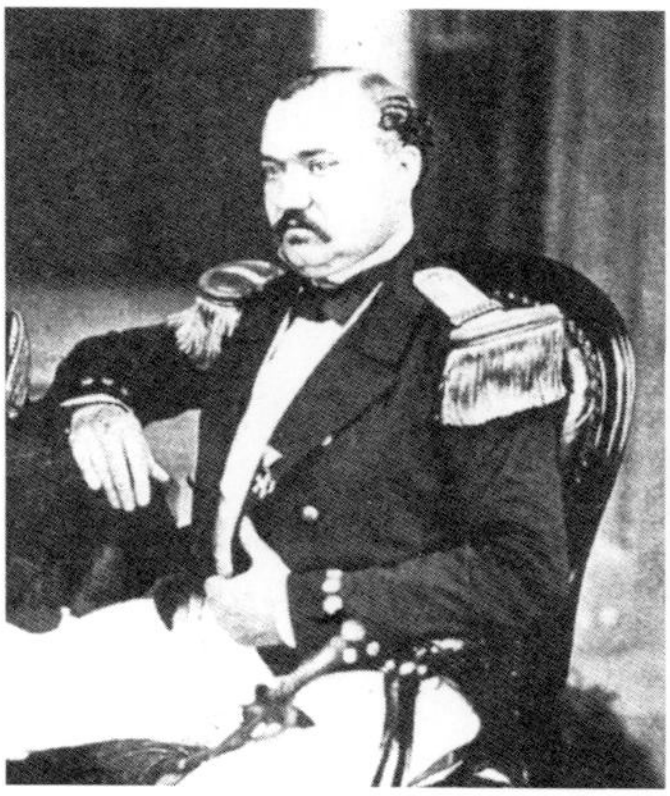

ポンペ（1829年～1908年）

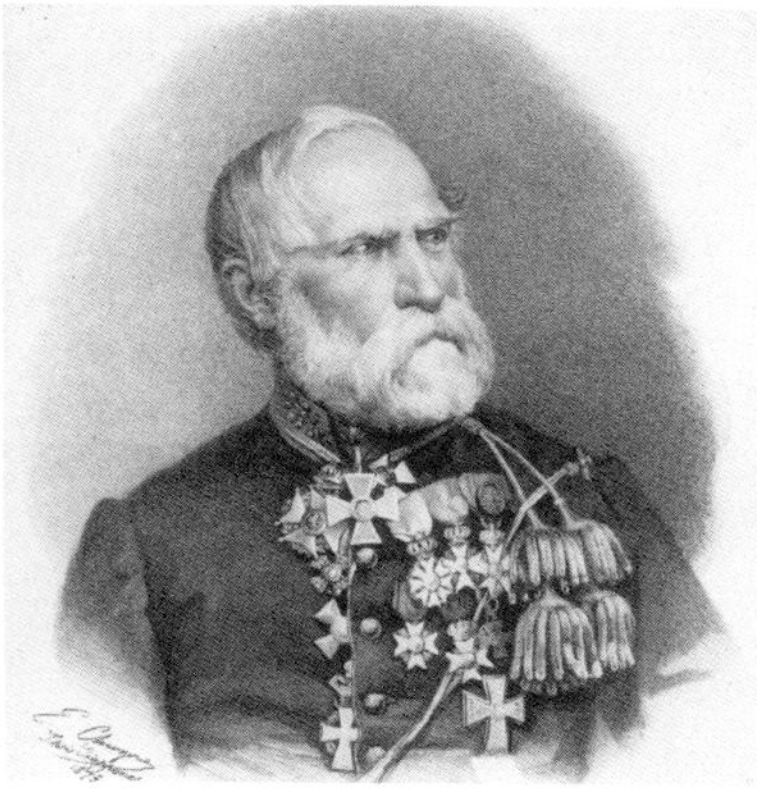

シーボルト（1796年～1866年）

作り、そこで医学も教えようということでポンペを招いたのです。

彼は一八五七年に来日して一八六二年に帰国するまでの間、多数の医師を教え、日本の医学・医療に大きな影響を与えました。入門者の総数は130名を超え、正確なところはわかりません。

ポンペの弟子の筆頭は、陸軍軍医総監となった松本良順《りょうじゅん》です。そのほかにも順天堂医院の創設者の佐藤尚中《たかなか》であったり、後の東京大学医学部長であったり、内務省衛生局長であったり、日本赤十字病院の初代院長であったり、明治の医学を築き上げた人たちの多くがポンペの門下から輩出しています。

ポンペは、わが国で初めて医学教育のために人体解剖を行いました。彼は処刑された遺体を使って、45人の医師と1人の女医のために、公開の解剖示説を行ったのです。

この解剖はすんなり実行できたわけではありません。たとえ処刑された人であっても死後の体を解剖するのは残酷なことだと考えられていたし、特に外国人がそういうことをするのはけしからんというので、騒動が持ち上がりそうになったのです。しかし、日本人の当局者が、「そのご遺体は、ねんごろに僧侶が供養し、ちゃんと埋葬する。そして、それは人々のために善を成すことなのだ」という説明をして人々を納得させ、無事に解剖が行われたという経緯をポンペは後に書き残しています。

献体の始まり

明治になって大学東校、後の東京大学で、ある重要な解剖が行われます。それは美幾《みき》という女性の解剖です。

美幾は町人の娘で遊女だったそうです。重い病で死に瀕しているときに、亡くなったあとの解剖を勧められました。彼女はそれを承諾し、死後、ご遺族からも承諾を受けて、大学東校で解剖が行われました。そしてねんごろに供養されて、遺族にもそれなりの報酬が支払われたそうです。

ですから、現在の献体とはちょっと違うのですが、自らの意思で死体を提供したことは、画期的なことでありました。当時の社会通念からして、死後の解剖を許すというのは難しい時代だったからです。

これが契機となって、大学から政府に対して、医学教育のための解剖体を考慮してほしいという願い書が出されました。それが認められて、以後、たくさんのご遺体が提供されて解剖実習が順調に行われるようになったのです。

美幾は、現在の献体につながる第1号として記念されるものです。

あとがき――『解剖学はじめの一歩』

この本は、私が東京大学医学部の健康総合科学科で行っている、解剖学の講義が元になっています。講義の録音を元に、授業の雰囲気をそのまま再現しました。

私の講義のスタイルは、数枚のプリントを配って、それを見ながら、私が本質的に重要だと思うところを話します。細かな解剖学的な事実についてはあまり触れません。各自で教科書を読んで勉強してもらえばよいからです。むしろ、教科書にはあまり書いていないような事柄ばかり話しています。例えば、消化管に注目して人体をチクワになぞらえたり、腎臓は誠実で責任感の強い臓器だと言ったり。そういった語り口を通して、それぞれの臓器の本質的な重要事項を伝えたいと思っています。

この講義はもともと、一九九五年に恩師の養老孟司先生が定年前に東京大学を退官されたとき、私が講義を引き継ぐことになったものです。養老先生の解剖学は、人体の構造についてほとんど触れない講義として人気の高いものでした。そんな名講義の向こうを張ろうなどという気はさらさらなく、人体の構造に機能を絡めて教える、まっとうな解剖学の講義をすることにしました。

授業の組み立ては、最初に解剖学総論、続いて内臓の諸器官、全身に広がる循環系と神経系、さらに部位別に上肢、下肢、頭を取り上げました。器官系統別と部位別を折衷したような形ですが、上肢、下肢、頭をそれぞれ1つの機能ユニットとして捉え、全体としては機能を優先した構成になっています。最後に進化と医学史の話を入れたのは、いろいろな角度から人体を見てもらいたいと思ったからです。

こうして始まった解剖学の講義を、18年間、毎年楽しみながら続けてきました。学生も面白がってくれているようで、他学部の学生がしばしば聴講に来ていましたし、授業の後に質問してくる学生もよくいました。日本医事新報社から、東大での私の講義の評判がすこぶる良いので、録音して本にしたいとのお話をいただいたとき、私自身はそんな評判を聞いたこともなかったのですが、自分で筆を執らないで本になるのなら、それもよかろうとお願いすることにしたのです。

この本は、普通の教科書とはちょっと変わっています。解剖学の勉強をしなければいけないが、何が大切なのかよく分からないという人、要するに、医療職を志してこれから解剖学を学ぼうとする人たちの入門書として、役立つのではないかと思います。

これまで私は、解剖学を分かりやすく教えることを楽しんできました。その極意を、解剖学を学ぶ人・教える人に役立てていただければ、望外の幸せです。

二〇一三年一月　八王子にて　坂井建雄

索　引

サ

シ

ス

セ

参考文献

◉ 解剖学を学ぶために

坂井建雄・岡田隆夫著『系統看護学講座 専門基礎分野 人体の構造と機能 [1] 解剖生理学』第 8 版、医学書院、2009

坂井建雄・河原克雅総編集『カラー図解 人体の正常構造と機能』全 10 巻縮刷版、改訂第 2 版、日本医事新報社、2012

坂井建雄『解剖生理学』エルゼビア・サイエンスミクス、1995

坂井建雄『人体観の歴史』岩波書店、2008

◉ 図版などの参考資料

坂井建雄訳『ヴォルフ - ハイデッガー 人体解剖カラーアトラス』メディカル・サイエンス・インターナショナル、2002

坂井建雄監訳『プロメテウス解剖学コアアトラス』医学書院、2010

坂井建雄監訳『グラント解剖学図譜』第 6 版、医学書院、2011

佐藤達夫・坂井建雄監訳『臨床のための解剖学』メディカル・サイエンス・インターナショナル、2008

藤田恒太郎『人体解剖学』改訂第 42 版、南江堂、2003

越智淳三訳『解剖学アトラス』文光堂、1990

相川英三・山下和雄・三木明徳・大谷浩監訳『ラーセン最新人体発生学』第 2 版、西村書店、1999

小澤瀞司・福田康一郎総編集『標準生理学』第 7 版、医学書院、2009

三木成夫『生命形態の自然誌 第 1 巻 解剖学論集』うぶすな書院、1989

坂井建雄『人体は進化を語るーあなたのからだに刻まれた 6 億年の歴史』Newton Press, 1998

馬場悠男監修『ピテカントロプス展』読売新聞社、1996

ローマー・パーソンズ著、平光厲司訳『脊椎動物のからだーその比較解剖学ー』法政大学出版局、1983

カスパー著、養老孟司・坂井建雄訳『リンゴはなぜ木の上になるかー生物進化の旅ー』岩波書店、1987

コルバート・モラレス著、田隅本生監訳『脊椎動物の進化』原著第 4 版、築地書館、1994

解剖学はじめの一歩

定価（本体 2,400 円＋税）

2013 年 2 月 20 日　第 1 版
2013 年 4 月 30 日　第 1 版 2 刷

著　者　坂井建雄
発行者　梅澤俊彦
発行所　日本医事新報社　www.jmedj.co.jp
〒101-8718 東京都千代田区神田駿河台 2-9
電話 03-3292-1555（販売）・1557（編集）
振替口座 00100-3-25171

図　版　鈴木眞理子
装　丁　マルプデザイン
印　刷　ラン印刷社

ISBN978-4-7849-3215-3